ナースの「知りたい」を

ぎゅぎゅっと！

くすりの ポケットブック

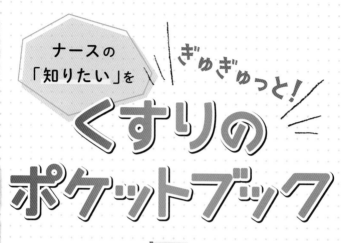

編著

池田 忠雄

池田 かよ子

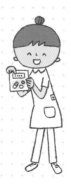

じほう

はじめに

　私は，縁あって 2017 年から看護大学，看護専門学校で「薬理学」の授業を担当しています。薬理学は，総論として薬物による病気の治療や薬理学の成り立ち，薬理学の基礎知識について，また各論では疾患と治療の概要や薬理作用等について学習します。しかし，短期間のなかで膨大な内容を教授し，学生にすべて理解してもらうことは困難です。

　学生は，学内で基礎的な学習を履修したのち，臨地実習があります。臨地実習では対象を理解するために欠かせない情報として疾患と治療内容があります。対象者によっては多くの薬剤を使用しており，その薬理作用を一つひとつ調べていく作業には多くの時間が必要です。

　そこで，看護職が対象者に使用している薬剤を簡単に調べて理解できる本を作成したいと考えました。本書は，薬理作用に特化した内容に精選し，できるだけコンパクトにわかりやすい表現になるよう努めました。主な副作用については，注意が必要な項目を掲載しました。また，薬剤使用時の観察項目や看護のポイントも掲載し，携帯できるようポケットサイズにしました。さらに，製品名を五十音順で直接引くことができます。

　本書は，国内で流通している薬剤について約 4 年の歳月をかけて検討し，約 3,000 種類に厳選しました。医療施設や訪問看護等さまざまな場で，幅広く看護職に活用していただけましたら幸甚です。

　最後に，本書は私たちがそれぞれの職種の視点で，疾患と薬剤について理解を深めてもらうよう何度も検討し，完成することができました。そして，本書の刊行にあたり，ご理解とご協力をいただきました株式会社じほう様に心から感謝申し上げます。

2022 年 12 月

池田 忠雄
池田 かよ子

本書の見方・使い方

❶ 製品名(上)と一般名(下)

❷ 剤形ロゴ

---

❹ 分類

❺ 作用機序

ジホウミロ
ジホウ塩酸塩

[錠] [細粒] [筋注]
[毒] [劇] [妊婦] [PVC]

抗精神病薬　**非定型(MARTA)**

脳内の多数の神経伝達物質(ドパミン・セロトニン等)受容体に作用して幻覚・妄想等の精神症状を抑える

主な適応,用法・用量 統合失調症,抗癌剤による嘔吐等 →1日1回5〜10mg

🔀 **配合変化** ジアゼパム,ハロペリドールと混合不可　👁 **観察項目** 精神症状,悪性症候群,錐体外路症状,体重増加　⚠ 注意すべき副作用 脱力感・倦怠感・冷汗・振戦・傾眠等の低血糖症状,眠気　🩹 **看護のPoint** アルコール類の内服・使用控える

❻ 主な適応と用法・用量

❸ 毒薬・麻薬指定,妊婦への禁忌,車の運転注意,PVC(ポリ塩化ビニル)製の用具等の使用につき注意が必要な薬剤

❼ 配合変化,観察項目,注意すべき副作用,看護のポイントPoint

❽ 参照ページ

ジホルビン ▶ ジホウミロ(抗精神病薬, p.XXX)

---

❶ 製品名(上)と一般名(下)

本書は薬剤の「製品名」の50音順に掲載されています。また製品名の下には一般名(成分名)を掲載しています。会社名等の屋号が付く製品名では,屋号を省略して掲載しています。

❷ 剤形ロゴ

該当の製品にどのような剤形があるかロゴで示しています。

❸ 毒薬・麻薬指定，妊婦への禁忌，車の運転注意，PVC製の医療用具の使用注意

麻 …麻薬に指定されている薬剤

毒 …毒薬に指定されている薬剤

妊婦 …妊婦に対して禁忌（使用不可）

運転₁ 運転₂ 運転₃ …1：運転禁止，2：運転させないよう注意，3：運転する場合は注意

PVC …ポリ塩化ビニル（PVC）製の輸液バッグ等を避けるべき薬剤

❹ 分類

　色文字は中分類，その右に小分類を記載しています。どのような分類に属する薬剤かをここで確認してください。

❺ 作用機序

　その薬剤がどのように効果を発揮するか，作用機序を解説しています。

❻ 主な適応，用法・用量

　その薬剤がどのような疾患に使用されるか，またどのくらいの分量が投与されるかを大まかに示しています（本欄に記載されていない適応症や用法・用量もあります。実際の使用にあたっては必ずそれぞれの添付文書を参照してください）。

❼ 配合変化, 観察項目, 注意すべき副作用, 看護のPoint

それぞれのロゴに続けて, 簡潔に記載しています。

配合変化 …配合時に注意すべき薬剤

観察項目 …投与後に観察すべき検査値や患者状態

注意すべき副作用 …投与後, 特に注意すべき副作用

看護のPoint …その他, 注意すべきポイントや看護業務に役立つ
　　　　　　　　情報

❽ 参照ページ

同成分で, 他に詳細情報を掲載している薬剤がある場合, 「▶▶」に続けて, 詳細内容の掲載先の薬剤名, 中分類, 掲載ページ番号を記載しています。主に後発医薬品などについて, 参照先を先発医薬品または本書での見出し製品にしています。

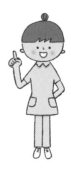

もくじ

巻末付録

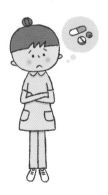

薬剤リスト

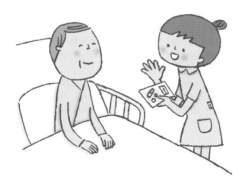

アイエーコール

シスプラチン

`動注`
`毒` `妊婦`

抗悪性腫瘍薬 白金製剤

癌細胞のDNAと結合し，DNA合成を阻害して増殖を抑える

`主な適応，用法・用量` 肝細胞癌 → 1日1回65mg/m²肝動注

`注意すべき副作用` 主な副作用は腎毒性，第8脳神経障害，聴力障害，食欲不振，脱毛

アイオナール・ナトリウム

セコバルビタールナトリウム

`注`
`通知2`

睡眠薬 バルビツール酸系睡眠薬（中間作用型）

脳内のバルビツール結合部位に結合し抑制神経伝達物質（GABA）の作用を増強して覚醒機能を抑え睡眠を持続させる

`主な適応，用法・用量` 不眠，麻酔導入，鎮静等 → 1回100〜200mg

`看護のPoint` 皮下に投与しない

アイオピジンUD

アプラクロニジン塩酸塩

`点眼`

眼科用薬 レーザー術後眼圧上昇防止薬

眼内の交感神経α受容体を刺激して眼内に入る房水（眼球を満たす体液）産生を抑制して眼圧を下げる

`主な適応，用法・用量` レーザー治療後の眼圧上昇防止 → 照射の前・後1滴

アイクルシグ

ポナチニブ塩酸塩

`錠`
`妊婦`

抗悪性腫瘍薬 分子標的薬（チロシンキナーゼ阻害薬/BCR-ABL阻害薬）

白血病細胞の増殖に必要な異常融合蛋白（チロシンキナーゼ）の働きを抑えることにより癌細胞の増殖を抑える

`主な適応，用法・用量` 白血病，リンパ性白血病等 → 1日1回45mg

`観察項目` 肝機能，膵機能，心機能，体液貯留，体重，HBV活性化

`注意すべき副作用` 血管閉塞性疾患（心筋梗塞，狭心症，脳梗塞等）肝障害，膵炎

アイスフラット ▶ マーロックス（酸関連疾患治療薬, p.399）

アイセントレス `錠`

ラルテグラビルカリウム

抗HIV薬 インテグラーゼ阻害薬

宿主細胞のDNAにHIVウイルス遺伝子が取り込まれる時に必要な酵素(インテグラーゼ)を阻害して増殖を抑える

主な適応, 用法・用量 HIV感染症 → 1回400mg, 1日2回, 食事に関係なく投与

観察項目 体温, 皮膚症状, Cr, ALT, AST, Bil, CK, 消化器症状

アイソボリン `静注`

レボホリナートカルシウム

抗悪性腫瘍薬

5-FU(フルオロウラシル)の作用を増強して癌細胞の増殖を抑える

主な適応, 用法・用量 胃・小腸・結腸を含む消化器癌 → 1回100～250mg/m²

看護のPoint 必ず5-FUと併用

アイドロイチン `点眼`

コンドロイチン硫酸エステルナトリウム

眼科用薬 角膜疾患用薬(角膜保護作用)

粘性による乾燥防止作用により角膜を保護する

主な適応, 用法・用量 角膜表層の保護 → 1回1～2滴, 1日2～4回

アイトロール `錠`

一硝酸イソソルビド

狭心症治療薬 硝酸薬

一酸化窒素を遊離し血管平滑筋に作用して冠血管を拡張させ, 心臓への血液や酸素供給量を増やす

主な適応, 用法・用量 狭心症 → 1回20mg, 1日2回

注意すべき副作用 起立時のめまい

アイノフロー `吸入`

一酸化窒素

呼吸障害治療薬 肺血管拡張薬

肺血管平滑筋にNOが作用して血管を拡張させ肺動脈圧を低下させて呼吸を改善する

主な適応, 用法・用量 肺高血圧等 → 20ppmから吸入開始

観察項目 血中メトヘモグロビン濃度

アイピーディ

スプラタストトシル酸塩

`カプセル` `DS`

気管支喘息治療薬　**Th2サイトカイン阻害薬**

アレルギーに関与するリンパ球(Th2細胞)および炎症細胞に作用して抗アレルギー作用や免疫応答を抑制する

`主な適応,用法・用量` 喘息，皮膚炎，鼻炎等 → 1回100mg，1日3回

`観察項目` 肝機能，蛋白尿

アイファガン

ブリモニジン酒石酸塩

`点眼`

眼科用薬　**緑内障治療薬(α_2作動薬)**

眼内の交感神経α受容体を刺激して眼内への房水(眼球を満たす体液)産生抑制と眼外流出を促進して眼圧を下げる

`主な適応,用法・用量` 緑内障，高眼圧症 → 1回1滴，1日2回

`注意すべき副作用` まれに口喝，眠気

アイベータ

ブリモニジン酒石酸塩・チモロールマレイン酸塩

`点眼`

眼科用薬　**緑内障治療薬(配合剤)**

眼内の交感神経β受容体遮断作用とα受容体刺激作用の2つの作用によって眼内への房水(眼球を満たす体液)の産生を抑えて眼圧を下げる

`主な適応,用法・用量` 緑内障，高眼圧症 → 1回1滴，1日2回

アイミクス

イルベサルタン・アムロジピンベシル酸塩

`錠`

`妊婦`

降圧薬　**配合剤(AII受容体拮抗薬・Ca拮抗薬)**

血管平滑筋を弛緩させる薬(Ca拮抗薬)と血圧を上げるアンジオテンシンIIが受容体に結合するのを阻害する薬により血圧を強力に下げる

`主な適応,用法・用量` 高血圧 → 1日1回1錠

`注意すべき副作用` 起立性低血圧，頭痛，めまい，動悸，ほてり，むくみ，歯肉肥厚

アイモビーグ

エレヌマブ

`皮下注`

片頭痛治療薬　**抗CGRP受容体抗体**

片頭痛発作シグナル伝達物質であるヒト抗カルシトニン遺伝子関連ペプチド（CGRP）が受容体に結合するのを阻害し発作を抑制する

主な適応、用法・用量 片頭痛発作発作抑制 → 4週に1回70mg

看護のPoint 激しく振とうしない

アイラミド

点眼

ブリモニジン酒石酸塩・ブリンゾラミド

減転3

眼科用薬 緑内障治療薬（配合剤）

眼内の交感神経α受容体遮断作用と炭酸脱水酵素阻害作用の2つの作用により眼内への房水（眼球を満たす体液）の産生を抑え眼圧を下げる

主な適応、用法・用量 緑内障，高眼圧症 → 1回1滴，1日2回

アイリーア

硝子体注射

アフリベルセプト

妊婦 減転2

眼科用薬 加齢黄斑変性治療薬

眼内の血管内皮増殖因子（VEGF）と結合して病的な血管新生および血管漏出の発生を抑制し黄斑浮腫等を改善する

主な適応、用法・用量 加齢黄斑変性症等 → 1回2mg（0.05mL）

注意すべき副作用 一時的に霧視等

アウドラザイム

静注

ラロニダーゼ

その他の内分泌・代謝系用薬 ライソゾーム病治療薬

全身の臓器障害を起こすライソゾーム細胞中に蓄積するムコ多糖の一種であるグリコサミノグリカンを分解して症状を抑える

主な適応、用法・用量 ムコ多糖症I型 → 1回0.58mg/kg，週1回

配合変化 生食で希釈し他剤との混合避ける

亜鉛華

軟膏

酸化亜鉛

皮膚科用薬

酸化亜鉛の局所の収斂・分泌物の減少作用に加え基剤により皮膚を軟化し，肉芽形成・表皮形成を促進させる

主な適応、用法・用量 収斂・消炎・びらん等 → 1日1～数回

アガルシダーゼ ベータBS
➤➤ ファブラザイム（その他の内分泌・代謝系用薬，p.328）

アカルボース

アカルボース

糖尿病治療薬　αグルコシダーゼ阻害薬（αGI）

> 小腸内の二糖類をブドウ糖に分解する酵素（αグルコシダーゼ）を阻害してブドウ糖吸収を遅らせる

主な適応,用法・用量 糖尿病の食後過血糖 ➡1回50〜100mg，1日3回食直前
観察項目 肝機能，血糖，腸閉塞症状　**注意すべき副作用** 低血糖（他の糖尿病薬併用時），低血糖時にはブドウ糖を服用，腹部膨満感，放屁増
看護のPoint ブドウ糖携帯

アキネトン

ビペリデン

細粒　錠　注
運転2

抗パーキンソン病薬　抗コリン薬

> 脳内線条体でドパミン不足により相対的に強くなった神経伝達物質（アセチルコリン）の働きを抑えて振戦等を改善する

主な適応,用法・用量 パーキンソニズム・ジスキネジア等 ➡内：1日2〜6mg，分2.
注：1回5〜10mg
注意すべき副作用 喉の渇き等

アキャルックス

静注

セツキシマブ サロタロカンナトリウム

抗悪性腫瘍薬　光免疫療法用剤

> 腫瘍細胞の蛋白質（上皮細胞増殖因子）に集合させた後，レーザー照射により反応させて腫瘍細胞を壊死させる

主な適応,用法・用量 頭頚部癌 ➡1日1回640mg/m^2
注意すべき副作用 頸動脈出血，腫瘍出血，光線過敏症に注意
看護のPoint 希釈・混合しない．投与時遮光インラインフィルターを用いて投与する

アクアチム

軟膏　クリーム　ローション

ナジフロキサシン

皮膚科用薬　ざ瘡治療薬

> 皮膚炎やざ瘡（にきび）等を引き起こす原因菌のDNA合成を阻害して増殖を抑える

主な適応,用法・用量 皮膚感染症，ざ瘡等 ➡1日2回

アクセノン
エトトイン

末

抗てんかん薬 ヒダントイン系（Naチャネル）

中枢神経の発作焦点（発作細胞）からの，てんかん発射の広がりを阻止して発作を抑制する

主な適応，用法・用量 てんかんけいれん発作等 ➡ 1日1〜3g，分4

アクタリット ▶▶ モーバー（抗リウマチ薬，p.423）

アクチバシン
アルテプラーゼ

注

抗血栓薬 血栓溶解薬（t-PA製剤）

血栓に吸着して血栓を溶解するプラスミンを生成させフィブリンを分解して血栓・塞栓を溶解する

主な適応，用法・用量 脳血栓・冠動脈血栓溶解等 ➡ 29万〜43.5万IU/kg

アクテムラ
トシリズマブ

皮下注 静注

抗リウマチ薬 bDMARD（生物学的製剤）

炎症・免疫反応の発症物質（インターロイキン：IL-6）が受容体に結合するのを抑えて過度な免疫反応を抑制する

主な適応，用法・用量 関節リウマチ，動脈炎，関節炎等 ➡ 添付文書参照

配合変化 他剤との混合避ける　**観察項目** CRP．発熱，咳，呼吸困難に注意
看護のPoint 激しく振とうしない．インラインフィルターを用いて投与する

アクトシン
ブクラデシンナトリウム

注

心不全治療薬 その他（サイクリックAMP誘導体）

心筋収縮力を増強する酵素（cAMP）を増加させて心拍出量増強と血管拡張作用により循環障害を改善する．またインスリン分泌を促進する

主な適応，用法・用量 急性循環不全等 ➡ 1分間あたり0.005〜0.2mg/kg

配合変化 エフオーワイと混合しない

アクトシン
ブクラデシンナトリウム

軟膏

皮膚科用薬 皮膚潰瘍治療薬

血流障害を改善し肉芽形成に必要な線維芽細胞の増殖と微小血管を新生して皮膚潰瘍を修復する

（主な適応，用法・用量） 褥瘡，皮膚潰瘍 ➡ 1日1〜2回

アクトス
ピオグリタゾン塩酸塩 〔錠〕〔妊婦〕〔運転3〕

糖尿病治療薬 チアゾリジン(TZD)薬
インスリンの働きを改善して末梢での糖取り込みおよび糖利用を促進する．また肝臓では糖の産生を抑制し血糖を下げる

（主な適応，用法・用量） 2型糖尿病 ➡ 1日1回15〜30mg

（観察項目） 動悸，浮腫，肝機能，血糖　**（注意すべき副作用）** 浮腫，急激な体重増加，低血糖(他の糖尿病薬併用時)

アクトネル ➡ ベネット(骨・Ca代謝薬，p.372)

アクプラ
ネダプラチン 〔静注〕〔毒〕〔妊婦〕

抗悪性腫瘍薬 白金製剤
癌細胞のDNAと結合してDNA合成を抑制し増殖を抑える

（主な適応，用法・用量） 各種悪性腫瘍等 ➡ 1日1回80〜100mg/m^2

（配合変化） アミノ酸，酸性輸液と配合禁

アクラシノン
アクラルビシン塩酸塩 〔注〕

抗悪性腫瘍薬 抗癌性抗生物質(アントラサイクリン類)
癌細胞のDNA・RNA合成に必要な酵素(トポイソメラーゼ)を阻害して癌細胞のRNA合成を強く阻害して増殖を抑える

（主な適応，用法・用量） 胃・肺・乳・卵巣癌，急性白血病等 ➡ 1日20〜50mg

（配合変化） pH7以上の注射との混合は避ける　**（注意すべき副作用）** 主な副作用は骨髄抑制，心筋障害，肝障害，食欲不振，ショック

アグリリン
アナグレリド塩酸塩水和物 〔カプセル〕

抗悪性腫瘍薬
血小板を産生する巨核球の形成および成熟を抑制して血小板を減少させる

（主な適応，用法・用量） 本態性血小板血症 ➡ 1回0.5mg，1日2回

（観察項目） 心機能

アクロマイシン

末 カプセル 軟膏

テトラサイクリン塩酸塩

抗菌薬 テトラサイクリン系

細菌の蛋白合成を阻害して増殖を抑制する

主な適応,用法・用量 各種感染症, 皮膚感染症等 ➡ 内:1日1g, 分4. 軟:1日1～数回

注意すべき副作用 発熱, 発疹, 蕁麻疹, 食欲不振, 悪心, 嘔吐, 腹痛, 下痢, 口内炎, 舌炎, 肛門周囲炎

アコアラン

静注

アンチトロンビンガンマ

血液製剤 アンチトロンビン

血液凝固系因子(トロンビン等)と複合体を作り活性を阻害して血栓形成を抑制する

主な適応,用法・用量 アンチトロンビン欠乏に伴う血栓形成等 ➡ 1日24～72IU/kg

配合変化 原則単独投与 **看護のPoint** 激しく振とうしない

アコニップ ▶ イドメシン(解熱・鎮痛薬 抗炎症薬, p.50)

アコファイド

錠

アコチアミド塩酸塩水和物

健胃消化薬・胃腸機能改善薬 アセチルコリンエステラーゼ阻害薬

副交感神経の伝達量を増やして胃の運動・排泄能を改善し機能性胃腸障害(ディスペプシア)による膨満等を改善する

主な適応,用法・用量 ディスペプシア改善, 腹部膨満感等 ➡ 1回100mg, 1日3回食前

観察項目 血中プロラクチン, 肝機能, 血中TG **注意すべき副作用** 下痢

アザクタム

注

アズトレオナム

抗菌薬 モノバクタム系

細菌の細胞壁合成阻害作用により増殖を抑える. 緑膿菌を含むグラム陰性菌のみに有効

主な適応,用法・用量 細菌感染症等 ➡ 1日1～2g, 分2

観察項目 ショック, 発熱, CRP, WBC, 肝機能, 腎機能, 骨髄抑制, 投与期間 **注意すべき副作用** 下痢, 発疹, 静脈炎

アサコール

腸溶錠

メサラジン

腸疾患治療薬　炎症性腸疾患治療薬

組織に細胞障害を与える活性酸素が腸の炎症細胞からの放出を抑えて炎症の進展を抑制し腹痛・血便等を改善する

主な適応, 用法・用量 潰瘍性大腸炎➡1日2400〜3600mg, 分3

観察項目 腎機能(Cr等), 肝機能(AST・ALT), アミラーゼ, 過敏症状(発熱・腹痛・下痢・好酸球増多等) **注意すべき副作用** 着色尿 **看護のPoint** 錠剤の皮のみ便中に残る

アザニン ➡ イムラン(免疫抑制薬, p.55)

アザルフィジンEN

腸溶錠

サラゾスルファピリジン

抗リウマチ薬　csDMARD(従来型DMARD)

免疫細胞の働きを抑えて関節滑膜からの炎症細胞の浸潤等を抑制し関節の炎症・破壊を抑える

主な適応, 用法・用量 関節リウマチ➡1日1g, 分2

注意すべき副作用 黄赤色尿

アシクロビル ➡ ゾビラックス(抗ウイルス薬, p.215)

アジスロマイシン ➡ ジスロマック(抗菌薬, p.174)

アシテア

舌下錠

アレルゲンエキス(ダニ)

抗アレルギー薬　アレルゲン免疫療法薬

少量ずつダニ抗原に慣らしてアレルギー性鼻炎を抑える

主な適応, 用法・用量 ダニ抗原によるアレルギー性鼻炎➡1日1回100単位開始300単位まで

観察項目 アナフィラキシー, 口腔浮腫, 咽頭浮腫, 悪心, 消化不良 **看護のPoint** 減感作療法. 舌下で溶解後に飲み込む

アシドレス ➡ マーロックス(酸関連疾患治療薬, p.399)

アシノン 錠
ニザチジン

酸関連疾患治療薬 **H₂受容体拮抗薬**

胃壁細胞に存在し胃酸分泌を促進するヒスタミン受容体(H₂)を遮断して胃酸分泌を抑える

主な適応,用法・用量 胃十二指腸潰瘍等 → 1回75〜150mg,1日1〜2回

観察項目 血算,肝機能,腎機能

アジマイシン 点眼
アジスロマイシン水和物

眼科用薬 **抗菌薬(マクロライド系)**

眼内細菌の蛋白合成阻害作用により増殖を抑える

主な適応,用法・用量 結膜炎,麦粒腫等 → 1回1滴,1日1〜2回

アジャストAコーワ 錠
センナ

便秘治療薬 **腸刺激性下剤**

腸内細菌により分解され大腸粘膜を刺激して腸の蠕動運動を亢進し,水分吸収を抑制して排便を促す

主な適応,用法・用量 便秘症 → 1回40〜240mg

観察項目 K **注意すべき副作用** 腹痛,黄褐色〜赤色尿

亜硝酸アミル 吸入
亜硝酸アミル

狭心症治療薬 **硝酸薬**

体内で分解され一酸化窒素を遊離して冠血管を広げる.またシアン化合物による細胞呼吸の回復と排泄により中毒を改善する

主な適応,用法・用量 狭心症,シアン化合物中毒 → 1回1管吸入

観察項目 血圧

アジョビ 皮下注
フレマネズマブ

片頭痛治療薬 **抗CGRP抗体**

強力な血管拡張性神経ペプチドであるカルシトニン遺伝子関連ペプチド受容体に結合し,血管拡張を抑えて片頭痛を予防する

主な適応,用法・用量 片頭痛発作抑制 → 4週に1回225mg又は12週に1回675mg

看護のPoint 振とうしない

アジルバ
アジルサルタン

降圧薬 **アンジオテンシンII(AII)受容体拮抗薬**

血圧を上げるアンジオテンシンIIが受容体に結合するのを抑え血管を広げて血圧を下げる

主な適応, 用法・用量 高血圧 → 1日1回20mg

観察項目 血圧, K, Cr, 血算, 肝機能, 低血圧症状(特に利尿薬併用時)

注意すべき副作用 起立性低血圧, めまい, 血管浮腫

アジレクト
ラサギリンメシル酸塩

抗パーキンソン病薬 **モノアミン酸化酵素-B(MAO-B)阻害薬**

脳内のドパミンを分解する酵素(MAO-B)の働きを抑えて脳内のドパミン濃度を増加させパーキンソン症状を改善する

主な適応, 用法・用量 パーキンソン病 → 1日1回1mg

アスタット
ラノコナゾール

抗真菌薬 **表在性抗真菌薬(イミダゾール系)**

真菌の細胞膜(エルゴステロール)合成を阻害して増殖を抑える

主な適応, 用法・用量 白癬, カンジダ, 癜風 → 1日1回

アストミン
ジメモルファンリン酸塩

鎮咳薬 **中枢性鎮咳薬(非麻薬性)**

延髄の咳中枢に作用して咳を抑える

主な適応, 用法・用量 上気道炎・気管支炎を伴う咳嗽等 → 内:1回10〜20mg, 1日3回. シロップ:添付文書参照

アズノール
アズレンスルホン酸ナトリウム

酸関連疾患治療薬 **胃炎・胃潰瘍治療薬(粘膜保護)**

白血球遊走阻止作用および肥満細胞からのヒスタミン遊離抑制作用等により炎症性粘膜に作用して炎症を抑える

主な適応, 用法・用量 胃潰瘍, 胃炎, 咽頭炎, 口内炎, 歯肉炎 → 1回2mg, 1日3回食前

アズノール
軟膏

ジメチルイソプロピルアズレン

皮膚科用薬 褥瘡・皮膚潰瘍治療薬

創傷の治癒促進作用により傷の治癒を促進しヒスタミン遊離抑制作用により炎症を抑える

主な適応, 用法・用量 湿疹，熱傷，潰瘍等 → 1日数回

アスパラ
錠 注

アスパラギン酸カリウム・マグネシウム

電解質輸液・補正製剤 カリウム製剤

低K血症時のK補給，K・Mg製剤

主な適応, 用法・用量 カリウム補給等 → 内：1日225〜750mg，分2〜3. 注：1回10〜20mL

アスパラ-CA
錠

L-アスパラギン酸カルシウム水和物

骨・Ca代謝薬 Ca製剤

Caを補給して歯および骨形成のほか神経活動，血液凝固，筋収縮等の生理作用の発現する

主な適応, 用法・用量 低Ca血症起因テタニーの改善等 → 1日1.2g，分2〜3

アスパラカリウム
散 錠 注

L-アスパラギン酸カリウム

電解質輸液・補正製剤 カリウム製剤

低K血症時のK補給

主な適応, 用法・用量 低カリウム血症等 → 内：1回0.3〜0.9g，1日3回. 注：1回10〜30mEq

アスパラギン酸カリウム
注キット

L-アスパラギン酸カリウム

電解質輸液・補正製剤 カリウム製剤

低K血症時のK補給

主な適応, 用法・用量 低カリウム血症等 → 1回10〜30mEq

アスピリン
アスピリン

末
妊婦

解熱・鎮痛薬　抗炎症薬　**酸性（サリチル酸系）**

発痛物質（ブラジキニン）を増強するプロスタグランジンの生成を抑えて鎮痛消炎作用を示す

主な適応, 用法・用量 各種解熱・鎮痛・消炎等 ➡ 1回0.5～1.5g, 1日1～4.5g

観察項目 血圧, 肝機能（AST・ALT・γ-GTP）, 腎機能（BUN・Cr）, 血算, 電解質　**注意すべき副作用** 過敏症, 消化管障害, 眠気, めまい, 喘息

アスピリン ➡ バイアスピリン（抗血栓薬, p.292）

アスファネート ➡ バファリン（抗血栓薬, p.302）

アスプール
イソプレナリン塩酸塩

吸入液

気管支拡張薬　**β刺激薬（非選択性）**

交感神経（β受容体）を刺激して気管支を広げたり気管支痙攣を抑制する

主な適応, 用法・用量 気管支炎痙攣等 ➡ 1回0.6mL, 3～10分で吸入

観察項目 K（↓）, 心拍数

アスペノン
アプリンジン塩酸塩

カプセル
妊婦

不整脈治療薬　**Naチャネル遮断薬（Ib群）**

心筋の電気信号（活動電位：Na）を抑制し, 興奮伝導を遅らせて各種不整脈の発生を抑制する

主な適応, 用法・用量 頻脈性不整脈 ➡ 1日40～60mg, 分2～3

観察項目 心電図, 脈拍, 血圧, 心胸郭比, 血液学検査, 肝機能

アスベリン
チペピジンヒベンズ酸塩

散 錠 シロップ DS

鎮咳薬　**中枢性鎮咳薬（非麻薬性）**

延髄の咳中枢に作用して咳を抑える. また気管支の腺分泌を促進して去痰作用を示す

主な適応, 用法・用量 感冒・上気道炎等の咳と痰排出 ➡ 1日60～120mg, 分3

注意すべき副作用 赤味がかった着色尿

アズマネックス

ツイストヘラー

モメタゾンフランカルボン酸エステル

気管支喘息治療薬 吸入ステロイド

副腎皮質ホルモンの抗炎症作用により気道の炎症を抑え喘息発作の頻度を減らす

主な適応、用法・用量 気管支喘息→1回100μg, 1日2回

観察項目 アナフィラキシーの可能性, 好酸球(↑), 身長等(小児長期投与時)

アズレン(錠) ▶▶ アズノール(酸関連疾患治療薬, p.12)

アズレン(点眼) ▶▶ AZ(眼科用薬, p.72)

アズレンスルホン酸ナトリウム・L-グルタミン
▶▶ マーズレンS(酸関連疾患治療薬, p.397)

アズロキサ

顆粒 錠

エグアレンナトリウム水和物

酸関連疾患治療薬 胃炎・胃潰瘍治療薬(粘膜保護)

潰瘍部位に付着・結合し潰瘍部位を被覆して保護する. また潰瘍部の血管新生を促進する

主な適応、用法・用量 胃潰瘍におけるH2拮抗薬と併用→1回15mg, 1日2回

観察項目 腎機能 **看護のPoint** 潰瘍防御因子増強薬. H_2ブロッカー併用

アセチルシステイン

内用液

アセチルシステイン

解毒薬・中和薬 還元型解毒薬

アセトアミノフェン大量服用によって枯渇するグルタチオンの前駆物質として働き, 大量服用による中毒を解毒する

主な適応、用法・用量 アセトアミノフェン過量摂取時の解毒→添付文書参照

観察項目 皮膚症状, 消化器症状, 肝機能, 腎機能 **看護のPoint** 24時間以内に使用開始

アセチルスピラマイシン

錠

スピラマイシン酢酸エステル

抗菌薬 マクロライド系(16員環代謝改善型)

細菌の蛋白合成を阻害して増殖を抑える

主な適応、用法・用量 細菌感染症等→1回200mg, 1日4〜6回

観察項目 投与期間，WBC，CRP　**注意すべき副作用** 食欲不振，悪心・嘔吐，皮膚発疹・発赤，下痢，胃部不快感，軟便，口内炎

アセトアミノフェン ▸▸ **カロナール**（解熱・鎮痛薬　抗炎症薬，p.119）

アゼプチン
錠

アゼラスチン塩酸塩

抗アレルギー薬　抗ヒスタミン薬（第二世代）

肥満細胞から化学伝達物質（ヒスタミン・ロイコトリエン等）の遊離抑制と抗ヒスタミン作用によりアレルギー症状等を抑える

主な適応，用法・用量 喘息，鼻炎，皮膚炎等 ➡ 1回1～2mg，1日2回

アゼラスチン塩酸塩 ▸▸ **アゼプチン**（抗アレルギー薬，p.16）

アセリオ
静注

アセトアミノフェン

解熱・鎮痛薬　抗炎症薬　アニリン系

視床下部の体温調節中枢に作用して熱放散を増大させる．また視床と大脳皮質の痛覚閾値を上昇させて痛みを抑える

主な適応，用法・用量 経口・坐薬の投与困難な各種疼痛・発熱 ➡ 1回300～1000mg

配合変化 他剤との混注はしない　**観察項目** 血圧，腎機能（BUN・Cr），血算，電解質，肝機能（AST・ALT，γ-GTP）　**注意すべき副作用** 過敏症，消化管障害，皮膚上に小さなブツブツ（小膿疱），息切れ，発熱，全身のむくみ

アゼルニジピン ▸▸ **カルブロック**（降圧薬，p.118）

アセレンド
注

亜セレン酸ナトリウム

その他の内分泌・代謝系用薬　低セレン血症治療薬

セレン欠乏症により低下したセレノプロテインの生理機能（抗酸化作用・甲状腺ホルモン代謝等）を回復させる

主な適応，用法・用量 低セレン血症 ➡ 1日50～200μg

配合変化 ビタミンC等の還元剤と混合しない

アゾセミド ▸▸ **ダイアート**（利尿薬，p.221）

アゾルガ
`点眼`

ブリンゾラミド・チモロールマレイン酸塩

眼科用薬　緑内障治療薬（配合剤）

眼内でβ受容体遮断作用と炭酸脱水酵素阻害作用の2つの作用により眼内への房水（眼球を満たす体液）の産生を抑え眼圧を下げる

主な適応、用法・用量 緑内障，高眼圧症→1回1滴，1日2回

注意すべき副作用 点眼後の目かすみ　**看護のPoint** β遮断＋炭酸脱水酵素阻害

アタバニン ▸▸ ビオフェルミン（腸疾患治療薬，p.311）

アダパレン ▸▸ ディフェリン（皮膚科用薬，p.243）

アダプチノール
`錠`

ヘレニエン

眼科用薬　暗順応改善薬

網膜の光の強弱を感じる桿体細胞と色を感じる錐体細胞での好気的代謝を促進して暗いところが早く見える（暗順応）ようにする

主な適応、用法・用量 網膜色素変性症における視野・暗順応の改善→1回5mg，1日2～4回

アタラックス ▸▸ アタラックス-P（抗不安薬，p.17）

アタラックス-P
`散` `カプセル` `注` `シロップ` `DS`

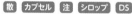

ヒドロキシジン塩酸塩

抗不安薬　非ベンゾジアゼピン系抗不安薬

ヒスタミンのH_1受容体遮断作用によりアレルギー症状を抑える．また大脳に作用して中枢神経を抑える

主な適応、用法・用量 不安・緊張・抑うつ，皮膚炎等 添付文書参照→内：1日85～255mg，分2～4．注：1回25～100mg

観察項目 肝機能，心電図　**注意すべき副作用** 眠気，倦怠感，口渇，めまい

アダラートCR
`徐放錠`

ニフェジピン

降圧薬　Ca拮抗薬（ジヒドロピリジン系）

血管平滑筋へのCaイオンの流入を阻害して末梢血管や冠血管を広げ血圧を下げたり心臓の負担を軽減する

> **主な適応, 用法・用量** 高血圧, 狭心症等 → 1日1回10〜40mg（徐放性）
>
> **注意すべき副作用** 低血圧, 頭痛・動悸・ほてり, 歯肉肥厚

アーチスト
カルベジロール

降圧薬 **αβ遮断薬**

> 交感神経のβ受容体遮断作用により心臓の過剰な働きを抑える. またα受容体遮断作用により血管を広げ血圧を下げる

> **主な適応, 用法・用量** 高血圧, 狭心症等 添付文書参照 → 1日2.5〜20mg, 分1〜2
>
> **観察項目** 脈拍, 血圧, 腎機能　**注意すべき副作用** めまい, 徐脈, 低血圧, 四肢冷感

アテキュラ
インダカテロール酢酸塩・モメタゾンフランカルボン酸エステル

気管支喘息治療薬 **β刺激薬・吸入ステロイド配合剤**

> 交感神経刺激作用（β刺激作用）と副腎皮質ホルモンの抗炎症作用により気管支を広げ炎症を抑えて喘息症状等を改善する

> **主な適応, 用法・用量** 気管支喘息 → 1日1回1カプセル
>
> **観察項目** アナフィラキシーの可能性.K（↓）, 心拍数, 好酸球（↑）, 身長等（小児長期投与時）　**注意すべき副作用** 過度の使用で不整脈, 心停止等

アディノベイト
ルリオクトコグアルファペゴル

血液製剤 **血液凝固第VIII因子**

> 血液凝固第VIII因子欠乏患者に対し血漿中の血液凝固第VIII因子を補い, その出血傾向を抑制する

> **主な適応, 用法・用量** 血液凝固第VIII因子欠乏症の出血抑制 → 1回10〜30IU/kg
>
> **配合変化** 原則単独投与

アデカット
デラプリル塩酸塩

降圧薬 **アンジオテンシン変換酵素（ACE）阻害薬**

> 血管を収縮して血圧を上げる物質であるアンジオテンシンIIを生成させる酵素（アンジオテンシン変換酵素）を阻害し血圧を下げる

> **主な適応, 用法・用量** 本態性・腎性高血圧 → 1日15〜60mg, 分2

アデスタン

膣錠 クリーム

イソコナゾール硝酸塩

抗真菌薬 表在性抗真菌薬（イミダゾール系）

真菌細胞膜の透過性を迅速かつ強力に変化させて細胞膜を破壊して増殖を抑える

主な適応,用法・用量 白癬，カンジダ，癜風等 → 膣：600mg/週．ク：1日2～3回

アテディオ

錠

バルサルタン・シルニジピン

妊婦 運転3

降圧薬 配合剤（AII受容体拮抗薬・Ca拮抗薬）

血管平滑筋を弛緩させる薬と血圧を上げるアンジオテンシンIIが受容体に結合するのを阻害する薬により血圧を強力に下げる

主な適応,用法・用量 高血圧 → 1日1回1錠

アテノロール ▸▸ テノーミン（降圧薬, p.248）

アデホス-Lコーワ

注

アデノシン三リン酸ニナトリウム水和物

脳循環・代謝改善薬

血管拡張作用により各種臓器組織の血流を増加させ代謝促進や神経伝達機能を改善する

主な適応,用法・用量 頭部・内耳障害等 → 1回5～80mg

アデホスコーワ

顆粒 腸溶錠

アデノシン三リン酸ニナトリウム水和物

脳循環・代謝改善薬

血管拡張作用により各種臓器組織の血流増加作用により代謝促進や神経伝達機能を改善する

主な適応,用法・用量 頭部・内耳障害等 → 1回40～100mg，1日3回

アデムパス

錠

リオシグアト

妊婦 運転3

血管拡張薬 可溶性グアニル酸シクラーゼ刺激薬

心臓から肺に送る肺動脈内皮細胞（一酸化窒素受容体：NO）に作用して血管を広げて肺高血圧を下げる

主な適応,用法・用量 肺動脈性肺高血圧等 → 1回1～2.5mg，1日3回

📷 観察項目 肺水腫（ラ音，胸部X線），喀血，血圧，めまい，呼吸困難，消化器症状，頭痛　⚠️ 注意すべき副作用 頭痛

アデラビン　注

肝臓エキス・フラビンアデニンジヌクレオチド

肝疾患治療薬　**肝機能改善薬（肝臓抽出製剤）**

肝臓エキスは肝細胞の再生を促進する．またビタミンB₂を補給する

主な適応,用法・用量 肝機能の改善，湿疹，口内炎等 → 1日1～2mL，分1～2
⚠️ 注意すべき副作用 尿を黄変させる可能性

アデール　静注　毒

コルホルシンダロパート塩酸塩

心不全治療薬　**アデニル酸シクラーゼ活性作用薬**

心筋収縮力を増強する酵素（cAMP合成酵素）を増加させて心拍出量増強と血管拡張作用により心不全を改善する

主な適応,用法・用量 急性心不全 → 0.5μg/kg/分
⚗️ 配合変化 アミノフィリン・カンレノ酸・アセタゾラミドと混合しない
📷 観察項目 心電図，心拍数，呼吸数，血液ガス，動脈圧，中心静脈圧

アテレック　錠　妊婦

シルニジピン

降圧薬　**Ca拮抗薬（ジヒドロピリジン系）**

血管平滑筋を収縮させるCaイオンが細胞内に流入するのを抑えて血管を広げて血圧を下げる

主な適応,用法・用量 高血圧 → 1日1回5～10mg
⚠️ 注意すべき副作用 頭痛・動悸・ほてり，歯肉肥厚

アーテン　散　錠

トリヘキシフェニジル塩酸塩

抗パーキンソン病薬　**抗コリン薬**

脳内線条体でドパミン不足により相対的に強くなった神経伝達物質（アセチルコリン）の働きを抑えて振戦等を改善する

主な適応,用法・用量 パーキンソニズム，ジスキネジア等 → 1日2～10mg，分3～4
⚠️ 注意すべき副作用 喉の渇き・便秘

アドエア
ディスカス

サルメテロールキシナホ酸塩・フルチカゾンプロピオン酸エステル

気管支喘息治療薬 **β刺激薬・吸入ステロイド配合剤**

副腎皮質ホルモンの抗炎症作用と交感神経刺激作用(β刺激作用)により気管支の炎症を抑え気管支を広げて喘息症状等を抑える

主な適応, 用法・用量 気管支喘息, 慢性閉塞性肺疾患 ➡ 1回サルメテロールとして50µg及びフルチカゾンプロピオン酸エステルとして100µg, 1日2回

注意すべき副作用 過度の使用で不整脈, 心停止等

アドシルカ
錠

タダラフィル

血管拡張薬 **ホスホジエステラーゼ5阻害薬**

血管平滑筋を弛緩させるcGMPを分解する酵素(ホスホジエステラーゼ5)の働きを抑えて肺血管平滑筋を弛緩させる

主な適応, 用法・用量 肺動脈性肺高血圧 ➡ 1日1回40mg

注意すべき副作用 頭痛, ほてり, めまい, 視力低下, 聴覚低下

アトーゼット
錠

妊婦

エゼチミブ・アトルバスタチンカルシウム水和物

脂質異常症治療薬 **小腸コレステロールトランスポーター阻害薬・HMG-CoA還元酵素阻害薬配合剤**

小腸からのコレステロール吸収阻害薬と肝臓でのコレステロール合成阻害薬(HMG-CoA)により血中コレステロールを低下させる

主な適応, 用法・用量 高コレステロール血症 ➡ 1日1回1錠

アドセトリス
静注

ブレンツキシマブ ベドチン

抗悪性腫瘍薬 **分子標的薬(抗CD30キメラ型モノクローナル抗体(ADC))**

癌細胞のCD30抗原に結合して吸収され, 細胞分裂に必要な細胞内の微小管形成を阻害して増殖を抑える

主な適応, 用法・用量 CD30陽性のホジキン・T細胞リンパ腫 ➡ 添付文書参照

配合変化 希釈は生食・ブドウ糖液 **観察項目** 末梢神経障害, 感染症

アドソルビン
原末

天然ケイ酸アルミニウム

腸疾患治療薬 **止瀉薬(吸着作用)**

腸管内の有害物質・水分・粘液などを吸着除去して下痢を抑える

主な適応, 用法・用量 下痢症 → 1日3〜10g, 分3〜4

観察項目 腎機能(Al, P, Ca, Al-P)

アドナ 散 錠 注

カルバゾクロムスルホン酸ナトリウム水和物

止血薬 血管増強薬

毛細血管に作用して血管透過性を抑制し血管抵抗値を増強して血管壁を強くして止血する

主な適応, 用法・用量 各種出血傾向の抑制等 → 内:1日30〜90mg, 分3. 注:1日10〜100mg

注意すべき副作用 橙色尿

アトニン-O 注

オキシトシン

女性生殖器用薬 子宮収縮薬

脳下垂体から分泌されるホルモンで子宮平滑筋細胞に作用して子宮の律動的な収縮を起こさせる

主な適応, 用法・用量 分娩誘発等 → 5〜10単位を5%ブドウ糖に溶解後点滴

観察項目 血圧, 脈拍, 陣痛発来状況, 胎児心音等 **注意すべき副作用** 発疹, 血圧低下等 **看護のPoint** 静注は血圧に注意しながら徐々に実施(特に麻酔薬, 昇圧薬の併用時)

アドビオール 錠 妊婦

ブフェトロール塩酸塩

不整脈治療薬 β遮断薬(II群)

交感神経のβ受容体を遮断して交感神経の過度の刺激によって起こる心臓の異常な興奮を抑制する

主な適応, 用法・用量 狭心症, 洞性頻脈 → 1日15mg, 分3

アドフィード パップ

フルルビプロフェン

解熱・鎮痛薬 抗炎症薬 経皮吸収剤(プロピオン酸系)

皮膚から吸収され, 痛みや炎症に関わる生理活性物質であるプロスタグランジンの合成を阻害し痛みや炎症を抑える

主な適応, 用法・用量 変形関節症, 筋肉痛等 → 1日2回

アドベイト
ルリオクトコグアルファ

静注

血液製剤　血液凝固第Ⅷ因子

血液凝固第Ⅷ因子欠乏患者に対し血漿中の血液凝固第Ⅷ因子を補い，その出血傾向を抑制する

主な適応，用法・用量 血液凝固第Ⅷ因子欠乏症の出血抑制 → 1回10〜30IU/kg

配合変化 原則単独投与

アトモキセチン ▸▸ ストラテラ(抗精神病薬，p.191)

アトラント
ネチコナゾール塩酸塩

軟膏　クリーム　外用液

抗真菌薬　表在性抗真菌薬(イミダゾール系)

真菌の細胞膜(エルゴステロール)に障害を与えて増殖を抑える

主な適応，用法・用量 白癬，皮膚カンジダ，癜風 → 1日1回

アドリアシン
ドキソルビシン塩酸塩

注

抗悪性腫瘍薬　抗癌性抗生物質(アントラサイクリン類)

癌細胞のDNA・RNA合成に必要な酵素(トポイソメラーゼ2)を阻害して癌細胞の増殖を抑える

主な適応，用法・用量 各種悪性腫瘍等 → 添付文書参照

注意すべき副作用 主な副作用は骨髄抑制，食欲不振，心毒性，心筋障害，うっ血性心不全．赤色尿に注意

アトルバスタチン ▸▸ リピトール(脂質異常症治療薬，p.446)

アドレナリン ▸▸ ボスミン(昇圧薬，p.386)

アトロピン
アトロピン硫酸塩水和物

注

酸関連疾患治療薬　鎮痙薬(抗コリン)

副交感神経に作用して胃酸の分泌液を抑える．また胃腸管運動亢進を抑制して内臓の疼痛等を抑える

主な適応，用法・用量 内臓の痙攣性疼痛等 → 1回0.5mg

注意すべき副作用 視調節障害，散瞳　**看護のPoint** 副交感神経抑制薬

アトロピン硫酸塩 ▸▸ アトロピン(酸関連疾患治療薬, p.23)

アトロベント
エロゾル

イプラトロピウム臭化物水和物

気管支拡張薬 抗コリン薬

副交感神経の働きを抑え気管支平滑筋に作用して気管支収縮を抑制して(抗コリン作用)呼吸を楽にする

主な適応, 用法・用量 気管支喘息・肺気腫等 ➡ 1回1~2吸入, 1日3~4回

看護のPoint 短時間型(SAMA)

アトワゴリバース
静注

ネオスチグミンメチル硫酸塩・アトロピン硫酸塩水和物

骨格筋弛緩薬 副交感神経興奮薬(非脱分極性筋弛緩拮抗薬)

自律神経の神経・筋接合部の神経伝達物質(アセチルコリン)の分解を抑えて筋弛緩剤による自発呼吸の減弱から回復させる

主な適応, 用法・用量 非脱分極性筋弛緩薬の作用拮抗 ➡ 1回1.5~6mL

看護のPoint コリンエステラーゼ阻害薬

アナクトC
注

乾燥濃縮人活性化プロテインC

抗血栓薬 抗凝固薬(活性化プロテインC)

先天性プロテインC欠乏症に対して血液凝固因子(第V・VIII因子)を不活化して凝固作用を抑え血栓を溶解する

主な適応, 用法・用量 先天性プロテインC欠乏症 ➡ 1日200~900単位/kg

配合変化 投与時はブドウ糖・生食・電解質輸液以外と混合しない

アナストロゾール ▸▸ アリミデックス(抗悪性腫瘍薬, p.34)

アナフラニール
錠 静注

クロミプラミン塩酸塩

抗うつ薬 三環系

脳内の神経伝達物質(セロトニン・ノルアドレナリン)の神経終末での再取り込みを阻害して伝達量を増やし, うつ・尿失禁等を抑える

主な適応, 用法・用量 うつ病, 遺尿症等 ➡ 錠:1日10~100mg, 分1~3. 静注:1日1回25mg

📋 **配合変化** 注：ラシックス，ドグマチール，セルシン，他剤と混合してpHが6.2以上に傾くと白濁する可能性 📋 **観察項目** 検査値，心電図，うつ症状，賦活症候群，中断症候群，悪性症候群，セロトニン症候群，躁転，抗コリン作用，肝機能，腎機能，血算，痙攣，自殺念慮，横紋筋融解症 📋 注意すべき副作用 眠気，不眠，起立性低血圧

アニュイティ エリプタ

フルチカゾンフランカルボン酸エステル

気管支喘息治療薬 **吸入ステロイド**

副腎皮質ホルモンの抗炎症作用により気道の炎症を抑え喘息発作の頻度を減らす

主な適応，用法・用量 気管支喘息 → 1日1回1吸入

📋 **観察項目** アナフィラキシーの可能性.好酸球(↑)

アネキセート 注

フルマゼニル

運転2

解毒薬・中和薬 **ベンゾジアゼピン受容体拮抗薬**

ベンゾジアゼピン受容体(BZ)に結合してBZ系薬剤の作用を抑えて鎮静や呼吸抑制から回復させる

主な適応，用法・用量 ベンゾジアゼピン系薬の呼吸抑制等改善 → 初回0.2mg，0.1mgずつ追加

📋 **観察項目** 血圧，呼吸，消化器症状，痙攣

アネメトロ 静注

メトロニダゾール

抗菌薬 **嫌気性菌感染症治療薬**

嫌気性菌・アメーバ等のDNAを切断して増殖を抑える：クロストリディオイデス・ディフィシル感染症に有効

主な適応，用法・用量 嫌気性菌感染症，アメーバー赤痢等 → 1回500mg，1日3回

📋 **配合変化** 原則単独投与

アノーロ エリプタ

ウメクリジニウム臭化物・ビランテロールトリフェニル酢酸塩

気管支拡張薬 **抗コリン薬・β刺激薬配合剤**

副交感神経抑制作用(抗コリン作用)と交感神経刺激作用(β刺激作用)の協力作用により気管支を広げて呼吸を楽にする

主な適応，用法・用量 慢性閉塞性肺疾患等 → 1日1回1吸入

📋 **観察項目** K(↓)，心拍数 📋 注意すべき副作用 過度の使用で不整脈，心停止等

アバスチン

ベバシズマブ

抗悪性腫瘍薬 分子標的薬（抗VEGFヒト化モノクローナル抗体）

癌細胞のヒト血管内皮増殖因子（VEGF受容体）に結合し，癌細胞の血管新生を抑制して増殖を抑える

主な適応, 用法・用量 結腸・直腸・肺・子宮・乳癌等 → 適応により1回5〜15mg/kg
配合変化 ブドウ糖の混注は避ける 注意すべき副作用 強い腹痛，血便や吐血，喀血，手足のむくみ，頭痛，めまい等

アバプロ ▸▸ イルベタン（降圧薬，p.56）

アビガン

ファビピラビル

抗ウイルス薬 抗インフルエンザ薬（ポリメラーゼ阻害薬）

ウイルスの複製に関与する酵素（RNAポリメラーゼ）を阻害してインフルエンザウイルスの増殖を抑える

主な適応, 用法・用量 新型インフルエンザウイルス等 → 1日目：1回1600mg，1日2回．2〜5日目：1回600mg，1日2回
看護のPoint 他剤無効の場合のみ使用．異常行動注意

アービタックス

セツキシマブ

抗悪性腫瘍薬 分子標的薬（抗EGFRキメラ型モノクローナル抗体）

癌細胞の上皮成長因子受容体（EGFR受容体）に結合して癌細胞の増殖を抑える

主な適応, 用法・用量 RAS遺伝の結腸・直腸・頭頸部癌等 → 1回250〜500mg/m²
配合変化 他剤と混注しない 観察項目 infusion reaction（発疹，発熱，アナフィラキシー様症状等）は投与中から投与後60分以内で特に注意
看護のPoint 振とうしない

アフィニトール

エベロリムス

抗悪性腫瘍薬 mTOR阻害薬

癌細胞の成長に必要な血管新生蛋白質（セリン・スレオニンキナーゼ）の働きを阻害して癌細胞の増殖を抑える

主な適応, 用法・用量 腎・乳癌，結節性交感神経 → 1日1回10mgまたは3.0mg/m²
注意すべき副作用 間質性肺炎

アブストラル
フェンタニル

オピオイド **合成オピオイド**

中枢神経系の痛覚中枢(オピオイド受容体)に作用して痛み等を強力に抑える

主な適応,用法・用量 オピオイド内服中の癌性突出疼痛等 → 1回100〜800μg

アプニション
アミノフィリン水和物

静注

気管支拡張薬 **キサンチン誘導体**

未熟児において,体内でテオフィリンに分解され脳の呼吸中枢を刺激して呼吸を改善する

主な適応,用法・用量 未熟児無呼吸発作 → 1回2〜6mg/kg,1日2〜3回

配合変化 ブドウ糖・果糖で希釈時,黄変の可能性 **観察項目** 肝機能

アブラキサン
パクリタキセル(アルブミン懸濁型)

静注
毒 妊婦

抗悪性腫瘍薬 **微小管阻害薬(タキサン類)**

アルブミンと結合して癌細胞に入り込み癌細胞内の微小管蛋白結合を促進し過剰形成を引き起こし増殖を抑える

主な適応,用法・用量 各種悪性腫瘍等 → 1日1回100〜260mg/m²

配合変化 原則単独投与

アプリンジン塩酸塩 ➡ アスペノン(不整脈治療薬, p.14)

アプレース
トロキシピド

細粒 錠

酸関連疾患治療薬 **胃炎・胃潰瘍治療薬(粘膜保護)**

胃粘膜細胞の血流を増やしたり組織呼吸を高めて胃粘膜の組織修復を促進して胃炎等を改善する

主な適応,用法・用量 胃炎,胃潰瘍等 → 1回100mg,1日3回

観察項目 肝機能

アプレゾリン
ヒドララジン塩酸塩

散 錠 注

降圧薬 **血管拡張薬**

末梢細動脈の血管平滑筋に直接作用して血管を広げて血圧を下げる

主な適応, 用法・用量 高血圧 → 内：1日30～40mg, 分3～4. 注：1回20mg

配合変化 注：溶解にブドウ糖注は使用不可

アプレピタント ▸▸ **イメンド**(制吐薬, p.55)

アフロクアロン ▸▸ **アロフト**(骨格筋弛緩薬, p.42)

アベロックス
モキシフロキサシン塩酸塩

錠　妊婦　運転2

抗菌薬　**ニューキノロン系**

細菌のDNA複製に必要な酵素(トポイソメラーゼ)の働きを阻害して増殖を抑える

主な適応, 用法・用量 細菌感染症等 → 1日1回400mg

観察項目 肝機能, 悪心, 偽膜性大腸炎, 肝炎(主に胆汁うっ滞性), 黄疸, 心電図検査(心室性頻拍, QT延長)　**注意すべき副作用** 下痢, 消化不良, 腹痛, 下痢, 浮動性めまい, 腱炎, 腱断裂等の腱障害, 痙攣, 意識消失, めまい

アヘン
アヘン

末　散　麻　運転2

オピオイド

中枢神経系の痛覚中枢(オピオイド受容体)に作用して激しい下痢・痛み・咳等を強力に抑える

主な適応, 用法・用量 激しい下痢, 鎮痛, 鎮咳等 → 1回30mg, 1日100mg

アヘンチンキ
アヘン

内用液　麻　運転2

オピオイド

中枢神経系の痛覚中枢(オピオイド受容体)に作用して激しい下痢・痛み・咳等を強力に抑える

主な適応, 用法・用量 激しい下痢, 鎮痛, 鎮咳等 → 1回0.5mL, 1日1.5mL

アポカイン
アポモルヒネ塩酸塩水和物

皮下注　運転1

抗パーキンソン病薬　**ドパミン作動薬(DA)(非麦角系)**

脳内で不足するドパミンの受容体を刺激して, 震え・こわばり等のパーキンソン病症状を改善する

主な適応, 用法・用量 パーキンソン病のオフ症状の改善 → 1回1～6mg

アボネックス
インターフェロンベータ-1a

筋注

多発性硬化症治療薬

多発性硬化症の原因は自己免疫の活性化にあるが，この免疫細胞の働きを調整して再発を予防する

主な適応，用法・用量 多発性硬化症の再発予防 ➡ 週1回30μg

観察項目 肝機能　**看護のPoint** 週1回筋注

アボルブ
デュタステリド

カプセル
妊婦

前立腺肥大症治療薬　5α還元酵素阻害

前立腺肥大に関係する男性ホルモン（ジヒドロテストステロン）の前立腺組織濃度を抑えて前立腺肥大を改善する

主な適応，用法・用量 前立腺肥大症 ➡ 1日1回0.5mg

観察項目 AST（↑），ALT（↑），ビリルビン　**注意すべき副作用** 勃起不全，性欲減退，乳房痛等　**看護のPoint** ホルモン剤．女性・小児は薬剤に手を触れない

アマージ
ナラトリプタン塩酸塩

錠
運転2

片頭痛治療薬　トリプタン系

片頭痛発作時に過度に脳血管を拡張させるセロトニンの働きを抑えて血管を収縮させたり炎症物質の放出を抑え片頭痛を抑制する

主な適応，用法・用量 片頭痛 ➡ 1回2.5mg

看護のPoint 授乳は避ける

アマリール
グリメピリド

錠
妊婦　運転3

糖尿病治療薬　スルホニル尿素薬（第三世代）

膵臓のランゲルハンス島β細胞を刺激してインスリンの分泌を促進して血糖を下げる

主な適応，用法・用量 2型糖尿病 ➡ 1日0.5〜4mg，分1〜2

観察項目 血糖，血算，肝機能　**注意すべき副作用** 低血糖

アマルエット ➡ カデュエット（降圧薬，p.110）

アマンタジン塩酸塩 ➡ シンメトレル（抗パーキンソン病薬，p.186）

アミオダロン塩酸塩 ➡ アンカロン（不整脈治療薬，p.43）

アミカシン硫酸塩　　注

アミカシン硫酸塩

抗菌薬　アミノグリコシド系

細菌の蛋白合成を阻害して増殖を抑える

主な適応,用法・用量 細菌感染症等 ➡ 1回100～200mg，1日1～2回
観察項目 めまい，耳鳴り，難聴，腎機能，過敏性肺炎（発熱，咳，発声困難，息切れ等）**注意すべき副作用** 浮腫，アナフィラキシー症状，めまい
看護のPoint 緑膿菌に効果

アミサリン　　錠　注

プロカインアミド塩酸塩

不整脈治療薬　Naチャネル遮断薬（Ia群）

心筋の電気信号（活動電位：Na）を抑制し，不応期を延長して不整脈の発生を抑制する

主な適応,用法・用量 不整脈，心房細動等 ➡ 内：1回0.25～0.5g．注：1回0.2～1g
配合変化 注：タンボコール，ソルダクトン **観察項目** 心電図，脈拍，血圧，心胸郭比，血算

アミティーザ　　カプセル

ルビプロストン

妊婦

便秘治療薬　粘膜上皮機能変容薬

腸管内腔側のクロライドチャネルを活性化して腸管内への水分分泌量を増加させ便を軟らかくして排便を促す

主な適応,用法・用量 慢性便秘症 ➡ 1回24μg，1日2回
観察項目 肝・腎機能 **注意すべき副作用** 下痢，悪心，腹痛

アミトリプチリン塩酸塩 ▸▸ トリプタノール（抗うつ薬, p.267）

アミノバクト ▸▸ リーバクト（栄養剤, p.445）

アミノフィリン ▸▸ ネオフィリン（気管支拡張薬, p.282）

アミノレバンEN　　散

肝不全用成分栄養剤

経腸栄養剤　肝不全用

糖質，蛋白質，脂質，ビタミン，ミネラルおよび微量元素を含有し肝性脳症を抑制して栄養状態を改善する

主な適応,用法・用量 肝性脳症時の経口栄養 ➡ 1回50g，1日3回
配合変化 果物の生ジュースとの混合避ける

アミファーゲンP ▸▸ 強力ネオミノファーゲンシー（肝疾患治療薬，p.124）

アミユー
総合アミノ酸製剤

顆粒

栄養輸液　腎不全用アミノ酸輸液製剤
蛋白合成に必要な必須アミノ酸の補給と尿素等の老廃窒素代謝産物の蓄積を抑制して腎不全を抑える

主な適応, 用法・用量　腎不全時のアミノ酸補給 ➡ 1回1包，1日3回

アムノレイク
タミバロテン

抗悪性腫瘍薬　レチノール誘導体
前骨髄球の分化を妨げる遺伝子の働きを抑え異常に増加した前骨髄球の分化を促進して正常な状態に戻す

主な適応, 用法・用量　急性前骨髄球性白血病 ➡ 1日6mg/m², 分2
注意すべき副作用　主な副作用はレチノイン酸症候群，脂質異常，肝機能障害

アムバロ ▸▸ エックスフォージ（降圧薬，p.72）

アムビゾーム
アムホテリシンB

抗真菌薬　深在性抗真菌薬（ポリエン系）
真菌の細胞膜と結合し細胞透過性を亢進して障害を起こし増殖を抑える

主な適応, 用法・用量　真菌感染症 ➡ 1日1回2.5mg/kg
配合変化　生食・電解質液は混合しない

アムロジピン ▸▸ アムロジン（降圧薬，p.31）

アムロジン
アムロジピンベシル酸塩

降圧薬　Ca拮抗薬（ジヒドロピリジン系）
血管平滑筋へのCaイオンの流入を阻害して末梢血管や冠血管を広げ血圧を下げたり心臓の負担を軽減する

主な適応, 用法・用量　高血圧，狭心症 ➡ 1日1回2.5〜5mg
注意すべき副作用　頭痛・動悸・ほてり，むくみ，歯肉肥厚

アメジニウムメチル硫酸塩 ▸▸ リズミック（昇圧薬, p.442）

アメナリーフ `錠`

アメナメビル

抗ウイルス薬 **抗ヘルペス薬**

水痘・帯状疱疹ウイルスのDNA合成を阻害し増殖を抑える

`主な適応, 用法・用量` 帯状疱疹➡1回400mg，1日1回

アメパロモ `カプセル`

パロモマイシン硫酸塩

抗原虫薬

腸管アメーバの蛋白質合成を阻害して増殖を抑える

`主な適応, 用法・用量` 腸管アメーバ症➡1回500mg，1日3回

アモキサン `細粒` `カプセル`

アモキサピン

抗うつ薬 **三環系**

脳内神経伝達物質（セロトニン・ノルアドレナリン）の神経終末での再取り込みを阻害して伝達量を増やし，うつ・妄想・落ち込み等を改善する

`主な適応, 用法・用量` うつ病・うつ状態➡1日25〜75mg，1〜数回分割

アモキシシリン ▸▸ サワシリン（抗菌薬, p.165）

アモバン `錠`

ゾピクロン

睡眠薬 **非ベンゾジアゼピン系睡眠薬（超短時間作用型）**

脳内のベンゾジアゼピン受容体を介し抑制神経伝達物質（GABA）の作用を強めることにより余剰刺激が遮断され睡眠に導く

`主な適応, 用法・用量` 不眠症，麻酔前投薬➡1回7.5〜10mg

👁看護のPoint 苦味が残ることあり

アラセナ-A `静注` `軟膏` `クリーム`

ビダラビン

抗ウイルス薬 **抗ヘルペス薬**

ヘルペスウイルスのDNA合成を阻害し増殖を抑える

主な適応, 用法・用量 静注：単純ヘルペス脳炎，帯状疱疹．軟・ク：帯状疱疹，単純疱疹 → 静注：1日5〜15mg/kg．軟・ク：1日1〜4回塗布
観察項目 精神神経症状，赤血球，白血球，血小板，Hb，血圧，脈拍，肝機能，腎機能 **看護のPoint** 静注：調製時結晶析出に注意

アラセプリル ▶▶ セタプリル（降圧薬, p.201）

アラノンジー
ネララビン

静注

抗悪性腫瘍薬 **代謝拮抗薬（プリン代謝拮抗薬）**

癌細胞の核酸（DNA）合成を阻害して増殖を抑える

主な適応, 用法・用量 各種リンパ腫等 → 1日1回1500mg/m²

アラバ
レフルノミド

錠

妊婦

抗リウマチ薬 **csDMARD（従来型DMARD）**

免疫細胞である活性リンパ球の増殖を抑え過剰な免疫反応を抑えて関節の腫れや痛みを抑制する

主な適応, 用法・用量 関節リウマチ → 1日1回20〜100mg
注意すべき副作用 発熱，空咳，息切れ等

アラミスト
フルチカゾンフランカルボン酸エステル

点鼻

耳鼻咽喉科用薬 **ステロイド**

ステロイドが鼻粘膜のステロイド受容体に結合して抗炎症・抗アレルギー作用を発揮する

主な適応, 用法・用量 アレルギー性鼻炎 → 1日1回2噴霧
看護のPoint 用時振とう．初回のみ6回空噴霧

アリクストラ
フォンダパリヌクスナトリウム

皮下注

抗血栓薬 **抗凝固薬（合成Xa阻害薬）**

血液凝固に必要なアンチトロンビンの第X因子を阻害することにより血栓形成を抑制する

主な適応, 用法・用量 静脈血栓の発症抑制等 → 1日1回2.5〜10mg，体重による
配合変化 原則単独投与 **観察項目** 出血症状，血小板数，貧血・Hb，肝機能（AST・ALT），腎機能 **注意すべき副作用** 出血症状（皮下）

アリケイス 〔液〕

アミカシン硫酸塩

抗菌薬 アミノグリコシド系

細菌の蛋白質合成を阻害して増殖を抑える

主な適応, 用法・用量 細菌による肺非結核性抗酸菌症 添付文書参照 → 1日1回590mg吸入

観察項目 CRP，WBC，投与期間，腎機能，第8脳神経障害

看護のPoint 用時振とう

アリセプト 〔細粒〕〔錠〕〔DS〕〔ゼリー〕

ドネペジル塩酸塩

抗認知症薬

アルツハイマー型認知症は脳内のコリン作動神経が障害されるが，この神経伝達物質(アセチルコリン)の分解を抑えて神経を活性化する

主な適応, 用法・用量 認知症状の進行抑制 → 1日1回3〜10mg. 低用量より開始

観察項目 認知機能，心電図，血算，肝機能，腎機能，錐体外路症状，悪性症候群，消化器症状，体重，横紋筋融解症，痙攣 **注意すべき副作用** 悪心，嘔吐，食欲低下等の消化器症状が発現することがある

アーリーダ 〔錠〕

アパルタミド

抗悪性腫瘍薬 抗アンドロゲン剤

前立腺癌の男性ホルモン(アンドロゲン)受容体に結合し，シグナル伝達を阻害して癌細胞の増殖を抑える

主な適応, 用法・用量 去勢抵抗性前立腺癌 → 1日1回240mg

注意すべき副作用 痙攣・胸の痛み・紅斑に注意

アリピプラゾール ▶ エビリファイ (抗精神病薬, p.76)

アリミデックス 〔錠〕

アナストロゾール

抗悪性腫瘍薬 アロマターゼ阻害薬

男性ホルモン(アンドロゲン)から女性ホルモン(エストロゲン)に変換する酵素(アロマターゼ)を阻害して乳癌の増殖を抑える

主な適応, 用法・用量 閉経後乳癌 → 1日1回1mg

注意すべき副作用 骨密度低下(骨粗鬆症，骨折)

アリムタ

ペメトレキセドナトリウム水和物

注
妊婦

抗悪性腫瘍薬 **代謝拮抗薬（葉酸代謝拮抗薬）**

癌細胞の複数の葉酸代謝酵素を阻害してDNA合成を阻害し増殖を抑える

主な適応，用法・用量 肺癌，胸膜中皮腫 ➡1日1回500mg/m²
注意すべき副作用 皮疹の頻度が高い **看護のPoint** 副作用予防に葉酸・B₁₂を使用する

アリメジン

アリメマジン酒石酸塩

シロップ

通知2

抗アレルギー薬 **抗ヒスタミン薬（第一世代）**

ヒスタミンがH₁受容体に結合するのを阻止してアレルギー症状を抑える

主な適応，用法・用量 感冒，鼻炎，皮膚炎等 ➡1回2.5mg，1日3～4回

アルガトロバン ▸▸ ノバスタンHI(抗血栓薬，p.287)

アルギU

L-アルギニン塩酸塩

顆粒 静注

その他の内分泌・代謝系用薬 **高アンモニア血症治療薬**

尿素サイクル異常症の尿素サイクルを活性化し尿中に尿素等の排泄を促進して血中アンモニア濃度を減少させる

主な適応，用法・用量 尿素サイクル異常症，リジン尿蛋白不耐症 ➡内：1日0.15～0.5g/kg，分3～6. 注：1日2～10mL/kg

アルギメート

静注

L-アルギニンL-グルタミン酸塩水和物

肝疾患治療薬 **高アンモニア血症改善薬**

肝性昏睡の原因である高アンモニア血症に対して本剤を補給して血中アンモニアを他の物質に変換して血中アンモニア量を低下させる

主な適応，用法・用量 高アンモニア血症 ➡1日2～20g，1～数回

アルクロメタゾンプロピオン酸エステル ▸▸ アルメタ(副腎皮質ステロイド，p.38)

アルケラン

メルファラン

抗悪性腫瘍薬　**アルキル化薬(ナイトロジェンマスタード類)**

癌細胞のDNA合成を阻害して増殖を抑える

主な適応, 用法・用量 多発性骨髄腫(内), 白血病(注)等→内：1日1回2〜12mg. 注：1日1回60〜100mg/m²

注意すべき副作用 主な副作用は遅延性骨髄抑制, 食欲不振, 不妊, 二次癌(白血病等) **看護のPoint** 多発性骨髄腫の標準薬

アルサルミン

スクラルファート水和物

酸関連疾患治療薬　**胃炎・胃潰瘍治療薬(粘膜保護)**

胃十二指腸の傷ついた粘膜と結合し, 保護層を形成して胃酸から粘膜を守る

主な適応, 用法・用量 胃十二指腸潰瘍, 急性胃炎等→内：1回1〜1.2g, 1日3回. 液：1回10mL, 1日3回

観察項目 腎機能(Al, P, Ca, Al-P等) **注意すべき副作用** 便秘, 口渇, 嘔気

アルジオキサ

アルジオキサ

酸関連疾患治療薬　**胃炎・胃潰瘍治療薬(粘膜保護)**

持続的な制酸作用・抗ペプシン作用を現し胃粘膜損傷部位に付着し被覆・肉芽形成等を促進する

主な適応, 用法・用量 胃十二指腸潰瘍, 胃炎等→1日300〜400mg, 分3〜4

観察項目 腎機能(Al, P, Ca, Al-P等)

アルシオドール ⇒ アルファロール(骨・Ca代謝薬, p.38)

アルダクトンA

スピロノラクトン

利尿薬　**K保持性利尿薬**

遠位尿細管でアルドステロンと拮抗してNa・水の排泄促進とKの排泄を抑制して体内の余分な水分を排泄する

主な適応, 用法・用量 高血圧, 浮腫等→1日50〜100mgを分服

観察項目 体重, 水分補給量・排泄量, 血圧, 電解質(特にK), 腎機能, 女性化乳房

アルタット

`徐放細粒` `徐放カプセル`

ロキサチジン酢酸エステル塩酸塩

酸関連疾患治療薬 H₂受容体拮抗薬

胃壁細胞に存在し胃酸分泌を促進するヒスタミン受容体(H₂)を遮断して胃酸分泌を抑える

`主な適応, 用法・用量` 胃十二指腸潰瘍, 逆流性食道炎等 → 1回75mg, 1日2回

`観察項目` 血算, 肝機能, 腎機能

アルツ

`関節注`

精製ヒアルロン酸ナトリウム

運動器変性疾患治療薬

関節組織を被覆・保護して潤滑機能を改善する. また変性軟骨に浸透し変性変化を抑制し軟骨代謝を改善する

`主な適応, 用法・用量` 関節痛, リウマチの疼痛等 → 1回25mg, 週1回

アルト

`原末`

アルギン酸ナトリウム

止血薬 局所用止血薬

血液凝固に関わる蛋白質であるフィブリン形成を促進して血小板凝集過程において赤血球を凝集し止血作用を示す

`主な適応, 用法・用量` 局所止血等 → 創面に適量を散布

アルドメット

`錠`

メチルドパ水和物

降圧薬 中枢性交感神経抑制薬

血管の収縮に関係している中枢の交感神経を抑制することにより血管平滑筋の緊張を低下させ血圧を下げる

`主な適応, 用法・用量` 高血圧 → 1日250〜2000mg, 分1〜3

`観察項目` 血圧(立位・坐位), 血算, 肝機能 `注意すべき副作用` 起立性低血圧. 尿放置により黒色変色

アルピニー ▸▸ アンヒバ(解熱・鎮痛薬 抗炎症薬, p.44)

アルファカルシドール ▸▸ アルファロール(骨・Ca代謝薬, p.38)

アルファロール
散 **カプセル** **内用液**

アルファカルシドール

骨・Ca代謝薬　活性型ビタミンD₃製剤

肝臓で代謝され活性型ビタミンD₃となり，腸管からのCa吸収促進と骨形成を促進して骨密度を増やす

主な適応, 用法・用量 骨粗鬆症，腎不全等 ➡ 1日1回0.5～4.0µg

アルプラゾラム ▸▸ コンスタン(抗不安薬, p.152)

アルプロスタジル ▸▸ リプル(血管拡張薬, p.447)

アルプロスタジルアルファデクス ▸▸ プロスタンディン(血管拡張薬, p.357)

アルベカシン硫酸塩 ▸▸ ハベカシン(抗菌薬, p.302)

アルボ

オキサプロジン

解熱・鎮痛薬　抗炎症薬　**酸性(プロピオン酸系)**

発痛物質(ブラジキニン)を増強するプロスタグランジンの合成を阻害して鎮痛消炎作用を示す

主な適応, 用法・用量 各種鎮痛・消炎等 ➡ 1日400mg，分1～2

アルミノニッパスカルシウム
顆粒

アルミノパラアミノサリチル酸カルシウム水和物

抗結核薬

ヒト型結核菌に対し静菌作用を示す

主な適応, 用法・用量 各種結核症 ➡ 1日10～15g，分2～3

アルメタ
軟膏

アルクロメタゾンプロピオン酸エステル

副腎皮質ステロイド　**外用ステロイド剤(ミディアム)**

塗布部のステロイド受容体に作用して血管収縮作用と白血球の遊走(活発に動き回る)やヒスタミン等の炎症物質の遊離を阻止して皮膚の炎症症状を改善する

主な適応, 用法・用量 湿疹・皮膚炎群等 ➡ 1日1～数回

アルロイドG
アルギン酸ナトリウム

`顆粒` `内用液`

酸関連疾患治療薬 **胃炎・胃潰瘍治療薬（粘膜保護）**

消化管粘膜へ付着することにより胃液等の攻撃因子から粘膜や消化管出血部位を被覆し保護する

`主な適応、用法・用量` 胃十二指腸潰瘍等 → 液：1回10〜60mL，1日3〜4回．顆：1回0.5〜3g

アルンブリグ

`錠`

ブリグチニブ

抗悪性腫瘍薬 **分子標的薬（チロシンキナーゼ阻害薬/ALK阻害薬）**

肺癌の原因となる異常蛋白を作るALK融合蛋白質の働きを抑えて癌細胞の増殖を抑える

`主な適応、用法・用量` ALK遺伝子陽性非小細胞肺癌 → 1日1回90mg7日間投与後1日1回180mg投与

アレギサール
ペミロラストカリウム

`錠` `DS`

`妊婦`

気管支喘息治療薬 **メディエーター遊離抑制薬**

アレルギーによる肥満細胞からの化学伝達物質（ヒスタミン等）の放出を抑えてアレルギー症状を改善する

`主な適応、用法・用量` 喘息，アレルギー性鼻炎 → 1回5〜10mg，1日2回

`配合変化` DS：pH変化で沈殿

アレギサール
ペミロラストカリウム

`点眼`

眼科用薬 **アレルギー性結膜炎治療薬**

アレルギーによる肥満細胞からの化学伝達物質（ヒスタミン等）の放出を抑えてアレルギー症状を改善する

`主な適応、用法・用量` アレルギー性結膜炎等 → 1回1滴，1日2回

アレグラ
フェキソフェナジン塩酸塩

`錠` `DS`

抗アレルギー薬 **抗ヒスタミン薬（第二世代）**

肥満細胞からの化学伝達物質（ヒスタミン等）の遊離抑制とヒスタミンがH_1受容体に結合するのを阻害してアレルギー症状を抑える

主な適応, 用法・用量 鼻炎, 鼻炎, 皮膚炎等 → 1回60mg, 1日2回

観察項目 血圧, 血算, 肝機能　**注意すべき副作用** 呼吸困難, 意識消失

アレサガ
エメダスチンフマル酸塩

`テープ`

抗アレルギー薬　**抗ヒスタミン薬（第二世代）**

遅発性アレルギー原因となる好酸球の遊走を抑制する. またヒスタミンがH₁受容体に結合するのを阻害してアレルギー症状を抑える

主な適応, 用法・用量 アレルギー性鼻炎 → 1日1回4mg

観察項目 適用部位紅斑・そう痒感・眠気・肝機能

アレジオン
エピナスチン塩酸塩

`錠` `DS`

抗アレルギー薬　**抗ヒスタミン薬（第二世代）**

肥満細胞からの化学伝達物質（ヒスタミン等）の遊離抑制とヒスタミンがH₁受容体に結合するのを阻害してアレルギー症状を抑える

主な適応, 用法・用量 喘息, 鼻炎, 皮膚炎等 → 1日1回10～20mg

配合変化 DS：他剤と配合不可

アレジオン
エピナスチン塩酸塩

`点眼` `LX点眼`

眼科用薬　**アレルギー性結膜炎治療薬**

肥満細胞からの化学伝達物質（ヒスタミン等）の遊離抑制とヒスタミンがH₁受容体に結合するのを阻害してアレルギー症状を抑える

主な適応, 用法・用量 アレルギー性結膜炎 → 1回1滴, 1日4回

アレセンサ
アレクチニブ塩酸塩

`カプセル`

抗悪性腫瘍薬　**分子標的薬（チロシンキナーゼ阻害薬）**

癌細胞が増殖に必要な蛋白（チロシンキナーゼ：ALK等）合成を阻害して増殖を抑える

主な適応, 用法・用量 ALK遺伝子陽性非小細胞肺癌 → 1回300mg, 1日2回

アレビアチン
フェニトイン

抗てんかん薬　**ヒダントイン系（Naチャネル）**

中枢神経のてんかん発作焦点（発作細胞）からのてんかん発射の広がりを阻止して発作を抑制する

主な適応，用法・用量 各種てんかん発作等 → 内：1日200〜300mg，分3．注：2.5〜5mL，1mL/分以下

配合変化 強アルカリ性なので他剤と配合不可　**観察項目** 肝機能
看護のPoint 急速な静注は心停止や血圧低下を起こすことがある

アレベール　吸入用

チロキサポール

鎮咳薬・去痰薬　**界面活性薬**

界面活性剤による蒸発抑制作用を有し，エアゾル状態を持続してネブライザー療法を効果的にする吸入溶解液

主な適応，用法・用量 吸入用溶解液 → 1回1〜5mL
配合変化 ブロムヘキシン塩酸塩吸入液との混合で白濁
注意すべき副作用 上気道の刺激症状

アレルギン ⇒ **クロルフェニラミンマレイン酸塩**（抗アレルギー薬，p.138）

アレロック　顆粒　錠

オロパタジン塩酸塩

抗アレルギー薬　**抗ヒスタミン薬（第二世代）**

遅発性アレルギー原因となる好酸球の遊走を抑制する．またヒスタミンがH_1受容体に結合するのを阻害してアレルギー症状を抑える

主な適応，用法・用量 鼻炎，皮膚炎等 → 1回5mg，1日2回
観察項目 肝機能

アレンドロン酸 ⇒ **ボナロン**（骨・Ca代謝薬，p.387）

アロキシ　静注

パロノセトロン塩酸塩

制吐薬　**5-HT$_3$受容体拮抗薬（中枢性・末梢性）**

吐き気等を誘発する腸管内のセロトニン受容体（5-HT$_3$）に作用して，抗悪性腫瘍剤投与による消化器症状（悪心・嘔吐）を抑制する

主な適応，用法・用量 化学療法の悪心・嘔吐等 → 1日1回0.75mg
注意すべき副作用 便秘

アローゼン
センナ

便秘治療薬　**腸刺激性下剤**

腸内細菌により分解され大腸粘膜を刺激して腸の蠕動運動を亢進と水分吸収を抑制して排便を促す

主な適応, 用法・用量 便秘症, 駆虫剤投与後の下剤 ➡ 1回0.5〜1.0g, 1日1〜2回

観察項目 K 　**注意すべき副作用** 腹痛, 黄褐色尿・赤色尿

アロチノロール塩酸塩
アロチノロール塩酸塩

降圧薬　**αβ遮断薬**

交感神経のβ受容体遮断作用により心臓の過剰な働きを抑える. またα受容体遮断作用により血管を広げ血圧を下げる

主な適応, 用法・用量 高血圧, 狭心症等 ➡ 1日10〜20mg, 分2

観察項目 脈拍, 血圧, 腎機能　**注意すべき副作用** めまい, 徐脈, 低血圧, 四肢冷感

アロフト
アフロクアロン

骨格筋弛緩薬　**中枢性筋弛緩薬**

脊髄から中枢神経にかけて作用して多シナプス反射電位を抑制して筋肉の緊張やこわばり等を和らげる

主な適応, 用法・用量 筋緊張状態の改善等 ➡ 1日60mg, 分3

注意すべき副作用 脱力感, ふらつき, 眠気等が出現する恐れ

アロプリノール ➡ ザイロリック(高尿酸血症・痛風治療薬, p.157)

アロマシン
エキセメスタン

抗悪性腫瘍薬　**アロマターゼ阻害薬**

男性ホルモン(アンドロゲン)から女性ホルモン(エストロゲン)に変換する酵素(アロマターゼ)を阻害して癌細胞の増殖を抑える

主な適応, 用法・用量 閉経後乳癌 ➡ 1日1回25mg

注意すべき副作用 骨密度低下(骨粗鬆症, 骨折)に注意

アンカロン
アミオダロン塩酸塩

錠　注
毒　PVC

不整脈治療薬　Kチャネル遮断薬（III群）

心臓の心筋細胞の活動電位（Kチャネル）の持続時間および不応期の著明な延長作用により脈の乱れを治す

主な適応、用法・用量　生命に危険な不整脈等 → 内：1日200〜400mg，分1〜2. 注：添付文書参照

配合変化　注：生食と配合不可　**観察項目**　心電図，脈拍，血圧，心胸郭比，心エコー，甲状腺機能，肺機能，肝機能（注：3日間は1日2回以上），眼科検査（投与中3カ月毎），四肢浮腫

アンコチル
フルシトシン

錠
妊婦

抗真菌薬　深在性抗真菌薬（ピリミジン系）

真菌細胞内でDNA等の核酸合成系を阻害して増殖を抑える

主な適応、用法・用量　真菌感染症等 → 1日50〜200mg/kg，分4

看護のPoint　耐性化しやすい

アンサー
結核菌熱水抽出物

皮下注

造血薬　白血球減少抑制薬

放射線治療で障害を受けた多機能造血幹細胞を活性化させて白血球を増加させる

主な適応、用法・用量　放射線療法時の白血球減少 → 1日1回1mL，週2回

アンジュ21
エチニルエストラジオール・レボノルゲストレル

錠
妊婦

経口避妊薬　低用量ピル

女性ホルモンの分泌系に作用して排卵抑制と受精卵の着床を抑える．また精子の侵入を抑えて妊娠を防ぐ

主な適応、用法・用量　避妊 → 1日1錠（赤褐色錠より開始）

注意すべき副作用　血栓症　**看護のPoint**　21錠包装

アンジュ28
エチニルエストラジオール・レボノルゲストレル

錠
妊婦

経口避妊薬　低用量ピル

女性ホルモンの分泌系に作用して排卵抑制と受精卵の着床を抑える．また精子の侵入を抑えて妊娠を防ぐ

主な適応,用法・用量 避妊➡1日1錠(赤褐色錠より開始)

注意すべき副作用 血栓症 **看護のPoint** 28錠包装内プラセボ7錠

安息香酸ナトリウムカフェイン ➡ アンナカ(片頭痛治療薬, p.44)

アンチレクス

エドロホニウム塩化物

自律神経作用薬・神経免疫疾患治療薬 **抗コリンエステラーゼ薬(診断)**

神経筋接合部の伝達物質(アセチルコリン)が分解されるのを抑えて，重症筋無力症などの鑑別診断をする

主な適応,用法・用量 重症筋無力症診断等➡1回5〜10mg

アンテベート

ベタメタゾン酪酸エステルプロピオン酸エステル

副腎皮質ステロイド **外用ステロイド剤(ベリーストロング)**

塗布部のステロイド受容体に作用して血管収縮作用と白血球の遊走(活発に動き回る)やヒスタミン等の炎症物質の遊離を阻止して皮膚の炎症症状を改善する

主な適応,用法・用量 湿疹・皮膚炎群等➡1日1〜数回

アンナカ

安息香酸ナトリウムカフェイン

片頭痛治療薬 **キサンチン製剤**

体内で分解されカフェインとなり血管収縮作用により片頭痛を抑制する．また中枢神経興奮作用により眠気を抑える

主な適応,用法・用量 眠気・倦怠感，血管拡張性片頭痛等➡内:1回0.1〜0.6g，1日2〜3回．注:1回0.1〜0.4g，1日1〜3回

アンヒバ

アセトアミノフェン

解熱・鎮痛薬 抗炎症薬 **アニリン系**

視床下部の体温調節中枢に作用して熱放散を増大させる．また視床と大脳皮質の痛覚閾値を上昇させて痛みを抑える

主な適応,用法・用量 小児の解熱・鎮痛➡1回10〜15mg/kg

📋観察項目 血圧，腎機能(BUN・Cr)，血算，電解質，肝機能(AST・ALT，γ－GTP) ⚠️注意すべき副作用 過敏症，消化管障害，皮膚上に小さなブツブツ(小膿疱)，息切れ，発熱，全身のむくみ

アンプラーグ

細粒 錠
妊婦

サルポグレラート塩酸塩

抗血栓薬 抗血小板薬(5-HT₂ブロッカー)

血小板凝縮や血管を収縮させるセロトニン(5-HT)の働きを抑えて血小板凝集抑制や血管拡張させて血流を改善する

主な適応,用法・用量 動脈閉塞症状改善等→1回100mg，1日3回
📋観察項目 出血徴候，肝機能(ALT・AST・Bil)

アンプリット

錠

ロフェプラミン塩酸塩

抗うつ薬 三環系

脳内神経伝達物質(セロトニン・ノルアドレナリン)の神経終末での再取り込みを阻害して伝達量を増やし，うつ症状等を抑える

主な適応,用法・用量 うつ病，うつ状態→1回10〜25mg，1日2〜3回

アンブロキソール塩酸塩(錠・シロップ・DS・内用液)
▶▶ ムコソルバン(去痰薬, p.410)

アンブロキソール塩酸塩(徐放錠) ▶▶ ムコソルバンL(鎮咳薬・去痰薬, p.410)

アンブロキソール塩酸塩L ▶▶ ムコソルバンL(鎮咳薬・去痰薬, p.410)

アンペック

注 坐剤
麻

モルヒネ塩酸塩水和物

オピオイド モルヒネ製剤

中枢神経系の痛覚中枢(オピオイド受容体)に作用して痛みを強力に抑える

主な適応,用法・用量 癌性疼痛等→坐：1日20〜120mg，分2〜4. 注：1回0.1〜200mg
📋観察項目 鎮痛効果，呼吸回数 ⚠️注意すべき副作用 呼吸抑制，錯乱，せん妄，悪心，嘔吐，便秘，口喝，発汗，傾眠，尿閉，そう痒感

EEエスワン ▶▶ ティーエスワン(抗悪性腫瘍薬, p.241)

ESポリタミン

顆粒

総合アミノ酸製剤

栄養剤 アミノ酸製剤（経口）

不足する必須アミノ酸を補給し栄養状態を改善するアミノ酸栄養剤

主な適応,用法・用量 低栄養状態等のアミノ酸補給 ➡1日2〜8g，分1〜3

イエスカルタ

静注

アキシカブタゲン シロルユーセル

再生医療等製品 ヒト体細胞加工製品（CAR-T細胞療法）

患者の免疫T細胞を取り出し癌細胞に対して攻撃力を高めるように改変（イエスカルタ）して患者体内に戻して癌細胞を死滅させる

主な適応,用法・用量 B細胞リンパ腫 ➡添付文書参照

イグザレルト

細粒 錠

リバーロキサバン

妊婦

抗血栓薬 抗凝固薬（経口・直接Xa阻害薬）

血液凝固に必要な血液凝固第X因子を阻害することにより血管内で血液が固まるのを抑制する

主な適応,用法・用量 全身塞栓の発症抑制等 ➡1日15mg，1日1〜2回

👁観察項目 検査値，腎機能（Ccr），出血症状，貧血徴候（Hb），肝機能（ALT，AST等）　⚠注意すべき副作用 出血症状（歯肉・結膜・皮下・創傷・血尿等），アスピリン等の抗血小板薬併用時➡出血リスク↑

イクスタンジ

錠

エンザルタミド

運転3

抗悪性腫瘍薬 抗アンドロゲン剤

前立腺癌のアンドロゲン（男性ホルモン）受容体からのシグナル伝達を阻害してDNA合成を阻害し癌細胞の増殖を抑える

主な適応,用法・用量 去勢抵抗性前立腺癌 ➡1日1回160mg

👩‍⚕️看護のPoint ホルモン療法薬

イクセロン ➡ リバスタッチ（抗認知症薬，p.445）

イーケプラ

錠 DS 静注

レベチラセタム

運転2

抗てんかん薬 ピロリドン誘導体（その他）

脳内の神経伝達物質放出調節に関与しているシナプス小胞蛋白（SV2A）と結合して神経興奮を抑制し，てんかん発作を抑える

主な適応，用法・用量 てんかん部分発作等 → 内・注：1日1000mg，分2

!! 注意すべき副作用 鼻咽頭炎，傾眠，頭痛

イーシー・ドパール ▸▸ マドパー（抗パーキンソン病薬，p.397）

イズカーゴ

パビナフスプアルファ

その他の内分泌・代謝系用薬 **ライソゾーム病治療薬**

末梢組織や臓器細胞に取り込まれた後，ライソゾームに運ばれ蓄積したムコ多糖（グルコサミノグルカン）を分解する

主な適応，用法・用量 ムコ多糖症2型 → 週1回2.0mg/kg

配合変化 他剤と混合しない　**看護のPoint** 激しく振とうしない

イスコチン

イソニアジド

抗結核薬

結核菌の細胞壁合成を阻害して増殖を抑える

主な適応，用法・用量 各種結核症 → 内：1日200〜500mg，分1〜3．注：1日200〜500mg

イスツリサ

オシロドロスタットリン酸塩

その他の内分泌・代謝系用薬 **副腎皮質ホルモン合成阻害薬**

副腎皮質ホルモン合成の最終段階を触媒する水酸化酵素を阻害することにより副腎皮質ホルモン合成を抑制する

主な適応，用法・用量 クッシング症候群 → 1回1mg，1日2回

イストダックス

ロミデプシン

抗悪性腫瘍薬 **分子標的薬（HDAC阻害薬）**

癌細胞が分裂に必要な酵素（ヒストン脱アセチル酵素）を阻害して悪性リンパ腫の増殖を抑える

主な適応，用法・用量 末梢性T細胞リンパ腫 → 14mg/m^2

イスパロクト

静注

ツロクトコグアルファペゴル

血液製剤　血液凝固第VIII因子

血液凝固第VIII因子欠乏患者に対し血漿中の血液凝固第VIII因子を補い，その出血傾向を抑制する

主な適応,用法・用量 血液凝固第VIII因子欠乏の出血抑制等 → 1回10〜30IU/kg

配合変化 原則単独投与

イセパマイシン硫酸塩 ▶▶ **エクサシン**(抗菌薬, p.67)

イソコナゾール硝酸塩 ▶▶ **アデスタン**(抗真菌薬, p.19)

イソジン

ガーグル

精製白糖・ポビドンヨード

消毒薬　殺菌消毒薬(ヨウ素系)

ヨウ素を遊離し水を酸化して細菌・ウイルスの膜蛋白と反応して死滅させる

主な適応,用法・用量 口腔内消毒等 → 1日数回，15〜30倍希釈

観察項目 甲状腺ホルモン値(T$_3$, T$_4$)，皮膚変色，接触皮膚炎，過敏症(発疹)．ショック

注意すべき副作用 ヨード過敏症の有無の確認．ショック，アナフィラキシー様症状(呼吸困難，蕁麻疹等)

イソジンシュガーパスタ ▶▶ **ユーパスタコーワ**(皮膚科用薬, p.427)

イソソルビド

内用液 ゼリー

イソソルビド

利尿薬　浸透圧利尿薬

体内で代謝されず尿細管で再吸収が抑制され電解質および水の排泄量を増加させ頭蓋内圧・眼圧・リンパ圧を低下させる

主な適応,用法・用量 脳圧・眼圧降下，メニエル病等 → 1日70〜140mL(g)，分2〜3

イソバイド

シロップ

イソソルビド

利尿薬　浸透圧利尿薬

体内で代謝されず尿細管での再吸収が抑制され電解質および水の排泄量を増加させ頭蓋内圧・眼圧・リンパ圧を低下させる

主な適応,用法・用量 脳圧・眼圧降下，メニエル病等 → 1日70〜140mL，分2〜3

イソプリノシン
イノシンプラノベクス

`錠`

抗ウイルス薬 **抗SSPE薬**

亜急性硬化性全脳炎ウイルスのメッセンジャーRNA（mRNA）合成を阻害しウイルスの増殖を抑える．また免疫反応を強化して症状を抑える

（**主な適応，用法・用量**）亜急性硬化性全脳炎患者の生存期の延長 → 1日50〜100mg/kg，分3〜4

（**観察項目**）血中及び尿中尿酸，Cr，肝機能

イソプロピルウノプロストン ➡ **レスキュラ**（眼科用薬，p.464）

イソミタール
アモバルビタール

`原末`

睡眠薬 **バルビツール酸系睡眠薬（中間作用型）**

脳内のバルビツール結合部位に結合し抑制神経伝達物質（GABA）の作用を増強して覚醒機能を抑え睡眠を持続させる

（**主な適応，用法・用量**）不眠，不安状態の鎮静 → 1日0.1〜0.3g，分1〜3

イソメニール
イソプレナリン塩酸塩

`徐放カプセル`

耳鼻咽喉科用薬 **抗めまい薬**

交感神経に作用して脳血管を拡張して内耳の血液やリンパ液によるむくみを抑えてめまいを改善する

（**主な適応，用法・用量**）内耳障害性めまい → 1回7.5〜15mg，1日3回

イダマイシン
イダルビシン塩酸塩

`静注`

`毒`

抗悪性腫瘍薬 **抗癌性抗生物質（アントラサイクリン類）**

癌細胞のDNA合成に必要な酵素（トポイソメラーゼ）を阻害して癌細胞のDNA鎖を切断し増殖を抑える

（**主な適応，用法・用量**）急性骨髄性白血病 → 1日1回12mg/m^2

（**配合変化**）原則単独投与　（**注意すべき副作用**）主な副作用は骨髄抑制，食欲不振，心毒性，肝障害，口内炎，ショック．赤色尿に注意

一硝酸イソソルビド ➡ **アイトロール**（狭心症治療薬，p.3）

イデルビオン 静注

アルブトレペノナコグアルファ

血液製剤 **血液凝固第IX因子**

> 血液凝固第IX因子欠乏患者に対し血漿中の血液凝固第IX因子を補い，その出血傾向を抑制する

主な適応，用法・用量 血液凝固第IX因子欠乏患者の出血抑制 → 1回35〜50IU/kg

配合変化 原則単独投与

イトプリド塩酸塩 ▶▶ **ガナトン**（健胃消化薬・胃腸機能改善薬，p.111）

イドメシン クリーム ゲル ゾル パップ

インドメタシン

解熱・鎮痛薬 **抗炎症薬 経皮吸収剤（インドール酢酸系）**

> 皮膚から吸収され痛みや炎症に関わるプロスタグランジンの合成を阻害し痛みや炎症を抑える

主な適応，用法・用量 変形関節症等の鎮痛・消炎等 → ゲル・クリーム・ゾル：1日数回．パップ：1日2回

イトラコナゾール ▶▶ **イトリゾール**（抗真菌薬，p.50）

イトリゾール カプセル 内用液 注 妊婦

イトラコナゾール

抗真菌薬 **深在性・表在性抗真菌薬（トリアゾール系）**

> 真菌細胞膜の合成に必要な酵素（エルゴステロール）を阻害して増殖を抑える

主な適応，用法・用量 真菌感染症等 → カ：1日1回50〜200mg食直後．内液：1日1回20mL．注：1日200〜400mg

イナビル 吸入

ラニナミビルオクタン酸エステル水和物

抗ウイルス薬 **抗インフルエンザ薬（ノイラミニダーゼ阻害薬）**

> インフルエンザウイルスが感染細胞内で増殖した後，この増殖細胞から他の細胞に飛び出すための酵素（ノイラミニダーゼ）を阻害して増殖を抑える

主な適応，用法・用量 A・B型インフルエンザ → 治療：1回40mg単回吸入，予防：1回20mg，2日間

注意すべき副作用 異常行動

イニシンク

アログリプチン安息香酸塩・メトホルミン塩酸塩

錠 | 妊婦 |

糖尿病治療薬　配合剤(選択的DPP-4阻害薬・ビグアナイド薬)

インスリンの分泌を促進する薬(DPP-4阻害薬)と肝臓で糖が作られるのを抑える薬(ビグアナイド薬)の合剤で高血糖を改善する

主な適応、用法・用量 2型糖尿病 → 1日1回1錠

イノバン

ドパミン塩酸塩

注

心不全治療薬　カテコラミン

交感神経に作用して心拍出量増加や末梢血管を収縮させ血圧を上げる. また腎血流量を増加させ利尿作用を示す

主な適応、用法・用量 急性循環不全等 → 1〜5μg/kg/分

配合変化 アレビアチン, ラシックス, ラボナールと配合不可　**観察項目** 血圧, 心電図, 心拍数, 中心静脈圧, 血行動態

イノベロン

ルフィナミド

錠

抗てんかん薬　トリアジン系(Naチャネル)

脳内の神経細胞の不活性化状態を延長し神経の興奮状態を穏やかに抑制し、てんかん発作を抑える

主な適応、用法・用量 てんかんの強直・脱力発作等 → 添付文書参照

イノラス

経腸成分栄養剤

経腸用液

経腸栄養剤　半消化態栄養剤

腸管より消化吸収される経口摂取困難な人の経管栄養剤

主な適応、用法・用量 蛋白アミノ酸の経管栄養補給 → 1日562.5〜937.5mL

イノリン

トリメトキノール塩酸塩水和物

散 | 錠 | 吸入液

気管支拡張薬　β刺激薬(非選択性)

気管支平滑筋の交感神経(β受容体)を刺激して気管支を広げる

主な適応、用法・用量 気道閉塞障害の寛解等 → 1回2〜4mg, 1日2〜3回

観察項目 K(↓), 心拍数　**注意すべき副作用** 吸入　過度の使用で不整脈, 心停止等

EPL
カプセル

ポリエンホスファチジルコリン

肝疾患治療薬 **肝機能改善薬**

肝細胞内で起こる脂質の代謝異常を改善して肝機能を改善する．また脂質の分解・排泄等を促進する

主な適応，用法・用量 肝機能改善，脂肪肝，高脂血症 → 1回500mg，1日3回

イフェクサーSR
徐放カプセル

運転3

ベンラファキシン塩酸塩

抗うつ薬 **SNRI**

脳内神経伝達物質(セロトニン・ノルアドレナリン)の神経終末での再取り込みを阻害して伝達量を増やし，うつ症状等を改善する

主な適応，用法・用量 うつ病 → 1日1回37.5〜75mg

観察項目 うつ症状，賦活症候群，中断症候群，セロトニン症候群，肝機能，腎機能，SIADH，血算，悪性症候群，横紋筋融解症，心電図，血圧変動，痙攣，緑内障 **注意すべき副作用** 排尿困難，悪心・嘔吐，口内乾燥，下痢・便秘，頭痛，傾眠，不眠，性機能障害

イーフェン
錠

麻 運転2

フェンタニル

オピオイド **合成オピオイド**

中枢神経系の痛覚中枢(オピオイド受容体)に作用して痛みを強力に抑える

主な適応，用法・用量 癌患者の突出痛の鎮痛等 → 1回50〜600μg

看護のPoint 口腔粘膜用

イフェンプロジル酒石酸塩 ▸▸ セロクラール(脳循環・代謝改善薬，p.212)

イブプロフェン ▸▸ ブルフェン(解熱・鎮痛薬 抗炎症薬，p.349)

イブランス
カプセル

妊婦

パルボシクリブ

抗悪性腫瘍薬 **分子標的薬(セリン・スレオニンキナーゼ阻害薬/CDK4/6阻害薬)**

癌細胞が増殖に必要な酵素(サイクリン依存キナーゼ)を阻害して癌細胞の細胞周期を阻害して増殖を抑える

主な適応，用法・用量 HER2陰性の再発乳癌等 → 1日1回125mg

イブリーフ 静注
イブプロフェン L-リシン

未熟児動脈管開存症治療薬

動脈拡張作用のあるプロスタグランジンの合成を阻害して未熟児の動脈管を閉じる

主な適応, 用法・用量 未熟児動脈管開存症 → 1回5〜10mg/kg

配合変化 希釈は生食・ブドウ糖液 **観察項目** 動脈管開存の有無(心エコー), 心拍, 前胸部心拍出量, 肺浮腫, 心陰影, 収縮期心雑音, 腎機能, 尿量, Plt, 総ビリルビン

イプリフラボン 錠
イプリフラボン

骨・Ca代謝薬 **イソフラボン製剤**

骨に直接作用して骨吸収(骨が溶け出す)を抑えたり骨の形成を促進して骨量を増やし疼痛等を緩和する

主な適応, 用法・用量 骨粗鬆症 → 1回200mg, 1日3回

イベニティ 皮下注
ロモソズマブ

骨・Ca代謝薬 **抗スクレロスチン抗体**

骨芽細胞のシグナル伝達を抑制するスクレロスチンに結合して作用を抑え骨芽細胞による骨形成促進と破骨細胞による骨吸収を抑制する

主な適応, 用法・用量 骨折リスクの高い骨粗鬆症 → 1カ月に1回210mg

注意すべき副作用 顎骨壊死・顎骨骨髄炎は, 癌患者(特に骨転移患者)や抜歯等, 歯科治療を受けた患者のリスクが高い

イホマイド 注
イホスファミド

抗悪性腫瘍薬 **アルキル化薬(ナイトロジェンマスタード類)**

癌細胞のDNA合成を阻害して増殖を抑える

主な適応, 用法・用量 各種悪性腫瘍等 → 添付文書参照

観察項目 血尿の有無, 尿量, 尿pH, 電解質, 体重

注意すべき副作用 主な副作用は骨髄抑制, 食欲不振, 消化器症状, 肝障害, 出血性膀胱炎等 **看護のPoint** ウロミテキサン併用

イマチニブ ▶▶ グリベック(抗悪性腫瘍薬, p.132)

イミグラン
スマトリプタン

錠 点鼻 運転2

片頭痛治療薬 トリプタン系
片頭痛発作時に過度に脳血管拡張させるセロトニンの働きを抑えて血管を収縮させたり炎症物質の放出を抑え片頭痛を抑制する

主な適応,用法・用量 片頭痛等,群発頭痛 ➡ 内：1回50〜100mg

看護のPoint 適切な間隔を空ける

イミダフェナシン ➡➤ **ウリトス**(尿路・蓄尿障害治療薬, p.64)

イミダプリル塩酸塩 ➡➤ **タナトリル**(降圧薬, p.228)

イミドール ➡➤ **トフラニール**(抗うつ薬, p.260)

イミフィンジ
デュルバルマブ

静注

抗悪性腫瘍薬 分子標的薬(抗PD-L1ヒト型モノクローナル抗体)
癌細胞と免疫細胞の結合を阻害して免疫回避を抑制し, 免疫細胞に癌細胞を攻撃させて増殖を抑える

主な適応,用法・用量 肺癌 ➡ 1回10mg/kg

配合変化 希釈は生食・ブドウ糖液 **看護のPoint** 激しく振とうしない

イムセラ
フィンゴリモド塩酸塩

カプセル 妊婦 運転3

多発性硬化症治療薬
神経炎を引き起こすリンパ節からリンパ球産生を抑えて自己免疫反応による神経炎等の再発・進行を抑える

主な適応,用法・用量 多発性硬化症再発・進行抑制 ➡ 1日1回0.5mg

イムネース
テセロイキン

注

抗悪性腫瘍薬 インターロイキン-2製剤
免疫に関係するリンパ球等を活性化して癌細胞を攻撃して増殖を抑える

主な適応,用法・用量 血管肉腫, 腎癌 ➡ 1日70万単位, 分1〜2

イムノブラダー

乾燥BCG膀胱内用（日本株）

`膀注` `妊婦`

抗悪性腫瘍薬

癌細胞の炎症を誘発する．また免疫反応を活性化して癌細胞の増殖を抑える

`主な適応, 用法・用量` 膀胱癌，膀胱上皮内癌 → 1回80mg/週，8週間

イムノマックス-γ

インターフェロンガンマ-1a

`注`

抗悪性腫瘍薬　インターフェロンγ製剤

インターフェロンの癌細胞の増殖抑制作用と免疫活性化作用により癌細胞の増殖を抑える

`主な適応, 用法・用量` 腎癌，肉芽腫の感染頻度軽減等 → 添付文書参照

イムブルビカ

イブルチニブ

`カプセル` `妊婦`

抗悪性腫瘍薬　分子標的薬（チロシンキナーゼ阻害薬/BTK阻害薬）

癌細胞が増殖に必要な蛋白（ブルトン型チロシンキナーゼ）合成を阻害して増殖を抑える

`主な適応, 用法・用量` 慢性リンパ性白血病等 → 1日1回420〜560mg

イムラン

アザチオプリン

`錠`

免疫抑制薬　代謝拮抗薬

免疫に関係する白血球細胞の核酸合成（DNA）を阻害することにより免疫抑制作用を示す

`主な適応, 用法・用量` 臓器移植等の拒絶反応抑制等 → 1日0.5〜3mg/kg

`注意すべき副作用` 帯状疱疹や肝機能障害，血液障害

イメンド

アプレピタント

`カプセル`

制吐薬　選択的NK₁受容体拮抗薬（中枢性）

脳内延髄の嘔吐を引き起こす化学受容器引金帯や嘔吐中枢のニューロキニン1（NK₁）受容体を阻害して抗悪性腫瘍薬による嘔吐等を抑制する

`主な適応, 用法・用量` 化学療法時の悪心・嘔吐 → 1日1回80〜125mg

`注意すべき副作用` しゃっくり，便秘

イラリス

カナキヌマブ

皮下注

その他の内分泌・代謝系用薬 **クリオピリン関連周期性症候群治療薬**

炎症・免疫反応の発症物質（インターロイキン：IL-1）が受容体に結合するのを抑えて過度な免疫反応を抑制する

主な適応, 用法・用量 クリオピリン関連周期性症候群等（自己免疫疾患）→ 添付文書参照

イリノテカン塩酸塩 ▸▸ **トポテシン**（抗悪性腫瘍薬, p.261）

イリボー

ラモセトロン塩酸塩

錠

腸疾患治療薬 **過敏性腸症候群治療薬**

腸管の運動を亢進させるセロトニンが受容体に結合するのを抑えて腹痛や排便亢進・下痢等を抑制する

主な適応, 用法・用量 下痢型過敏性腸症候群 → 男性：1日1回5μg. 女性：1日1回2.5μg

観察項目 抗コリン作用（口喝，便秘）　看護のPoint 用量に性差あり，女性は便秘・硬便等の発現が高い

イルアミクス ▸▸ **アイミクス**（降圧薬, p.4）

イルソグラジンマレイン酸塩 ▸▸ **ガスロンN**（酸関連疾患治療薬, p.108）

イルトラ

イルベサルタン・トリクロルメチアジド

錠　妊婦　運転3

降圧薬 **配合剤（AII受容体拮抗薬・利尿薬）**

血圧を上げるアンジオテンシンIIが受容体に結合するのを抑えて血圧を下げる薬と利尿薬により強力に血圧を下げる

主な適応, 用法・用量 高血圧 → 1日1回1錠

イルベサルタン ▸▸ **イルベタン**（降圧薬, p.56）

イルベタン

イルベサルタン

錠　妊婦　運転3

降圧薬 **アンジオテンシンII（AII）受容体拮抗薬**

血圧を上げるアンジオテンシンⅡが受容体に結合するのを抑え血管を広げて血圧を下げる

主な適応、用法・用量 高血圧 → 1日1回50〜100mg

観察項目 血圧、K、Cr、血算、肝機能、低血圧症状（特に利尿薬併用時）

注意すべき副作用 起立性低血圧、血管浮腫、低血糖（糖尿病患者）

イルミア
チルドラキズマブ

皮下注

皮膚科用薬 **角化症・乾癬治療薬**

炎症反応を促進する物質（インターロイキン23）の受容体と結合して活性を阻害し免疫反応を抑える

主な適応、用法・用量 尋常性乾癬 → 1回100mg

イレッサ
ゲフィチニブ

錠

運転3

抗悪性腫瘍薬 **分子標的薬（チロシンキナーゼ阻害薬/EGFR阻害薬）**

癌細胞を増殖させる上皮成長因子受容体（EGFR）に結合して増殖を抑える

主な適応、用法・用量 EGFR陽性の肺癌 → 1日1回250mg

注意すべき副作用 下痢や皮疹の頻度が高い、間質性肺炎の初期症状（空咳、発熱、呼吸困難）に注意

イロクテイト
エフラロクトコグアルファ

静注

血液製剤 **血液凝固第Ⅷ因子**

血液凝固第Ⅷ因子欠乏患者に対し血漿中の血液凝固第Ⅷ因子を補い、その出血傾向を抑制する

主な適応、用法・用量 血液凝固第Ⅷ因子欠乏症の出血抑制 → 1回10〜30IU/kg

配合変化 原則単独投与

インヴェガ
パリペリドン

徐放錠

運転2

抗精神病薬 **非定型（SDA）**

脳内の神経伝達物質（ドパミン・セロトニン）の受容体を遮断して不安・緊張等の精神症状を抑える

主な適応、用法・用量 統合失調症 → 1日1回6mg

📷 観察項目 精神症状，悪性症候群，血中プロラクチン，錐体外路症状，体重変動，血糖，血算，肝機能，心電図，便秘，SIADH，血栓塞栓症，眠気
⚠ 注意すべき副作用 眠気　📷 看護のPoint 粉砕不可

インクレミン
シロップ

溶性ピロリン酸第二鉄

造血薬 **鉄剤(経口)**

鉄は血漿トランスフェリンによって骨髄やその他の臓器へ運ばれヘモグロビンの成分として利用され貧血を改善する

🔷 主な適応, 用法・用量 鉄欠乏性貧血 → 1日2〜15mL，分2〜4
⚠ 注意すべき副作用 便，歯，舌が黒色になる可能性

インサイド ▶▶ カトレップ(解熱・鎮痛薬 抗炎症薬, p.111)

インダシン
静注

インドメタシン

未熟児動脈管開存症治療薬 **経皮吸収剤(インドール酢酸系)**

動脈管閉鎖作用の作用機序は不明であるが，プロスタグランジン合成酵素の阻害によるものと考えられる

🔷 主な適応, 用法・用量 未熟児動脈管開存症 → 添付文書参照

インタール
吸入 エアロゾル

クロモグリク酸ナトリウム

気管支喘息治療薬 **メディエーター遊離抑制薬**

肥満細胞から化学伝達物質(ヒスタミン等)の放出を抑える．また炎症性細胞(好酸球等)の働きを抑えてアレルギー症状を抑える

🔷 主な適応, 用法・用量 アトピー性皮膚炎，気管支喘息 → 添付文書参照
📷 看護のPoint 吸入液はブロムヘキシン・イソプレナリンとの配合しない

インチュニブ
徐放錠

妊婦 運転2

グアンファシン塩酸塩

抗精神病薬 **AD/HD治療薬**

脳内の鎮静・覚醒に関係するアドレナリン受容体を刺激して神経伝達物質の働きを調節して注意欠如・多動症を改善する

🔷 主な適応, 用法・用量 注意欠如・多動症 → 1日1回2〜6mg
📷 観察項目 精神症状，血圧，脈拍数，心電図，脱水，体重
⚠ 注意すべき副作用 体重増加，眠気，ふらつき，動悸，意識の低下

ア

インテナース ▸▸ イドメシン（解熱・鎮痛薬　抗炎症薬, p.50）

インテバン
インドメタシン

軟膏　クリーム　外用液

解熱・鎮痛薬　抗炎症薬　**経皮吸収剤（インドール酢酸系）**

皮膚から吸収され，痛みや炎症に関わる生理活性物質であるプロスタグランジンの合成を阻害し痛みや炎症を抑える

主な適応, 用法・用量　変形関節症等の鎮痛・消炎等 ➡ 1日数回

インテバン
インドメタシン

坐剤

解熱・鎮痛薬　抗炎症薬　**酸性（インドール酢酸系）**

発痛物質（ブラジキニン）を増強するプロスタグランジンの合成を阻害して解熱鎮痛消炎作用を示す

主な適応, 用法・用量　各種鎮痛・消炎等 ➡ 1回25〜50mg，1日1〜2回
注意すべき副作用　過敏症，消化管障害，眠気，めまい，喘息，発疹，頭痛

インデラル
プロプラノロール塩酸塩

錠　注

降圧薬　**β遮断薬（β₁非選択性ISA（−））**

交感神経β受容体を遮断して心臓の働きを抑えて狭心症状を改善したり血圧を下げる

主な適応, 用法・用量　高血圧，狭心症等 ➡ 内：1日30〜120mg，分3．注：1回2〜10mg

観察項目　脈拍，血圧，腎機能　**注意すべき副作用**　めまい，徐脈，低血圧，四肢冷感，低血糖症状（動悸等）を隠す

インテレンス
エトラビリン

錠

抗HIV薬　**非ヌクレオシド系逆転写酵素阻害薬**

ヒト免疫不全ウイルス（HIV）の逆転写酵素活性を阻害してHIVウイルスの増殖を抑える

主な適応, 用法・用量　HIV-1感染症 ➡ 1回200mg，1日2回
観察項目　体温，皮膚症状，CK，Cr，尿量，ALT，AST，Bil

インドメタシン
インドメタシン

クリーム パップ

解熱・鎮痛薬　抗炎症薬　**経皮吸収剤(インドール酢酸系)**

皮膚から吸収され，痛みや炎症に関わる生理活性物質であるプロスタグランジンの合成を阻害し痛みや炎症を抑える

主な適応, 用法・用量 変形関節症等の鎮痛・消炎等 → 1日数回

インドメタシン ▸▸ インテバン(解熱・鎮痛薬　抗炎症薬, p.59)

インフリー
インドメタシンファルネシル

カプセル

妊婦 運転2

解熱・鎮痛薬　抗炎症薬　**酸性(インドール酢酸系)**

発痛物質(ブラジキニン)を増強するプロスタグランジンの合成を阻害して鎮痛消炎作用を示す

主な適応, 用法・用量 各種鎮痛・消炎等 → 1回200mg，1日2回

インフリキシマブBS ▸▸ レミケード(抗リウマチ薬, p.471)

インライタ
アキシチニブ

錠

妊婦

抗悪性腫瘍薬　**分子標的薬(チロシンキナーゼ阻害薬/VEGFR阻害薬)**

癌細胞の増殖に必要な血管内皮増殖因子受容体(VGFR)に結合し，血管・リンパ管の新性を抑制して増殖を抑える

主な適応, 用法・用量 腎細胞癌 → 1回5mg，1日2回

観察項目 血圧, 蛋白尿　**看護のPoint** 高血圧，発疹に注意

ヴァイトラックビ
ラロトレクチニブ硫酸塩

カプセル 内用液

抗悪性腫瘍薬　**分子標的薬(チロシンキナーゼ阻害薬/TRK阻害薬)**

癌細胞の増殖を促進するトロポミオシン受容体キナーゼ(TRK)融合蛋白質が合成されるのを阻害して増殖を抑える

主な適応, 用法・用量 NTRK遺伝子陽性の固形癌 → 1回100mg，1日2回

ヴァンフリタ
キザルチニブ塩酸塩

錠

抗悪性腫瘍薬 **分子標的薬(チロシンキナーゼ阻害薬/FLT3阻害薬)**

白血病細胞の増殖・分化に関わるチロシンキナーゼという酵素と結合して働きを抑えて増殖を抑制する

主な適応、用法・用量 FLT3-ITD変異陽性の急性骨髄性白血病等 ➡ 1日1回26.5〜53mg

ウインタミン ▶▶ コントミン(抗精神病薬, p.152)

ウェールナラ
エストラジオール・レボノルゲストレル

錠
妊婦

女性ホルモン剤 **卵胞ホルモン・黄体ホルモン配合剤**

卵胞・黄体ホルモンを補充し両者の協調作用により閉経後骨粗鬆症を予防する

主な適応、用法・用量 閉経後骨粗鬆症 ➡ 1日1錠
注意すべき副作用 血栓症

ヴォトリエント
パゾパニブ塩酸塩

錠
妊婦

抗悪性腫瘍薬 **分子標的薬(マルチキナーゼ阻害薬)**

癌細胞が増殖に必要な血管内皮増殖因子受容体等に結合して腫瘍の血管新生等を阻害して増殖を抑える

主な適応、用法・用量 悪性軟部腫瘍, 腎癌等 ➡ 1日1回800mg

ヴォリブリス
アンブリセンタン

錠
妊婦

血管拡張薬 **エンドセリン(ET)受容体拮抗薬**

肺動脈を収縮させるエンドセリンの働きを抑えて肺動脈の血圧を下げたり血液の流れを良くして肺高血圧を改善する

主な適応、用法・用量 肺動脈性肺高血圧 ➡ 1日1回5mg
観察項目 肝機能(月1回以上), 血圧, 心不全症状, Hb, 6分間歩行距離
注意すべき副作用 頭痛, めまい, ほてり, 筋肉痛

ウタゲン ▶▶ ウラリット-U(高尿酸血症・痛風治療薬, p.63)

ウテメリン
リトドリン塩酸塩

錠 注
妊婦

女性生殖器用薬　**子宮収縮抑制薬**

子宮の交感神経β受容体を刺激して子宮収縮や子宮運動を抑制する：セフメノキシム・フロセミド・セフォチアム・セファロチンと混注しない

主な適応, 用法・用量 切迫流・早産 → 内：1回5mg，1日3回．注：50～150μg/分

配合変化 注：セフメノキシム，フロセミド，セフォチアム，セファロチンとの混注不可　**観察項目** 脈拍，血糖等　**注意すべき副作用** 目の充血やまぶたの腫れ，発疹，注：血圧低下等

ウトロゲスタン
プロゲステロン

膣用カプセル

女性ホルモン剤　**黄体ホルモン（プロゲストーゲン）**

黄体ホルモンを補充して子宮内膜を増殖期から分泌期に移行させ胚受容能を高めて妊娠を維持するように作用する

主な適応, 用法・用量 生殖補助医療における黄体補充 → 1回200mg，1日3回

ウプトラビ
セレキシパグ

錠

血管拡張薬　**選択的プロスタサイクリン受容体作動薬**

内服により肺動脈平滑筋に作用して血管平滑筋弛緩と血管平滑筋増殖を抑制して肺動脈の血圧を下げる

主な適応, 用法・用量 肺動脈性高血圧 → 1回0.2mg，1日2回

観察項目 血圧，Plt，出血，甲状腺，6分間歩行距離　**注意すべき副作用** 頭痛，下痢，めまい，低血圧，出血

ウブレチド
ジスチグミン臭化物

錠
毒

排尿障害治療薬　**抗コリンエステラーゼ**

自律神経の神経・筋接合部の神経伝達物質（アセチルコリン）の分解を抑え伝達量を増やして筋肉や膀胱の収縮力を増す

主な適応, 用法・用量 術後等の排尿障害，重症筋無力症 → 1日5～20mg，分1～4

観察項目 検査値，徐脈　**注意すべき副作用** コリン作動性クリーゼ（呼吸困難等）

ウブレチド

点眼

毒

ア

ジスチグミン臭化物

眼科用薬 **緑内障治療薬（抗コリンエステラーゼ）**

眼内のコリンエステラーゼ阻害作用により副交感神経の作用を強め瞳孔収縮と房水（眼球を満たす体液）排泄促進作用により眼圧を下げる

主な適応，用法・用量 緑内障 → 1回1滴，1日1～2回

観察項目 検査値，徐脈　注意すべき副作用 点眼後の散瞳・調節麻痺

ウラリット-U

散

クエン酸カリウム・クエン酸ナトリウム水和物

高尿酸血症・痛風治療薬 **尿アルカリ化薬**

体内に入り塩基（アルカリ）となって体液や尿をアルカリにして尿酸排泄を促進したりアシドーシス（酸性側）を改善する

主な適応，用法・用量 高尿酸血症等の酸性尿・アシドーシスの改善 → 1日3～6g，分3～4

観察項目 K

ウラリット

錠

クエン酸カリウム・クエン酸ナトリウム水和物

高尿酸血症・痛風治療薬 **尿アルカリ化薬**

体内に入り塩基（アルカリ）となって体液や尿をアルカリにして尿酸排泄を促進したりアシドーシス（酸性側）を改善する

主な適応，用法・用量 高尿酸血症等の酸性尿・アシドーシスの改善 → 1日6～12錠，分3～4

観察項目 K

ウリアデック

錠

トピロキソスタット

高尿酸血症・痛風治療薬 **尿酸降下薬（尿酸生成抑制）**

主に肝臓で作られる尿酸の合成に必要な酵素（キサンチンオキシダーゼ）の働きを抑えて尿酸の合成を阻害する

主な適応，用法・用量 痛風，高尿酸血症 → 1回20～60mg，1日2回

観察項目 肝機能　注意すべき副作用 発疹

ウリトス

錠

イミダフェナシン

尿路・蓄尿障害治療薬　**過活動膀胱治療薬**

膀胱平滑筋のムスカリン受容体に結合して抗ムスカリン作用により膀胱平滑筋の収縮を抑制して頻尿症状等を改善する

主な適応, 用法・用量 尿意切迫感，頻尿，切迫性尿失禁 ➡ 1回0.1mg，1日2回

観察項目 QT延長　**注意すべき副作用** 口渇，便秘，眼調節障害や眠気，めまい

ウルグート

カプセル

妊婦

ベネキサート塩酸塩ベータデクス

酸関連疾患治療薬　**胃炎・胃潰瘍治療薬(粘膜保護)**

胃粘膜に直接作用し胃粘膜の血流量を増加させる. また種々の胃粘膜防御機能を増強させて胃粘膜を保護する

主な適応, 用法・用量 胃潰瘍，胃粘膜病変の改善 ➡ 1回400mg，1日2回

ウルソ

顆粒　錠

ウルソデオキシコール酸

胆道疾患治療薬　**催胆薬(胆汁酸様作用)**

脂肪(油)の分解を助ける胆汁分泌を促進する. また肝障害を起こす疎水性胆汁酸に置き換わり肝機能等を改善する

主な適応, 用法・用量 利胆，肝疾患等 ➡ 1回50〜200mg，1日3回

ウルソデオキシコール酸 ▶▶ **ウルソ**(胆道疾患治療薬，p.64)

ウルティブロ

カプセル

グリコピロニウム臭化物・インダカテロールマレイン酸塩

気管支拡張薬　**抗コリン薬・β刺激薬配合剤**

副交感神経抑制作用(抗コリン作用)と交感神経刺激作用(β刺激作用)の協力作用により気管支を広げて呼吸を楽にする

主な適応, 用法・用量 慢性閉塞性肺疾患等 ➡ 1日1回1カプセル吸入

観察項目 K(↓)，心拍数　**注意すべき副作用** 過度の使用で不整脈，心停止等

ウレパール

クリーム　ローション

尿素

皮膚科用薬　**角化症・乾癬治療薬**

尿素による角質水分保持増加作用により皮膚の乾燥を改善する

主な適応, 用法・用量 魚鱗癬, アトピー皮膚炎等 → 1日1〜数回

ウロアシス ▶▶ ウラリット-U（高尿酸血症・痛風治療薬, p.63）

ウロカルン
ウラジロガシエキス

尿路・蓄尿障害治療薬 尿路結石治療薬

腎結石・尿管結石の発育抑制作用および溶解作用と結石の排出促進作用を示す

主な適応, 用法・用量 腎・尿管結石の排出促進 → 1回2錠, 1日3回

注意すべき副作用 胃部不快感

ウロナーゼ
ウロキナーゼ

抗血栓薬 血栓溶解薬

血栓を溶解するプラスミンを生成し血液凝固に関係するフィブリンを分解して血栓・塞栓を溶解する

主な適応, 用法・用量 血栓・塞栓溶解等 → 規格により適応が違う. 添付文書参照

ウロミテキサン
メスナ

尿路・蓄尿障害治療薬 泌尿器用薬

抗癌剤投与による尿中代謝物と結合し無害化することにより出血性膀胱障害等を抑制する

主な適応, 用法・用量 抗癌剤による泌尿器系障害等の発現抑制等 → 添付文書参照

配合変化 シスプラチンと配合不可　**観察項目** 肝機能（AST・ALT）, 白血球数

エイゾプト
ブリンゾラミド

眼科用薬 緑内障治療薬（炭酸脱水酵素阻害薬）

眼内毛様体の炭酸脱水酵素を阻害して眼内への房水（眼球を満たす体液）産生を抑えて眼圧を下げる

主な適応, 用法・用量 緑内障, 高眼圧症 → 1回1滴, 1日2回

看護のPoint 用時振とう, 他の点眼と10分以上間隔空ける

HM ▶▶ KM（健胃消化薬・胃腸機能改善薬, p.139）

HMG
ヒト下垂体性性腺刺激ホルモン

その他のホルモン剤　**性腺刺激ホルモン（ゴナドトロピン）**

卵巣にある卵細胞を刺激して成熟を促進する．また胚の質を高め子宮内膜の受容性を高める

主な適応，用法・用量 無月経の排卵誘発等 → 1日75～225単位

HCG ▶▶ **ゴナドトロピン**（その他のホルモン剤, p.146）

エイフスチラ
ロノクトコグアルファ

血液製剤　**血液凝固第VIII因子**

血液凝固第VIII因子欠乏患者に対し血漿中の血液凝固第VIII因子を補い，その出血傾向を抑制する

主な適応，用法・用量 血液凝固第VIII因子欠乏症の出血抑制等 → 1回10～30IU/kg

配合変化 原則単独投与

エイベリス
オミデネパグ イソプロピル

眼科用薬　**緑内障治療薬（選択的EP2受容体作動薬）**

眼内から眼外への房水（眼球を満たす体液）流出に関係するEP2受容体（プロスタグランジンE2）を刺激して房水流出を促進して眼圧を下げる

主な適応，用法・用量 緑内障，高眼圧症 → 1日1回1滴

看護のPoint タフルプロスト点眼と併用しない

エカード
カンデサルタンシレキセチル・ヒドロクロロチアジド

降圧薬　**配合剤（AII受容体拮抗薬・利尿薬）**

血圧を上げるアンジオテンシンIIが受容体に結合するのを抑えて血圧を下げる薬と利尿薬により強力に血圧を下げる

主な適応，用法・用量 高血圧症 → 1日1回1錠

観察項目 血圧，Na，K，Cr，尿酸，血算，肝機能

注意すべき副作用 低血圧，脱水（高齢者），血管浮腫，低血糖（糖尿病）

エカベトNa ▶▶ **ガストローム**（酸関連疾患治療薬, p.108）

エキザルベ `軟膏`

混合死菌製剤

皮膚科用薬 褥瘡・皮膚潰瘍治療薬

局所感染防御作用と肉芽形成促進作用および抗炎症作用により皮膚組織の修復を促進する

主な適応,用法・用量 湿疹・皮膚炎，膿皮症等 ➡ 1日1～数回

エキセメスタン ➡ アロマシン（抗悪性腫瘍薬, p.42）

エクア `錠`

ビルダグリプチン

糖尿病治療薬 選択的DPP-4阻害薬

インスリンの分泌を促進する酵素（インクレチン）が分解されるのを抑えてインスリン分泌を促進し高血糖を抑える

主な適応,用法・用量 2型糖尿病 ➡ 1回50mg，1日2回

観察項目 血糖，腎機能 **注意すべき副作用** 低血糖（他の糖尿病薬併用時）

エクサシン `注`

イセパマイシン硫酸塩

抗菌薬 アミノグリコシド系

細菌のリボソームに結合し蛋白合成を阻害して増殖を抑える

主な適応,用法・用量 細菌感染症（緑膿菌に有効）➡ 1日400mg，分1～2

配合変化 アンピシリン，セフォチアム，セフロキシム，アスコルビン酸注射液と配合不可 **観察項目** 投与期間，腎機能，第8脳神経障害（早期発見のために最高周波数である8kHzの検査が有用）**注意すべき副作用** 浮腫，発疹，そう痒，紅斑

エクザール `注`

ビンブラスチン硫酸塩

抗悪性腫瘍薬 微小管阻害薬（ビンカ・アルカロイド）

癌細胞の増殖に必要な細胞内の微小管に結合して増殖を抑える

主な適応,用法・用量 悪性リンパ腫，絨毛癌等 ➡ 添付文書参照
注意すべき副作用 骨髄抑制

エクセグラン `散` `錠`

ゾニサミド `妊婦`

抗てんかん薬 ベンズイソキサゾール系

脳神経のてんかん発作過程の過剰興奮の広がりを遮断して，てんかん発作を抑える

主な適応, 用法・用量 全般・部分てんかん発作等 ➡ 1日100〜400mg，分1〜3

副 **注意すべき副作用** 体温上昇

エクセラーゼ ▶▶ **タフマックE**（健胃消化薬・胃腸機能改善薬，p.229）

エクセルダーム
クリーム 外用液
スルコナゾール硝酸塩

抗真菌薬 **表在性抗真菌薬（イミダゾール系）**

真菌の細胞膜透過性を変化させて増殖を抑える

主な適応, 用法・用量 白癬，カンジダ，癜風 ➡ 1日2〜3回

エクフィナ
錠
妊婦 運転2
サフィナミドメシル酸塩

抗パーキンソン病薬 **モノアミン酸化酵素-B（MAO-B）阻害薬**

脳内でドパミンを分解する酵素（MAO-B）の働きを抑えて震え・こわばり等のパーキンソン症状を改善する

主な適応, 用法・用量 パーキンソン病の日内変動（ウエアリングオフ）の改善 ➡ 1日1回50mg

エクメット
錠
妊婦 運転3
ビルダグリプチン・メトホルミン塩酸塩

糖尿病治療薬 **配合剤（選択的DPP-4阻害薬・ビグアナイド薬）**

インスリンの分泌を促進する薬（DPP-4阻害薬）と肝臓で糖が作られるのを抑える薬（ビグアナイド薬）の合剤で高血糖を改善する

主な適応, 用法・用量 2型糖尿病 ➡ 1回1錠，1日2回

エクラー
軟膏 クリーム ローション プラスター
デプロドンプロピオン酸エステル

副腎皮質ステロイド **外用ステロイド剤（ストロング）**

塗布部のステロイド受容体に作用して血管収縮作用と白血球の遊走（活発に動き回る）やヒスタミン等の炎症物質の遊離を阻止して皮膚の炎症症状を改善する

主な適応, 用法・用量 湿疹・皮膚炎群等 ➡ 1日1〜数回

エクリラ 　　　　　　　　　　　　　　　　　　　吸入
アクリジニウム臭化物

気管支拡張薬　抗コリン薬

副交感神経の働きを抑え気管支平滑筋に作用して気管支収縮を抑制して（抗コリン作用）呼吸を楽にする

主な適応, 用法・用量 慢性閉塞性肺疾患の症状寛解等 → 1回1吸入, 1日2回

看護のPoint 副交感神経遮断薬. 長時間型（LAMA）

エクロック 　　　　　　　　　　　　　　　　　　ゲル
ソフピロニウム臭化物

皮膚科用薬　多汗症治療薬

汗は交感神経支配のエクリン汗腺から分泌されるが, この交感神経の働きを抑えることにより腋窩（わきの下）からの発汗を抑える

主な適応, 用法・用量 原発性腋窩多汗症 → 1日1回腋窩に適量

エコリシン 　　　　　　　　　　　　　　　　　　眼軟膏
エリスロマイシンラクトビオン酸塩・コリスチンメタンスルホン酸ナトリウム

眼科用薬　抗菌薬（マクロライド系）

眼内細菌の蛋白合成を阻害作用と細菌の細胞膜の障害作用により増殖を抑える

主な適応, 用法・用量 結膜炎, 麦粒腫等 → 1日数回

エサンブトール 　　　　　　　　　　　　　　　　錠
エタンブトール塩酸塩

抗結核薬

結核菌等のリボ核酸合成経路を阻害し細胞分裂を抑制する

主な適応, 用法・用量 結核症, 抗酸菌症 → 1日0.5〜1g, 分1〜2

観察項目 定期的な視力検査必要

エジュラント 　　　　　　　　　　　　　　　　　錠
リルピビリン塩酸塩

抗HIV薬　非ヌクレオシド系逆転写酵素阻害薬

ヒト免疫不全ウイルス（HIV）の逆転写酵素活性を阻害して増殖を抑える

主な適応, 用法・用量 HIV-1感染症 → 1日1回25mg食中又は食直後

観察項目 心電図, めまい, 皮膚症状, 体温, 呼吸, 視力, P, Na, 白血球, AST, ALT, Bil, 血糖, コレステロール

S・M

散

消化酵素・制酸・生薬・被覆剤

健胃消化薬・胃腸機能改善薬 **消化酵素薬（配合剤）**

苦み成分等の作用により食欲不振・胃もたれ等を改善して消化を助けて食欲を増進させる

主な適応, 用法・用量 食欲不振等の消化器症状改善等 → 1回1.3g, 1日3回

エスエーワン ►► ティーエスワン（抗悪性腫瘍薬, p.241）

エスカゾール

錠

妊婦

アルベンダゾール

抗蠕虫薬

包虫の細胞分裂に必要な細胞内の微小管形成・フマル酸還元酵素などを阻害して生育を抑える

主な適応, 用法・用量 包虫の駆除 → 1回200mg, 1日3回食事中

エスクレ

坐剤 注腸

抱水クロラール

睡眠薬

体内で分解されトリクロロエタノールとなり中枢神経抑制作用により催眠・鎮静作用を示す

主な適応, 用法・用量 各種検査時の鎮静・催眠 → 30〜50mg/kg

エースコール

錠

妊婦 運転3

テモカプリル塩酸塩

降圧薬 **アンジオテンシン変換酵素（ACE）阻害薬**

血管を収縮して血圧を上げるアンジオテンシンIIを生成させる酵素（アンジオテンシン変換酵素）の働きを阻害し血圧を下げる

主な適応, 用法・用量 高血圧症 → 1日1回2〜4mg

SG

顆粒

運転2

ピラゾロン系解熱鎮痛消炎配合剤

解熱・鎮痛薬 **抗炎症薬 ピラゾロン系**

ピリン系を含む4成分の協力作用により中枢神経系に作用して解熱・鎮痛作用を示す

主な適応, 用法・用量 解熱, 鎮痛等 → 1回1g, 1日3〜4回, 頓：1回1〜2g

注意すべき副作用　ショック

ア

エスゾピクロン ▸▸ ルネスタ(睡眠薬, p.458)

エスタゾラム ▸▸ ユーロジン(睡眠薬, p.429)

エストラサイト
カプセル

エストラムスチンリン酸エステルナトリウム水和物

抗悪性腫瘍薬　エストロゲン剤

前立腺癌の増殖に必要な細胞内の微小管重合を阻害して癌細胞の増殖を抑える．また抗アンドロゲン作用により増殖を抑える

主な適応, 用法・用量　前立腺癌 ➡ 1回2カプセル, 1日2回

エストラーナ
テープ

妊婦

エストラジオール

女性ホルモン剤　卵胞ホルモン(エストロゲン)

女性生殖器の発育・維持に不足している卵胞ホルモンを経皮的補充して更年期障害・骨粗鬆症等を改善する

主な適応, 用法・用量　更年期障害, 閉経後の骨粗鬆症等 ➡ 0.72〜5.76mg貼付, 2日毎に貼替

看護のPoint　ハサミ等で切って使用しない

エストリオール ▸▸ エストリール(女性ホルモン剤, p.71)

エストリール
錠　膣錠

妊婦

エストリオール

女性ホルモン剤　卵胞ホルモン(エストロゲン)

女性生殖器の発育・維持に不足している卵胞ホルモンを補充して更年期障害・骨粗鬆症や膣炎等を改善する

主な適応, 用法・用量　更年期障害, 骨粗鬆症, 膣炎等 ➡ 内：1回0.1〜1mg, 1日1〜2回. 膣：1日1回0.5〜1mg

エスポー
注　皮下注

エポエチンアルファ

造血薬　エリスロポエチン製剤

骨髄の赤血球前駆細胞に作用して赤血球の分化・増殖促進作用により赤血球の産生を促進する

主な適応, 用法・用量 未熟児・腎性貧血等 ➡ 添付文書参照

配合変化 原則単独投与

エスラックス
ロクロニウム臭化物

`静注`
`毒`

骨格筋弛緩薬 **末梢性筋弛緩薬(非脱分極)**

神経筋接合部の運動神経終板のコリン作動性神経に刺激が伝わるのを抑えて骨格筋を弛緩する

主な適応, 用法・用量 麻酔薬時・気管挿管時の筋弛緩 ➡ 0.6mg/kg

配合変化 塩基性薬剤により沈澱を生じるので混注を避ける

エスワンケーケー ➡ ティーエスワン(抗悪性腫瘍薬, p.241)

エスワンタイホウ ➡ ティーエスワン(抗悪性腫瘍薬, p.241)

エゼチミブ ➡ ゼチーア(脂質異常症治療薬, p.201)

AZ
アズレンスルホン酸ナトリウム

`点眼`

眼科用薬 **抗炎症薬(非ステロイド)**

眼部の肥満細胞からヒスタミンの遊離を抑制して炎症を抑える. また白血球遊走を阻止して炎症を抑える

主な適応, 用法・用量 各種結膜炎, 眼瞼炎, 強膜炎等 ➡ 1回1~2滴, 1日3~5回

エタネルセプトBS ➡ エンブレル(抗リウマチ薬, p.90)

エダラボン ➡ ラジカット(脳循環・代謝改善薬, p.432)

エチゾラム ➡ デパス(抗不安薬, p.249)

エックスフォージ
バルサルタン・アムロジピンベシル酸塩

`錠`
`妊婦`

降圧薬 **配合剤(AII受容体拮抗薬・Ca拮抗薬)**

血管平滑筋を弛緩させる薬と血圧を上げるアンジオテンシンIIが受容体に結合するのを阻害する薬により血圧を強力に下げる

主な適応, 用法・用量 高血圧 ➡ 1日1回1錠

注意すべき副作用 頭痛・動悸・ほてり, 起立性低血圧, 歯肉肥厚, 低血糖(糖尿病患者)

ATP ▸▸ アデホスコーワ（脳循環・代謝改善薬, p.19）

エディロール
エルデカルシトール

`カプセル`
`妊婦`

骨・Ca代謝薬　活性型ビタミンD₃製剤

腸管からのCa吸収を助ける骨密度を増やす．また破骨細胞の形成を抑制して骨が溶け出すのを抑え骨密度を増やす

`主な適応, 用法・用量` 骨粗鬆症 → 1日1回0.5～0.75μg

エトキシスクレロール
ポリドカノール

`注`
`妊婦`

止血薬　静脈瘤硬化薬

食道静脈瘤周囲に投与して静脈瘤周囲の組織を繊維化させ，やがて血栓が縮小することにより静脈瘤を縮小させる

`主な適応, 用法・用量` 食道静脈瘤退縮等 → 1穿刺1～3mL

エトドラク ▸▸ ハイペン（解熱・鎮痛薬　抗炎症薬, p.295）

エトポシド ▸▸ ペプシド（抗悪性腫瘍薬, p.374）

エドルミズ
アナモレリン塩酸塩

`錠`

癌悪液質治療薬　グレリン様作用薬

脳の食欲中枢である視床下部に作用して食欲増進したり脳下垂体に作用して成長ホルモンを分泌させて筋肉や体重を増やす

`主な適応, 用法・用量` 悪性腫瘍における癌悪液質 → 1日1回100mg空腹時

エナジア
インダカテロール酢酸塩・グリコピロニウム臭化物・モメタゾンフランカルボン酸エステル

`吸入カプセル`

気管支喘息治療薬　β刺激薬・抗コリン薬・吸入ステロイド配合剤

長時間気管支を広げる薬2種類（β刺激・抗コリン薬）と炎症を抑える薬（ステロイド薬）により喘息症状を改善する

`主な適応, 用法・用量` 気管支喘息 → 1日1回1カプセル

`観察項目` アナフィラキシーの可能性.K（↓），心拍数，好酸球（↑），身長等（小児長期投与時）　`注意すべき副作用` 過度の使用で不整脈，心停止等

エナラプリルマレイン酸塩 ▸▸ レニベース（降圧薬，p.467）

エナルモンデポー

テストステロンエナント酸エステル

`筋注` `妊婦`

男性ホルモン剤

男性ホルモン補充により性腺機能不全の改善や造血能に作用して再生不良性貧血等に用いる

`主な適応，用法・用量` 男子不妊症，再生不良性貧血等 ➡ 1回50〜250mg

エナロイ

エナロデュスタット

`錠` `妊婦`

造血薬 HIF-PH阻害薬

低酸素状態の時に出てくる低酸素誘導因子を安定化して内因性エリスロポエチン量を増やし赤血球産生を促進する

`主な適応，用法・用量` 腎性貧血 ➡ 1回2〜4mg食前又は寝る前

NIM ▸▸ KM（健胃消化薬・胃腸機能改善薬，p.139）

エヌケーエスワン ▸▸ ティーエスワン（抗悪性腫瘍薬，p.241）

エヌジェンラ

ソムアトロゴン

`皮下注`

その他のホルモン剤 成長ホルモン

体の成長と発達を調節する成長ホルモンを補充して低身長等を改善する長時間作用型である

`主な適応，用法・用量` 成長ホルモン分泌不全低身長症 ➡ 0.66mg/kg，週1回

エネーボ

経腸成分栄養剤

`経腸液`

経腸栄養剤 半消化態栄養剤

腸管より消化吸収される経口摂取困難な人の経管栄養剤：半消化態

`主な適応，用法・用量` 経管栄養補給 ➡ 1日1000〜1667mL

エバスチン ▸▸ エバステル（抗アレルギー薬，p.75）

エバステル
エバスチン

錠

抗アレルギー薬　**抗ヒスタミン薬（第二世代）**

肥満細胞から化学伝達物質（ヒスタミン等）の遊離抑制とヒスタミンH_1受容体拮抗作用によりアレルギー症状等を抑える

主な適応,用法・用量 鼻炎,皮膚炎等 → 1日1回5〜10mg

エパデール
イコサペント酸エチル

カプセル

脂質異常症治療薬　**EPA**

全身の血管・臓器等の細胞膜に取り込まれ血小板凝集抑制・脂質低下作用と動脈硬化予防作用等を発揮する

主な適応,用法・用量 動脈閉塞の疼痛・冷感,高脂血症 → 1日1800mg,分2〜3食直後

観察項目 出血　**看護のPoint** 空腹時投与で吸収低下

エパデールS ▸▸ エパデール（脂質異常症治療薬, p.75）

エバミール ▸▸ ロラメット（睡眠薬, p.482）

エパルレスタット ▸▸ キネダック（糖尿病治療薬, p.121）

エピカルス ▸▸ エビプロスタット（前立腺肥大症・排尿障害治療薬, p.76）

エビスタ
ラロキシフェン塩酸塩

錠

妊婦

骨・Ca代謝薬　**選択的エストロゲン受容体調節薬（SERM）**

骨の卵胞ホルモン受容体（エストロゲン）に結合し破骨細胞の働きを抑え閉経後の骨吸収（血液に骨が溶け出す）を抑える

主な適応,用法・用量 閉経後骨粗鬆症 → 1日1回60mg

エピデュオ
アダパレン・過酸化ベンゾイル

ゲル

妊婦

皮膚科用薬　**ざ瘡治療薬**

アダパレンは表皮角化細胞の分化を抑制し毛穴の閉塞を防ぐ. また酸化ベンゾイルの強力な酸化作用により原因菌の増殖を抑えたり角質層の剥離を促進する

主な適応,用法・用量 ざ瘡（にきび） → 洗顔後1日1回

看護のPoint 日光への曝露は最小限に留める

エピナスチン塩酸塩（錠・DS） ▶▶ **アレジオン**（抗アレルギー薬, p.40）

エピナスチン塩酸塩（点眼） ▶▶ **アレジオン**（眼科用薬, p.40）

エピビル 錠
ラミブジン

抗HIV薬 **ヌクレオシド系逆転写酵素阻害薬**
ヒト免疫不全ウイルス（HIV）の増殖に必要な逆転写酵素を阻害してHIVウイルスの増殖を抑える

主な適応, 用法・用量 HIV感染症 → 1日300mg, 分1〜2

📷 **観察項目** 赤血球, ヘモグロビン, 白血球, 血小板, 消化器症状, 意識状態, CK, Cr, アミラーゼ, TG

エビプロスタット 錠
オオウメガサソウエキス・ハコヤナギエキス配合剤

前立腺肥大症・排尿障害治療薬 **抗炎症作用**
前立腺組織の炎症を抑え排尿を促進する. また抗酸化作用等により尿路の細菌感染を予防する

主な適応, 用法・用量 前立腺肥大に伴う排尿障害, 頻尿等 → 1回1錠, 1日3回

📷 **観察項目** 発疹等の過敏症状, 肝機能　■ **注意すべき副作用** 発疹, そう痒感, 胃部不快感

エピペン 注
アドレナリン

昇圧薬 **カテコラミン系**
交感神経（αβ受容体）に作用して心臓・血管の収縮力を上げ血圧を上げたり気管支を広げてショック症状を改善する

主な適応, 用法・用量 蜂毒・食物・薬物等のアナフィラキシー症状 → 0.15又は0.3mg筋注

📷 **観察項目** 心電図, 心拍数, 呼吸数, 血液ガス, 血行動態

エビリファイ
アリピプラゾール

抗精神病薬 **非定型（DSS）**
脳内の神経伝達物質（ドパミン・セロトニン）受容体に作用して幻覚・妄想・鎮静等の精神症状を抑える

主な適応, 用法・用量 統合失調症, うつ病等 → 内：1日3〜24mg, 分1〜2. 注：1回300〜400mg4週1回

📋 **配合変化** 内用液：フェノバールエリキシル，トリクロリールシロップ，ニューレプチル内服液，ザロンチンシロップ，デパケンシロップ，アタラックス-Pシロップと混合で混濁を生じ，含量が低下することあり．水道水の塩素により含量低下

🔲 **観察項目** 精神症状，悪性症候群，錐体外路症状，興奮に伴う不眠，血算，血栓塞栓症，横紋筋融解症，痙攣，肝機能

エピルビシン塩酸塩 　　　　　　　　　　注
エピルビシン塩酸塩

抗悪性腫瘍薬　抗癌性抗生物質（アントラサイクリン類）

癌細胞のDNA・RNA合成に必要な酵素（トポイソメラーゼ）を阻害して癌細胞の増殖を抑える

🔲 **主な適応，用法・用量** 各種悪性腫瘍等 → 1日1回15〜100mg/m²

📋 **配合変化** 原則単独投与　⚠ **注意すべき副作用** 赤色尿

エピレオプチマル ▸▸ ザロンチン（抗てんかん薬，p.165）

エフィエント 　　　　　　　　　　錠
プラスグレル塩酸塩

抗血栓薬　抗血小板薬

血液中の血小板のアデノシン2リン酸受容体（ADP）に結合して血小板の働きを抑え，血栓ができやすい状態を改善する

🔲 **主な適応，用法・用量** 経皮的冠動脈形成術等 → 1日1回20mg開始，維持1回3.75mg

🔲 **観察項目** 出血傾向，貧血症状 ⚠ **注意すべき副作用** 出血リスク↑（特に高齢者，体重50kg以下），出血症状，貧血症状，頭蓋内出血（意識障害，片麻痺等）

FAD ▸▸ フラビタン（ビタミン剤，p.341）

ヱフェドリン 　　　　　　　　　錠 注
エフェドリン塩酸塩

気管支拡張薬　β刺激薬（非選択性）

交感神経（α・β受容体）を刺激して気管支を広げたり鼻粘膜の血管収縮作用や血圧上昇作用を現す

🔲 **主な適応，用法・用量** 気管支喘息，咳嗽，血圧下降（注）等 → 内：1回2.5〜25mg 1日1〜3回．注：1回4〜40mg

🔲 **観察項目** K（↓），心拍数

エフオーワイ 注

ガベキサートメシル酸塩

膵臓疾患治療薬 蛋白分解酵素阻害薬

膵臓の蛋白分解酵素の働きを阻害し膵炎を抑える．また血管内で血小板凝集等を抑制し血液が固まるのを抑える

主な適応,用法・用量 膵炎，血管内凝固症(DIC) ➡ 膵：1日100～300mg. 血：1日20～39mg/kg

配合変化 アルカリ性.配合変化注意　**観察項目** K

エプクルーサ 錠

ソホスブビル・ベルパタスビル

肝疾患治療薬 抗C型肝炎ウイルス薬(NS5A阻害薬・NS5Bポリメラーゼ阻害薬)

C型肝炎ウイルスの増殖に必要な2種類の蛋白質(NS5A・NS5B)合成を阻害して増殖を抑える

主な適応,用法・用量 C型肝炎・肝硬変等 ➡ 1日1回1錠

エプジコム 錠

ラミブジン・アバカビル硫酸塩

抗HIV薬 ヌクレオシド系逆転写酵素阻害薬

ヒト免疫不全ウイルス(HIV)の増殖に必要な逆転写酵素活性を阻害してHIVウイルスの増殖を抑える

主な適応,用法・用量 HIV感染症 ➡ 1日1回1錠

観察項目 過敏症状，呼吸状態，消化器症状，Cr，CK，体温，血圧，ALT・AST，アミラーゼ，白血球，血小板，TG，精神神経症状，皮膚症状

注意すべき副作用 過敏症(発疹，蕁麻疹，発熱，寒気，ふらつき，倦怠感，胃腸障害，呼吸器症状)

エブトール ▶▶ エサンブトール(抗結核薬, p.69)

エフピー 錠

セレギリン塩酸塩

抗パーキンソン病薬 モノアミン酸化酵素-B(MAO-B)阻害薬

脳内で不足するドパミンを分解する酵素(MAO-B)の働きを抑えてドパミン量を増やして震えやこわばり等のパーキンソン症状を改善する

主な適応,用法・用量 パーキンソン病等 ➡ 1日1回2.5～10mg

看護のPoint 覚せい剤原料

エフメノ `カプセル`
プロゲステロン

女性ホルモン剤　黄体ホルモン（プロゲストーゲン）

更年期障害などに伴う症状を軽減する目的で卵胞ホルモンを投与する際，卵胞ホルモンによる子宮内膜上皮細胞への影響を軽減する

`主な適応，用法・用量` 卵胞ホルモン投与時の子宮内膜増殖症の発症抑制 → 1日1回100～200mg寝る前

エブランチル `徐放カプセル`
ウラピジル

降圧薬・排尿障害治療薬　α₁遮断薬

交感神経α受容体の働きを抑えて血管平滑筋や尿道平滑筋等を広げて血圧を下げたり尿を出しやすくする

`主な適応，用法・用量` 高血圧，排尿障害等 → 1日30～120mg，分2

`観察項目` AST（↑），ALT（↑），血圧（立位・坐位）　`注意すべき副作用` 起立性低血圧，動悸，頭痛

エブリスディ `DS`
リスジプラム

脊髄性筋萎縮症治療薬

脊髄性筋萎縮症患者の不足しているSMN蛋白質を増加させることにより四肢・体幹・呼吸筋の脱力症状を改善する

`主な適応，用法・用量` 脊髄性筋萎縮症 → 添付文書参照

エペリゾン塩酸塩 ►► **ミオナール**（骨格筋弛緩薬，p.400）

エベレンゾ `錠`
ロキサデュスタット

`妊婦`

造血薬　HIF-PH阻害薬

低酸素状態の時に出てくる低酸素誘導因子を安定化して内因性エリスロポエチン量を増やし赤血球産生を促進する

`主な適応，用法・用量` 腎性貧血 → 1回50～100mg開始，週3回

エポエチンアルファBS ►► **エスポー**（造血薬，p.71）

エポセリン
セフチゾキシムナトリウム

`坐剤`

抗菌薬 **セフェム系（第三世代・注射剤）**

細菌の細胞壁合成を阻害して増殖を抑える

`主な適応, 用法・用量` 細菌感染症等 → 1日20〜70mg/kg，分3〜4

エホチール
エチレフリン塩酸塩

`錠` `注`

昇圧薬 **低血圧治療薬**

心臓や血管の交感神経（α・β受容体）に作用して心筋の収縮力を上げて血圧を上げる

`主な適応, 用法・用量` 低血圧等 → 内：1回5〜10mg，1日3回．注：1回2〜10mg
`配合変化` ホリゾン，フェノバール，モダシンと配合不可 `観察項目` 血圧，心電図，心拍数 `看護のPoint` 血管外漏出部位壊死の可能性

エポプロステノール ▸▸ フローラン（血管拡張薬，p.363）

エボルトラ
クロファラビン

`静注`

抗悪性腫瘍薬 **代謝拮抗薬（プリン代謝拮抗薬）**

白血病細胞内のDNA合成酵素を阻害して癌化したリンパ球の増殖を抑える

`主な適応, 用法・用量` 急性リンパ性白血病 → 1日1回52mg/m²
`配合変化` 原則単独投与

エミレース
ネモナプリド

`錠`

抗精神病薬 **定型（ベンザミド系）**

脳内のドパミン神経等の神経伝達物質受容体（D_2）を遮断して興奮・妄想等の精神症状を抑える

`主な適応, 用法・用量` 統合失調症 → 1日9〜36mg食後に分割

MS
サリチル酸メチル配合剤

`温シップ` `冷シップ`

解熱・鎮痛薬 抗炎症薬 **経皮吸収剤（サリチル酸系）**

知覚神経の支配を受ける末梢部位に作用して消炎・鎮痛作用を示す．また血行を良くして腫れや炎症を抑える

主な適応, 用法・用量 捻挫・打撲等の鎮痛・消炎 → 1日1〜2回

MSコンチン

錠

モルヒネ硫酸塩水和物

オピオイド **モルヒネ製剤**

中枢神経系の痛覚中枢(オピオイド受容体)に作用して痛み等を強力に抑える

主な適応, 用法・用量 癌性疼痛 → 1回10〜60mg, 1日2回　徐放性

観察項目 鎮痛効果, 呼吸回数　**注意すべき副作用** 呼吸抑制, 錯乱, せん妄, 悪心, 嘔吐, 便秘, 口喝, 発汗, 傾眠, 尿閉, そう痒感

MSツワイスロン ▸▸ MSコンチン(オピオイド, p.81)

M・M ▸▸ KM(健胃消化薬・胃腸機能改善薬, p.139)

MMD ▸▸ KM(健胃消化薬・胃腸機能改善薬, p.139)

エムガルティ

皮下注

ガルカネズマブ

片頭痛治療薬 **抗CGRP抗体**

痛み・炎症や血管拡張作用のあるカルシトニン遺伝子関連ペプチド(CGRP)に結合して活性を阻害し片頭痛発作を抑制する

主な適応, 用法・用量 片頭痛発作抑制薬 → 初回240mg以降1カ月間隔120mg

看護のPoint 激しく振とうしない

MDSコーワ

錠

デキストラン硫酸ナトリウム

脂質異常症治療薬 **その他の脂質代謝改善薬**

血液中の酵素(リポ蛋白リパーゼ等)を活性化して中性脂肪(トリグリセリド：TG)などを分解して脂質異常を改善する

主な適応, 用法・用量 高トリグリセリド血症 → 1日450〜900mg, 分3〜4

観察項目 出血

エムトリバ

カプセル

エムトリシタビン

抗HIV薬 **ヌクレオシド系逆転写酵素阻害薬**

ヒト免疫不全ウイルス(HIV)の増殖に必要な逆転写酵素を阻害してHIVウイルスの増殖を抑える

主な適応, 用法・用量 HIV-1感染症 → 1日1回200mg

観察項目 消化器症状, 精神神経症状, Cr **注意すべき副作用** 消化器症状, 乳酸アシドーシス(深く大きい呼吸)

エムプリシティ

エロツズマブ

静注

妊婦

抗悪性腫瘍薬 **分子標的薬(抗SLAMF7ヒト化モノクローナル抗体)**

免疫細胞であるナチュラルキラー(NK)細胞が癌細胞を認識しやすくする. また NK細胞の膜蛋白に結合し活性化させ増殖を抑える

主な適応, 用法・用量 多発性骨髄腫 → 1回10〜20mg/kg

配合変化 希釈は生食・ブドウ糖液 **看護のPoint** 激しく振とうしない

エムラ

リドカイン・プロピトカイン

クリーム **パッチ**

麻酔薬 **局所麻酔薬**

末梢神経細胞内にNaイオンが入ると痛みを感じるが, このNaイオンの侵入を阻害 して痛みを抑える

主な適応, 用法・用量 皮膚表面の疼痛緩和等 → 処置前60分間貼付又は塗布

観察項目 気分, 口内異常感, 呼吸, 血圧, 顔色, 脈拍

エメダスチンフマル酸塩 **➡** レミカット(抗アレルギー薬, p.471)

エラスチーム

エラスターゼES

錠

脂質異常症治療薬 **その他の脂質代謝改善薬**

肝臓においてコレステロールの異化排泄を促進して血中コレステロールを低下さ せる. また血管壁への脂肪沈着等を抑制する

主な適応, 用法・用量 高脂血症 → 1回1錠, 1日3回食前

エラスポール

シベレスタットナトリウム水和物

呼吸障害治療薬 **急性肺障害治療薬**

急性肺障害を引き起こす好中球エラスターゼ活性を阻害することにより肺障害を改 善する

主な適応, 用法・用量 急性肺障害等 → 1日4.8mg/kg輸液で希釈

配合変化 アミノ酸輸液との混注は不可

エラプレース 〔静注〕
イデュルスルファーゼ

その他の内分泌・代謝系用薬 **ライソゾーム病治療薬**

ムコ多糖症の細胞内に蓄積して臓器障害や組織障害を引き起こすグリコサミノグリカンを分解する酵素を補充して症状を抑える

主な適応,用法・用量 ムコ多糖症2型 → 1回0.5mg/kg，週1回
配合変化 原則単独投与　**看護のPoint** 急激な振とうは避ける

エリキュース 〔錠〕
アピキサバン

抗血栓薬 **抗凝固薬（経口・直接Xa阻害薬）**

血液凝固に必要な血液凝固第X因子を阻害することにより血管内で血液が固まるのを抑制する

主な適応,用法・用量 全身塞栓の発症抑制等 → 1回5〜10mg，1日2回
観察項目 腎機能(Scr)，出血症状(歯肉，結膜，皮下，創傷，血尿等)，貧血徴候(Hb)，肝機能(ALT，AST等)　**注意すべき副作用** 出血症状，アスピリン等の抗血小板薬併用時→出血リスク↑

エリザス 〔末〕〔カプセル〕
デキサメタゾンシペシル酸エステル

耳鼻咽喉科用薬 **ステロイド**

ステロイドが鼻粘膜のステロイド受容体に結合して抗炎症・抗アレルギー作用を発揮する

主な適応,用法・用量 アレルギー性鼻炎 → 末：1日1回1噴霧，カ：1日1回1カプセル

エリスパン 〔錠〕
フルジアゼパム

抗不安薬 **ベンゾジアゼピン系抗不安薬（長時間作用型）**

脳内のベンゾジアゼピン受容体を介して抑制神経伝達物質(GABA)の作用を強めることにより不安や緊張等を和らげる

主な適応,用法・用量 不安・緊張，睡眠障害等 → 1日0.75mg，分3

エリスロシン 〔顆粒〕〔錠〕〔DS〕〔静注〕
エリスロマイシンエチルコハク酸エステル

抗菌薬 **マクロライド系（14員環天然型）**

細菌の蛋白合成を阻害して増殖を抑える

主な適応,用法・用量 細菌感染症等 → 内:1日800〜1200mg, 分4〜6. 注:1日600〜1500mg, 分2〜3

注意すべき副作用 発疹, 蕁麻疹, 腹痛, 下痢

エリスロマイシン

`腸溶錠`

エリスロマイシン

抗菌薬 **マクロライド系(14員環天然型)**

細菌の蛋白合成を阻害して増殖を抑える

主な適応,用法・用量 細菌感染症等 → 1日800〜1200mg, 分4〜6

観察項目 投与期間, ショック, アナフィラキシー様症状, 心室頻拍, 肝機能

注意すべき副作用 発疹, 蕁麻疹, 腹痛, 下痢

エリル

`静注`

ファスジル塩酸塩水和物

クモ膜下出血治療薬

血管の収縮を起こす酵素(ミオシン)が異常に活性化するのを抑えて血管を広げて脳虚血症状を改善する

主な適応,用法・用量 くも膜下出血後の脳血管攣縮等 → 1回30mg, 1日2〜3回

配合変化 アレビアチン, ビタシミン配合不可 **観察項目** 出血(頭蓋内出血, 消化管出血等), 肝機能, 血算, 腎機能, 低血圧, 便秘, 腹部膨満感

L-アスパラギン酸カリウム(K)

▶▶ **アスパラカリウム**(電解質輸液・補正製剤, p.13)

L-アスパラギン酸Ca

`錠`

L-アスパラギン酸カルシウム水和物

骨・Ca代謝薬 **Ca製剤**

Caを補充して歯および骨形成のほか神経活動, 血液凝固, 筋収縮等の生理作用を発現する

主な適応,用法・用量 低Ca血症起因テタニーの改善等 → 1日1.2g, 分2〜3

LH-RH

`注`

ゴナドレリン酢酸塩

その他のホルモン剤 **向下垂体前葉ホルモン**

下垂体前葉を刺激して黄体化ホルモン(LH)分泌を促進して女性性周期の機能検査を行う

主な適応,用法・用量 LH分泌機能検査 → 1回0.1mg

エルカトニン ▸▸ エルシトニン（骨・Ca代謝薬, p.85）

ア

エルカルチンFF

錠 内用液 静注

レボカルニチン

その他の内分泌・代謝系用薬 **カルニチン欠乏是正作用薬**

カルニチンを補給して筋肉障害や精神障害等のカルニチン不足により起こる症状を改善する

主な適応, 用法・用量 カルニチン欠乏症 ▸ 内：1日1.5～3g, 分3. 注：1回50mg/kg

L-ケフラール

徐放顆粒

セファクロル

抗菌薬 **セフェム系（第一世代・経口剤）**

細菌の細胞壁合成を阻害して増殖を抑える

主な適応, 用法・用量 細菌感染症等 ▸ 1日750～1500mg, 分2

💊 看護のPoint 制酸剤との服用避ける

L-ケフレックス

徐放顆粒

セファレキシン

抗菌薬 **セフェム系（第一世代・経口剤）**

細菌の細胞壁合成を阻害して増殖を抑える

主な適応, 用法・用量 細菌感染症等 ▸ 1日1～2g, 分2

💊 看護のPoint 制酸剤との服用避ける

エルサメット ▸▸ エビプロスタット（排尿障害治療薬, p.76）

エルシトニン

注
妊婦

エルカトニン

骨・Ca代謝薬 **カルシトニン製剤**

痛みを抑える神経（セロトニン神経系）に作用して痛みを抑制する. また高用量では骨吸収（骨が溶け出す）を抑制する

主な適応, 用法・用量 骨粗鬆症の疼痛, 高Ca血症等 ▸ 1回10～40単位

エルデカルシトール ▸▸ エディロール（骨・Ca代謝薬, p.73）

エルプラット
オキサリプラチン

`静注` `毒` `妊婦`

抗悪性腫瘍薬　白金製剤

癌細胞のDNAと結合し，DNA合成を阻害して増殖を抑える

主な適応,用法・用量 結腸・直腸・小腸・胃・膵癌等 → 1日1回85〜130mg/m^2

配合変化 生食等と混注不可　**注意すべき副作用** 末梢神経障害

エレジェクト ▸▸ エレメンミック（栄養輸液，p.86）

エレトリプタン ▸▸ レルパックス（片頭痛治療薬，p.473）

エレメンミック
塩化マンガン・硫酸亜鉛水和物配合剤

`注`

栄養輸液　微量元素製剤

高カロリー静脈栄養輸液に添加し点滴静注する，亜鉛・鉄・銅・マンガン・ヨウ素を補給する

主な適応,用法・用量 高カロリー輸液用微量元素補給 → 1日2mL

エレンタール
経腸成分栄養剤

`散` `妊婦`

経腸栄養剤　成分栄養剤

消化を必要としない5大栄養素をバランス良く配合した経口摂取困難な人の経管栄養剤・成分栄養剤

主な適応,用法・用量 経管栄養補給 → 添付文書参照

エレンタールP
経腸成分栄養剤

`散`

経腸栄養剤　成分栄養剤

消化を必要としない5大栄養素を新生児・乳幼児用に考慮して設定された成分栄養剤

主な適応,用法・用量 小児用経管栄養補給 → 添付文書参照

塩化アンモニウム補正液
塩化アンモニウム

`注`

電解質輸液・補正製剤　補正用製剤(酸化剤)

体液のアルカリ性を是正する

主な適応, 用法・用量 アルカローシスの是正等 → 適宜希釈して使用

塩化カリウム 　末
塩化カリウム

電解質輸液・補正製剤 **カリウム製剤**

不足したKを補給する

主な適応, 用法・用量 低カリウム血症等 → 1日2〜10g

塩化カリウム 　徐放錠
塩化カリウム

電解質輸液・補正製剤 **カリウム製剤**

不足したKを補給する

主な適応, 用法・用量 低カリウム血症 → 1回2錠，1日2回

塩化カルシウム水和物 　末
塩化カルシウム水和物

骨・Ca代謝薬 **Ca製剤**

骨の形成・維持・修復等や神経や骨格筋の興奮を鎮め，低Ca血症によって起こるテタニー症状を改善する

主な適応, 用法・用量 低Ca血症起因テタニーの改善等 → 1回1〜2g，1日3回

塩化カルシウム ➤ 大塚塩カル (骨・Ca代謝薬, p.92)

塩化Ca補正液 　液
塩化カルシウム水和物

骨・Ca代謝薬 **Ca製剤**

電解質輸液の補正用として使用する．骨の形成・維持・修復等と神経や骨格筋の興奮を鎮め，低Ca血症を改善する

主な適応, 用法・用量 補液の電解質補正，低Ca血症等 → 輸液に添加する

塩化ナトリウム 　注
塩化ナトリウム

電解質輸液・補正製剤 **補正用製剤（Na製剤）**

補液に添加して用いる

主な適応, 用法・用量 補液の電解質補正 → 輸液に添加する

塩化Na補正
塩化ナトリウム

`液`

電解質輸液・補正製剤 **補正用製剤（Na製剤）**

補液に添加して用いる

主な適応,用法・用量 補液の電解質補正 ➡ 輸液に添加する

エンクラッセ
ウメクリジニウム臭化物

`吸入`

気管支拡張薬 **抗コリン薬**

副交感神経の働きを抑え気管支平滑筋に作用して気管支収縮を抑制して（抗コリン作用）呼吸を楽にする

主な適応,用法・用量 慢性閉塞性肺疾患の症状寛解等 ➡ 1日1回1吸入

 看護のPoint 長時間型（LAMA）

塩酸エピナスチン ▶▶ アレジオン（抗アレルギー薬, p.40）

塩酸バンコマイシン
バンコマイシン塩酸塩

`散` `静注`

抗菌薬 **グリコペプチド系**

細菌の細胞膜合成を阻害して増殖を抑えMRSA等に使用する．内服は腸管吸収されず腸管殺菌に使用する

主な適応,用法・用量 細菌感染症等 ➡ 内：1回0.125～0.5g, 1日4回. 注：1日2g, 1回0.5～1g

塩酸プロカルバジン
プロカルバジン塩酸塩

`カプセル`

抗悪性腫瘍薬 **アルキル化薬**

癌細胞の核酸（DNA）合成と蛋白合成を阻害して増殖を抑える

主な適応,用法・用量 悪性リンパ腫等 ➡ 1日1～3カプセル, 分1～3

 看護のPoint 治療中は禁酒させること

塩酸プロピベリン ▶▶ バップフォー（尿路・蓄尿障害治療薬, p.300）

塩酸ベニジピン ▶▶ コニール（降圧薬, p.146）

塩酸メトクロプラミド ▶▶ プリンペラン（健胃消化薬・胃腸機能改善薬, p.345）

エンシュア・リキッド

内用液
妊婦

経腸成分栄養剤

経腸栄養剤 半消化態栄養剤

経口摂取困難な人の蛋白アミノ酸を補給する経管栄養剤

主な適応, 用法・用量 経管栄養補給 → 1日1500～2250mL

エンシュア・H

内用液
妊婦

経腸成分栄養剤

経腸栄養剤 半消化態栄養剤

経口摂取困難な人の蛋白アミノ酸を補給する高カロリー経管栄養剤

主な適応, 用法・用量 高カロリー経管栄養補給 → 1日1000～1500mL

エンスプリング

皮下注

サトラリズマブ

視神経脊髄炎スペクトラム障害

血液中や脊髄液中に存在する炎症を促進する物質(インターロイキン6)の代わりに受容体に結合して炎症を抑える

主な適応, 用法・用量 視神経脊髄炎スペクトラム障害の再発予防 → 1回120mg, 2週後以後4週間隔

エンタイビオ

静注

ベドリズマブ

腸疾患治療薬 炎症性腸疾患治療薬

炎症を起こすリンパ球の表面蛋白(インテグリン)に結合してリンパ球が消化管粘膜に侵入するのを防ぎ消化管の炎症を抑える

主な適応, 用法・用量 潰瘍性大腸炎, クローン病 → 1回300mg, 2・6週投与以後8週間隔

エンタカポン ▶▶ **コムタン**(抗パーキンソン病薬, p.148)

エンテカビル ▶▶ **バラクルード**(肝疾患治療薬, p.303)

エンドキサン

原末 錠 注

シクロホスファミド水和物

抗悪性腫瘍薬 アルキル化薬(ナイトロジェンマスタード類)

癌細胞の核酸合成(DNA)を阻害して増殖を抑える. またリウマチ疾患等の免疫抑制作用を示す

主な適応, 用法・用量 各種癌・免疫抑制等 → 添付文書参照

観察項目 血尿の有無, 尿量, 尿pH, 電解質, 体重

注意すべき副作用 主な副作用は骨髄抑制, 食欲不振, 消化器症状, 肝障害, 出血性膀胱炎等, 大量投与では心筋壊死・心筋障害, 二次癌(白血病等)

看護のPoint ウロミテキサン併用

エントミン 注
カルニチン塩化物

健胃消化薬・胃腸機能改善薬　**消化管運動促進薬**

副交感神経刺激作用により消化管運動と消化液分泌を促進して消化機能を活性化する

主な適応, 用法・用量 消化管機能低下による慢性胃炎 → 1回200mg

エンハーツ 静注
トラスツズマブ デルクステカン

抗悪性腫瘍薬　**分子標的薬(抗HER2ヒト化モノクローナル抗体(ADC含む))**

癌細胞のヒト上皮増殖因子(HER2受容体等)に結合して癌細胞のDNA分裂を阻止して増殖を抑える

主な適応, 用法・用量 HER陽性の乳・胃癌等 → 乳癌1回5.4mg/kg. 胃癌1回6.4mg/kg

配合変化 生食と配合不可

エンブレル 皮下注
エタネルセプト

抗リウマチ薬　**bDMARD(生物学的製剤)**

腫れや痛みなどを引き起こす物質(TNFα)と結合して, その炎症シグナルの伝達を抑えて症状を改善する

主な適応, 用法・用量 関節リウマチ → 1日1回10〜25mg/週2回又は25〜50mg/週1回

注意すべき副作用 発熱, 咳, 痰等

エンペシド トローチ 膣錠 クリーム 外用液
クロトリマゾール

抗真菌薬　**表在性抗真菌薬(イミダゾール系)**

真菌細胞の膜リン脂質と結合して膜透過性を高め核酸を分解して殺菌作用を示す

主な適応, 用法・用量 ク・外用液:白癬, カンジダ症等. 膣:カンジダに起因する膣炎, 外陰膣炎. ト:HIV感染の口腔カンジダ症 → 外:1日2〜3回. 膣:1日1回1錠. ト:1回1錠, 1日5回

エンペラシン ➠ セレスタミン（副腎皮質ステロイド, p.210）

エンレスト 錠 妊婦 運転3
サクビトリルバルサルタンナトリウム水和物

心不全治療薬 **アンジオテンシン受容体ネプリライシン阻害薬**

体内で利尿薬（サクビトリル）と降圧薬（バルサルタン）に分解され体液貯留を減らしたり血圧を下げて心不全の悪化を抑える

主な適応, 用法・用量 慢性心不全 ➜ 1回50〜200mg, 1日2回

📷 **観察項目** 血圧, K, 腎機能, 血管浮腫, 肝機能, めまい, ふらつき, 脱水

オイグルコン 錠 妊婦 運転3
グリベンクラミド

糖尿病治療薬 **スルホニル尿素薬（第二世代）**

膵臓のランゲルハンス島β細胞を刺激してインスリンの分泌を促進して血糖を下げる

主な適応, 用法・用量 2型糖尿病 ➜ 1日1.25〜2.5mg, 分1〜2

📷 **観察項目** 血糖, 血算, 肝機能 🈲 **注意すべき副作用** 低血糖

オイラゾン クリーム
デキサメタゾン

副腎皮質ステロイド **外用ステロイド（ミディアム）**

塗布部のステロイド受容体に作用して血管収縮作用と白血球の遊走（活発に動き回る）やヒスタミン等の炎症物質の遊離を阻止して皮膚の炎症症状を改善する

主な適応, 用法・用量 湿疹・皮膚炎群等 ➜ 1日2〜3回

オイラックス クリーム
クロタミトン

皮膚科用薬 **鎮痒薬**

皮膚に軽い灼熱感を与え, 温覚に対するこの刺激が競合的にそう痒感を消失させる

主な適応, 用法・用量 湿疹・蕁麻疹等 ➜ 1日数回

オイラックスH クリーム

ヒドロコルチゾン・クロタミトン

皮膚科用薬 **鎮痒薬**

皮膚に軽い灼熱感を与え痒みを抑える，またステロイドの局所炎症作用で痒みを相加的に抑える

主な適応，用法・用量 湿疹，皮膚そう痒症等 ➡1日1～数回

大塚塩カル 注

塩化カルシウム水和物

骨・Ca代謝薬 **Ca製剤**

骨の形成・維持・修復等と神経や骨格筋の興奮を鎮め，低Ca血症によって起こるテタニー症状を改善する

主な適応，用法・用量 低Ca血症起因テタニーの改善等 ➡1日1回0.4～1g

看護のPoint 沈殿生じるもの多数あり要確認

オキサトミド 錠 DS

オキサトミド

抗アレルギー薬 **抗ヒスタミン薬（第二世代）**

肥満細胞からの化学伝達物質（ヒスタミン・ロイコトリエン等）の遊離を抑制することにより抗ヒスタミン作用を示しアレルギー症状等を抑える

主な適応，用法・用量 喘息，鼻炎，皮膚炎等 ➡1回30mg，1日2回

オキサリプラチン ▶▶ エルプラット（抗悪性腫瘍薬，p.86）

オキサロール 注

マキサカルシトール

骨・Ca代謝薬 **活性型ビタミンD₃製剤**

副甲状腺ホルモンの分泌を抑え血中の副甲状腺ホルモン量を減らし必要以上に骨から溶け出た血中Caの濃度を正常な状態にする

主な適応，用法・用量 透析下の二次性副甲状腺機能亢進症 ➡1回2.5～10μg，週3回

 配合変化 原則単独投与

オキサロール 軟膏 ローション

マキサカルシトール

皮膚科用薬 **活性型ビタミンD₃製剤**

ビタミンD受容体に結合し表皮角化細胞の増殖抑制や分化誘導作用により細胞分裂を正常化させて乾癬等を改善する

主な適応, 用法・用量 乾癬, 魚鱗癬, 角化症等 → 1日2回

オキシグルタチオン ▶ ビーエスエスプラス(眼科用薬, p.310)

オキシコドン(徐放錠) ▶ オキシコンチンTR(オピオイド, p.93)

オキシコドン(注) ▶ オキファスト(オピオイド, p.94)

オキシコナゾール硝酸塩 ▶ オキナゾール(抗真菌薬, p.93)

オキシコンチンTR

徐放錠

オキシコドン塩酸塩水和物

麻

オピオイド 半合成オピオイド

中枢神経系の痛覚中枢(オピオイド受容体)に作用して痛み等を強力に抑える

主な適応, 用法・用量 癌性疼痛, 慢性疼痛 → 1日10〜80mg, 分2, 徐放性

観察項目 鎮痛効果, 呼吸回数

オーキシス

タービュヘイラー

ホルモテロールフマル酸塩水和物

気管支拡張薬 β刺激薬(β₂選択性)

気管支平滑筋の交感神経β₂受容体を刺激して長時間気管支を広げる

主な適応, 用法・用量 気道閉塞障害の寛解等 → 1回1吸入, 1日2回

観察項目 K(↓), 心拍数 **看護のPoint** 長時間型(LABA)

オキシトシン ▶ アトニン-O(女性生殖器用薬, p.22)

オキシブチニン塩酸塩 ▶ ポラキス(尿路・蓄尿障害治療薬, p.389)

オキシブプロカイン塩酸塩 ▶ ベノキシール(眼科用薬, p.373)

オキナゾール

膣錠 クリーム 外用液

オキシコナゾール硝酸塩

抗真菌薬 表在性抗真菌薬(イミダゾール系)

真菌の細胞膜(エルゴステロール)に障害を与えて増殖を抑える

主な適応, 用法・用量 外用液・ク:白癬, カンジダ等. 膣:カンジダに起因する膣炎・外陰膣炎 → 外用液・ク:1日2〜3回. 膣:1日1回100mg, 6日間. 1日1回600mg, 週1回

オキノーム
オキシコドン塩酸塩水和物

オピオイド 半合成オピオイド
中枢神経系の痛覚中枢(オピオイド受容体)に作用して痛み等を強力に抑える

主な適応,用法・用量 癌性疼痛 → 1日10〜80mg, 分4

観察項目 鎮痛効果, 呼吸回数 **注意すべき副作用** 呼吸抑制, 錯乱, せん妄, 悪心, 嘔吐, 便秘, 口喝, 発汗, 傾眠, 尿閉, そう痒感 **看護のPoint** レスキュー用可

オキファスト
オキシコドン塩酸塩水和物

オピオイド 半合成オピオイド
中枢神経系の痛覚中枢(オピオイド受容体)に作用して痛み等を強力に抑える

主な適応,用法・用量 癌性疼痛 → 1日7.5〜250mg, 持続注

観察項目 鎮痛効果, 呼吸回数

オクソラレン
メトキサレン

皮膚科用薬 尋常性白斑治療薬
皮膚の光線感受性を増強してメラニン細胞を活性化して日焼けを起こさせ色素沈着させる

主な適応,用法・用量 尋常性白斑 → 内:1日2錠. 外:白斑部に塗布

オクトレオチド ➤➤ サンドスタチン(その他のホルモン剤, p.166)

オクトレオチド酢酸塩 ➤➤ サンドスタチン(その他のホルモン剤, p.166)

オーグメンチン
アモキシシリン水和物・クラブラン酸カリウム

抗菌薬 ペニシリン系(β-ラクタマーゼ阻害薬配合)
細菌の細胞壁合成を阻害して増殖を抑える. また薬を分解する酵素を阻害することで効果を強める

主な適応,用法・用量 細菌感染症等 → 1回250mg, 1日3〜4回

オークル ➤➤ モーバー(抗リウマチ薬, p.423)

オザグレル ➤➤ ドメナン(気管支喘息治療薬, p.262)

オザグレルナトリウム(Na) ▸▸ カタクロット(クモ膜下出血治療薬, p.109)

オスタバロ

アバロパラチド酢酸塩

骨・Ca代謝薬 **副甲状腺ホルモン関連製剤**

骨代謝に関わる副甲状腺ホルモン受容体を刺激して骨芽細胞を増加させて骨形成を促進する

主な適応, 用法・用量 骨粗鬆症 ➡1日1回80μg

オステラック ▸▸ ハイペン(解熱・鎮痛薬 抗炎症薬, p.295)

オスポロット

スルチアム

抗てんかん薬 **スルホンアミド系(炭酸脱水素酵素)**

脳神経内の炭酸脱水素酵素を阻害して神経細胞の興奮を抑え, てんかんの精神運動発作を抑える

主な適応, 用法・用量 精神運動発作 ➡1日200～600mg, 分2～3

オゼックス

トスフロキサシントシル酸塩水和物

抗菌薬 **ニューキノロン系**

細菌のDNA複製を阻害して増殖を抑える

主な適応, 用法・用量 細菌感染症等 ➡1日300～600mg, 分2～4

注意すべき副作用 腹痛, 下痢, アキレス腱炎, 腱断裂等の腱障害, ショック, アナフィラキシー様症状, 筋肉痛, 脱力感, 発熱, 咳嗽, 呼吸困難

オゼックス

トスフロキサシントシル酸塩水和物

眼科用薬 **抗菌薬(ニューキノロン系)**

眼内細菌のDNA合成を阻害して増殖を抑える

主な適応, 用法・用量 眼瞼・結膜・角膜炎等 ➡1回1滴, 1日3回

配合変化 配合変化の点眼薬多数あり

オセルタミビル ▸▸ タミフル(抗ウイルス薬, p.230)

オゼンピック
皮下注

セマグルチド

糖尿病治療薬　GLP-1受容体作動薬

高血糖時に膵臓のβ細胞を刺激してインスリン分泌を促進させるホルモン（GLP-1）を注射で補充してインスリン分泌を促進させる

主な適応,用法・用量 2型糖尿病 → 週1回0.25〜0.5mg，皮下

オダイン
錠

フルタミド

抗悪性腫瘍薬　抗アンドロゲン剤

前立腺癌に男性ホルモン（アンドロゲン）が結合するのを阻害して癌細胞の増殖を抑える

主な適応,用法・用量 前立腺癌 → 1回125mg，1日3回
注意すべき副作用 褐色尿，皮膚黄色

オテズラ
錠

アプレミラスト

妊婦

皮膚科用薬　角化症・乾癬治療薬

細胞内の炎症に関わる酵素（ホスホジエステラーゼ4）の働きを抑えて炎症物質の発現を抑制して乾癬等の炎症症状を抑える

主な適応,用法・用量 乾癬・ベーチェット病等 → 添付文書参照

オデフシィ
錠

リルピビリン塩酸塩・テノホビル アラフェナミドフマル酸塩・エムトリシタビン

抗HIV薬　非ヌクレオシド系逆転写酵素阻害薬・ヌクレオシド系逆転写酵素阻害薬配合剤

ヒト免疫不全ウイルス（HIV）逆転写酵素の活性を阻害してHIVウイルスの増殖を抑える

主な適応,用法・用量 HIV-1感染症 → 1日1回1錠食中又は食直後
観察項目 K，脈拍，心電図，骨密度，Cr，皮膚症状，意識状態，呼吸

オドリック
錠

トランドラプリル

降圧薬　アンジオテンシン変換酵素（ACE）阻害薬

血管を収縮して血圧を上げるアンジオテンシンIIを生成させる酵素（アンジオテンシン変換酵素）の働きを阻害し血圧を下げる

主な適応, 用法・用量 高血圧➡1日1回1〜2mg

オニバイド `静注`
イリノテカン塩酸塩水和物

抗悪性腫瘍薬 **DNAトポイソメラーゼ阻害薬**

癌細胞のDNA合成に必要な酵素(トポイソメラーゼ)を阻害して癌細胞の増殖を抑える

主な適応, 用法・用量 治癒切除不能な膵癌➡1回70mg/m²

オーネス ▸▸ タフマックE(健胃消化薬・胃腸機能改善薬, p.229)

オノアクト `静注`
ランジオロール塩酸塩

不整脈治療薬 **β遮断薬(II群)**

心臓の交感神経受容体(β受容体)に作用して心拍数の増加を抑えて不整脈を抑制する

主な適応, 用法・用量 心房粗動, 不整脈等➡添付文書参照
観察項目 心電図, 心拍数, 血圧, 呼吸数

オノン `カプセル` `DS`
プランルカスト水和物

気管支喘息治療薬 **ロイコトリエン受容体拮抗薬**

気道収縮やアレルギー反応を引き起こす物質(ロイコトリエン)が受容体に結合するのを阻害してアレルギー反応を抑える

主な適応, 用法・用量 気管支喘息, アレルギー性鼻炎➡1日450mg, 分2
観察項目 血算, 肝機能, CPK

オパイリン `錠`
フルフェナム酸アルミニウム

解熱・鎮痛薬 抗炎症薬 **酸性(アントラニル酸系)**

発痛物質(ブラジキニン)を増強するプロスタグランジンの生成を抑えて鎮痛消炎作用を現す

主な適応, 用法・用量 各種解熱・鎮痛・消炎等➡1回125〜250mg, 1日3回

オパルモン

リマプロストアルファデクス

錠 妊婦

血管拡張薬 **プロスタグランジンE₁製剤**

血管平滑筋に作用し血管拡張による血流増加作用と血小板凝集抑制作用を示し疼痛・冷感などの虚血症状を改善する

主な適応, 用法・用量 血栓血管炎の疼痛・冷感の改善等 ➡1日15〜30μg, 分3

オピセゾールコデイン

鎮咳去痰配合剤

液 運転

鎮咳薬・去痰薬 **鎮咳去痰薬（配合剤）**

生薬とジヒドロコデインによる去痰作用・鎮咳作用を示す

主な適応, 用法・用量 上気道炎・気管支炎伴う咳嗽等 ➡1日4〜6mL, 分3

注意すべき副作用 眠気, めまい, 急な減量や中止で退薬症状（あくび, 発汗, 嘔吐, 頭痛, 不眠等）

オピセゾールA

鎮咳去痰配合剤

液

鎮咳薬・去痰薬 **鎮咳去痰薬（配合剤）**

生薬による去痰作用・鎮咳作用を主作用とする. また抗炎症作用により気管支および咽喉の炎症緩解作用がある

主な適応, 用法・用量 上気道炎・気管支炎伴う咳嗽等 ➡1日5〜10mL, 分3

注意すべき副作用 眠気, めまい, 急な減量や中止で退薬症状（あくび, 発汗, 嘔吐, 頭痛, 不眠等）

オビソート

塩化アセチルコリン

注 妊婦

自律神経作用薬・神経免疫疾患治療薬 **アセチルコリン受容体刺激薬**

副交感神経を刺激し血管拡張により血行促進作用を示す. また消化管の緊張・律動収縮幅を増大させ消化機能を促進する

主な適応, 用法・用量 消化管麻痺, 円形脱毛症等 ➡1回0.1g, 注射用水で溶解

看護のPoint 静注不可

オビドレル

コリオゴナドトロピンアルファ

皮下注 妊婦

その他のホルモン剤 **性腺刺激ホルモン（ゴナドトロピン）**

卵巣を刺激して排卵を誘発する, また排卵した卵胞が黄体に変わることを促進する

主な適応, 用法・用量 排卵誘発・卵胞成熟及び黄体化等 →1回250μg

オーファディン

カプセル

ニチシノン

運転3

その他の内分泌・代謝系用薬 **アミノ酸代謝異常症治療薬**

肝臓や腎臓に障害を与えるチロシン代謝物の産生や蓄積を抑えて臓器障害を抑制する

主な適応, 用法・用量 高チロシン血症1型 →1日1mg/kg, 分2

オフェブ

カプセル

ニンテダニブエタンスルホン酸塩

妊婦

呼吸障害治療薬 **特発性肺線維症治療薬**

肺線維芽細胞の増殖に関係するチロシンキナーゼを阻害して肺の線維芽細胞の増殖・遊走を抑制する

主な適応, 用法・用量 突発性肺線維症 →1回150mg, 1日2回

観察項目 AST(↑), ALT(↑), ビリルビン **注意すべき副作用** 下痢, 腹痛, 食欲不振, 悪心

オフサロン

点眼

クロラムフェニコール・コリスチンメタンスルホン酸ナトリウム

眼科用薬 **抗菌薬(クロラムフェニコール系)**

眼内細菌の蛋白合成阻害作用と細菌細胞膜障害作用により増殖を抑える

主な適応, 用法・用量 結膜・角膜炎等 →1回2〜3滴, 1日4〜5回

オプジーボ

静注

ニボルマブ

抗悪性腫瘍薬 **分子標的薬(抗PD-1ヒト型モノクローナル抗体)**

癌細胞と免疫細胞の結合を阻害して免疫回避を抑制し, 免疫細胞に癌細胞を攻撃させて増殖を抑える

主な適応, 用法・用量 各種悪性腫瘍等 →1回240mgを2週間隔, 又は480mgを4週間隔

配合変化 原則単独投与 **看護のPoint** 激しく振とうしない. インラインフィルターを用いて投与する

オプスミット
マシテンタン

錠
妊婦

血管拡張薬 **エンドセリン(ET)受容体拮抗薬**

肺動脈を収縮させるエンドセリンの働きを抑えて肺動脈を広げ血圧を下げ血液の流れを良くして肺高血圧等を改善する

主な適応,用法・用量 肺動脈性肺高血圧 → 1日1回10mg

観察項目 肝機能, Hb, 貧血, 心不全症状, 血圧, 腎機能

注意すべき副作用 頭痛, ほてり, めまい

オプソ
モルヒネ塩酸塩水和物

内服液
麻 運転2

オピオイド **モルヒネ製剤**

中枢神経系の痛覚中枢(オピオイド受容体)に作用して痛み等を強力に抑える

主な適応,用法・用量 各種癌性疼痛 → 1日30〜120mg, 分6

観察項目 鎮痛効果, 呼吸回数 **注意すべき副作用** 呼吸抑制, 錯乱, せん妄, 悪心, 嘔吐, 便秘, 口喝, 発汗, 傾眠, 尿閉, そう痒感

オフミック ▶▶ **ミドリンP**(眼科用薬, p.404)

オフロキサシン(点眼・耳科用) ▶▶ **タリビッド**(眼科用薬・耳鼻咽喉科用薬, p.232)

オフロキサシン(錠) ▶▶ **タリビッド**(抗菌薬, p.232)

オペガードMA
ブドウ糖

眼灌流液

眼科用薬 **眼内灌流液**

角膜内皮保護作用と手術による眼内組織の機能低下を軽減する

主な適応,用法・用量 手術時の眼内灌流及び洗浄 → 20〜4000mL

オペガン
精製ヒアルロン酸ナトリウム

眼粘弾剤

眼科用薬 **眼科手術補助剤**

眼科手術時の補助剤で眼内レンズ挿入時に前房内に注入しておき前房深度の維持や眼内組織を保護する

主な適応,用法・用量 眼科手術時(白内障・角膜移植)の補助剤 → 0.1〜1mL

オーペグ ▶▶ **ニフレック**(腸管洗浄剤, p.279)

オペプリム
ミトタン

`カプセル`

その他の内分泌・代謝系用薬　**副腎皮質ホルモン合成阻害薬**

副腎皮質に対して萎縮や壊死作用があり副腎皮質で過剰に産生されるステロイドホルモンの産生を抑える

`主な適応, 用法・用量` 副腎癌, クッシング症候群 ➡ 1回1〜2カプセル, 1日3回より開始

オメガシン
ビアペネム

抗菌薬　**カルバペネム系（注射剤）**

細菌の細胞壁合成を阻害して増殖を抑える：緑膿菌に強い効果

`主な適応, 用法・用量` 細菌感染症等 ➡ 1日0.6g, 分2

オメプラゾール ▶▶ **オメプラール**（酸関連疾患治療薬, p.101）

オメプラゾン ▶▶ **オメプラール**（酸関連疾患治療薬, p.101）

オメプラール
オメプラゾール

`腸溶錠`

酸関連疾患治療薬　**プロトンポンプ阻害薬**

胃壁にある胃酸分泌ポンプ（プロトンポンプ）の働きを抑えて胃酸の分泌を強力に抑制する

`主な適応, 用法・用量` 胃十二指腸潰瘍, 逆流性食道炎等 ➡ 1日1回10〜20mg.
`観察項目` 血算, 肝機能, 腎機能

オラスポア
セフロキサジン水和物

`DS`

抗菌薬　**セフェム系（第一世代・経口剤）**

細菌の細胞壁合成を阻害して増殖を抑える

`主な適応, 用法・用量` 細菌感染症等 ➡ 1日30mg/kg, 分3

オラセフ
セフロキシム アキセチル

`錠`

抗菌薬　**セフェム系（第二世代・経口剤）**

細菌の細胞壁合成を阻害して増殖を抑える

`主な適応, 用法・用量` 細菌感染症等 ➡ 1回250mg, 1日3回

オラデオ
カプセル

ベロトラルスタット塩酸塩

皮膚科用薬 **遺伝性血管性浮腫治療薬**

遺伝性血管性浮腫の腫れやむくみの原因となる物質（血漿カリクレイン）の働きを抑制して症状を抑える

主な適応, 用法・用量 遺伝性血管性浮腫の急性発作の発症抑制 → 1日1回150mg

注意すべき副作用 QT延長

オラビ
錠口腔用

妊婦

ミコナゾール

抗真菌薬 **深在性・表在性抗真菌薬（イミダゾール系）**

口腔内の真菌細胞膜（カンジダ菌）に結合して細胞膜の合成を阻害し，増殖を抑える

主な適応, 用法・用量 口腔咽頭カンジダ症 → 1日1回1錠，上顎歯肉に付着

オラペネム
小児用細粒

テビペネム ピボキシル

抗菌薬 **カルバペネム系（経口剤）**

細菌の細胞壁合成を阻害して増殖を抑える

主な適応, 用法・用量 細菌感染症等 → 1回4mg/kg，1日2回

注意すべき副作用 3歳未満では下痢，軟便の頻度が高い

オランザピン ▸▸ ジプレキサ（抗精神病薬, p.176）

オルガドロン ▸▸ デカドロン（副腎皮質ステロイド, p.244）

オルガドロン
点眼　点鼻液　点耳

デキサメタゾンリン酸エステルナトリウム

眼科用薬・耳鼻咽喉科用薬 **抗炎症薬（ステロイド）**

眼・耳・鼻内等のステロイド受容体に作用して強力な抗炎症・抗アレルギー作用により炎症を抑える

主な適応, 用法・用量 眼・耳・鼻部炎症等 → 眼：1回1～2滴，1日3～4回．耳：1～数回，適量

オルガラン
静注

ダナパロイドナトリウム

抗血栓薬 **抗凝固薬（低分子ヘパリン）**

抗凝固作用を持つアンチトロンビン(第X因子)の血液凝固阻害作用を増強して血液が固まるのを抑える

主な適応, 用法・用量 血管内血液凝固症(DIC)→1回1250活性単位, 12時間毎

看護のPoint 単独で静脈内投与

オルケディア
エボカルセト

[錠]
[妊婦]

骨・Ca代謝薬 **Ca受容体刺激薬**

副甲状腺のCa受容体に作用して副甲状腺ホルモン(PTH)の分泌を抑制する. また血中のCa濃度を低下させる

主な適応, 用法・用量 透析下の二次性副甲状腺機能亢進症等→1日1回1~8mg

注意すべき副作用 低Ca血症

オルセノン
トレチノイン トコフェリル

[軟膏]

皮膚科用薬 **褥瘡・皮膚潰瘍治療薬**

肉芽形成や新生血管の形成を促進して創傷組織の修復を促進する

主な適応, 用法・用量 褥瘡, 皮膚潰瘍→1日1~2回

オルダミン
モノエタノールアミンオレイン酸塩

[注]

止血薬 **静脈瘤硬化薬**

血管内皮細胞を壊し静脈瘤内に血栓を形成させ, やがて血栓が縮小することにより静脈瘤を縮小させる

主な適応, 用法・用量 食道静脈瘤・胃静脈瘤退縮等→1バイアル10mL溶解して食道:1~5mL. 胃:0.4mL/kg

配合変化 生食・ヘキサブリ・オプチレイ・プロスコープと配合不可

オルドレブ
コリスチンメタンスルホン酸ナトリウム

[静注]

抗菌薬 **ポリペプチド系**

細菌の細胞膜に障害を与え増殖を抑える

主な適応, 用法・用量 細菌感染症等→1回1.25~2.5mg/kg, 1日2回

配合変化 生食で溶解し, 溶解後生食等で希釈.他の薬剤と配合不可

観察項目 腎機能, 神経系症状 **注意すべき副作用** めまい, 顔面知覚異常, 視覚異常

オルプロリクス
エフトレノナコグアルファ

`静注`

血液製剤 血液凝固第IX因子

血液凝固第IX因子欠乏患者に対し血漿中の血液凝固第IX因子を補い，その出血傾向を抑制する

主な適応, 用法・用量 血液凝固第IX因子欠乏患者の出血抑制 → 1回50IU/kg

配合変化 原則単独投与

オルベスコ
シクレソニド

`吸入`

気管支喘息治療薬 吸入ステロイド

副腎皮質ホルモンの抗炎症作用により気道の炎症を抑え喘息発作の頻度を減らす

主な適応, 用法・用量 気管支喘息 → 1日1回100～400µg

観察項目 好酸球(↑)

オルミエント
バリシチニブ

`錠`

抗リウマチ薬 tsDMARD(分子標的型DMARD)

炎症や免疫に関係するヤヌスキナーゼ(JAK)という酵素を阻害して免疫細胞の活動を抑え関節の腫れや痛みを抑える

主な適応, 用法・用量 関節リウマチ → 1日1回4mg

観察項目 好中球数・リンパ球数 **注意すべき副作用** 持続する咳や発熱，帯状疱疹等 **看護のPoint** JAK阻害薬

オルメサルタン ▶▶ オルメテック(降圧薬, p.104)

オルメテック
オルメサルタンメドキソミル

`錠`

降圧薬 アンジオテンシンII(AII)受容体拮抗薬

血圧を上げるアンジオテンシンIIが受容体に結合するのを抑え血管を広げて血圧を下げる

主な適応, 用法・用量 高血圧症 → 1日1回10～20mg

観察項目 血圧, K, Cr, 血算, 肝機能, 低血圧症状(特に利尿薬併用時) **注意すべき副作用** 起立性低血圧, 血管浮腫, 重度の下痢(長期投与), 低血糖(糖尿病患者)

オレンシア
アバタセプト

静注 皮下注

抗リウマチ薬 bDMARD（生物学的製剤）

免疫T細胞を活性化するシグナル伝達を阻害して活性化を抑え，リウマチ等の炎症症状を抑える

主な適応，用法・用量 関節リウマチ，若年性特発関節炎 ➡ 静：1回500〜1000mg，2・4週以後4週間隔投与．皮：1回125mg

看護のPoint 激しく振とうしない．インラインフィルターを用いて投与する

オロパタジン塩酸塩 ➡➡ アレロック（抗アレルギー薬，p.41）

オングリザ
サキサグリプチン水和物

錠

糖尿病治療薬 選択的DPP-4阻害薬

インスリンの分泌を促進する酵素（インクレチン）が分解されるのを抑えて，インスリン分泌を促進して高血糖を抑える

主な適応，用法・用量 2型糖尿病 ➡ 1日1回2.5〜5mg

観察項目 血糖，腎機能 **注意すべき副作用** 低血糖（他の糖尿病薬併用時）

オンコビン
ビンクリスチン硫酸塩

注

抗悪性腫瘍薬 微小管阻害薬（ビンカ・アルカロイド）

癌細胞の分裂に必要な細胞内の微小管重合を阻害して増殖を抑える

主な適応，用法・用量 白血病，悪性リンパ腫 ➡ 添付文書参照

注意すべき副作用 主な副作用は神経毒性，便秘，イレウス，肺毒性，肝障害

オンジェンティス
オピカポン

錠

抗パーキンソン病薬 末梢COMT阻害薬

脳内で不足するレボドパの脳内への移行を高めて，脳内のドパミン濃度を高め震えやこわばり等のパーキンソン症状を改善する

主な適応，用法・用量 パーキンソン病の日内変動（ウェアリングオフ）の改善 ➡ 1日1回25mg（メネシット，マドパー等と併用）

オンダンセトロン

オンダンセトロン

注

制吐薬 5-HT₃受容体拮抗薬（中枢性・末梢性）

吐き気等を誘発する腸管内のセロトニン受容体（5-HT₃）に作用して，抗悪性腫瘍薬投与による消化器症状（悪心・嘔吐）を抑制する

主な適応, 用法・用量 化学療法の悪心・嘔吐等 → 1日1回4mg

注意すべき副作用 便秘

オンパットロ

パチシランナトリウム

静注

TTR型アミロイドーシス治療薬

神経変性疾患の原因となるアミロイドが肝細胞組織で形成されるのを抑制して神経障害を抑える

主な適応, 用法・用量 アミロイドポリニューロパチーの神経障害抑制 → 3週に1回0.3mg/kg

配合変化 原則単独投与

オンブレス

インダカテロールマレイン酸塩

吸入カプセル

気管支拡張薬 β刺激薬（β₂選択性）

気管支平滑筋の交感神経β₂受容体を刺激して長時間気管支を広げる

主な適応, 用法・用量 気道閉塞障害の寛解等 → 1日1回1カプセル

観察項目 K（↓），心拍数 注意すべき副作用 過度の使用で不整脈，心停止等 看護のPoint 長時間型（LABA）

カイトリル

グラニセトロン塩酸塩

細粒 錠 注 静注

制吐薬 5-HT₃受容体拮抗薬（中枢性・末梢性）

吐き気等を誘発する腸管内のセロトニン受容体（5-HT₃）に作用して，抗悪性腫瘍剤投与による消化器症状（悪心・嘔吐）を抑制する

主な適応, 用法・用量 化学療法の悪心・嘔吐等 → 内：1日1回2mg. 注：1回40μg/kg

配合変化 フロセミド・ジアゼパムと配合不可 注意すべき副作用 便秘

カイプロリス

静注

毒 妊婦

カルフィルゾミブ

抗悪性腫瘍薬　**分子標的薬（プロテアソーム阻害薬）**

癌細胞内の不要になった蛋白質を分解する酵素を選択的に阻害して細胞内に不要蛋白質を蓄積させ細胞死に導く

主な適応，用法・用量　再発・難治性多発性骨髄腫 → 添付文書参照

配合変化　希釈はブドウ糖液

カイロック ▶▶ タガメット（酸関連疾患治療薬, p.224）

加香ヒマシ油

内用液

ヒマシ油（加香ヒマシ油）

便秘治療薬　**腸刺激性下剤**

小腸内でリシノール酸に分解され小腸を刺激して瀉下作用を現す

主な適応，用法・用量　便秘症，食中毒時の内容物排泄等 → 1回15～30mL

ガザイバ

静注

オビヌツズマブ

抗悪性腫瘍薬　**分子標的薬（抗CD20ヒト化モノクローナル抗体）**

癌細胞のリンパ球表面にあるCD20受容体に特異的に結合して癌細胞を破壊し，増殖を抑える

主な適応，用法・用量　CD20陽性濾胞性リンパ腫 → 1日1回1000mg

配合変化　希釈は生食のみ

カシワドール

静注

妊婦

コンドロイチン硫酸ナトリウム・サリチル酸ナトリウム

解熱・鎮痛薬　抗炎症薬　**酸性（サリチル酸系）**

発痛物質（ブラジキニン）を増強するプロスタグランジンの生成を抑える．また結合組織の安定化により鎮痛消炎作用を示す

主な適応，用法・用量　神経痛，腰痛症 → 1日1回20mL

ガスコン

散 錠

ジメチコン

腸疾患治療薬　**消化管内ガス駆除薬（消泡作用）**

腸内の小ガス気泡の表面張力を低下・破裂させ遊離気体に合体させ体外へ排出する．また内視鏡時の胃有泡粘液を除去する

主な適応, 用法・用量 腸内ガスの駆除等 ➡ 1日120〜240mg. 胃内視鏡時40〜80mg

ガスサール ▶▶ **ガスコン**（腸疾患治療薬, p.107）

ガスター　散 錠 注

ファモチジン

酸関連疾患治療薬 **H₂受容体拮抗薬**

胃壁細胞に存在し胃酸分泌を促進するヒスタミン受容体（H₂）を遮断して胃酸分泌を抑える

主な適応, 用法・用量 胃十二指腸潰瘍等 ➡ 内：1回10〜20mg, 1日2回. 注：1回20mg, 1日2回

配合変化 注：アレビアチン, KCL, ソルダクトン, ビタシミン, ファーストシン, プロアクト（異臭）, ペルジピン, ラシックス **観察項目** 血算（特に白血球減少）, 肝機能, 腎機能 **注意すべき副作用** 便秘

ガスチーム ▶▶ **プロナーゼMS**（酸関連疾患治療薬, p.359）

ガストローム　顆粒

エカベトナトリウム水和物

酸関連疾患治療薬 **胃炎・胃潰瘍治療薬（粘膜保護）**

傷ついた胃粘膜に結合して胃液の侵襲から胃粘膜を保護する

主な適応, 用法・用量 胃潰瘍, 胃粘膜病変の改善等 ➡ 1回1.5g, 1日2回

ガスモチン　散 錠

モサプリドクエン酸塩水和物

健胃消化薬・胃腸機能改善薬 **消化管運動促進薬**

副交感神経の消化管内セロトニン受容体（5-HT₄）を刺激して上部・下部消化管の運動を促進する

主な適応, 用法・用量 胃炎伴う消化器症状等 ➡ 1日15mg, 分3. 腸管洗浄時20mg

観察項目 肝機能

ガスロンN　細粒 錠

イルソグラジンマレイン酸塩

酸関連疾患治療薬 **胃炎・胃潰瘍治療薬（粘膜保護）**

胃粘膜細胞の血流を増やして胃粘膜上皮細胞のバリアを強化して保護する

`主な適応, 用法・用量` 胃粘膜病変の改善等 → 1日4mg，分1〜2

カソデックス `錠`
ビカルタミド

抗悪性腫瘍薬 **抗アンドロゲン剤**

前立腺癌のアンドロゲン受容体にアンドロゲン（男性ホルモン）が結合するのを阻害して前立腺癌の増殖を抑える

`主な適応, 用法・用量` 前立腺癌 → 1日1回80mg

カタクロット `注`
オザグレルナトリウム

クモ膜下出血治療薬

血小板凝集や血管収縮を引き起こすトロンボキサンの合成を阻害して脳の虚血状態や循環障害を改善する

`主な適応, 用法・用量` クモ膜下出血等 → 1回80mg，1日1〜2回

`配合変化` Caを含む輸液と混和すると白濁することがある　`観察項目` 出血，肝機能，血算，腎機能，発疹，発熱

カタプレス `錠`
クロニジン塩酸塩

降圧薬 **中枢性交感神経抑制薬**

血管の収縮に関係している中枢の交感神経を抑制することにより血管平滑筋の緊張を低下させ血圧を下げる

`主な適応, 用法・用量` 各種高血圧 → 1回75〜150µg，1日3回

`注意すべき副作用` 眠気

カタリン `点眼`
ピレノキシン

眼科用薬 **白内障治療薬**

眼内水晶体の水溶性蛋白がキノイド物質で不溶化するのを抑制して白内障の進行を抑える

`主な適応, 用法・用量` 老人性白内障 → 1回1〜2滴，1日3〜5回

`看護のPoint` 用時振とう

ガチフロ

点眼

ガチフロキサシン水和物

眼科用薬 **抗菌薬（ニューキノロン系）**

眼内細菌のDNA合成阻害作用により増殖を抑える

主な適応, 用法・用量 結膜・角膜炎等 ➡ 1回1滴，1日3回

カデチア ▶▶ エカード（降圧薬, p.66）

カデックス

外用散 軟膏

ヨウ素

皮膚科用薬 **褥瘡・皮膚潰瘍治療薬**

ヨウ素の殺菌作用とカデキソマー（特殊な基剤）により滲出液・膿を吸収して褥瘡・潰瘍の治癒を促進する

主な適応, 用法・用量 褥瘡，皮膚潰瘍 ➡ 1日1〜2回
📷 **観察項目** 多量投与及び長期連用時の甲状腺機能

カデュエット

錠

アムロジピンベシル酸塩・アトルバスタチンカルシウム水和物

 妊婦 運

降圧薬 **配合剤（Ca拮抗薬・スタチン）**

Caイオンの働きを抑えて血管を広げ血圧を下げる薬と肝臓のコレステロール合成を阻害する薬を併せ持つ合剤

主な適応, 用法・用量 高血圧と高脂血症の合併症 ➡ 1日1回1錠
📷 **観察項目** 血圧，LDL，血算，肝機能，CK，Cr **注意すべき副作用** 横紋筋融解症・ミオパチー，肝機能障害，頭痛，動悸，ほてり，むくみ（アムロジピン高含量），歯肉肥厚

カドサイラ

静注

トラスツズマブ エムタンシン

妊婦

抗悪性腫瘍薬 **分子標的薬（抗HER2ヒト化モノクローナル抗体（ADC含む））**

癌細胞のヒト上皮増殖因子（HER2受容体等）に結合し癌細胞の分裂を阻止して増殖を抑える

主な適応, 用法・用量 HER2陽性の乳癌 ➡ 1回3.6mg/kg，3週間隔
🔀 **配合変化** ブドウ糖液と配合禁忌 📷 **観察項目** Infusion reaction（発疹，発熱，アナフィラキシー様症状等），心機能，肝機能，末梢神経障害 📋 **看護のPoint** インラインフィルターを用いて投与する

カトレップ

`パップ` `テープ`

インドメタシン

解熱・鎮痛薬　抗炎症薬　**経皮吸収剤（インドール酢酸系）**

皮膚から吸収され、痛みや炎症に関わる生理活性物質であるプロスタグランジンの合成を阻害し痛みや炎症を抑える

`主な適応, 用法・用量` 変形関節症等の鎮痛・消炎等 → 1日2回

力

カナグル

`錠`

カナグリフロジン水和物

糖尿病治療薬　**選択的SGLT2阻害薬**

腎臓で血中の糖を再吸収する酵素（SGLT2）の働きを抑えて過剰な糖を尿中に排泄して高血糖を抑える

`主な適応, 用法・用量` 2型糖尿病 → 1日1回100mg

`観察項目` 血糖, 皮膚症状, 多尿, 口渇, 脱水　`注意すべき副作用` 低血糖, 水分補給

ガナトン

`錠`

イトプリド塩酸塩

健胃消化薬・胃腸機能改善薬　**消化管運動促進薬**

副交感神経に作用して消化管運動を亢進させ消化管運動の低下による慢性胃炎・吐き気等を改善する

`主な適応, 用法・用量` 慢性胃炎による消化器症状 → 1日150mg, 分3食前

`観察項目` 肝機能

カナマイシン

`カプセル`

カナマイシン硫酸塩

抗菌薬　**アミノグリコシド系**

細菌の蛋白合成を阻害して増殖を抑える

`主な適応, 用法・用量` 感染性腸炎 → 1日2〜4g, 分4

`観察項目` 腎機能, 第8脳神経障害　`注意すべき副作用` 難聴, 潰瘍, 経口摂取の不良な患者又は非経口栄養の患者, 全身状態の悪い患者ではビタミンK欠乏症状　`看護のPoint` ほとんど吸収されない

カナリア

`錠`

テネリグリプチン臭化水素酸塩水和物・カナグリフロジン水和物

糖尿病治療薬　**配合剤（選択的DPP-4阻害薬・選択的SGLT2阻害薬）**

インスリンの分泌を促進する薬（DPP-4阻害薬）と糖を尿から体外に排泄を促進する薬（SGLT2阻害薬）の合剤で高血糖を改善する

`主な適応, 用法・用量` 2型糖尿病 → 1日1回1錠

ガニレスト
ガニレリクス酢酸塩

`皮下注`
`妊婦`

その他のホルモン剤 **GnRHアンタゴニスト**

脳下垂体に作用して性腺刺激ホルモンの分泌を抑え卵胞が十分発育する前に排卵するのを抑える

`主な適応, 用法・用量` 早発排卵の防止 → 1日1回0.25mg

カヌマ
セベリパーゼアルファ

`静注`

その他の内分泌・代謝系用薬 **ライソゾーム病治療薬**

リパーゼ欠損症の細胞内に蓄積したコレステロール・トリグリセリド等を加水分解して蓄積症状を抑える

`主な適応, 用法・用量` ライソゾーム酸性リパーゼ欠損症 → 1回1mg/kg，2週1回
`配合変化` 生食で希釈，原則単独投与

カーバグル
カルグルミン酸

`錠`

その他の内分泌・代謝系用薬 **高アンモニア血症治療薬**

代謝異常症のカルバミルリン酸合成酵素を活性化して尿素サイクルを賦活化し血中のアンモニア濃度を低下させる

`主な適応, 用法・用量` 高アンモニア血症等 → 1日100〜250mg/kg，食前

カバサール
カベルゴリン

`錠`

抗パーキンソン病薬 **ドパミン作動薬（DA）（麦角系）**

脳内のドパミン受容体を刺激してパーキンソン病症状を改善する．またプロラクチン分泌を抑えて排卵障害等を改善する

`主な適応, 用法・用量` パーキンソン病，排卵障害等 → 添付文書参照
`観察項目` 肝機能，心エコー，呼吸状態

ガバペン
ガバペンチン

錠
運転2

抗てんかん薬　GABA誘導体（Caチャネル）

脳神経系の神経伝達物質（グルタミン酸）の遊離を抑える．また抑制神経伝達物質（GABA）を増強して，てんかん発作を抑える

主な適応, 用法・用量 てんかん部分発作等 → 1日600mg〜1800mg, 分3

看護のPoint ふらつき・眠気

カピステン
ケトプロフェン

筋注
妊婦

解熱・鎮痛薬　抗炎症薬　酸性（プロピオン酸系）

発痛物質（ブラジキニン）を増強するプロスタグランジンの合成を阻害して解熱鎮痛消炎作用を示す

主な適応, 用法・用量 各種解熱・鎮痛・消炎等 → 1回50mg, 1日1〜2回

配合変化 原則単独投与　**観察項目** やむを得ず妊婦（妊娠後期以外）に用いる場合は, 胎児の動脈管収縮や羊水量に注意

カフェイン
カフェイン水和物

末

片頭痛治療薬　キサンチン製剤

片頭痛の初期段階である血管拡張を抑えて片頭痛を抑制したり中枢神経興奮作用により眠気等を抑える

主な適応, 用法・用量 眠気, 倦怠感, 血管拡張性片頭痛等 → 1回0.1〜0.3g, 1日2〜3回

カフコデN
ジプロフィリン・ジヒドロコデイン配合剤

錠
運転2

鎮咳薬・去痰薬　鎮咳去痰薬（配合剤）

体温中枢に働き解熱鎮痛作用を示す．また気管支拡張作用と咳中枢に作用して咳を抑える

主な適応, 用法・用量 かぜ症候群等の鎮咳・鎮痛・解熱 → 1回2錠, 1日3回

観察項目 AST（↑）, ALT（↑）　**注意すべき副作用** 眠気・めまい, 目の充血やまぶたの腫れ, 発疹等の過敏症, 反復使用による薬物依存

カプトプリル ⇢ カプトリル（降圧薬, p.114）

カプトリル
カプトプリル

`細粒` `錠`
`妊婦` `運転3`

降圧薬　アンジオテンシン変換酵素(ACE)阻害薬

血管を収縮して血圧を上げるアンジオテンシンIIを生成させる酵素(アンジオテンシン変換酵素)の働きを阻害し血圧を下げる

`主な適応, 用法・用量`　各種高血圧等 → 1日37.5〜75mg, 分3

カプトリルR
カプトプリル

`徐放カプセル`
`妊婦` `運転3`

降圧薬　アンジオテンシン変換酵素(ACE)阻害薬

血管を収縮して血圧を上げるアンジオテンシンIIを生成させる酵素(アンジオテンシン変換酵素)の働きを阻害し血圧を下げる

`主な適応, 用法・用量`　各種高血圧等 → 1回18.5〜75mg, 1日2回

カプレルサ
バンデタニブ

`錠`
`妊婦` `運転3`

抗悪性腫瘍薬　分子標的薬(マルチキナーゼ阻害薬)

癌細胞が増殖に必要な血管内皮増殖因子受容体等(VEGFR等)に結合し血管新生等を阻害して増殖を抑える

`主な適応, 用法・用量`　甲状腺髄様癌 → 1日1回300mg

ガベキサートメシル酸塩　▶▶　エフオーワイ(膵臓疾患治療薬, p.78)

カペシタビン　▶▶　ゼローダ(抗悪性腫瘍薬, p.213)

カベルゴリン　▶▶　カバサール(抗パーキンソン病薬, p.112)

カボメティクス
カボザンチニブリンゴ酸塩

`錠`

抗悪性腫瘍薬　分子標的薬(マルチキナーゼ阻害薬)

癌細胞の血管内皮細胞増殖因子受容体等(VEGFR等)を介したシグナル伝達を阻害することにより癌細胞の増殖を抑える

`主な適応, 用法・用量`　腎細胞・肝細胞癌 → 1日1回60mg空腹時

`注意すべき副作用`　手足症候群, 下痢, 高血圧, 疲労等に注意

カムシア　▶▶　ユニシア(降圧薬, p.427)

カモスタットメシル酸塩　▶▶　フオイパン(膵臓疾患治療薬, p.336)

ガラフォルド カプセル

ミガーラスタット塩酸塩

その他の内分泌・代謝系用薬 **ライソゾーム病治療薬**

ファブリー病の内皮・実質細胞中に異常に蓄積する糖脂質（グロボトリアオシルセラミド）に結合して正常に分解させ症状を抑える

主な適応, 用法・用量 ファブリー病 → 1回123mg隔日

ガランターゼ 散

β-ガラクトシダーゼ

腸疾患治療薬 **止瀉薬（乳糖分解酵素薬）**

乳糖不耐症の消化管内にある乳糖（二糖類）をガラクトース・グルコース（単糖類）に加水分解して消化吸収を改善する

主な適応, 用法・用量 乳糖不耐による消化不良の改善等 → 1回0.25〜1g, 哺乳時

 看護のPoint 調乳温度は50度以下

ガランタミン ▶▶ レミニール（抗認知症薬, p.472）

カリエード ▶▶ カリメート（補正製剤, p.115）

カリジノゲナーゼ ▶▶ カルナクリン（血管拡張薬, p.117）

カリメート 散 DS 経口液

ポリスチレンスルホン酸カルシウム

補正製剤 **高K血症治療薬（経口）**

腸内に存在するKをCaと交換して高くなったKを糞便中に排出させて血清Kの上昇を抑える

主な適応, 用法・用量 慢・急性腎不全による高K血症 → 内：1日15〜30g, 分2〜3. 腸：1回30g

 看護のPoint ソルビトール液での注腸は避ける

カルグート 細粒 錠

デノパミン

心不全治療薬 **その他（心機能改善薬）**

心筋細胞膜上の交感神経β受容体を刺激して心筋収縮力を増強して心不全を改善する

主な適応, 用法・用量 慢性心不全 → 1日15〜30mg, 分3

116

カルケンス
アカラブルチニブ

カプセル

抗悪性腫瘍薬 分子標的薬（チロシンキナーゼ阻害薬/BTK阻害薬）

リンパ細胞の増殖などを調節するブルトン型チロシンキナーゼ活性を阻害してリンパ細胞の増殖を抑制する

主な適応, 用法・用量 慢性リンパ性白血病 → 1回100mg，1日2回

カルコーパ ▶ メネシット（抗パーキンソン病薬, p.418）

カルシトリオール ▶ ロカルトロール（骨・Ca代謝薬, p.475）

カルスロット
マニジピン塩酸塩

錠
妊婦

降圧薬 Ca拮抗薬（ジヒドロピリジン系）

血管平滑筋を収縮させるCaイオンの働きを抑え血管を広げて血圧を下げる

主な適応, 用法・用量 高血圧 → 1日1回5〜20mg

観察項目 血圧，低血圧症状や動悸　注意すべき副作用 低血圧，頭痛・動悸・ほてり，歯肉肥厚

カルセド
アムルビシン塩酸塩

注
妊婦

抗悪性腫瘍薬 抗癌性抗生物質（アントラサイクリン類）

癌細胞のDNA合成に必要な酵素（トポイソメラーゼ）を阻害して癌細胞の増殖を抑える

主な適応, 用法・用量 非小細胞・小細胞肺癌 → 45mg/m²

観察項目 骨髄抑制　注意すべき副作用 赤色尿

カルタン
沈降炭酸カルシウム

細粒 錠

補正製剤 高リン血症治療薬

消化管内のリンと結合してリンの吸収を抑え，血中のリン濃度を下げる

主な適応, 用法・用量 慢性腎不全の高リン血症改善 → 1日3g，分3食直後

観察項目 Ca

カルチコール
グルコン酸カルシウム水和物

骨・Ca代謝薬　**Ca製剤**

神経系疾患でのCaを補給して筋細胞の神経筋興奮性の閾値を上昇させ刺激に対するテタニー痙攣等を和らげる

主な適応, 用法・用量 低Ca血症起因テタニーの改善等 ➡ 内：1日1〜5g, 分3. 注：1日0.4〜2g

配合変化 注：セフトリアキソンNaと配合不可

カルテオロール塩酸塩（点眼） ➡ ミケラン（眼科用薬, p.402）

カルテオロール塩酸塩（細粒・錠） ➡ ミケラン（降圧薬, p.402）

カルテオロール塩酸塩LA ➡ ミケランLA（眼科用薬, p.403）

カルデナリン
ドキサゾシンメシル酸塩

降圧薬　**α遮断薬**

血管平滑筋の交感神経α受容体の働きを抑え末梢血管を広げて血圧を下げる

主な適応, 用法・用量 高血圧 ➡ 1日1回0.5〜4mg

観察項目 血圧（立位・坐位）　**注意すべき副作用** 起立性低血圧, 動悸, 頭痛

カルナクリン
カリジノゲナーゼ

血管拡張薬　**末梢循環障害改善薬**

血管拡張作用のあるキニンを遊離して末梢血管拡張と血小板凝集抑制作用により循環障害を改善する

主な適応, 用法・用量 末梢・網脈絡膜循環障害等 ➡ 1回10〜50単位, 1日3回

カルバゾクロムスルホン酸ナトリウム ➡ アドナ（止血薬, p.22）

カルバマゼピン ➡ テグレトール（抗てんかん薬, p.244）

カルバン
ベバントロール塩酸塩

降圧薬　**αβ遮断薬**

交感神経のβ受容体遮断作用により心臓の過剰な働きを抑える．またα受容体遮断・Ca拮抗作用により血管を広げ血圧を下げる

主な適応, 用法・用量 高血圧症 → 1回100mg, 1日2回

カルビスケン
ピンドロール

錠

妊婦 運転3

降圧薬 **β遮断薬（β₁非選択性ISA(+)）**

交感神経β受容体を遮断して心臓興奮を抑制して心臓の働きを抑えたり血圧を下げる

主な適応, 用法・用量 高血圧, 狭心症等 → 1回1～5mg, 1日3回

観察項目 脈拍, 血圧, 腎機能 **注意すべき副作用** めまい, ふらつき, 徐脈, 低血圧, 頭痛. 低血糖症状（動悸等）を隠す

カルブロック
アゼルニジピン

錠

妊婦 運転3

降圧薬 **Ca拮抗薬（ジヒドロピリジン系）**

血管平滑筋を収縮させるCaイオンの働きを抑え血管を広げて血圧を下げる

主な適応, 用法・用量 高血圧 → 1日1回8～16mg

観察項目 血圧, 肝機能（AST・ALT・γ-GTP） **注意すべき副作用** 頭痛・動悸・ほてり, 歯肉肥厚

カルプロニウム塩化物 ▶▶ フロジン（皮膚科用薬, p.356）

カルベジロール ▶▶ アーチスト（降圧薬, p.18）

カルベニン
パニペネム・ベタミプロン

注

抗菌薬 **カルバペネム系（注射剤）**

細菌の細胞壁合成を阻害して増殖を抑える

主な適応, 用法・用量 細菌感染症（緑膿菌に効果あり）→ 1日1g, 分2

注意すべき副作用 尿が茶色

カルボシステイン ▶▶ ムコダイン（去痰薬, p.410）

カルボプラチン ▶▶ パラプラチン（抗悪性腫瘍薬, p.304）

カルメロースナトリウム
カルメロースナトリウム

原末

便秘治療薬 **膨張性下剤**

消化管で吸収されずコロイド状となり硬化した便に浸透し容積を増大させ腸壁を刺激して排便を促す

主な適応, 用法・用量 → 1回0.5〜2g, 1日3回

カレトラ

ロピナビル・リトナビル

錠 内用液

カ

抗HIV薬 プロテアーゼ阻害薬

HIVウイルスの増殖に必要な酵素(HIVプロテアーゼ)を阻害して増殖を抑える

主な適応, 用法・用量 HIV感染症 → 1日4錠, 分1〜2. 液：1日10mL, 分2

📷 **観察項目** 高脂血症, 消化器症状(特に下痢), 血糖, アミラーゼ, TG, リパーゼ, 出血傾向, Bil, 体温, ALT・AST, 心電図, 皮膚症状

カロナール

アセトアミノフェン

末 細粒 錠 坐剤

解熱・鎮痛薬 抗炎症薬 **アニリン系**

視床下部の体温調節中枢に作用して熱放散を増大させる. また視床と大脳皮質の痛覚閾値を上昇させて痛みを抑える

主な適応, 用法・用量 各種解熱・鎮痛・消炎等 → 1回300〜1000mg. 児：1回10〜15mg/kg

📷 **観察項目** 血圧, 腎機能(BUN・Cr), 血算, 電解質, 肝機能(AST・ALT, γ—GTP) ⚠ **注意すべき副作用** 過敏症, 消化管障害, 小膿疱, 息切れ, 発熱, 全身のむくみ

カンサイダス

カスポファンギン酢酸塩

静注

抗真菌薬 **深在性抗真菌薬(キャンディン系)**

真菌の細胞壁(D-グルカン)の合成を阻害して増殖を抑える

主な適応, 用法・用量 真菌感染症 → 1日1回50〜70mg

✂ **配合変化** 希釈は生食・リンゲル液を使用

ガンシクロビル ▶▶ デノシン(抗ウイルス薬, p.248)

乾燥水酸化アルミニウムゲル

乾燥水酸化アルミニウムゲル

末

酸関連疾患治療薬 **酸中和薬**

胃内でゼラチン様被膜を形成して潰瘍面を保護する. また過剰な胃酸を中和する

主な適応, 用法・用量 制酸作用等 → 1日1〜3g, 数回に分服
📷 **観察項目** 腎障害患者の長期投与によるAl脳症, Al骨症, 貧血等
📋 **注意すべき副作用** 白色便

カンデサルタン ➡ ブロプレス（降圧薬, p.361）

冠動注用ミリスロール
ニトログリセリン

注
PVC

狭心症治療薬 硝酸薬

一酸化窒素を遊離し血管平滑筋に作用し冠血管を拡張させ心臓への血液や酸素供給量を増やす

主な適応, 用法・用量 冠動脈造影時の冠攣縮寛解 → 1回0.2mg冠動注
📷 **観察項目** 血圧, 心拍数

カンプト ➡ トポテシン（抗悪性腫瘍薬, p.261）

ガンマオリザノール ➡ ハイゼット（脂質異常症治療薬, p.293）

ガンマロン
ガンマ-アミノ酪酸

錠

脳循環・代謝改善薬

脳細胞に必要な糖代謝を高め脳血流量・酸素供給量を促進して脳機能を改善する

主な適応, 用法・用量 頭部外傷, 耳鳴等 → 1日3g, 分3

カンレノ酸カリウム ➡ ソルダクトン（利尿薬, p.219）

キイトルーダ
ペムブロリズマブ

静注

抗悪性腫瘍薬 分子標的薬（抗PD-1ヒト化モノクローナル抗体）

癌細胞と免疫細胞の結合を阻害して免疫回避を抑制し, 免疫細胞に癌細胞を攻撃させて増殖を抑える

主な適応, 用法・用量 悪性黒色腫, 肺癌等 → 1回200mg, 3週間隔. 1回400mg, 6週間隔
🧪 **配合変化** 希釈は生食・ブドウ糖液を使用 📷 **看護のPoint** バイアルは振とうしない

キサラタン
ラタノプロスト

眼科用薬 **緑内障治療薬（PG関連薬）**

眼内から眼外への房水（眼球を満たす体液）流出を促進して眼圧を下げる

主な適応, 用法・用量 緑内障，高眼圧症 → 1日1回1滴

注意すべき副作用 眠気，めまい，徐脈，低血圧　**看護のPoint** 眼局所に色素沈着することがある

キシロカイン
リドカイン

不整脈治療薬 **Naチャネル遮断薬（Ib群）**

心筋の電気信号（活動電位：Na）を抑制し，興奮伝導を遅らせて各種不整脈の発生を抑制する

主な適応, 用法・用量 期外収縮，頻拍，心室性不整脈等 → 1回50〜100mg

配合変化 タンボコール，シンビット，ソルダクトンと配合不可　**観察項目** 心電図，脈拍，血圧，心胸郭比，意識障害，痙攣

キックリン
ビキサロマー

補正製剤 **高リン血症治療薬**

消化管内のリンと結合してリンの吸収を抑え，血中のリン濃度を下げる

主な適応, 用法・用量 腎不全の高リン血症改善 → 1回500mgから開始，1日3回，食直前

キニジン硫酸塩
キニジン硫酸塩水和物

不整脈治療薬 **Naチャネル遮断薬（Ia群）**

心筋の電気信号（活動電位：Na）を抑制し，不応期を延長して各種不整脈の発生を抑制する

主な適応, 用法・用量 期外収縮，頻脈等 → 添付文書参照

観察項目 心電図，脈拍，血圧，心胸郭比，血算，腎機能，肝機能

注意すべき副作用 発疹，発熱，鼻血，耳鳴，失神

キネダック
エパルレスタット

糖尿病治療薬 **アルドース還元酵素阻害薬**

痛み等が神経内のソルビトールの蓄積によって起こるが，これを増強するアルドース還元酵素を阻害して神経障害を抑える

主な適応，用法・用量 糖尿病性神経障害等 → 1回50mg，1日3回食前

📷 **観察項目** 血算，肝機能 ⚠ **注意すべき副作用** 黄褐色〜赤色尿

ギブラーリ

ギボシランナトリウム

`皮下注`

その他の内分泌・代謝系用薬 **急性ポルフィリン症用薬**

肝臓内でヘム生成の途中段階で作られる神経毒物質(アミノレブリン酸等)が蓄積するのを抑えて腹痛・嘔吐や痙攣等の発作を抑える

主な適応，用法・用量 急性肝性ポルフィリン症 → 1カ月1回2.5mg/kg

キプレス

モンテルカストナトリウム

`細粒` `錠` `チュアブル錠`

気管支喘息治療薬 **ロイコトリエン受容体拮抗薬**

気道収縮やアレルギー症状を引き起こす物質(ロイコトリエン)が受容体に結合するのを阻害してアレルギー症状を抑える

主な適応，用法・用量 気管支喘息，アレルギー性鼻炎 → 1日1回5〜10mg

📷 **観察項目** 肝機能

キムリア

チサゲンレクルユーセル

`静注`

再生医療等製品 **ヒト体細胞加工品(CAR-T細胞療法)**

患者の免疫T細胞を取り出し癌細胞に対して攻撃力を高めるように改変して患者体内に戻して癌細胞を死滅させる

主な適応，用法・用量 B細胞性急性リンパ芽球性白血病 → 添付文書参照

📷 **観察項目** 臨床症状，血液検査，血清中電解質濃度，腎機能検査

👁 **看護のPoint** 25歳以下に使用

ギャバロン

バクロフェン

`錠` `注`

骨格筋弛緩薬 **中枢性筋弛緩薬**

脊髄に作用して単・多シナプス反射を抑制して運動ニューロンの活性を低下させ筋肉のこわばりや麻痺を軽減する

主な適応，用法・用量 脳血管障害等の痙性麻痺等 → 内：1日5〜30mg，分1〜3．注：添付文書参照

⚠ 注意すべき副作用 眠気，脱力，筋力低下，血圧低下，嘔気，食欲不振，ふらつき，発疹等

キャブピリン
アスピリン・ボノプラザンフマル酸塩

カ

抗血栓薬 **抗血小板薬**

抗血小板作用をもつアスピリンと，アスピリン服用による潰瘍の発生を抑えるためのボノプラザンとの配合剤

主な適応,用法·用量 種々疾患の血栓·塞栓形成抑制 → 1日1回1錠
⚠ 注意すべき副作用 出血徴候，胸やけ·胃痛等の消化器障害

キャベジンUコーワ
メチオニン・メタケイ酸アルミン酸マグネシウム配合剤

散

酸関連疾患治療薬 **胃炎·胃潰瘍治療薬(配合剤)**

胃粘膜の粘液分泌量を増加させて胃を保護する．また制酸作用により潰瘍を抑制する

主な適応,用法·用量 胃十二指腸潰瘍，胃炎 → 1回1〜1.5g，1日3回

キャベジンUコーワ
メチルメチオニンスルホニウムクロリド

錠

酸関連疾患治療薬 **胃炎·胃潰瘍治療薬(粘膜保護)**

胃粘膜の粘液分泌量を増加させて胃を保護する．また肝臓の代謝改善等により肝機能障害改善する

主な適応,用法·用量 胃十二指腸潰瘍，肝機能改善等 → 1回25〜75mg，1日3回

球形吸着炭 ▶▶ **クレメジン**(解毒薬·中和薬，p.135)

キュバール
ベクロメタゾンプロピオン酸エステル

エアゾール

気管支喘息治療薬 **吸入ステロイド**

副腎皮質ホルモンの抗炎症作用により気道の炎症を抑え喘息発作の頻度を減らす

主な適応,用法·用量 気管支喘息 → 1回100μg，1日2回

キュビシン
ダプトマイシン

静注

抗菌薬 **環状リポペプチド系**

細菌の細胞膜合成を阻害して増殖を抑える．MRSA等

主な適応,用法・用量 細菌感染症等 → 1日1回4〜6mg/kg

配合変化 ブドウ糖含有液と配合不可　**観察項目** 好酸球上昇，ワルファリン服用患者への使用では併用時に必ずINRを確認．CKを定期的に（週1回以上）モニター

注意すべき副作用 下痢，便秘，皮膚炎，咳　**看護のPoint** 激しく振とうしない

キョウニン水

キョウニン水

内用液

去痰薬 **鎮咳去痰薬**

咳を鎮め，痰を出しやすくする

主な適応,用法・用量 気管支炎の咳，痰の排出 → 1日3mL，分3〜4

キョウベリン

ベルベリン塩化物水和物

錠

腸疾患治療薬 **止瀉薬（殺菌作用）**

腸内の有害細菌（有害大腸菌・ブドウ球菌等）に対して殺菌作用を示す．また腸内の腐敗・発酵を抑えて病原菌の増殖を抑える

主な適応,用法・用量 下痢症 → 1日150〜300mg，分3

キョウミノチン ▶ **強力ネオミノファーゲンシー**（肝疾患治療薬，p.124）

強力ネオミノファーゲンシー

グリチルリチン・グリシン・システイン配合剤

静注

肝疾患治療薬 **肝機能改善薬**

肝臓の炎症を抑えて肝機能を改善する．またアレルギー症状を抑えて湿疹・皮膚炎等を改善する

主な適応,用法・用量 湿疹，肝機能異常症等 → 1日1回5〜60mL

注意すべき副作用 低K血症，血圧上昇，Na・体液の貯留，浮腫，体重増加等の偽アルドステロン症

強力ポステリザン

大腸菌死菌・ヒドロコルチゾン

軟膏

痔疾患治療薬 **ステロイド系**

白血球の働きを高めて局所感染防御作用・肉芽形成促進作用・抗炎症作用等の協力作用により創傷部の治癒を促進する

主な適応,用法・用量 痔核・裂肛症状の緩解等 → 1日1〜3回適量

強力レスタミンコーチゾンコーワ　軟膏

ヒドロコルチゾン酢酸エステル・フラジオマイシン硫酸塩・ジフェンヒドラミン塩酸塩

抗アレルギー薬　**抗ヒスタミン薬（第一世代配合剤）**

抗菌薬・抗ヒスタミン薬と副腎皮質ホルモン配合により細菌感染防止と抗炎症作用を示す

主な適応, 用法・用量 皮膚感染症等 →1日1～数回

キョーフィリン ▶▶ **ネオフィリン**（気管支拡張薬, p.282）

キョーリンAP2　顆粒

シメトリド・無水カフェイン

解熱・鎮痛薬　抗炎症薬　**アニリン系**

間脳視床下部に作用して鎮痛作用を示す

主な適応, 用法・用量 各種鎮痛等 →1回0.5g, 1日3～4回

ギリアデル　脳内留置用材　妊婦

カルムスチン

抗悪性腫瘍薬　**アルキル化薬（ニトロソウレア類）**

癌細胞のDNA合成を阻害して増殖を抑える．悪性神経芽腫摘出後に留置する

主な適応, 用法・用量 悪性神経膠腫 →脳内切除面に留置

キロサイド　注

シタラビン

抗悪性腫瘍薬　**代謝拮抗薬（ピリミジン代謝拮抗薬）**

癌細胞のDNA合成を阻害し増殖を抑える

主な適応, 用法・用量 白血病, 悪性腫瘍等 →添付文書参照

キロサイドN　注

シタラビン

抗悪性腫瘍薬　**代謝拮抗薬（ピリミジン代謝拮抗薬）**

癌細胞のDNA合成を阻害し増殖を抑える

主な適応, 用法・用量 白血病, 悪性腫瘍等 →添付文書参照

キンダベート
軟膏

クロベタゾン酪酸エステル

副腎皮質ステロイド 外用ステロイド剤（ミディアム）

塗布部のステロイド受容体に作用して血管収縮作用と白血球の遊走（活発に動き回る）やヒスタミン等の炎症物質の遊離を阻止して皮膚の炎症症状を改善する

主な適応, 用法・用量 湿疹・皮膚炎等 ➡ 1日1～数回

クアゼパム ▶▶ **ドラール**（睡眠薬, p.264）

クエストラン
粉末

コレスチラミン

脂質異常症治療薬 陰イオン交換樹脂

肝臓でコレステロールから胆汁酸への異化を亢進し低下させる.また腸管内の胆汁酸等と結合して糞中への排泄量を増大させる

主な適応, 用法・用量 高脂血症等 ➡ 1回9g, 1日2～3回

注意すべき副作用 便秘, 胃・腹部膨満感

クエチアピン ▶▶ **セロクエル**（抗精神病薬, p211）

クエン酸第一鉄ナトリウム(Na) ▶▶ **フェロミア**（造血薬, p.335）

クエンメット ▶▶ **ウラリット**（高尿酸血症・痛風治療薬, p.63）

グーフィス
錠

エロビキシバット水和物

便秘治療薬 IBAT阻害薬

回腸末端部での胆汁酸の再吸収を抑え大腸内に胆汁酸量を増加させ大腸内への水の呼び込みと蠕動運動促進により排便を促す

主な適応, 用法・用量 慢性便秘症 ➡ 1日1回10mg食前

注意すべき副作用 腹痛, 下痢

グラクティブ ▶▶ **ジャヌビア**（糖尿病治療薬, p.181）

グラケー
カプセル

メナテトレノン

ビタミン剤 ビタミンK₂製剤

骨芽細胞に直接作用し骨形成促進作用と骨吸収抑制作用(骨が血液に溶け出す)による骨密度・骨強度を改善する

主な適応, 用法・用量 骨粗鬆症の改善等 → 1日45mg, 分3

グラセプター

徐放カプセル

タクロリムス水和物

カ

免疫抑制薬 **カルシニューリン阻害薬**

免疫系のT細胞(リンパ球)から炎症を起こす炎症サイトカイン(IL2)の放出を抑制して移植時の免疫反応を抑える

主な適応, 用法・用量 拒絶・免疫反応抑制等 → 1日1回0.1〜0.2mg/kg

注意すべき副作用 腎機能障害, 高K血症, 高血圧, 高血糖等

グラッシュビスタ

外用液

ビマトプロスト

皮膚科用薬 **脱毛治療薬**

まつ毛の毛包(毛穴)に作用して成長期を延長させ長さ・太さを促進する

主な適応, 用法・用量 まつ毛貧毛症 → 1日1回1滴

観察項目 虹彩や眼瞼への色素過剰 **注意すべき副作用** 虹彩や眼瞼への色素過剰(メラニンの増加) **看護のPoint** 上眼瞼辺縁部のみに使用する

グラナテック

点眼

リパスジル塩酸塩水和物

眼科用薬 **緑内障治療薬(Rhoキナーゼ阻害薬)**

眼内から眼外への房水(眼球を満たす体液)流出を抑える酵素(ROCK)を阻害して房水流出を促進して眼圧を下げる

主な適応, 用法・用量 緑内障, 高眼圧症 → 1回1滴, 1日2回

注意すべき副作用 結膜充血

グラニセトロン ➡ **カイトリル**(制吐薬, p.106)

クラバモックス

DS

アモキシシリン水和物・クラブラン酸カリウム

抗菌薬 **ペニシリン系(β-ラクタマーゼ阻害薬配合)**

細菌の細胞壁を合成阻害して増殖を抑える. また薬を分解する酵素を阻害することで効果を高める

主な適応, 用法・用量 細菌感染症等 → 1回96.4mg/kg, 分2食直前

クラビット
レボフロキサシン水和物

眼科用薬 **抗菌薬（ニューキノロン系）**

眼内細菌のDNA合成阻害作用により増殖を抑える

主な適応, 用法・用量 結膜・角膜炎等 → 1回1滴, 1日3回

クラビット
レボフロキサシン水和物

抗菌薬 **ニューキノロン系**

細菌のDNA合成阻害作用により増殖を抑える

主な適応, 用法・用量 細菌感染症等 → 内：1日1回500mg. 注：1日1回500mg

配合変化 注：ヘパリンとの混注不可　**観察項目** 腎機能, 肝機能

注意すべき副作用 ショック, アナフィラキシー様症状初期症状, 皮膚症状, 過敏性血管炎

クラフォラン
セフォタキシムナトリウム

抗菌薬 **セフェム系（第三世代・注射剤）**

細菌の細胞壁合成を阻害して増殖を抑える

主な適応, 用法・用量 細菌感染症等 → 1日1〜2g, 分2

グラマリール
チアプリド塩酸塩

抗精神病薬 **定型（ベンザミド系）**

脳内のドパミン受容体（D_2）を遮断してアセチルコリンの遊離を促進し神経伝達機能を改善して興奮・徘徊・妄想等の精神症状を抑える

主な適応, 用法・用量 脳梗塞後遺症の　せん妄・徘徊等 → 1日25〜150mg, 分1〜3

クラリシッド ▶▶ クラリス（抗菌薬, p.128）

クラリス
クラリスロマイシン

抗菌薬 **マクロライド系（14員環代謝改善型）**

細菌の蛋白合成を阻害して増殖を抑える

主な適応, 用法・用量 細菌感染症等 → 1日400〜800mg, 分2

🔲 観察項目 CRP, 投与期間, 肝機能, 黄疸, 腎機能, 心電図検査(QT延長, 心室性頻脈), PIE症候群・間質性肺炎 ⚠ 注意すべき副作用 肝炎, 間質性肺炎, 腹痛, 下痢

クラリスロマイシン ▶▶ クラリス(抗菌薬, p.128)

クラリチン 錠 DS
ロラタジン

抗アレルギー薬 **抗ヒスタミン薬(第二世代)**

肥満細胞からの化学伝達物質(ヒスタミン・ロイコトリエン等)の遊離抑制とヒスタミンがH₁受容体結合を阻害してアレルギー症状を抑える

主な適応, 用法・用量 鼻炎, 蕁麻疹, 皮膚炎等 → 1日1回10mg
🔲 観察項目 アナフィラキシー, 手足の震え, 白血球増多(小児)

グラン 注 皮下注
フィルグラスチム

造血薬 **G-CSF製剤**

骨髄の造血幹細胞に作用して感染防御に必要な好中球を増やす

主な適応, 用法・用量 造血幹細胞の末梢血中への動員 → 添付文書参照
🔲 配合変化 希釈は生食・ブドウ糖液

グランダキシン 細粒 錠
トフィソパム

自律神経作用薬 **自律神経調整薬**

自律神経の高位中枢(視床下部)に作用して交感・副交感神経間の緊張不均衡を改善する。また末梢の自律神経興奮も抑える

主な適応, 用法・用量 自律神経失調症等 → 1回50mg, 1日3回
👁 看護のPoint 催奇形性あり, 授乳禁

クランポール 末 錠
アセチルフェネトライド

抗てんかん薬 **アセチルウレア系(その他)**

中枢神経に作用して過剰な興奮を抑制し, てんかんの精神運動・焦点・強直間代発作を抑える

主な適応, 用法・用量 てんかん痙攣発作等 → 1日0.3〜1.2g, 分3

クリアクター

静注

モンテプラーゼ

抗血栓薬 **血栓溶解薬(t-PA製剤)**

血栓上のプラスミノーゲンをプラスミンに変換しフィブリンを分解して血栓および塞栓を溶解する

主な適応,用法・用量 冠動脈・肺動脈血栓等の溶解 → 1回13750〜27500IU/kg

配合変化 生食で溶解,原則単独投与

クリアナール

錠 内用液

フドステイン

去痰薬 **気道粘膜修復薬**

痰の主成分であるムチンを分泌する胚細胞の過形成を抑制して正常化する.また気道の炎症を抑える

主な適応,用法・用量 各種去痰等 → 1回400mg,1日3回

注意すべき副作用 目の充血やまぶたの腫れ,発疹等

クリアミン

錠(A) 錠(S)

エルゴタミン酒石酸塩・無水カフェイン・イソプロピルアンチピリン 妊婦

片頭痛治療薬 **エルゴタミン製剤**

片頭痛発作時の過度に拡張した脳血管を収縮させたり炎症物質の放出を抑制して片頭痛等を抑える

主な適応,用法・用量 片頭痛,血管性・緊張性頭痛 → A錠:1回1錠.S錠:1回2錠,1日2〜3回

看護のPoint 過度の喫煙・授乳は避ける

グリクラジド ▶▶ **グリミクロン**(糖尿病治療薬,p.132)

グリコラン ▶▶ **メトグルコ**(糖尿病治療薬,p.417)

グリジール ▶▶ **デルモベート**(副腎皮質ステロイド,p.256)

クリースビータ

皮下注

ブロスマブ

骨・Ca代謝薬 **抗FGF23完全ヒトモノクローナル抗体**

血中リン濃度を低下させるホルモン(FGF23)と結合して作用を中和し血清リン濃度を上昇させ痛みなどの骨軟化症状を改善する

主な適応,用法・用量 低リン血症くる病・骨軟化症 → 4週に1回0.3〜1mg/kg

配合変化 原則単独投与　**観察項目** P濃度,PTH

クリスマシンM　静注

乾燥人血液凝固第IX因子

血液製剤 **血液凝固第IX因子**

血液凝固第IX因子欠乏患者に対し血漿中の血液凝固第IX因子を補い，その出血傾向を抑制する

主な適応，用法・用量 血液凝固第IX因子欠乏患者の出血抑制 → 1日400〜1200IU

配合変化 原則単独投与

グリセオール　注

濃グリセリン・果糖

利尿薬 **浸透圧利尿薬**

本剤は糸球体で濾過された後に再吸収されず体内の水分を奪い取り尿量を増加させて頭蓋内圧・眼圧等を下降させる

主な適応，用法・用量 眼圧下降，頭蓋浮腫等 → 1回200〜500mL，1日1〜2回

配合変化 アレビアチン，セルシン，ソルダクトン，ファンギゾンと配合不可

観察項目 電解質，血液ガス，尿潜血

グリセリン　液

グリセリン

浣腸薬 **坐薬・浣腸薬**

浸透圧により腸内の水分を奪い取り局所を刺激したり便を軟化させて排便を促す

主な適応，用法・用量 浣腸，軟膏基剤等 → 1回10〜150mL

看護のPoint ゆっくり注入すること

グリセリン・果糖 ▸▸ **グリセオール**(利尿薬，p.131)

グリセレブ ▸▸ **グリセオール**(利尿薬，p.131)

グリチロン　錠

グリチルリチン酸・DL-メチオニン配合剤

肝疾患治療薬 **アレルギー用薬**

抗炎症作用・免疫調節作用によりアレルギー反応等を抑える．また肝細胞増殖促進作用により肝機能を改善する

主な適応，用法・用量 慢性肝疾患，湿疹等 → 1回2〜3錠，1日3回

観察項目 血圧，K，尿量，体重，CPK

注意すべき副作用 頭痛，むくみ，脱力感，筋肉痛

クリノリル

錠

妊婦

スリンダク

解熱・鎮痛薬 抗炎症薬 **酸性（インドール酢酸系）**

発痛物質（ブラジキニン）を増強するプロスタグランジンの合成を阻害して鎮痛消炎作用を示す

主な適応, 用法・用量 各種鎮痛・消炎等 →1日300mg, 分2食直後

⚠ 注意すべき副作用 尿変色の場合中止

グリファーゲン ▶ **強力ネオミノファーゲンシー**（肝疾患治療薬, p.124）

グリベック

錠

妊婦 運転3

イマチニブメシル酸塩

抗悪性腫瘍薬 **分子標的薬（チロシンキナーゼ阻害薬/BCR-ABL阻害薬）**

癌細胞の増殖に必要な異常融合蛋白（BCR・ABL）の働きを抑えることにより癌細胞の増殖を抑える

主な適応, 用法・用量 白血病, KIT陽性消化管腫瘍等 →1日1回100〜400mg

⚠ 注意すべき副作用 体液貯留, 体重, B型肝炎ウイルス（HBV）の活性化

グリベンクラミド ▶ **オイグルコン**（糖尿病治療薬, p.91）

グリマッケン ▶ **グリセオール**（利尿薬, p.131）

グリミクロン

錠

妊婦 運転3

グリクラジド

糖尿病治療薬 **スルホニル尿素薬（第二世代）**

膵臓のランゲルハンス島β細胞を刺激してインスリンの分泌を促進して血糖を下げる

主な適応, 用法・用量 2型糖尿病 →1日40〜120mg, 分1〜2

👁 観察項目 血糖, 血算, 肝機能 ⚠ 注意すべき副作用 低血糖

グリメサゾン

軟膏

デキサメタゾン・脱脂大豆乾留タール

副腎皮質ステロイド **外用ステロイド剤（ミディアム）**

塗布部の血管収縮作用と白血球の遊走やヒスタミン等の炎症物質の遊離を阻止して皮膚の炎症を抑え赤み・腫れ・痒み等の症状を改善する

主な適応, 用法・用量 湿疹・皮膚炎群等 →1日1〜数回

カ

グルカゴンGノボ
グルカゴン

注

その他のホルモン剤 **グルカゴン**

肝臓に作用してグリコーゲンをグルコースに分解して血糖を上げる. また消化管の運動を抑制したり成長ホルモンの分泌を促進する

主な適応, 用法・用量 低血糖時の救急処置, 成長ホルモン分泌検査等 ➡ 添付文書参照

グルコンサンK
グルコン酸カリウム

細粒 錠

電解質輸液・補正製剤 **カリウム製剤**

K製剤(不足したKを補給する)

主な適応, 用法・用量 カリウム補給 ➡ 1回10mEq, 1日3〜4回

グルファスト
ミチグリニドカルシウム水和物

錠 妊婦

糖尿病治療薬 **速効型インスリン分泌促進薬(グリニド薬)**

膵臓のβ細胞上のスルホニルウレア受容体に結合することによりインスリンの分泌を促進して早期に血糖を下げる

主な適応, 用法・用量 2型糖尿病 ➡ 1回10mg, 1日3回食直前(5分以内)

観察項目 動悸, 血糖, 血算, 肝機能 **注意すべき副作用** 低血糖

グルベス
ミチグリニドカルシウム水和物・ボグリボース

`錠` `妊婦` `運3`

糖尿病治療薬 **配合剤(速効型インスリン分泌促進薬・αGI)**

インスリンの分泌を促進する薬と腸管からの糖の吸収を遅らせる薬の合剤で高血糖を改善する

`主な適応, 用法・用量` 2型糖尿病 → 1回1錠, 1日3回食直前(5分以内)

クレキサン
エノキサパリンナトリウム

`皮下注`

抗血栓薬 **抗凝固薬(低分子ヘパリン)**

血液凝固を阻止するアンチトロンビン(第X因子)と特異的に結合し, 血液凝固阻止作用を増強して血液が固まるのを抑える

`主な適応, 用法・用量` 術後静脈血栓の抑制等 → 1回2000IU, 1日2回
`観察項目` 出血徴候, Hb, 血小板数, 肝機能(ALT・γ-GTP)
`看護のPoint` 薬剤の損失を防ぐためシリンジから気泡抜かない

クレストール
ロスバスタチンカルシウム

`錠` `妊婦`

脂質異常症治療薬 **HMG-CoA還元酵素阻害薬(スタチン)**

肝臓のコレステロール合成酵素(HMG-CoA還元酵素)を阻害して血液中のコレステロール量を下げる：強力

`主な適応, 用法・用量` 家族性・高コレステロール血症 → 1日1回2.5〜10mg
`観察項目` 腎機能, 筋肉痛, CK, 尿, 肝機能 `注意すべき副作用` 横紋筋融解症

グレースビット
シタフロキサシン水和物

`細粒` `錠` `妊婦`

抗菌薬 **ニューキノロン系**

細菌のDNA合成を阻害して増殖を抑える

`主な適応, 用法・用量` 細菌感染症等 → 1回50〜100mg, 1日1〜2回
`観察項目` 投与期間, 腎機能, 肝機能 `注意すべき副作用` 下痢, 軟便

クレナフィン
エフィナコナゾール

`爪外用液`

抗真菌薬 **表在性抗真菌薬(トリアゾール系)**

真菌の細胞膜(エルゴステロール)合成阻害作用により増殖を抑える

主な適応, 用法・用量 爪白癬→1日1回

クレマスチン ▶▶ タベジール（抗アレルギー薬, p.230）

クレミン
顆粒 錠 妊婦 運2

モサプラミン塩酸塩

抗精神病薬 **定型（イミノジベンジル系）**

脳内の神経伝達物質（ドパミン・セロトニン）受容体を遮断して不安・緊張等の精神症状を抑える

主な適応, 用法・用量 統合失調症→1日30〜150mg, 分3

クレメジン
細粒 速崩錠 カプセル

球形吸着炭

解毒薬・中和薬 **吸着剤**

慢性腎不全患者の尿毒症毒素を消化管内で吸着し便とともに排泄する

主な適応, 用法・用量 尿毒症症状の改善・透析導入遅延→1日6g, 分3

クレンブテロール ▶▶ スピロペント（気管支拡張薬, p.194）

グロウジェクト ▶▶ ジェノトロピン（その他のホルモン剤, p.169）

クロザリル
錠 運転2

クロザピン

抗精神病薬 **非定型（MARTA）**

既存の抗精神病薬のドパミン受容体（D_2）に依存しない中脳辺縁系のドパミン神経（D_4）を抑制し緊張・イライラ等を抑える

主な適応, 用法・用量 治療抵抗性統合失調症→添付文書参照

観察項目 精神症状, 無顆粒球症, 心筋炎, 悪性症候群, 体重変動, 錐体外路症状, 体重増加, 眠気, 肝機能, 腎機能, 抗コリン作用, 血圧変動, 痙攣, 心電図, 心エコー, 血糖 **注意すべき副作用** 顆粒球減少症, 心筋障害, 代謝障害, 口渇・多飲・多尿等の高血糖症状, 眠気

クロスエイトMC
静注

血液凝固第VIII因子

血液製剤 **血液凝固第VIII因子**

血液凝固第VIII因子欠乏患者に対し血漿中の血液凝固第VIII因子を補い, その出血傾向を抑制する

主な適応，用法・用量 血液凝固第Ⅷ因子欠乏症の出血抑制等 → 1回250〜2000IU

配合変化 原則単独投与

クロタミトン ▸▸ **オイラックス**（皮膚科用薬, p.91）

クロダミン ▸▸ **クロルフェニラミンマレイン酸塩**（抗アレルギー薬, p.138）

クロチアゼパム ▸▸ **リーゼ**（抗不安薬, p.443）

クロトリマゾール ▸▸ **エンペシド**（抗真菌薬, p.90）

クロピドグレル ▸▸ **プラビックス**（抗血栓薬, p.342）

クロフィブラート
カプセル
クロフィブラート

妊婦

脂質異常症治療薬 **フィブラート系薬**

肝臓の脂質代謝を調節する受容体に作用しトリグリセリド(TG)や血清コレステロールを低下させるとともに血清HDLを上昇させる

主な適応，用法・用量 高脂血症 → 1日750〜1500mg，分2〜3

観察項目 腎機能，筋肉痛，CK，尿　**注意すべき副作用** 横紋筋融解症

クロフェクトン
顆粒　錠
クロカプラミン塩酸塩水和物

抗精神病薬 **定型(イミノジベンジル系)**

脳内のドパミン・ノルアドレナリン作動性神経等を遮断して不安・緊張等の精神症状を抑える

主な適応，用法・用量 統合失調症 → 1日30〜150mg，分3

クロフェドリンS ▸▸ **フスコデ**（鎮咳薬, p.338）

クロベタゾールプロピオン酸エステル
▸▸ **デルモベート**（副腎皮質ステロイド, p.256）

クロベタゾン酪酸エステル ▸▸ **キンダベート**（副腎皮質ステロイド, p.126）

クロマイ
膣錠
クロラムフェニコール

眼科用薬 **抗菌薬(クロラムフェニコール系)**

細菌の蛋白合成を阻害し増殖を抑える

主な適応，用法・用量 細菌感染症等 → 1日1回100mg

注意すべき副作用 視覚の異常，四肢のしびれや異常感

クロマイ-P 軟膏

クロラムフェニコール・フラジオマイシン配合剤

抗菌薬 **クロラムフェニコール系(外用剤)**

細菌の蛋白合成を阻害し増殖を抑える

主な適応,用法・用量 細菌感染症等 → 1日1〜数回

観察項目 接触性皮膚炎,ざ瘡(白色の面胞が多発する傾向),ステロイド皮膚(皮膚萎縮,毛細血管拡張),下垂体・副腎皮質系機能抑制

注意すべき副作用 皮膚の刺激感,発疹

クロミッド 錠

クロミフェンクエン酸塩

その他のホルモン剤 **排卵誘発薬**

間脳に作用し下垂体から卵胞・黄体刺激ホルモンを分泌し卵巣を刺激して排卵を誘発する

主な適応,用法・用量 排卵障害による不妊症の排卵誘発 → 1日50〜100mg

クロモグリク酸Na(吸入液) ▶▶ **インタール**(気管支喘息治療薬, p.58)

クロモグリク酸Na 点眼 点鼻

クロモグリク酸ナトリウム

眼科用薬・耳鼻咽喉科用薬 **抗アレルギー薬**

肥満細胞から化学伝達物質(ヒスタミン等)の放出を抑える.また炎症性細胞(好酸球等)の働きを抑制しアレルギー症状を抑える

主な適応,用法・用量 眼:アレルギー性結膜炎.鼻:アレルギー性鼻炎 → 添付文書参照

クロラムフェニコール 点眼

クロラムフェニコール

眼科用薬 **抗菌薬(クロラムフェニコール系)**

眼内細菌の蛋白合成を阻害して増殖を抑える.眼内移行が良く耐性を獲得しにくい

主な適応,用法・用量 結膜炎,麦粒腫等 → 1日1〜数回

観察項目 投与期間,CRP,WBC,血液検査(顆粒球減少,血小板減少症),視神経炎,末梢神経炎,肝障害

クロルジアゼポキシド ▶▶ **コントール**(抗不安薬, p.152)

カ

クロルフェニラミンマレイン酸塩
散 錠 シロップ

クロルフェニラミンマレイン酸塩

抗アレルギー薬　**抗ヒスタミン薬（第一世代）**

ヒスタミンがH₁受容体に結合するのを阻害してアレルギー症状を抑える

主な適応,用法・用量 鼻炎，皮膚炎等 → 1回2〜6mg，1日2〜4回

クロルフェネシンカルバミン酸エステル ▶▶ リンラキサー（骨格筋弛緩薬，p.455）

クロルプロマジン塩酸塩 ▶▶ コントミン（抗精神病薬，p.152）

クロルマジノン酢酸エステル ▶▶ プロスタール（前立腺肥大症治療薬，p.356）

クロロマイセチン
錠 軟膏 局所液

クロラムフェニコール

抗菌薬　**クロラムフェニコール系**

細菌の蛋白合成を阻害し増殖を抑える

主な適応,用法・用量 細菌感染症等 → 内：1日1.5〜2g，分3〜4．外：1日1〜数回

注意すべき副作用 視覚の異常，四肢のしびれや異常感

クロロマイセチン
耳科液

クロラムフェニコール

耳鼻咽喉科用薬　**抗菌薬**

耳内細菌の蛋白合成を阻害し増殖を抑えて外耳炎・中耳炎を改善する

主な適応,用法・用量 外耳炎，中耳炎 → 1日1〜数回

クロロマイセチンサクシネート
静注

クロラムフェニコールコハク酸エステルナトリウム

抗菌薬　**クロラムフェニコール系**

細菌の蛋白合成を阻害し増殖を抑える

主な適応,用法・用量 細菌感染症等 → 1回0.5〜1g，1日2回

観察項目 投与期間，WBC，CRP，血液検査（再生不良性貧血，顆粒球減少，血小板減少），視神経炎，末梢神経炎，肝機能，腎機能，腸炎

注意すべき副作用 胃部圧迫感，悪心，嘔吐，軟便，下痢，視覚の異常，四肢のしびれや異常感等，血管痛

ケアラム

イグラチモド

錠 妊婦

抗リウマチ薬　csDMARD（従来型DMARD）

免疫機能や炎症に関与している免疫グロブリンの産生を抑制して関節の腫れや痛みを抑える

主な適応, 用法・用量 関節リウマチ → 1回25mg, 1日1〜2回

観察項目 肝機能, 腎機能, 血液検査

ケアロードLA

ベラプロストナトリウム

徐放錠 妊婦 運転3

抗血栓薬　抗血小板薬（PGI₂誘導体）

肺血管平滑筋へのCa流入抑制作用等により肺血管を広げ血圧を下げて肺高血圧を改善する

主な適応, 用法・用量 肺動脈性肺高血圧 → 1日120μg, 分2

観察項目 出血徴候, 肝機能（ALT・AST）　**注意すべき副作用** 頭痛, ほてり, 嘔気, 倦怠感

KM

消化酵素・制酸・生薬・被覆剤

散

健胃消化薬・胃腸機能改善薬　消化酵素薬（配合剤）

苦み成分等の作用により食欲不振・胃もたれ等を改善して消化を助けて食欲を増進させる

主な適応, 用法・用量 食欲不振等の消化器症状改善等 → 1回1.3g, 1日3回

ケイキサレート

ポリスチレンスルホン酸ナトリウム

散 DS

補正製剤　高K血症治療薬（経口）

腸内に存在するKとNaを交換して高くなったKを糞便中に排出させて血清Kの上昇を抑える

主な適応, 用法・用量 慢・急性腎不全による高K血症 → 内：1日30g, 分2〜3. 腸：1回30g

看護のPoint ソルビトール液での注腸は避ける

KCL

塩化カリウム

エリキシル 注

電解質輸液・補正製剤　カリウム製剤

不足したKを補給する

（主な適応, 用法・用量）低カリウム血症等 → 添付文書参照

KCL補正 液
塩化カリウム

電解質輸液・補正製剤 **カリウム製剤**

不足したKを補給する

（主な適応, 用法・用量）低カリウム血症等 → 添付文書参照

ケイセントラ 静注
乾燥濃縮人プロトロンビン複合体

血液製剤 **プロトロンビン複合体**

ビタミンK拮抗薬投与中の患者で急性重篤出血患者にトロンビンを補充して出血傾向を抑制する

（主な適応, 用法・用量）ビタミンK投与患者の出血抑制 → 添付文書参照

配合変化 原則単独投与

ケイラーゼSA ▸▸ タフマックE（健胃消化薬・胃腸機能改善薬, p.229）

ケシンプタ 皮下注
オファツムマブ

多発性硬化症治療薬

免疫反応に関係するリンパ球B細胞の表面（CD20）に結合し，B細胞を溶解して減少させ自己免疫反応を抑える

（主な適応, 用法・用量）多発性硬化症 → 1回20mg，1・2・4週後，以後4週に1回

ケタス 徐放カプセル
イブジラスト

気管支喘息治療薬 **メディエーター遊離抑制薬**

脳血管拡張作用により血液循環を改善する．また肥満細胞から化学伝達物質の放出を抑えて喘息を改善する

（主な適応, 用法・用量）喘息，めまい等 → 1回10mg，1日2～3回

看護のPoint ケミカルメディエーター遊離抑制

ケタス
イブジラスト

眼科用薬 アレルギー性結膜炎治療薬

化学伝達物質(ヒスタミン等)の放出抑制と好中球等の遊走を抑制してアレルギー症状を改善する

主な適応, 用法・用量 アレルギー性結膜炎 →1回1～2滴, 1日4回

ケトコナゾール ▶▶ ニゾラール(抗真菌薬, p.276)

ケトチフェン(点眼・点鼻) ▶▶ ザジテン(眼科用薬・耳鼻咽喉科用薬, p.159)

ケトチフェン(カプセル・シロップ・DS) ▶▶ ザジテン(抗アレルギー薬, p.159)

ケトプロフェン(テープ・パップ) ▶▶ モーラス(解熱・鎮痛薬 抗炎症薬, p.424)

ケトプロフェン(筋注) ▶▶ カピステン(解熱・鎮痛薬 抗炎症薬, p.113)

ケナコルト-A
トリアムシノロンアセトニド

副腎皮質ステロイド フッ素付加

ステロイド受容体に結合し炎症やアレルギー症状を改善したり免疫を抑制するなど様々な働きがあり, 多くの病気に用いられる

主な適応, 用法・用量 関節リウマチ・関節周囲炎等 →添付文書参照

看護のPoint 注射部位はもまない

ゲフィチニブ ▶▶ イレッサ(抗悪性腫瘍薬, p.57)

ケブザラ
サリルマブ

抗リウマチ薬 bDMARD(生物学的製剤)

炎症・免疫反応の発症物質(インターロイキン:IL-6)が受容体に結合するのを抑えて過度な免疫反応を抑制する

主な適応, 用法・用量 関節リウマチ →1回150～200mg, 2週間隔

配合変化 原則単独投与　観察項目 好中球, 血小板数, 肝機能

注意すべき副作用 持続する咳や発熱等

ケフラール
セファクロル

抗菌薬 セフェム系(第一世代・経口剤)

細菌の細胞壁合成を阻害して増殖を抑える

主な適応, 用法・用量 細菌感染症等 → 1日750mg, 分3

ケフレックス
セファレキシン

カプセル DS

抗菌薬 **セフェム系(第一世代・経口剤)**

細菌の細胞壁合成を阻害して増殖を抑える

主な適応, 用法・用量 細菌感染症等 → 1日1000mg, 分4

看護の**Point** 制酸剤との服用避ける

ゲーベン
スルファジアジン銀

クリーム

皮膚科用薬 **褥瘡・皮膚潰瘍治療薬**

銀が細菌の細胞膜・細胞壁に作用して抗菌作用を示す

主な適応, 用法・用量 褥瘡, 皮膚潰瘍等 → 1日1回

配合変化 単剤使用 **観察項目** 血清浸透圧(乳児・小児の広範囲熱傷に使用の場合) **注意すべき副作用** そう痒・発赤・腫脹・小水疱が現れた場合は使用中止 看護の**Point** 皮膚の黒〜黄色期に使用

ゲムシタビン ►► **ジェムザール**(抗悪性腫瘍薬, p.170)

ケラチナミン ►► **ウレパール**(皮膚科用薬, p.64)

ケルロング
ベタキソロール塩酸塩

錠

妊婦 運転3

降圧薬 **β遮断薬(β₁選択性ISA(−))**

血管拡張作用と心臓のβ受容体を遮断して心拍数・心拍出量を低下させることにより血圧を下げる

主な適応, 用法・用量 高血圧, 狭心症等 → 1日1回5〜10mg

観察項目 脈拍, 血圧, 腎機能 **注意すべき副作用** めまい, 徐脈, 低血圧, 四肢冷感, 低血糖症状(動悸等)を隠す

健胃散 ►► **KM**(健胃消化薬・胃腸機能改善薬, p.139)

ゲンタシン
ゲンタマイシン硫酸塩

注 軟膏 クリーム

抗菌薬 **アミノグリコシド系**

細菌の蛋白合成を阻害して増殖を抑える：緑膿菌に効果

> 主な適応, 用法・用量 細菌感染症等 ➡ 注：1日3mg/kg, 分3. 外：1日1～数回
> 配合変化 注：ヘパリンNaと混注不可　注意すべき副作用 注射部位の疼痛・硬結

ゲンタマイシン 点眼

ゲンタマイシン硫酸塩

眼科用薬 **抗菌薬（アミノグリコシド系）**

眼内細菌の蛋白合成を阻害して殺菌する。眼瞼・結膜・角膜への移行が良い

> 主な適応, 用法・用量 結膜炎, 麦粒腫等 ➡ 1回1～2滴, 1日3～4回

ゲンタマイシン硫酸塩 ➡ ゲンタシン（抗菌薬, p.142）

ゲンボイヤ 錠

エルビテグラビル・コビシスタット・エムトリシタビン・テノホビル アラフェナミドフマル酸塩

抗HIV薬 **インテグラーゼ阻害薬・ヌクレオシド系逆転写酵素阻害薬配合剤**

宿主細胞のDNA遺伝子にHIVウイルス遺伝子が取り込まれる時に必要な酵素（インテグラーゼ）を阻害して増殖を抑える

> 主な適応, 用法・用量 HIV-1感染症 ➡ 1日1回1錠, 食後
> 観察項目 消化器症状, Cr, 呼吸　注意すべき副作用 尿量, むくみ, 乳酸アシドーシス（深く大きい呼吸）

コアキシン 注

セファロチンナトリウム

抗菌薬 **セフェム系（第一世代・注射剤）**

細菌の細胞壁合成阻害作用により増殖を抑える

> 主な適応, 用法・用量 細菌感染症等 ➡ 1日1～6g, 分4～6

コアテック 注 妊婦

オルプリノン塩酸塩水和物

心不全治療薬 **ホスホジエステラーゼ3阻害薬**

心筋細胞内のCa濃度を上げるホスホジエステラーゼ3を阻害して心筋収縮力を増強したり血管を広げて心不全を改善する

> 主な適応, 用法・用量 急性心不全 ➡ 添付文書参照
> 配合変化 ソルダクトン, ウロキナーゼ, フルマリンと配合不可
> 観察項目 血圧, 血行動態, 腎機能, K, 心電図（心室性不整脈）

コカイン塩酸塩
コカイン塩酸塩

末 麻

麻酔薬 **局所麻酔薬**

粘膜の末梢神経細胞内にNaイオンが入ると痛みを感じるが，このNaイオンの神経内侵入を抑制して痛みを抑える

主な適応, 用法・用量 表面麻酔 → 添付文書参照

観察項目 血圧，顔色，脈拍，呼吸状態，振戦，痙攣，角膜障害(眼科用)

注意すべき副作用 精神依存

コスパノン
フロプロピオン

錠 カプセル

胆道疾患治療薬 **排胆薬**

交感神経に作用して消化管・尿細管等の過剰な動きを抑えて消化管由来の痛みを軽減する

主な適応, 用法・用量 尿路結石の鎮痙等 → 1回40〜80mg，1日3回

コスメゲン
アクチノマイシンD

静注

抗悪性腫瘍薬 **抗癌性抗生物質(その他)**

癌細胞のDNAと結合し，DNAの転写を抑制して増殖を抑える

主な適応, 用法・用量 絨毛癌，小児癌等 → 添付文書参照

コセンティクス
セクキヌマブ

皮下注

皮膚科用薬 **角化症・乾癬治療薬**

炎症反応を促進する物質(インターロイキン17)の受容体と結合し活性を中和して免疫反応を抑え症状を改善する

主な適応, 用法・用量 各種乾癬等 → 1回300mg，1・2・3・4週，以後4週間隔

観察項目 易感染

コソプト
ドルゾラミド塩酸塩・チモロールマレイン酸塩

点眼

眼科用薬 **緑内障治療薬(配合剤)**

眼内のβ受容体遮断作用と炭酸脱水酵素阻害作用の2つの薬剤により眼内への房水(眼球を満たす体液)の産生を抑え眼圧を下げる

主な適応, 用法・用量 緑内障，高眼圧症 → 1回1滴，1日2回

コディオ 錠

バルサルタン・ヒドロクロロチアジド

降圧薬 **配合剤（AII受容体拮抗薬・利尿薬）**

血圧を上げるアンジオテンシンIIが受容体に結合するのを抑えて血圧を下げる薬と利尿薬により強力に血圧を下げる

主な適応、用法・用量 高血圧 →1日1回1錠

コデインリン酸塩 末 散 錠

コデインリン酸塩水和物

鎮咳薬 **中枢性鎮咳薬（麻薬性）**

咳中枢に作用して咳を鎮めたり痛みの中枢に働きかけ痛みを和らげる．また腸管運動を抑制して下痢症状を改善する

主な適応、用法・用量 鎮咳，鎮静，鎮痛，激しい下痢 →1回20mg，1日3回

注意すべき副作用 便秘，眠気・めまい，急な減量や中止で退薬症状（あくび，発汗，嘔吐，頭痛，不眠等）

コートリル 錠

ヒドロコルチゾン

副腎皮質ステロイド **コルチゾン系**

ステロイド受容体に結合し炎症やアレルギー症状を改善したり免疫を抑制するなど様々な働きがあり，多くの病気に用いられる

主な適応、用法・用量 副腎皮質機能不全等 →1日10〜120mg，分1〜4

コートロシン 注

テトラコサクチド酢酸塩

その他のホルモン剤 **副腎皮質刺激ホルモン（ACTH）**

副腎皮質を刺激しステロイドホルモン分泌を促進して副腎皮質機能検査等に用いる

主な適応、用法・用量 副腎皮質機能検査 →1日1回0.25〜0.5mg

コートロシンZ 筋注

テトラコサクチド酢酸塩

その他のホルモン剤 **副腎皮質刺激ホルモン（ACTH）**

副腎皮質を刺激しステロイドホルモン分泌を促進して副腎皮質機能検査や喘息・リウマチ等に用いる

主な適応、用法・用量 副腎皮質機能検査等 →1日0.5〜1mg，分1〜2

カ

コートン
コルチゾン酢酸エステル

副腎皮質ステロイド コルチゾン系

ステロイド受容体に結合し炎症やアレルギー症状を改善したり免疫を抑制するなど様々な働きがあり，多くの病気に用いられる

主な適応，用法・用量 副腎皮質機能不全等 → 1日12.5〜150mg，分1〜4

ゴナックス
デガレリクス酢酸塩

抗悪性腫瘍薬 GnRH受容体拮抗薬

下垂体前葉に作用して精巣から分泌される男性ホルモン（テストステロン）の分泌を抑えて前立腺癌の増殖を抑える

主な適応，用法・用量 前立腺癌 → 添付文書参照

注意すべき副作用 ほてり，肝障害，発汗等に注意 **看護のPoint** 激しく振とうしない

ゴナトロピン
ヒト絨毛性性腺刺激ホルモン

その他のホルモン剤 性腺刺激ホルモン（ゴナドトロピン）

女性に対しては黄体形成作用と卵胞刺激作用を示す．また男性に対しては間質細胞刺激作用を示す

主な適応，用法・用量 無排卵症，睾丸停留等 → 1回300〜5000単位

ゴナールエフ
ホリトロピンアルファ

その他のホルモン剤 性腺刺激ホルモン（ゴナドトロピン）

卵巣に働き卵子形成を誘発する．また精巣に働き精子形成を誘導する

主な適応，用法・用量 排卵誘発と精子形成の誘導等 → 1回75〜225単位

コニール
ベニジピン塩酸塩

降圧薬 Ca拮抗薬（ジヒドロピリジン系）

血管平滑筋を収縮させるCaイオンの働きを抑え末梢血管や冠血管を広げて血圧を下げたり心臓の負担を軽減する

主な適応，用法・用量 高血圧，狭心症等 → 1回2〜4mg，1日1〜2回

⬛ 観察項目 血圧，肝機能（AST・ALT・γ-GTP），低血圧症状や動悸
⬛ 注意すべき副作用 低血圧，頭痛・動悸・ほてり，歯肉肥厚

コパキソン

グラチラマー酢酸塩

`皮下注`

カ

多発性硬化症治療薬

多発性硬化症の炎症に関係する免疫T細胞に結合してT細胞の活性を阻害して炎症症状を抑える

`主な適応，用法・用量` 多発性硬化症再発予防 → 1日1回20mg
⬛ 看護のPoint 注射後数分以内に起こる顔面紅潮，胸痛，息苦しさ，動悸・頻脈等

コバシル

ペリンドプリルエルブミン

`錠` `妊婦` `運転3`

降圧薬 アンジオテンシン変換酵素（ACE）阻害薬

血管を収縮して血圧を上げるアンジオテンシンIIを生成させる酵素（アンジオテンシン変換酵素）の働きを阻害し血圧を下げる

`主な適応，用法・用量` 高血圧 → 1日1回2〜4mg

コバールトリイ

オクトコグベータ

`静注`

血液製剤 血液凝固第VIII因子

血液凝固第VIII因子欠乏患者に対し血漿中の血液凝固第VIII因子を補い，その出血傾向を抑制する．室温保存可

`主な適応，用法・用量` 血液凝固第VIII因子欠乏症の出血抑制 → 1回10〜40IU/kg
⬛ 配合変化 原則単独投与

コムクロ

クロベタゾールプロピオン酸エステル

`シャンプー`

皮膚科用薬 角化症・乾癬治療薬

塗布部のステロイド受容体に作用して血管収縮作用と白血球の遊走（活発に動き回る）やヒスタミン等の炎症物質の遊離を阻止して皮膚の炎症症状を改善する

`主な適応，用法・用量` 頭部尋常性乾癬 → 1日1回
⬛ 看護のPoint 皮膚感染症部位への塗布はしない

コムタン
エンタカポン

抗パーキンソン病薬 **末梢COMT阻害薬**

脳内で不足するレボドパの脳内への移行を高めて，脳内のドパミン濃度を高め震えやこわばり等のパーキンソン症状を改善する

主な適応，用法・用量 パーキンソン病の日内変動（ウェアリングオフ）の改善 ➡ 1回100mg

看護のPoint 抗パーキンソン病薬と併用

コメリアン 錠
ジラゼプ塩酸塩水和物

狭心症治療薬 **冠血管拡張薬**

血管拡張作用のあるアデノシンを増強して血管拡張作用により血流を増加させる．また腎機能を改善して尿蛋白漏出を抑制する

主な適応，用法・用量 狭心症，蛋白尿等 ➡ 1回50〜100mg，1日3回

コラテジェン 筋注
ベペルミノゲン ペルプラスミド

再生医療等製品 **プラスミドベクター製品**

筋肉細胞内に取り込まれ塞栓部を迂回して血管新生を促進し虚血部の血管数と血流量を増加させて虚血状態を改善する

主な適応，用法・用量 慢性動脈閉塞症 ➡ 1カ所0.5mg，8カ所，4週間隔2回

コララン
イバブラジン塩酸塩

心不全治療薬 **HCNチャネル阻害薬**

心臓の活動電位の立ち上がり時間を延長して心拍数を減少させて心不全を改善する

主な適応，用法・用量 慢性心不全 ➡ 1回2.5〜7.5mg，1日2回

観察項目 心拍数（安静時），ECG（心房細動，房室ブロック，QT延長，心室性不整脈） **注意すべき副作用** 徐脈，めまい，倦怠感，低血圧，光視症，霧視，ふらつき

コランチル 顆粒
ジサイクロミン塩酸塩・水酸化アルミニウム配合剤

酸関連疾患治療薬 **胃炎・胃潰瘍治療薬（配合剤）**

胃の攣縮を緩解し胃酸分泌を抑制する. また胃酸中和作用と胃粘膜被覆作用を示す

主な適応, 用法・用量 胃・十二指腸潰瘍, 胃炎→1回1〜2g, 1日3〜4回

観察項目 抗コリン作用(口渇, 便秘, 尿閉等), Mg, Al脳症, Al骨症(長期投与)

注意すべき副作用 眼の調節障害, 口渇, 便秘, 排尿障害, 体温調節障害等

コリオパン

顆粒 錠 カプセル

ブトロピウム臭化物

運転3

鎮痙薬 **四級アンモニウム塩合成抗コリン薬**

副交感神経に作用して腹部平滑筋等の過度の運動を抑制して痙攣性の痛みを抑える. また胃酸分泌を抑制する

主な適応, 用法・用量 消化管痙攣性疼痛等→1日30mg, 分3

観察項目 抗コリン作用(口渇, 便秘, 尿閉等) **注意すべき副作用** 眼の調節障害, 口渇, 便秘, 動悸, 排尿障害, 体温調節障害等

コリナコール

点眼

クロラムフェニコール・コリスチンメタンスルホン酸ナトリウム

眼科用薬 **抗菌薬(クロラムフェニコール系)**

眼内細菌の蛋白合成阻害作用と細胞膜障害作用により増殖を抑える

主な適応, 用法・用量 結膜・角膜炎等→1回2〜3滴, 1日4〜5回

コリフメシン ▸▸ イドメシン(解熱・鎮痛薬 抗炎症薬, p.50)

コリマイシン

散

コリスチンメタンスルホン酸ナトリウム

抗菌薬 **ポリペプチド系**

細菌の細胞膜に障害を与え増殖を抑える

主な適応, 用法・用量 感染性腸炎→1回300万〜600万単位, 1日3〜4回

注意すべき副作用 発疹, 搔痒感, 悪心・嘔吐, 食欲不振, 下痢

コールタイジン

点鼻

塩酸テトラヒドロゾリン・プレドニゾロン

耳鼻咽喉科用薬 **血管収縮薬**

交感神経を刺激して鼻血管を収縮させる. またステロイド剤の消炎作用により鼻閉等を改善する

主な適応, 用法・用量 鼻充血・うっ血→1日2〜3回

コルドリン
顆粒 錠

クロフェダノール塩酸塩

鎮咳薬 **中枢性鎮咳薬（非麻薬性）**

延髄の咳中枢に作用して咳を抑える，また気管支の収縮を抑制する

主な適応,用法・用量 気管支炎・上気道炎の咳嗽 → 錠：1回25mg，1日3回．顆：1回0.6g，1日3回

注意すべき副作用 目の充血やまぶたの腫れ，発疹，血圧低下等

コルヒチン
錠 妊婦

コルヒチン

高尿酸血症・痛風治療薬 **痛風治療薬（発作緩解）**

白血球・好中球が関節内の尿酸を貪食する作用を抑制して痛風発作等を抑える

主な適応,用法・用量 痛風発作緩解・予防等 → 添付文書参照

観察項目 血算 **注意すべき副作用** 過量投与による激しい腹痛・下痢，貧血，下痢等の消化器症状，筋肉痛

コレアジン
錠 運転2

テトラベナジン

ハンチントン病用薬

脳内の過剰になった神経伝達物質（ドパミン・ノルアドレナリン・セロトニン等）の放出を抑えてハンチントン病の不随意運動等を抑える

主な適応,用法・用量 ハンチントン病に伴う舞踏運動 → 1日12.5〜37.5mg

コレキサミン
錠

ニコモール

脂質異常症治療薬 **ニコチン酸誘導体**

消化管からの脂質の吸収抑制と血管拡張作用による高脂血症や末梢血行障害改善作用を示す

主な適応,用法・用量 高脂血症，循環障害等 → 1回200〜400mg，1日3回

コレクチム
軟膏

デルゴシチニブ

皮膚科用薬 **JAK阻害薬**

免疫・炎症に関係するサイトカインのシグナル伝達を抑制することで免疫・炎症細胞の活性を抑制して皮膚の炎症を抑える

主な適応,用法・用量 アトピー性皮膚炎 → 1日2回

コレバイン

顆粒(ミニ) 錠

コレスチミド

脂質異常症治療薬 **陰イオン交換樹脂**

肝臓でコレステロールから胆汁酸への異化を亢進し低下させる．また腸管内の胆汁酸等と結合して糞中への排泄量を増大させる

主な適応, 用法・用量 高コレステロール血症，家族性高コレステロール血症 → 1回1.5g，1日2回

注意すべき副作用 高度の便秘，持続する腹痛・嘔吐，胃・腹部膨満感

コレミナール

細粒 錠

フルタゾラム

抗不安薬 **ベンゾジアゼピン系抗不安薬(短時間作用型)**

脳内のベンゾジアゼピン受容体を介して抑制神経伝達物質(GABA)の作用を強めることにより不安や緊張等を和らげる

主な適応, 用法・用量 心身症(過敏性腸症候群等)の身体的症候・不安・緊張等 → 1日12mg，分3

コロネル

細粒 錠

ポリカルボフィルカルシウム

腸疾患治療薬 **過敏性腸症候群治療薬**

小腸や大腸などで高い吸水性と保水性を示し膨潤・ゲル化して下痢・便秘等の便通異常を改善する

主な適応, 用法・用量 過敏性腸症候群の便通異常(下痢・便秘)や消化器症状 → 1回500〜1000mg，1日3回

観察項目 Ca，腎機能

コンサータ

徐放錠

メチルフェニデート塩酸塩

抗精神病薬 **AD/HD治療薬**

脳内の神経伝達物質(ドパミン・ノルアドレナリン)の働きを強めて中枢神経を刺激し注意散漫等を抑える

主な適応, 用法・用量 注意欠如・多動症 → 1日1回18〜45mg午前中に服用

観察項目 精神症状，心電図，甲状腺機能，幻覚妄想状態，興奮，痙攣，体重増加の抑制や成長遅延，動悸，悪性症候群

注意すべき副作用 作用消失後の眠気や倦怠感等，不眠，不安，食欲減退，頭痛

コンスタン

アルプラゾラム

抗不安薬 ベンゾジアゼピン系抗不安薬（中間作用型）

脳内のベンゾジアゼピン受容体を介して抑制神経伝達物質（GABA）の作用を強めることにより不安や緊張等を和らげる

主な適応，用法・用量 心身症の不安・緊張等 → 1日1.2mg，分3

観察項目 肝機能，依存，離脱症状，興奮，錯乱，呼吸状態

注意すべき副作用 眠気，ふらつき

コントミン

クロルプロマジン塩酸塩

抗精神病薬 定型（フェノチアジン系）

脳内のドパミン神経等の受容体を遮断して不安・緊張等の精神症状を抑える．また延髄の嘔吐中枢に作用して吐き気を抑える

主な適応，用法・用量 統合失調症，躁病，嘔吐，吃逆等 → 内：1日30〜450mg，分割，注：1回10〜50mg

配合変化 セルシン，pH6.47以上で結晶析出の可能性 **観察項目** 精神症状，心電図，血算，錐体外路症状，体重増加，SIADH，肝機能

注意すべき副作用 眠気

コントール

クロルジアゼポキシド

抗不安薬 ベンゾジアゼピン系抗不安薬（長時間作用型）

脳内のベンゾジアゼピン受容体を介して抑制神経伝達物質（GABA）の作用を強めることにより不安や緊張等を和らげる

主な適応，用法・用量 不安，緊張，抑うつ等 → 1日20〜60mg，分2〜3

コンドロイチン

コンドロイチン硫酸エステルナトリウム

眼科用薬 角膜疾患用薬（角膜保護作用）

角膜の透明性を保持して，粘性による乾燥防止作用により角膜を保護する

主な適応，用法・用量 角膜表層の保護 → 1回1〜2滴，1日2〜4回

コンドロイチン硫酸ナトリウム

コンドロイチン硫酸エステルナトリウム

運動器変性疾患治療薬

結合組織のコラーゲンを安定化させ組織の膨化能・透過性を高める．また中枢性の鎮痛作用を発揮する

主な適応, 用法・用量 感音難聴，疼痛等 → 1日1回20〜300mg

コンバントリン
ピランテルパモ酸塩

`錠` `DS`

カ

抗蠕虫薬

腸内寄生虫の神経−筋伝達を遮断して運動麻痺を起こさせる

主な適応, 用法・用量 回虫，蟯虫等の駆除 → 1回10mg/kg

コンビビル
ジドブジン・ラミブジン

`錠`

抗HIV薬 ヌクレオシド系逆転写酵素阻害薬

ヒト免疫不全ウイルス(HIV)が増殖に必要な逆転写酵素活性を阻害してHIVウイルスの増殖を抑える

主な適応, 用法・用量 HIV感染症 → 1回1錠，1日2回

観察項目 検査値，CK，アミラーゼ・TG，皮膚症状，消化器症状，意識状態，痙攣

コンファクトF ▸▸ クロスエイトMC(血液製剤，p.135)

コンプラビン
クロピドグレル硫酸塩・アスピリン

抗血栓薬 抗血小板薬(配合剤)

アスピリン(TXA$_2$阻害薬)とクロピドグレル(ADP受容体阻害薬)2種類の抗血小板薬が血小板の働きを抑え血栓を予防する

主な適応, 用法・用量 経皮的冠動脈形成術(PCI)等 → 1日1回1錠

観察項目 出血徴候，血球算定(WBC，Plt)，Hb/Hct，肝機能(ALT)

注意すべき副作用 出血徴候

コンベック
ウフェナマート

皮膚科用薬 消炎・鎮痛外用剤(非ステロイド)

炎症部位に直接作用して膜安定化・活性酸素生成抑制作用により抗炎症作用を発揮する

主な適応, 用法・用量 湿疹，アトピー性皮膚炎，帯状疱疹等 → 1日数回

サアミオン
散 錠

ニセルゴリン

脳循環・代謝改善薬

脳血管を広げて血流量を増加させて脳エネルギー代謝を改善する. また脳神経伝達機能を促進し脳代謝を改善する

主な適応, 用法・用量 脳梗塞後遺症に伴う慢性循環障害による意欲低下 → 1日15mg, 分3

ザイアジェン
錠

アバカビル硫酸塩

抗HIV薬 ヌクレオシド系逆転写酵素阻害薬

ヒト免疫不全ウイルス(HIV)の増殖に必要な逆転写酵素を阻害してHIVウイルスの増殖を抑える

主な適応, 用法・用量 HIV感染症 → 1日600mg, 分1～2

観察項目 皮膚症状, 呼吸, 全身倦怠感, 消化器症状, Cr, CK, 体温, 血圧, ALT・AST, アミラーゼ, 意識状態 注意すべき副作用 過敏症(発熱, 皮疹, 疲労感, 倦怠感, 胃腸障害, 呼吸器症状)

サイクロセリン
カプセル

サイクロセリン

抗結核薬

結核菌の細胞壁合成を阻害することにより増殖を抑える

主な適応, 用法・用量 各種結核症 → 1回250mg, 1日2回

ザイザル
錠 シロップ

レボセチリジン塩酸塩

抗アレルギー薬 抗ヒスタミン薬(第二世代)

遅発性アレルギーの原因となる好酸球の遊離を抑制する. またヒスタミンがH₁受容体に結合するのを阻害してアレルギー症状を抑える

主な適応, 用法・用量 鼻炎, 皮膚炎等 → 1日1回5mg

観察項目 ショック, アナフィラキシー(呼吸困難, 血圧低下, 蕁麻疹, 発赤), 肝機能, 血算, 小児:過量投与により激越, 落ち着きのなさ

注意すべき副作用 呼吸困難, 低血圧, 蕁麻疹, 痙攣

サイスタダン

原末

ベタイン

その他の内分泌・代謝系用薬 **アミノ酸代謝異常症治療薬**

先天的代謝異常の血液や組織に蓄積したホモシスチンをメチオニンに分解して体内のホモシスチン濃度を低下させる

主な適応, 用法・用量 ホモシスチン尿症 → 1回3g, 1日2回

ザイティガ

錠

アビラテロン酢酸エステル

抗悪性腫瘍薬 **抗アンドロゲン剤**

男性ホルモン(アンドロゲン)の合成酵素の働きを抑えて前立腺癌の増殖を抑える

主な適応, 用法・用量 去勢抵抗性前立腺癌等 → 1日1回1000mg, 空腹時

サイトテック

錠
妊婦

ミソプロストール

酸関連疾患治療薬 **プロスタグランジン誘導体**

胃酸分泌抑制作用等により非ステロイド性消炎鎮痛薬(NSAIDs)を長期に飲む必要がある人の潰瘍を抑制する

主な適応, 用法・用量 NSAIDs使用時の消化性潰瘍予防等 → 1回200μg, 1日4回
観察項目 肝機能 **注意すべき副作用** 女性は服用中避妊の指導(子宮収縮作用), 下痢(通常軽度で一過性), 軟便

サイビスク

関節注

ヒアルロン酸ナトリウム架橋処理ポリマー・ヒアルロン酸ナトリウム架橋処理ポリマービニルスルホン架橋体

運動器変性疾患治療薬

関節内投与により関節液の機能を一時的に高め衝撃吸収機能等を改善し疼痛を緩和する

主な適応, 用法・用量 変形関節症の疼痛緩和 → 1回2mL, 1週間毎に3回
観察項目 卵や羽毛等鳥類の蛋白質に対する過敏患者には投与禁. 投与後15分間要観察

サイプレジン

点眼

シクロペントラート塩酸塩

眼科用薬 **散瞳薬(副交感神経抑制薬)**

眼内の副交感神経に作用し瞳孔活躍筋を弛緩し散瞳させる. また毛様体筋の弛緩による調節麻痺を発現する

サ

主な適応、用法・用量 診断治療用の散瞳，調節麻痺 → 1日1回1滴，さらに1滴追加できる

看護のPoint 屈折能検査点眼剤

ザイボックス　錠　注

リネゾリド

抗菌薬 **オキサゾリジノン系**

細菌の蛋白合成を阻害して増殖を抑える

主な適応、用法・用量 各感染症(MRSA・VREに有効) → 内・注：1回1200mg，分2

配合変化 アムホテリシンB，塩酸クロルプロマジン，ジアゼパム，イセチオン酸ペンタミジン，ラクトビオン酸エリスロマイシン，フェニトインナトリウム，スルファメトキサゾール・トリメトプリム，セフトリアキソンナトリウムと配合不可

観察項目 検査値，投与期間，WBC，CRP，血小板減少，間質性肺炎，腎不全，紫斑，アミラーゼ増加，高血糖，高K血症，低K血症，低Cl血症，リパーゼ増加，高尿酸血症，代謝性アシドーシス，CK増加，低Na血症

注意すべき副作用 腹痛，下痢

サイメリン　注

ラニムスチン

抗悪性腫瘍薬 **アルキル化薬(ニトロソウレア類)**

癌細胞のDNA合成を阻害して増殖を抑える

主な適応、用法・用量 膠芽腫，骨髄腫，リンパ腫等 → 1回50〜90mg/m²

サイモグロブリン　静注　妊婦

抗ヒト胸腺細胞ウサギ免疫グロブリン

造血薬 **再生不良性貧血治療薬**

白血球のT細胞表面に結合して細胞障害を引き起こし免疫T細胞を減少させて再生不良性貧血や免疫拒絶反応を抑える

主な適応、用法・用量 再生不良性貧血，各種臓器移植等 → 1日1.5〜3.75mg/m²

配合変化 希釈は生食・ブドウ糖液　**看護のPoint** インラインフィルターを用いて投与する

サイラムザ　静注　妊婦

ラムシルマブ

抗悪性腫瘍薬 **分子標的薬(抗VEGFR-2ヒト型モノクローナル抗体)**

癌細胞内の血管内皮増殖因子受容体(VEGFR-2)に結合し，血管新生を阻害して増殖を抑制する

主な適応, 用法・用量 胃・直腸癌, 肺癌等 → 1回8〜10mg/kg

配合変化 ブドウ糖との混注不可　看護のPoint 振とうしない. 蛋白質透過型のフィルターを使用する

サイレース
フルニトラゼパム

錠 | 静注

運転2(内)

睡眠薬 ベンゾジアゼピン系睡眠薬(中間作用型)

脳内のベンゾジアゼピン受容体を介し抑制神経伝達物質(GABA)の作用を強めることにより余剰刺激が遮断され睡眠に導く

主な適応, 用法・用量 不眠症, 麻酔前投薬等 → 内:1回0.5〜2mg. 注:0.01〜0.03mg/kg

配合変化 注:アルカリ性製剤(黄変の恐れ)　観察項目 肝機能, 依存, 離脱症状, 興奮, 錯乱, 呼吸状態　注意すべき副作用 一過性前向性健忘, 眠気, ふらつき, 頭重感

ザイロリック
アロプリノール

錠

高尿酸血症・痛風治療薬 尿酸降下薬(尿酸生成抑制)

肝臓で作られる尿酸の合成に必要な酵素(キサンチンオキシダーゼ)の働きを抑えて尿酸の合成を阻害して尿酸量を減らす

主な適応, 用法・用量 高尿酸血症の是正等 → 1日200〜300mg, 分2〜3

観察項目 血算, 肝機能, 腎機能　注意すべき副作用 発熱を伴う発疹等の皮膚症状(皮膚粘膜眼症候群, 中毒性表皮壊死症)

サインバルタ
デュロキセチン塩酸塩

カプセル

運転3

抗うつ薬 セロトニン・ノルアドレナリン再取込み阻害薬(SNRI)

脳内神経伝達物質(セロトニン・ノルアドレナリン)の神経終末での再取り込みを阻害して伝達量を増やし, うつ・痛み症状等を改善する

主な適応, 用法・用量 うつ病, 疼痛等 → 1日1回20〜60mg

観察項目 うつ症状, 賦活症候群, 中断症候群, 心電図, セロトニン症候群, 痙攣, 黄疸, 肝機能, 腎機能, SIADH, 血算, 血圧変動, 緑内障　注意すべき副作用 傾眠, 口渇, 倦怠感, 性機能障害, 排尿困難, 悪心・嘔吐, 頭痛, 下痢・便秘

ザガーロ

デュタステリド

カプセル / 妊婦

皮膚科用薬　脱毛治療薬

頭皮中の男性ホルモン(ジヒドロテストステロン)の合成を阻害して，男性型脱毛の進行を抑えて発毛効果を発揮する

主な適応, 用法・用量　男性における男性型脱毛症 → 1日1回0.1mg

サクコルチン ▶▶ セレスタミン(副腎皮質ステロイド，p.210)

ザクラス

アジルサルタン・アムロジピンベシル酸塩

錠 / 妊婦 / 運転3

降圧薬　配合剤(AII受容体拮抗薬・Ca拮抗薬)

血管平滑筋を弛緩させる薬と血圧を上げるアンジオテンシンIIが受容体に結合するのを阻害する薬により血圧を強力に下げる

主な適応, 用法・用量　高血圧 → 1日1回1錠

サークリサ

イサツキシマブ

静注

抗悪性腫瘍薬　分子標的薬(抗CD38キメラ型モノクローナル抗体)

腫瘍細胞表面に特異的に発生するCD38受容体に結合しての腫瘍細胞の増殖を抑え細胞死に誘導する

主な適応, 用法・用量　多発性骨髄腫 → 1回10〜20mg/kg

ザーコリ

クリゾチニブ

カプセル / 運転3

抗悪性腫瘍薬　分子標的薬(チロシンキナーゼ阻害薬/ALK阻害薬)

癌細胞が増殖に必要な蛋白(チロシンキナーゼ：ALK等)の働きを抑えて増殖を抑制する

主な適応, 用法・用量　ALK・ROSI遺伝子陽性非小細胞肺癌 → 1回250mg，1日2回

📷 観察項目　検査値，QT延長　⚠ 注意すべき副作用　視力障害

サージセル・アブソーバブル・ヘモスタット

酸化セルロース

貼

止血薬　局所用止血薬

血中のヘモグロビンと著しい親和性を持ち，ゼラチン状の塊となり凝固物の形成を促進して止血作用を示す

主な適応, 用法・用量 各種手術時の補助的止血 → 出血創面に適用. 湿らせないで使用する

サ

ザジテン
ケトチフェンフマル酸塩

点眼 点鼻

眼科用薬・耳鼻咽喉科用薬 **抗ヒスタミン薬（第二世代）**

アレルギーによって出てくる化学伝達物質（ヒスタミン・ロイコトリエン等）の放出を抑えてアレルギー症状を抑える

主な適応, 用法・用量 眼：アレルギー性結膜炎. 鼻：アレルギー性鼻炎 → 眼：1回1～2滴, 1日4回. 鼻：1回1噴霧, 1日4回

注意すべき副作用 鼻：眠気

ザジテン
ケトチフェンフマル酸塩

カプセル シロップ DS

抗アレルギー薬 **抗ヒスタミン薬（第二世代）**

アレルギーによって出てくる化学伝達物質（ヒスタミン・ロイコトリエン等）の放出を抑えてアレルギー症状を抑える

主な適応, 用法・用量 喘息, 鼻炎, 皮膚炎等 → 1回1mg, 1日2回

サチュロ
ベダキリンフマル酸塩

錠

抗結核薬

結核菌のエネルギー産生（ATP合成酵素）を阻害することにより増殖を抑える

主な適応, 用法・用量 多剤耐性肺結核 → 1日1回200～400mg. 食直後, 他剤と併用する

サーティカン
エベロリムス

錠
妊婦

免疫抑制薬 **mTOR阻害薬**

細胞の分裂・増殖・生存を調節する蛋白質（mTOR）の働きを抑制し免疫T細胞の増殖を抑え免疫反応を抑制する

主な適応, 用法・用量 心・腎・肝移植時拒絶反応抑制 → 1日1.5～2mg, 分2

サデルガ
エリグルスタット酒石酸塩

カプセル
妊婦

その他の内分泌・代謝系用薬 **ライソゾーム病治療薬**

神経や臓器・骨などに蓄積して肝臓や脾臓の腫れや貧血等を起こすグルコシルセラミドが合成されるのを抑える

主な適応, 用法・用量 ゴーシェ病の諸症状等 → 1回100mg, 1日2回

ザーネ
ビタミンA

軟膏

皮膚科用薬 **角化症・乾癬治療薬**

表皮の新陳代謝を高めケラチン形成を抑制することにより過角化症に効果を発揮する

主な適応, 用法・用量 角化性皮膚疾患 → 1日2〜3回

ザノサー
ストレプトゾシン

静注
妊婦 運転2

抗悪性腫瘍薬 **アルキル化薬（ニトロソウレア類）**

癌細胞のDNA合成を阻害して増殖を抑える

主な適応, 用法・用量 膵・消化管神経内分泌腫瘍 → 添付文書参照
配合変化 プレドニゾロン, フロセミド等と配合不可　観察項目 腎障害, 肝障害　注意すべき副作用 悪心・嘔吐

サノレックス
マジンドール

錠
妊婦 運転2

抗精神病薬 **食欲抑制薬**

視床下部の満腹中枢・摂食中枢に作用して摂食行動を抑えて肥満症を是正する

主な適応, 用法・用量 高度肥満症（BMI35以上）→ 1日1回0.5mg

ザバクサ
セフトロザン硫酸塩・タゾバクタムナトリウム

静注

抗菌薬 **セフェム系（β-ラクタマーゼ阻害薬配合）**

細菌の細胞壁合成を阻害して増殖を抑え, 薬を分解する酵素（β-ラクタマーゼ）を阻害することで効果を強めた

主な適応, 用法・用量 細菌感染症等 → 1回1.5〜3g, 1日3回
配合変化 原則単独投与

サビーン
デクスラゾキサン

静注
妊婦

抗悪性腫瘍薬

アントラサイクリン系抗癌薬の血管外漏出に対して本剤静脈内投与により血管内の潰瘍発現を抑制して血管外漏出を抑える

主な適応, 用法・用量 アントラサイクリン系抗癌剤の血管外漏出 → 1日1回500〜1000mg/kg

配合変化 原則単独投与

サーファクテン
肺サーファクタント

気管注入

サ

呼吸障害治療薬 **急性肺障害治療薬**

肺胞の気体—液体界面の表面張力を低下させて肺の虚脱を防止し肺の安定した換気能力を維持する

主な適応, 用法・用量 呼吸切迫症候群 → 60〜120mg/kg. 全肺野に投与

配合変化 生食以外で懸濁すると懸濁不良となることがある **観察項目** 両親・兄姉等のアレルギー症状の既往の有無

ザファテック
トレラグリプチンコハク酸塩

錠

糖尿病治療薬 **選択的DPP-4阻害薬**

インスリンの分泌を促進する酵素（インクレチン）が分解されるのを抑えてインスリン分泌を促進して高血糖を抑える

主な適応, 用法・用量 2型糖尿病 → 週1回100mg

観察項目 血糖 **注意すべき副作用** 低血糖(他の糖尿病薬併用時)

サブリル
ビガバトリン

散

抗てんかん薬 **GABA分解酵素阻害薬（GABA受容体）**

脳内神経の抑制伝達物質（GABA）の分解を抑え濃度を増加させて点頭てんかん発作を抑える

主な適応, 用法・用量 点頭てんかん → 1日50mg/kg

注意すべき副作用 不可逆的な視野狭窄に注意

サムスカ
トルバプタン

顆粒 錠

心不全治療薬 **非ペプチド性バソプレシンV₂-受容体拮抗薬**

腎臓で尿の再吸収を増加させるバソプレシンというホルモンの働きを抑えて電解質排泄を伴わない利尿作用を示す

主な適応, 用法・用量 他の利尿剤で効果不十分な場合の利尿 → 添付文書参照

🔭 観察項目　飲水量，尿量，口渇感，脱水，K，Na，BUN，Cr，肝機能，尿酸
⚠ 注意すべき副作用　口渇感

サムチレール

アトバコン

内用液

抗真菌薬　**ニューモシスチス肺炎治療薬**

酵母様真菌細胞の核酸とATPの合成を阻害して増殖を抑制して，細胞免疫不全による肺炎を抑える

主な適応, 用法・用量　ニューモシスチス肺炎・発症抑制 → 1日10mL，分1〜2

ザラカム

ラタノプロスト・チモロールマレイン酸塩

点眼

眼科用薬　**緑内障治療薬(配合剤)**

眼内への房水(眼球を満たす体液)産生抑制(β遮断)と眼外への房水流出促進作用(プロスタグランジン)により眼圧を下げる

主な適応, 用法・用量　緑内障，高眼圧症 → 1日1回1滴

⚠ 注意すべき副作用　しみる，かゆみ，痛みが持続する時は受診．一時的な霧視が現れることあり．点眼液がこぼれると眼周囲への色素沈着や睫毛が太くなることあり

サラザック ▶▶ **PL**(解熱・鎮痛薬　抗炎症薬，p.310)

サラゾスルファピリジン(腸溶錠) ▶▶ **アザルフィジンEN**(抗リウマチ薬，p.10)

サラゾスルファピリジン(錠・坐剤) ▶▶ **サラゾピリン**(抗リウマチ薬，p.162)

サラゾピリン

サラゾスルファピリジン

錠　坐剤

抗リウマチ薬　**csDMARD(従来型DMARD)**

白血球の内皮細胞への結合を抑えたり大腸で腸内細菌により分解され抗炎症作用により腸の炎症を抑えると考えられている

主な適応, 用法・用量　潰瘍性大腸炎等 → 内：1日2〜4g，分4〜6．坐：1回1〜2個，1日2回

⚠ 注意すべき副作用　皮膚・爪・尿等が黄色に着色

サリチル酸ナトリウム

サリチル酸ナトリウム

静注

解熱・鎮痛薬　抗炎症薬　**酸性(サリチル酸系)**

発痛物質（ブラジキニン）を増強するプロスタグランジンの生成を抑えて鎮痛消炎作用を示す

主な適応, 用法・用量 症候性神経痛 → 1回0.5〜1g，1日1〜数回

サリチル酸ワセリン 軟膏

サリチル酸

皮膚科用薬 **角化症・乾癬治療薬**

角化した皮膚の角質層に存在する真菌に抗菌作用を示したり角化した皮膚を軟化・剥離しやすくする

主な適応, 用法・用量 乾癬，白癬，角化症等 → 1日1〜2回塗布

サリパラ 液

桜皮エキス

去痰薬 **気道分泌促進薬**

主成分のヤマザクラエキスの鎮咳・去痰作用により咳を鎮め痰を出しやすくする

主な適応, 用法・用量 咳嗽・喀痰喀出困難等 → 1回2〜4mL，1日3回

サルコート カプセル

ベクロメタゾンプロピオン酸エステル

耳鼻咽喉科用薬 **ステロイド**

副腎皮質ホルモン剤の抗炎症・抗アレルギー作用により口内炎等の炎症を抑える

主な適応, 用法・用量 難治性口内炎 → 1回1カプセル，1日2〜3回

ザルソロイチン ▸▸ カシワドール（解熱・鎮痛薬　抗炎症薬, p.107）

サルタノール インヘラー

サルブタモール硫酸塩

気管支拡張薬 **β刺激薬（β₂選択性）**

気管支平滑筋の交感神経（β₂受容体）を刺激して気管支を広げる

主な適応, 用法・用量 気道閉塞障害の寛解等 → 1回2吸入

観察項目 K(↓)，心拍数　**注意すべき副作用** 過度の使用で不整脈，心停止等　**看護のPoint** 短時間型（SABA）

ザルチロン ▸▸ カシワドール（解熱・鎮痛薬　抗炎症薬, p.107）

ザルティア
タダラフィル

`錠` `運3`

前立腺肥大症・排尿障害治療薬　ホスホジエステラーゼ5阻害薬

下部尿路組織に分布する酵素(ホスホジエステラーゼ5)を阻害して尿路血管や前立腺平滑筋等を弛緩させ排尿障害を改善する

主な適応,用法・用量 前立腺肥大による排尿障害 → 1日1回5mg

観察項目 血圧,耳鳴,めまい,視力　**注意すべき副作用** 4時間以上持続する勃起,急な聴力低下や突発性難聴,急な視力低下や視力喪失など,目の充血や瞼の腫れ,発疹等

ザルトプロフェン ➤ ソレトン(解熱・鎮痛薬　抗炎症薬, p.221)

ザルトラップ
アフリベルセプト ベータ

`静注` `妊婦` `PVC`

抗悪性腫瘍薬　分子標的薬(VEGF阻害薬)

癌細胞の増殖に必要な血管内皮増殖因子(VEGFR等)を阻害して癌細胞の増殖を抑える

主な適応,用法・用量 結腸・直腸癌 → 2週1回4mg/kg

配合変化 希釈は生食・ブドウ糖液

サルブタモール ➤ ベネトリン(気管支拡張薬, p.372)

サルプレップ
無水硫酸ナトリウム・硫酸カリウム・硫酸マグネシウム水和物

`内用液`

腸管洗浄剤

本剤は腸管でほとんど吸収されず水分を保持して腸管洗浄作用を示す

主な適応,用法・用量 腸管検査時の腸管内容物の排除 → 1回480mL

観察項目 インスリン,経口血糖降下薬投与患者の投与時間に注意

サルポグレラート塩酸塩 ➤ アンプラーグ(抗血栓薬, p.45)

サレックス ➤ アンテベート(副腎皮質ステロイド, p.44)

サレド
サリドマイド

`カプセル` `毒` `妊婦` `運2`

抗悪性腫瘍薬　サリドマイド誘導体

腫瘍細胞の増殖に必要な血管新生を抑える．また免疫反応で腫瘍細胞の増殖を抑え細胞死に誘導する

主な適応, 用法・用量 多発性骨髄腫, らい性結節紅斑 → 1日1回50〜200mg

注意すべき副作用 血栓症の徴候

ザロンチン

エトスクシミド

抗てんかん薬 **スクシミド系(Caチャネル)**

中枢神経のてんかん発作焦点(発作細胞)からの，てんかん発射の広がりを阻止して発作を抑制する

主な適応, 用法・用量 てんかん小発作等 → 1日0.45〜1g, 分2〜3

サワシリン

細粒 錠 カプセル

アモキシシリン水和物

抗菌薬 **広範囲ペニシリン系**

細菌の細胞壁合成を阻害して増殖を抑える

主な適応, 用法・用量 細菌感染症等 → 1回250mg, 1日3〜4回

酸化マグネシウム

細粒 錠

酸化マグネシウム

便秘治療薬 **塩類下剤**

少量で胃酸を中和する．また大量では腸内の浸透圧変化により腸壁を刺激したり水分を奪い腸管内容物を軟化し排便を促す

主な適応, 用法・用量 下剤・制酸剤等 → 1日0.2〜2g, 分1〜3

観察項目 腎機能, Mg **注意すべき副作用** 下痢

サンコバ

点眼

シアノコバラミン

眼科用薬 **調節機能改善薬**

眼部毛様体筋における酸素消費量を増しATP産生を増大させ調節性眼精疲労を改善する

主な適応, 用法・用量 眼精疲労における微動調節改善 → 1回1〜2滴, 1日3〜5回

サ

サンディミュン
シクロスポリン

内用液 注

免疫抑制薬 カルシニューリン阻害薬

免疫反応に大きな役割を果たすリンパ球（ヘルパーT細胞）の働きを抑えて強力な免疫抑制作用を示す

主な適応, 用法・用量 移植時拒絶反応抑制等 ➡ 内：1日1.5〜9mg/kg, 分1〜2. 注：1日3〜6mg/kg

注意すべき副作用 腎・肝機能障害, 高血圧, 痙攣発作等　**看護のPoint** インラインフィルターを用いて投与する

サンテゾーン
デキサメタゾンメタスルホ安息香酸エステルナトリウム

眼軟膏 点眼

眼科用薬 抗炎症薬（ステロイド）

糖質コルチコイド受容体に作用して強力な抗炎症・抗アレルギー作用により外眼・前眼部の炎症を抑える

主な適応, 用法・用量 外・前眼部の炎症等 ➡ 点：1回1〜2滴, 1日3〜4回. 軟：1日1〜3回

サンドスタチン
オクトレオチド酢酸塩

皮下注

その他のホルモン剤 向下垂体前葉ホルモン

消化管・膵臓・脳下垂体にあるソマトスタチン受容体に結合し種々のホルモン分泌と消化管運動を抑制する

主な適応, 用法・用量 腸閉塞の消化器症状等 ➡ 1日100〜300μg/kg, 分2〜4

注意すべき副作用 投与中一過性の低又は高血糖を伴うことがある

サンドスタチンLAR
オクトレオチド酢酸塩

筋注

その他のホルモン剤 向下垂体前葉ホルモン

消化管・膵臓・脳下垂体にあるソマトスタチン受容体に結合し種々のホルモン分泌と消化管運動を抑制する持続性薬剤

主な適応, 用法・用量 消化管ホルモン産生腫瘍等 ➡ 4週毎に10〜30mg

注意すべき副作用 投与中一過性の低又は高血糖を伴うことがある

サンドールP ▶▶ ミドリンP（眼科用薬, p.404）

サンピロ

ピロカルピン塩酸塩

`点眼`

サ

眼科用薬 **緑内障治療薬（副交感神経刺激）**

副交感神経支配の瞳孔括約筋を収縮させて縮瞳させる．また房水（眼球を満たす体液）流出を促進して眼圧を下げる

主な適応, 用法・用量 緑内障, 診断・治療用縮瞳 → 1回1〜2滴, 1日3〜5回

看護のPoint 縮瞳効果があり暗黒感, 近視化や眼内の炎症時に用いると虹彩後癒着を起こす可能性あり

サンベタゾン ▶▶ リンデロン（眼科用薬・耳鼻咽喉科用薬, p.454）

サンラビン

エノシタビン

`静注` `PVC`

抗悪性腫瘍薬 **代謝拮抗薬（ピリミジン代謝拮抗薬）**

白血病細胞のDNA合成を阻害し増殖を抑える

主な適応, 用法・用量 急性白血病 → 1日3.5〜6mg/kg, 分1〜2

看護のPoint インラインフィルターを用いて投与する

サンリズム

ピルシカイニド塩酸塩水和物

`カプセル` `注`

不整脈治療薬 **Naチャネル遮断薬（Ic群）**

心筋の電気信号（活動電位：Na）を抑制し, 不応期を延長して不整脈の発生を抑制する

主な適応, 用法・用量 頻脈性不整脈 → 内：1日150mg, 分3. 注：1回0.75〜1mg/kg

配合変化 注：セルシンと配合不可 **観察項目** 心電図, 脈拍, 血圧, 心胸郭比, 腎機能値

ジアスターゼ

ジアスターゼ

`原末`

健胃消化薬・胃腸機能改善薬 **消化酵素薬**

胃内でデンプンの分解を促進して消化を助ける

主な適応, 用法・用量 炭水化物の消化異常症状改善 → 1回0.3〜0.5g, 1日3回

配合変化 酸性又は強アルカリ性製剤配合により失活

ジアゼパム ▶▶ セルシン（抗不安薬, p.207）

ジアゾキシド

カプセル

ジアゾキシド

その他の内分泌・代謝系用薬 **高インスリン血性低血糖症治療薬**

膵臓β細胞の細胞膜感受性を活性化してインスリン分泌を抑制し血清中のインスリン量を下げて低血糖症状を改善する

主な適応,用法・用量 高インスリン血性低血糖症 → 1日3～8mg/kg,分2～3

シアナマイド

内用液

シアナミド

妊婦 運転2

解毒薬・中和薬 **抗酒薬**

アルコールの分解を抑えて不快な二日酔い状態にしてアルコール摂取を控えさせる

主な適応,用法・用量 慢性アルコール中毒 → 1日50～200mg,分1・～2

観察項目 皮膚症状,PCT,肝機能 **看護のPoint** アルコール類の内服・使用控えさせる

シアノコバラミン ▶ サンコバ(眼科用薬,p.165)

シアリス

錠

タダラフィル

運転3

勃起不全治療薬

陰茎海綿体のホスホジエステラーゼを阻害して陰茎海綿体平滑筋を弛緩させ陰茎への血流増加により勃起を起こさせる

主な適応,用法・用量 勃起不全 → 1日1回10mg

観察項目 血圧,耳鳴,めまい,視力 **注意すべき副作用** 4時間以上痛みを伴う勃起が続く場合や急激な視力低下など現れた場合,服用を中止し受診

ジェイゾロフト

錠

セルトラリン塩酸塩

運転3

抗うつ薬 **選択式セロトニン再取り込み阻害薬(SSRI)**

脳内神経伝達物質(セロトニン)の神経終末での再取り込みを阻害して伝達量を増やして,うつ・パニック症状等を改善する

主な適応,用法・用量 うつ病,パニック障害等 → 1日1回25～100mg

GHRP科研

プラルモレリン塩酸塩

<注>
<妊婦>

その他のホルモン剤 **向下垂体前葉ホルモン**

下垂体から成長ホルモンを分泌促進することにより成長ホルモンの分泌能検査を行う

主な適応, 用法・用量 成長ホルモン分泌不全の診断 → 1回100μg

サ

ジェニナック

メシル酸ガレノキサシン水和物

<錠>
<妊婦> <運転3>

抗菌薬 **ニューキノロン系**

細菌のDNA複製を阻害して増殖を抑える

主な適応, 用法・用量 細菌感染症等 → 1日1回400mg

看護のPoint 耐性菌に効果

- -

ジエノゲスト ▶▶ **ディナゲスト**(女性生殖器用薬, p.242)

ジェノトロピン

ソマトロピン

<注>
<妊婦>

その他のホルモン剤 **成長ホルモン**

体の成長と発達を調節する成長ホルモンを補充して低身長等を改善する

主な適応, 用法・用量 成長ホルモン分泌不全性低身長等 → 添付文書参照

観察項目 IGF-I, 血糖, HbA1c　**看護のPoint** 激しく振とうしない

ジェブタナ

カバジタキセルアセトン付加物

<静注>
<毒> <PVC>

抗悪性腫瘍薬 **微小管阻害薬(タキソ環類)**

癌細胞の増殖時に必要な細胞内の微小管を安定化させ細胞分裂を阻止して増殖を抑える

主な適応, 用法・用量 前立腺癌 → 1日1回25mg/m², 3週間隔

観察項目 骨髄機能　**看護のPoint** インラインフィルターを用いて投与する

ジェミーナ

エチニルエストラジオール・レボノルゲストレル

<錠>
<妊婦>

女性ホルモン剤 **卵胞ホルモン・黄体ホルモン配合剤**

卵胞・黄体ホルモンを補充し排卵抑制や子宮内膜の増殖を抑えプロスタグランジン産生を抑制し月経時の下腹部痛や腰痛等を抑える

主な適応, 用法・用量 月経困難症 → 1日1錠

看護のPoint 血栓症の説明必要

ジェムザール
ゲムシタビン塩酸塩

注 妊婦 運転2

抗悪性腫瘍薬 代謝拮抗薬（ピリミジン代謝拮抗薬）

癌細胞のDNA合成を阻害し増殖を抑える

主な適応, 用法・用量 肺・膵・胆・卵巣・乳癌等 → 1回1000〜1250mg/m²

シェルガン ▶▶ ビスコート（眼科用薬, p.314）

シーエルセントリ
マラビロク

錠 運転3

抗HIV薬 侵入阻止薬

HIVウイルスが宿主細胞に侵入する際に利用する補受容体であるCCR5と結合して細胞内への侵入を阻止し増殖を抑える

主な適応, 用法・用量 HIV-1感染症 → 1回300mg, 1日2回

 観察項目 体温, 狭心痛, 消化器症状, 精神神経症状, 呼吸, Cr, ALT・AST, めまい

ジオクチルソジウムスルホサクシネート
ジオクチルソジウムスルホサクシネート

耳科用

耳鼻咽喉科用薬 耳垢除去薬

耳垢に浸透・軟化させ除去しやすくする

主な適応, 用法・用量 耳垢除去 → 外耳塗布又は数滴点耳

シオゾール
金チオリンゴ酸ナトリウム

注 妊婦

抗リウマチ薬 csDMARD（従来型DMARD）

作用については不明であるが経験的に使用されている. 関節リウマチの手足のこわばり等の症状を改善する

主な適応, 用法・用量 関節リウマチ → 週1回10〜100mg, 毎週又は2週に1回

 観察項目 定期的な腎機能検査 　**注意すべき副作用** 発熱, 空咳, 息切れ等

看護のPoint 水溶性金製剤. 免疫調節薬

ジオトリフ 錠

アファチニブマレイン酸塩

抗悪性腫瘍薬　分子標的薬(チロシンキナーゼ阻害薬/EGFR阻害薬)

癌細胞の増殖に必要な上皮増殖因子受容体(EGFR)に結合して増殖を抑える

主な適応, 用法・用量　EGFR変異陽性肺癌 → 1日1回40mg空腹時

シオマリン 静注

ラタモキセフナトリウム

抗菌薬　オキサセフェム系

細菌の細胞壁合成を阻害して増殖を抑える

主な適応, 用法・用量　細菌感染症等 → 1日1〜2g, 分2

ジオン 注 妊婦

硫酸アルミニウムカリウム水和物・タンニン酸

痔疾患治療薬　硬化薬

痔核の局所注射により壊死を伴う急性炎症を起こさせて痔核を硬化縮小させる

主な適応, 用法・用量　脱出を伴う内痔核 → 1痔核9〜13mL, 分割

🎥 観察項目　一過性の発熱発現　💊 看護のPoint　内痔核硬化療法剤

ジカディア カプセル

セリチニブ

抗悪性腫瘍薬　分子標的薬(チロシンキナーゼ阻害薬/ALK阻害薬)

癌細胞の増殖に必要なチロシンキナーゼ(ALK融合蛋白)の働きを阻害して癌細胞の増殖を抑える

主な適応, 用法・用量　ALK遺伝子陽性非小細胞肺癌等 → 1日1回450mg

ジギラノゲン 注

デスラノシド

心不全治療薬　ジギタリス強心配糖体

心筋細胞内のCaイオン濃度を高めて心筋収縮力を増強する. また腎に直接作用して利尿作用を発揮する

主な適応, 用法・用量　うっ血性心不全等 → 1日0.2〜0.6mg

ジクアス

点眼 LX点眼

ジクアホソルナトリウム

眼科用薬 **ドライアイ治療薬**

眼内結膜上皮および結膜杯細胞に作用し，細胞内のCa濃度を上昇させて水分およびムチン(粘液)の分泌を促進させる

主な適応, 用法・用量 ドライアイ→1回1滴，1日6回．LX：1回1滴，1日3回

ジクトル

テープ
妊婦 運転2

ジクロフェナクナトリウム

解熱・鎮痛薬 抗炎症薬 **経皮吸収剤(フェニル酢酸系)**

皮膚から吸収され，痛みや炎症に関わる生理活性物質であるプロスタグランジンの合成を阻害し痛みや炎症を抑える

主な適応, 用法・用量 各種癌における疼痛→1日1回1〜2枚

 観察項目 肝機能(AST，ALT)，腎機能(Cr) **注意すべき副作用** 適応部位そう痒感・紅斑，上腹部痛

シグニフォーLAR

筋注

パシレオチドパモ酸塩

その他のホルモン剤 **向下垂体前葉ホルモン**

脳下垂体腺腫細胞のソマトスタチン受容体に結合して成長・副腎皮質刺激ホルモンの分泌を抑制して各種分泌過剰症状を改善する

主な適応, 用法・用量 先端巨大症・巨人症，クッシング症等→1回10〜60mg，4週間隔

 観察項目 空腹時血糖

シグマート

錠 注

ニコランジル

狭心症治療薬 **冠血管拡張薬**

冠血管平滑筋に作用して血管を広げ血流を増加させる．また冠血管攣縮を抑制する

主な適応, 用法・用量 狭心症，心不全等→内：1日15mg，分3．注：添付文書参照

配合変化 注：マンニットール，ペルジピン **観察項目** 注：血圧，心拍数
注意すべき副作用 頭痛が発現しても徐々に慣れることが多い．起立時のめまいに注意

シクレスト
アセナピンマレイン酸塩

`錠`

抗精神病薬 **非定型(MARTA)**

脳内の多数の神経伝達物質(ドパミン・セロトニン・アドレナリン)受容体に作用して幻覚・妄想等の精神症状を抑える

主な適応,用法・用量 統合失調症 →1回5mg, 1日2回

観察項目 精神症状, 悪性症候群, プロラクチン, 錐体外路症状, 体重変動, 眠気, 起立性低血圧, 肝機能, 血糖, 心電図, 血栓塞栓症, 横紋筋融解症

注意すべき副作用 舌のしびれ, 眠気

サ

シクロスポリン ⇒ **サンディミュン**(免疫抑制薬, p.166)

ジクロード
ジクロフェナクナトリウム

`点眼`

眼科用薬 **抗炎症薬(非ステロイド)**

眼内炎症原因物質のプロスタグランジンの生成を抑制して炎症を抑える

主な適応,用法・用量 白内障手術後の炎症等 →1回1滴, 1日3〜4回

観察項目 肝機能(AST, ALT), 腎機能(Cr)

ジクロフェナクナトリウム(Na) ⇒ **ボルタレン**(解熱・鎮痛薬 抗炎症薬, p.390, 391)

ジクロフェナクNa(点眼) ⇒ **ジクロード**(眼科用薬, p.173)

ジクロフェナクナトリウムSR ⇒ **ボルタレンSR**(解熱・鎮痛薬 抗炎症薬, p.391)

ジゴキシン ⇒ **ジゴシン**(心不全治療薬, p.173)

ジゴシン
ジゴキシン

`散` `錠` `エリキシル` `注`

心不全治療薬 **ジギタリス強心配糖体**

心筋細胞内のCaイオン濃度を高めて心筋収縮力を増強する. また腎においてはNaの再吸収を抑制して利尿作用を発揮する

主な適応,用法・用量 うっ血性心不全, 頻脈等 →内:1日0.25〜1mg. 注:1回0.25〜0.5mg

配合変化 注:メチロン **観察項目** 心電図, 消化器症状, K, 腎機能

注意すべき副作用 尿量減少, 体重増加時は副作用が出やすい

シザナリンN ⇒ **エレメンミック**(栄養輸液, p.86)

次硝酸ビスマス `末`

次硝酸ビスマス

腸疾患治療薬 **収斂薬**

腸内異常発酵により発生する硫化水素と結合して下痢等を抑える. また腸管粘膜を収斂・被覆保護する

`主な適応,用法・用量` 下痢症 → 1日2g, 分2～3

`注意すべき副作用` 黒色便

ジスチグミン臭化物 ▶▶ **ウブレチド**(排尿障害治療薬, p.62)

シスプラチン ▶▶ **ランダ**(抗悪性腫瘍薬, p.437)

ジスロマック `細粒` `錠` `カプセル` `静注`

アジスロマイシン水和物

  (小児用除く)

抗菌薬 **マクロライド系(15員環アザライド型)**

細菌の蛋白合成を阻害して増殖を抑える

`主な適応,用法・用量` 細菌感染症等 → 内：1日1回250～1000mg. 注：1日1回500mg

`観察項目` CRP, 投与期間, 好酸球数, 肝機能, WBC

`注意すべき副作用` 下痢・軟便, 発疹, 粘膜(口唇, 眼, 外陰部)のびらん, 水ぶくれ

ジセレカ `錠`

フィルゴチニブマレイン酸塩

`妊婦`

抗リウマチ薬 **tsDMARD(分子標的型DMARD)**

炎症や免疫に関係するヤヌスキナーゼ(JAK)という酵素を阻害して免疫細胞の活動を抑え関節の腫れや痛みを抑える

`主な適応,用法・用量` 関節リウマチ → 1日1回100～200mg

ジソピラミド(カプセル) ▶▶ **リスモダン**(不整脈治療薬, p.442)

ジソピラミド(徐放錠) ▶▶ **リスモダンR**(不整脈治療薬, p.443)

シダキュア `舌下錠`

アレルゲンエキス(スギ花粉)

抗アレルギー薬 **アレルゲン免疫療法薬**

少量ずつスギ花粉に慣らして花粉症状を抑える

`主な適応,用法・用量` スギ花粉症減感作療法 → 1週目1回2000JAU. 2週以降1回5000JAU

■ **観察項目** ショック, アナフィラキシー, 顔面腫脹, 咽喉刺激感, 口腔浮腫, 発声障害, 蕁麻疹, 皮疹 　■ **看護のPoint** 減感作免疫療法. 舌下1分保持後内服

シタフロキサシン ▶▶ **グレースビット**(抗菌薬, p.134)

シタラビン ▶▶ **キロサイド**(抗悪性腫瘍薬, p.125)

シチコリン ▶▶ **ニコリン**(脳循環・代謝改善薬, p.276)

シナジス　　　　　　　　　　　　　　　　　　筋注
パリビズマブ

抗ウイルス薬　抗RSウイルス薬

RSウイルスのF蛋白に結合して感染性を中和し, ウイルスの複製および増殖を抑制する

主な適応, 用法・用量 RSウイルス感染症の発症抑制 ➡ 月1回15mg/kg
■ **観察項目** 血圧, 冷汗, 顔色, 呼吸, 脈拍

ジノプロスト ▶▶ **プロスタルモン・F**(女性生殖器用薬, p.357)

ジビイ　　　　　　　　　　　　　　　　　　静注
ダモクトコグアルファペゴル

血液製剤　血液凝固第Ⅷ因子

血液凝固第Ⅷ因子欠乏患者に対し血漿中の血液凝固第Ⅷ因子を補い, その出血傾向を抑制する

主な適応, 用法・用量 血液凝固第Ⅷ因子欠乏症の出血抑制 ➡ 添付文書参照
■ **配合変化** 原則単独投与　■ **看護のPoint** 激しく振とうしない

ジヒドロコデインリン酸塩　　　　　　　　末　散
ジヒドロコデインリン酸塩　　　　　　　　　麻

鎮咳薬　中枢性鎮咳薬(麻薬性)

咳中枢に作用して咳を鎮めたり痛みの中枢に働きかけ痛みを和らげる. また腸管運動を抑制して下痢症状を改善する

主な適応, 用法・用量 鎮咳, 鎮静, 鎮痛, 激しい下痢 ➡ 1回10mg, 1日30mg
■ **注意すべき副作用** 便秘, 眠気・めまい, 急な減量や中止で退薬症状(あくび, 発汗, 嘔吐, 頭痛, 不眠等)

ジピリダモール ▶▶ **ペルサンチン**(狭心症治療薬, p.379)

ジフェニドール塩酸塩 ▸▸ セファドール（耳鼻咽喉科用薬, p.176）

ジフェンヒドラミン ▸▸ レスタミンコーワ（抗アレルギー薬, p.465）

ジフェンヒドラミン塩酸塩 ▸▸ レスタミンコーワ（抗アレルギー薬, p.465）

ジフォルタ
プララトレキサート

注 妊婦

抗悪性腫瘍薬 **代謝拮抗薬（葉酸代謝拮抗薬）**

癌細胞のジヒドロ葉酸還元酵素を阻害することによりDNA合成を阻害して増殖を抑える

主な適応, 用法・用量 末梢性T細胞リンパ腫 ➡ 週1回30mg/m^2

看護のPoint 副作用予防に葉酸・B$_{12}$使用

シーブリ
グリコピロニウム臭化物

カプセル

気管支拡張薬 **抗コリン薬**

気管支平滑筋に作用して副交感神経の働きを抑え気管支収縮を抑制して（抗コリン作用）呼吸を楽にする

主な適応, 用法・用量 慢性閉塞性肺疾患の症状寛解等 ➡ 1日1回1カプセル

看護のPoint 長時間型（LAMA）

ジフルカン
フルコナゾール

カプセル DS 静注 妊婦

抗真菌薬 **深在性抗真菌薬（トリアゾール系）**

真菌の細胞膜（エルゴステロール）合成を阻害して増殖を抑える

主な適応, 用法・用量 真菌感染症等 ➡ 1日1回50〜400mg

ジフルプレドナート ▸▸ マイザー（副腎皮質ステロイド, p.394）

ジプレキサ
オランザピン

細粒 錠 筋注

抗精神病薬 **非定型（MARTA）**

脳内の多数の神経伝達物質（ドパミン・セロトニン等）受容体に作用して幻覚・妄想等の精神症状を抑える

主な適応, 用法・用量 統合失調症, 抗癌剤による嘔吐等 ➡ 1日1回5〜10mg

配合変化 ジアゼパム，ハロペリドールと混合不可　**観察項目** 精神症状，悪性症候群，錐体外路症状，体重増加，肝機能，血算，心電図，血栓塞栓症，横紋筋融解症，薬剤性過敏症症候群，痙攣，血糖，眠気　**注意すべき副作用** 口渇・多飲・多尿等の高血糖症状及び脱力感・倦怠感・冷汗・振戦・傾眠等の低血糖症状，眠気

シプロキサン　錠 静注 妊婦
シプロフロキサシン

抗菌薬　**ニューキノロン系**

細菌のDNA合成を阻害して増殖を抑える

主な適応，用法・用量 細菌感染症等 → 内：1回100～400mg，1日2～3回．注：1回400mg，1日2回

配合変化 注：アルカリ性溶液と配合不可　**観察項目** 肝機能，腎機能，ショック，アナフィラキシー様症状，血便を伴う重篤な大腸炎，CK，間質性肺炎，低血糖，骨髄抑制，血管痛　**注意すべき副作用** 発疹・蕁麻疹，腹痛，下痢，筋肉痛，脱力感，アキレス腱炎，腱断裂等の腱障害

ジプロフィリン　注
ジプロフィリン

気管支拡張薬　**キサンチン誘導体**

気管支平滑筋のホスホジエステラーゼ阻害作用により気管支を広げて喘息症状を改善したり強心・利尿作用を示す

主な適応，用法・用量 心不全，喘息，気管支炎等 → 1回300～600mg

シプロフロキサシン ▸▸ シプロキサン（抗菌薬，p.177）

シプロフロキサシンDU ▸▸ シプロキサン（抗菌薬，p.177）

シプロヘプタジン塩酸塩 ▸▸ ペリアクチン（抗アレルギー薬，p.377）

ジフロラゾン酢酸エステル ▸▸ ダイアコート（副腎皮質ステロイド，p.221）

シベクトロ　錠 静注
テジゾリドリン酸エステル

抗菌薬　**オキサゾリジノン系**

細菌の蛋白合成を阻害して増殖を抑える

主な適応，用法・用量 各感染症（MRSAに有効）→ 1日1回200mg

配合変化 注：原則単独投与　**観察項目** 腹痛，頻回の下痢，骨髄抑制，代謝性アシドーシス，視神経症

ジベトス
ブホルミン塩酸塩

錠 妊婦 運転3

糖尿病治療薬 ビグアナイド(BG)薬

筋肉等での糖利用を促進し肝臓で糖が作られるのを抑制する. また急速に糖を分解して血液中の糖を下げる

主な適応, 用法・用量 2型糖尿病 → 1日100mg, 分2〜3
観察項目 乳酸値, 下痢, 嘔吐等の消化器症状, 血糖, 肝機能
注意すべき副作用 消化器症状, 低血糖(他の糖尿病薬併用時)

シベノール
シベンゾリンコハク酸塩

錠 静注 運転(内)2

不整脈治療薬 Naチャネル遮断薬(Ia群)

心筋の電気信号(活動電位：Na)を抑制し, 不応期を延長して各種不整脈の発生を抑える

主な適応, 用法・用量 頻脈性不整脈等 → 内：1日300mg, 分3. 注：1回0.1mL/kg
配合変化 注：ヘパリン不可 **観察項目** 心電図, 脈拍, 血圧, 尿量, 心胸郭比, 血算, 腎機能値, 肝機能値, K, 血糖, 低血糖症状, 抗コリン症状
注意すべき副作用 尿閉, 口渇, 低血糖症状

シベレスタットナトリウム(Na) ▶ エラスポール(呼吸障害治療薬, p.82)

シベンゾリンコハク酸塩 ▶ シベノール(不整脈治療薬, p.178)

シムジア
セルトリズマブ ペゴル

皮下注

抗リウマチ薬 bDMARD(生物学的製剤)

炎症や痛みに関係する炎症物質(TNFα)が体内で異常に増えるのを抑えて炎症や痛みを改善する

主な適応, 用法・用量 関節リウマチ → 1回200〜400mg
注意すべき副作用 発熱や倦怠感, 持続する咳等

ジムソ
ジメチルスルホキシド

液

尿路・蓄尿障害治療薬 泌尿器用薬

膀胱内の炎症を抑える作用と神経活動を抑える作用により膀胱に関連する痛み・頻尿等の症状を改善する

主な適応, 用法・用量 間質性膀胱炎の症状改善 → 1回50mL, 2週間隔6回
注意すべき副作用 膀胱痛, 尿道痛, 膀胱刺激症状

シムツーザ

`錠` `運転3`

ダルナビル エタノール付加物・コビシスタット・エムトリシタビン・テノホビル アラフェナミドフマル酸塩

抗HIV薬 **プロテアーゼ阻害薬・ヌクレオシド系逆転写酵素阻害薬配合剤**

感染細胞が増殖に必要な蛋白質切断酵素（プロテアーゼ）の働きを抑える．また逆転写酵素を阻害して増殖を抑える

主な適応, 用法・用量 HIV-1感染症 → 1日1回1錠，食中・食直後

観察項目 Cr，皮膚症状，AST，ALT，γ-GTP **注意すべき副作用** 尿量，むくみ，吐き気，乳酸アシドーシス（深く大きい呼吸），皮膚症状

`サ`

シムビコート

`タービュヘイラー`

ホルモテロールフマル酸塩水和物・ブデソニド

気管支喘息治療薬 **β刺激薬・吸入ステロイド配合剤**

交感神経刺激作用（β刺激作用）と副腎皮質ホルモンの抗炎症作用とにより気管支を広げ炎症を抑えて喘息症状等を改善する

主な適応, 用法・用量 気管支喘息，慢性閉塞性肺疾患 → 1回1～2吸入，1日2回

注意すべき副作用 過度の使用で不整脈，心停止等

シムレクト

`静注` `妊婦`

バシリキシマブ

免疫抑制薬 **拒絶反応抑制薬**

免疫反応を担うリンパ球T細胞の表面受容体（IL-2）に結合して移植後の免疫反応を抑制する

主な適応, 用法・用量 腎移植後の拒絶反応抑制 → 1回20mg，2回まで

配合変化 他剤と混注しない **注意すべき副作用** アナフィラキシー症状や細菌，ウイルス感染 **看護のPoint** 激しく振るうしない

ジメチコン ► ガスコン（腸疾患治療薬, p.107）

シメチジン ► タガメット（酸関連疾患治療薬, p.224）

ジメモルファンリン酸塩 ► アストミン（鎮咳薬, p.12）

ジメリン

アセトヘキサミド

糖尿病治療薬 **スルホニル尿素薬（第一世代）**

膵臓のランゲルハンス島β細胞を刺激してインスリン分泌を促進し血糖を下げる

主な適応, 用法・用量 2型糖尿病 → 1日250mg，分1～2

次没食子酸ビスマス
次没食子酸ビスマス

末

腸疾患治療薬 止瀉薬（収斂作用）

腸内異常発酵により発生する硫化水素と結合して下痢等を抑える．また腸管粘膜を収斂・被覆保護する

主な適応，用法・用量 下痢症等 → 1日1.5～4g，分3～4

⚠ **注意すべき副作用** 黒色便

ジャカビ
ルキソリチニブリン酸塩

錠
妊婦

抗悪性腫瘍薬 分子標的薬（チロシンキナーゼ阻害薬/JAK阻害薬）

癌細胞の増殖に必要な蛋白（ヤヌスキナーゼ）の働きを阻害して増殖を抑える

主な適応，用法・用量 骨髄線維症，多血症等 → 1回5～25mg，1日2回

👁 **観察項目** HBV活性化 　⚠ **注意すべき副作用** 帯状疱疹の徴候

ジャクスタピッド
ロミタピドメシル酸塩

カプセル
妊婦

脂質異常症治療薬 ミクロソームトリグリセリド転送蛋白阻害薬

肝臓・小腸細胞内のミクロソームトリグリセリド転送蛋白（MTP）に結合して脂質転送を阻害し血液中のLDLコレステロールを低下させる

主な適応，用法・用量 家族性高コレステロール血症 → 1日1回5～10mg

👁 **観察項目** 肝機能

弱ペチロルファン ▶▶ ペチロルファン（オピオイド, p.370)

ジャディアンス
エンパグリフロジン

錠

糖尿病治療薬 選択的SGLT2阻害薬

腎臓で尿中の糖を再吸収する酵素（SGLT2）の働きを抑制して過剰な糖を尿中に排泄して高血糖を抑える

主な適応，用法・用量 2型糖尿病 → 1日1回10mg

👁 **観察項目** 血糖，皮膚症状，多尿，口渇，脱水 　⚠ **注意すべき副作用** 低血糖，水分補給

ジャドニュ
デフェラシロクス

`顆粒`
`運転3`

解毒薬・中和薬 **鉄過剰症治療薬**

鉄とキレートを作り胆汁より糞便中に鉄を排泄する

主な適応, 用法・用量 輸血による慢性鉄過剰症 → 1日1回12mg/kg

📷 観察項目 検査値, フェリチン, 尿蛋白, 皮膚症状, 血圧, 視力, 聴力, 消化器症状

ジャヌビア
シタグリプチンリン酸塩水和物

`錠`
`運転3`

糖尿病治療薬 **選択的DPP-4阻害薬**

インスリンの分泌を促進する酵素(インクレチン)が分解されるのを抑えてインスリン分泌を促進して高血糖を抑える

主な適応, 用法・用量 2型糖尿病 → 1日1回50mg

📷 観察項目 血糖, 腎機能 注意すべき副作用 低血糖(他の糖尿病薬併用時)

ジャルカ
ドルテグラビルナトリウム・リルピビリン塩酸塩

`錠`

抗HIV薬 **インテグラーゼ阻害薬・非ヌクレオシド系逆転写酵素阻害薬配合剤**

ヒト免疫不全ウイルス(HIV)が複製に必要な酵素(インテグラーゼ)の活性を阻害してHIVウイルスの増殖を抑える

主な適応, 用法・用量 HIV-1感染症 → 1日1回1錠食中又は食直後

📷 観察項目 K, 皮膚症状, AST, ALT, ビリルビン 💊 注意すべき副作用 皮膚症状, 白目が黄色くなる, 吐き気

シュアポスト
レパグリニド

`錠`
`妊婦` `運転3`

糖尿病治療薬 **速効型インスリン分泌促進薬(グリニド薬)**

膵臓のβ細胞上のスルホニルウレア受容体に結合することによりインスリンの分泌を促進して早期に血糖を下げる

主な適応, 用法・用量 2型糖尿病 → 1回0.25〜0.5mg, 1日3回食直前(10分以内服用)

📷 観察項目 動悸, 血糖, 血算, 肝機能 注意すべき副作用 低血糖

重カマ ▶▶ 酸化マグネシウム(便秘治療薬, p.165)

重質酸化マグネシウム ▶▶ 酸化マグネシウム(便秘治療薬, p.165)

重ソー ▶▶ メイロン(補正製剤, p.412)

ジュリナ

`錠` `妊婦`

エストラジオール

女性ホルモン剤 **卵胞ホルモン（エストロゲン）**

女性生殖器の発育維持に不足している女性ホルモン（卵胞ホルモン）を補充して更年期障害等を軽減する。また骨量減少を抑える

`主な適応、用法・用量` 更年期障害，閉経後骨粗鬆症等 → 1日0.5～4.5mg

ジョイクル

`注`

ジクロフェナクエタルヒアルロン酸ナトリウム

運動器変性疾患治療薬

関節組織のヒアルロン酸の産生促進と発痛物質の原料であるプロスタグランジンの産生を抑制して関節の痛みを改善する

`主な適応、用法・用量` 変形関節症 → 4週1回30mg

`観察項目` ショック，アナフィラキシー

硝酸イソソルビド（徐放錠・テープ） ▶▶ フランドル（狭心症治療薬，p.342）

硝酸イソソルビド（錠・注・スプレー） ▶▶ ニトロール（狭心症治療薬，p.278）

硝酸イソソルビド（徐放カプセル） ▶▶ ニトロールR（狭心症治療薬，p.278）

硝酸銀

`末`

硝酸銀

眼科用薬 **眼科用殺菌剤**

新生児が産道を通り眼に感染し，出生直後より強い症状を呈することを新生児膿漏眼といい，これを予防する

`主な適応、用法・用量` 新生児膿漏眼の予防 → クレーデ氏法により点眼

小児用ペレックス

`顆粒`

非ピリン系感冒薬

解熱・鎮痛薬 **抗炎症薬** **総合感冒薬**

感冒等の症状である発熱・頭痛・鼻汁・鼻づまり等を抑える

`主な適応、用法・用量` 感冒・上気道炎等 → 1回1～3g，1日3～4回

小児用ムコソルバン

`シロップ` `DS`

アンブロキソール塩酸塩

去痰薬 **気道潤滑薬**

肺表面活性物質や気道分泌液の分泌量を増やし線毛運動を亢進して痰を出しやすくする．また副鼻腔炎の排膿を促進する

主な適応, 用法・用量 各種去痰, 副鼻腔炎の排膿等 → 1回0.3mg/kg, 1日3回
注意すべき副作用 目の充血やまぶたの腫れ, 発疹, 血圧低下等

ジョサマイ ▶ ジョサマイシン（抗菌薬, p.183）

ジョサマイシン
ジョサマイシン

`錠` `シロップ` `DS`

抗菌薬 **マクロライド系（16員環天然型）**
細菌の蛋白合成を阻害して増殖を抑える

主な適応, 用法・用量 細菌感染症等 → 1日800〜1200mg, 分3〜4
観察項目 投与期間, WBC, CRP, 大腸炎, 肝障害 **注意すべき副作用** 血便を伴う, 食欲不振, 悪心, 嘔吐, 腹痛, 下痢

ジーラスタ
ペグフィルグラスチム

`皮下注`

造血薬 **G-CSF製剤**
骨髄の造血幹細胞に作用して感染防御に必要な好中球を増やす

主な適応, 用法・用量 化学療法後の好中球減少症 → 1回3.6mg

ジラゼプ塩酸塩 ▶ コメリアン（狭心症治療薬, p.148）

ジルダザック
ベンダザック

`軟膏`

皮膚科用薬 **消炎・鎮痛外用剤（非ステロイド）**
皮膚塗布部の抗壊死・抗浮腫・蛋白変性阻止作用により皮膚の赤みや痛みを抑える

主な適応, 用法・用量 褥瘡, 熱傷, 湿疹, 皮膚潰瘍等 → 1日数回

ジルチアゼム塩酸塩 ▶ ヘルベッサー（降圧薬, p.380）

ジルテック
セチリジン塩酸塩

`錠` `DS`

抗アレルギー薬 **抗ヒスタミン薬（第二世代）**
遅発性アレルギーの原因となる好酸球の遊離を抑制する．またヒスタミンがH₁受容体に結合するのを阻害してアレルギー症状を抑える

- 主な適応, 用法・用量 鼻炎, 皮膚炎等 → 1日1回10mg
- 観察項目 ショック, アナフィラキシー(呼吸困難, 血圧低下, 蕁麻疹, 発赤等)

シルデナフィル ▸▸ バイアグラ(勃起不全治療薬, p.291)

シルニジピン ▸▸ アテレック(降圧薬, p.20)

ジルムロ ▸▸ ザクラス(降圧薬, p.158)

ジレニア
フィンゴリモド塩酸塩

カプセル

妊婦 運転3

多発性硬化症治療薬

免疫系に作用するリンパ球の産生を抑制して自己免疫疾患による神経炎等を抑える

- 主な適応, 用法・用量 多発性硬化症再発・進行抑制 → 1日1回0.5mg
- 観察項目 心拍数の低下, 感染症, 黄斑浮腫, 呼吸障害, 肝機能障害
- 注意すべき副作用 導入時は徐脈に注意. 投与初期に黄斑浮腫が現れることがある
- 看護のPoint 避妊必要

シロスタゾール ▸▸ プレタール(抗血栓薬, p.351)

シロドシン ▸▸ ユリーフ(前立腺肥大症・排尿障害治療薬, p.429)

シングレア
モンテルカストナトリウム

細粒 錠 チュアブル

抗アレルギー薬 **ロイコトリエン受容体拮抗薬**

気道収縮やアレルギー症状を引き起こす物質(ロイコトリエン)が受容体に結合するのを阻害してアレルギー症状を抑える

- 主な適応, 用法・用量 気管支喘息, アレルギー性鼻炎 → 1日1回5〜10mg
- 観察項目 肝機能

人工カルルス塩
人工カルルス塩

散

便秘治療薬 **塩類下剤**

腸壁から水分を奪い腸管内に水分を貯留し腸管内容物を軟化して排便を促進する

- 主な適応, 用法・用量 便秘症 → 1回5g, 1日3回

人工涙液マイティア

`点眼`

ホウ酸・無機塩類配合剤

眼科用薬　**人工涙液製剤**

目の表面を潤わせ，乾きに伴う不快な症状を改善する

`主な適応，用法・用量` 涙液の補充等 → 1回1～2滴，1日5～6回

`看護のPoint` コンタクトレンズ装着時でも使用可

シンバスタチン ▶▶ リポバス（脂質異常症治療薬，p.448）

シンビット

`静注`

ニフェカラント塩酸塩

不整脈治療薬　**Kチャネル遮断薬（III群）**

心臓の心筋細胞の活動電位（Kチャネル）の持続時間および不応期の著明な延長作用により脈の乱れを治す

`主な適応，用法・用量` 生命に危険な不整脈等 → 1回0.3～0.4mg/kg

`配合変化` キシロカイン，タンボコール，ヘパリンNaと配合不可　`観察項目` 心電図，脈拍，血圧，心胸郭比，心エコー，Mg，K　`看護のPoint` QT延長を来しやすい

シンフェーズT28

`錠`
`妊婦`

エチニルエストラジオール・ノルエチステロン

経口避妊薬　**低用量ピル**

女性ホルモンの分泌系に作用して排卵抑制と受精卵の着床を防ぐ，また精子の侵入を抑えて妊娠を防ぐ：28錠包装，7錠プラセボ

`主な適応，用法・用量` 避妊 → 1日1錠（淡青色錠より開始）

`注意すべき副作用` 血栓症

ジーンプラバ

`静注`

ベズロトクスマブ

モノクローナル抗体　**ヒト抗C.difficileトキシンB抗体**

病原因子（芽胞産生嫌気性菌：トキシンB）と結合して毒素を中和し腸管壁等の障害を抑える

`主な適応，用法・用量` クロストリジウム・ディフィシル感染症の再発抑制 → 10mg/kg

`配合変化` 生食又は5%ブドウ糖液を含む点滴バッグに加えて希釈.最終濃度は1～10mg/mLとする

シンポニー
ゴリムマブ

皮下注

抗リウマチ薬　bDMARD（生物学的製剤）

炎症や痛みに関係する炎症物質（TNFα）が体内で異常に増えるのを抑えて炎症や痛みを改善する

主な適応, 用法・用量 関節リウマチ，潰瘍性大腸炎 → 1回50〜200mg

配合変化 オレンシアと併用不可

シンメトレル
アマンタジン塩酸塩

細粒 錠 妊婦 運転2

抗パーキンソン病薬　ドパミン遊離促進薬

脳内の神経伝達物質（ドパミン）を増やして震えなどを抑えたりドパミン・セロトニン作動神経等に作用して脳梗塞後遺症を改善する. またインフルエンザAの細胞内侵入を抑制し増殖を抑える

主な適応, 用法・用量 パーキンソン病，脳梗塞後の意欲低下等 → 1日100〜200mg, 分1〜3

観察項目 肝機能，腎機能

新レシカルボン
炭酸水素ナトリウム・無水リン酸二水素ナトリウム

坐剤

便秘治療薬　坐薬・浣腸薬

直腸内で溶けて炭酸ガスを発生させ腸粘膜を刺激して蠕動運動を誘発して排便を促す

主な適応, 用法・用量 便秘症 → 1回1〜2個

シンレスタール ▶▶ ロレルコ（脂質異常症治療薬, p.483）

スイニー
アナグリプチン

錠 運転3

糖尿病治療薬　選択的DPP-4阻害薬

インスリンの分泌を促進する酵素（インクレチン）が分解されるのを抑えて, インスリン分泌を促進して高血糖を抑える

主な適応, 用法・用量 2型糖尿病 → 1回100mg, 1日2回

観察項目 血糖　**注意すべき副作用** 低血糖（他の糖尿病薬併用時）

水溶性ハイドロコートン 注
ヒドロコルチゾン

副腎皮質ステロイド **コルチゾン系**

心拍出量の増加，末梢血管抵抗の減少，心筋収縮力の増強，微小循環の改善等によりショック作用を抑える

主な適応, 用法・用量 ショック状態等 → 1回2〜20mL，1日1〜数回

水溶性プレドニン 注 サ
プレドニゾロン

副腎皮質ステロイド **ステロイド剤（ウィーク）**

ステロイド受容体に結合し炎症やアレルギー症状を改善したり免疫を抑制するなど様々な働きがあり，多くの病気に用いられる

主な適応, 用法・用量 副腎皮質機能不全等 → 1回1〜30mg

スインプロイク 錠
ナルデメジントシル酸塩

解毒薬・中和薬 **μオピオイド受容体拮抗薬**

オピオイド鎮痛薬は腸管内のオピオイド受容体に結合して便秘を誘発するが本剤は受容体への結合を阻害して便秘を改善する

主な適応, 用法・用量 オピオイド使用患者の便秘症 → 1日1回0.2mg

スオード 錠
プルリフロキサシン 妊婦

抗菌薬 **ニューキノロン系**

細菌のDNA複製を阻害して増殖を抑える

主な適応, 用法・用量 細菌感染症（緑膿菌・大腸菌に効果） → 1回200〜300mg，1日2回

観察項目 横紋筋融解症，低血糖，汎血球減少，腎機能，肝機能，心電図，重篤な大腸炎，間質性肺炎 注意すべき副作用 ショック，アナフィラキシー様症状，呼吸困難，血圧低下，全身発赤，蕁麻疹，顔面の浮腫，筋肉痛，脱力感，アキレス腱炎，腱断裂等の腱障害，血便，血管炎

スキサメトニウム 注 毒
スキサメトニウム塩化物水和物

骨格筋弛緩薬 **末梢性筋弛緩薬（脱分極）**

神経筋接合部の神経終盤に直接働き持続的脱分極（膜電位を帯びない状態）を起こし骨格筋を弛緩させる

主な適応, 用法・用量 麻酔時の筋弛緩等 → 添付文書参照

配合変化 静脈麻酔薬により沈澱を生じることがあるので混注を避ける

観察項目 K

スキリージ

皮下注

リサンキズマブ

皮膚科用薬 **角化症・乾癬治療薬**

炎症反応を促進する物質（インターロイキン23）の受容体に結合して活性を阻害して免疫反応を抑える

主な適応, 用法・用量 各種乾癬等 → 添付文書参照

スーグラ

錠 運転3

イプラグリフロジン L-プロリン

糖尿病治療薬 **選択的SGLT2阻害薬**

腎臓で尿中の糖を再吸収する酵素（SGLT2）の働きを抑制して過剰な糖を尿中に排泄して高血糖を抑える

主な適応, 用法・用量 2型糖尿病 → 1日1回50mg

観察項目 血糖, 皮膚症状, 多尿, 口渇, 脱水 **注意すべき副作用** 低血糖, 水分補給

スクラルファート ▶▶ **アルサルミン**（酸関連疾患治療薬, p.36）

スクロード ▶▶ **ユーパスタコーワ**（皮膚科用薬, p.427）

スージャヌ

錠 運転3

シタグリプチンリン酸塩水和物・イプラグリフロジン L-プロリン

糖尿病治療薬 **配合剤（選択的DPP-4阻害薬・選択的SGLT2阻害薬）**

インスリンの分泌を促進する薬（DPP-4阻害薬）と糖を尿から体外に排泄を促進する薬（SGLT2阻害薬）の合剤で高血糖を改善する

主な適応, 用法・用量 2型糖尿病 → 1日1回1錠

スターシス ▶▶ **ファスティック**（糖尿病治療薬, p.328）

スタデルム
イブプロフェン

軟膏 クリーム

皮膚科用薬 **消炎・鎮痛外用剤(非ステロイド)**

炎症の原因物質(プロスタグランジン)ができるのを抑制して痛み・炎症等を抑える

主な適応, 用法・用量 湿疹, 帯状疱疹等 → 1日数回

観察項目 血圧, 肝機能(AST・ALT・Al-P・γ-GTP), 腎機能(BUN・Cr), 血算, 電解質

サ

スタラシド
シタラビン オクホスファート水和物

カプセル

抗悪性腫瘍薬 **代謝拮抗薬(ピリミジン代謝拮抗薬)**

癌細胞のDNA合成を阻害し増殖を抑える

主な適応, 用法・用量 非リンパ性白血病, 骨異形成症候群 → 1日100〜300mg, 分1〜3

スタレボ
レボドパ・カルビドパ水和物・エンタカポン

錠

抗パーキンソン病薬 **レボドパ含有製剤**

不足しているドパミンを脳内に移行しやすくし脳内ドパミンを増やして震え・こわばり等のパーキンソン症状を抑える

主な適応, 用法・用量 パーキンソン病の日内変動(ウエアリングオフ)の改善 → 1回1〜2錠

スチックゼノールA
サリチル酸メチル・グリチルレチン酸配合剤

軟膏

解熱・鎮痛薬 抗炎症薬 **経皮吸収剤(サリチル酸系)**

知覚神経の支配を受ける末梢部位に作用して鎮痛・消炎作用を示す

主な適応, 用法・用量 鎮痛, 消炎, 虫さされ → 1日1〜数回

スチバーガ
レゴラフェニブ水和物

錠
妊婦

抗悪性腫瘍薬 **分子標的薬(マルチキナーゼ阻害薬)**

癌細胞が増殖に必要な血管を増やす血管内皮増殖因子(キナーゼ)等に結合して血管新生等を阻害して増殖を抑える

主な適応, 用法・用量 結腸・直腸癌, 肝癌等 → 1日1回160mg

観察項目 手足症候群.初期の発赤や足底の症状をよく観察.重篤な場合は休薬し,再開時は重症度に応じて減量を考慮

ステーブラ ▶▶ **ウリトス**(尿路・蓄尿障害治療薬, p.64)

ステボロニン
ボロファラン(^{10}B)

静注

抗悪性腫瘍薬 **ホウ素中性子捕捉療法用剤**

本剤を静脈内に投与して腫瘍細胞に集合させた後,中性子線を照射し反応させて腫瘍細胞を壊死させる

主な適応, 用法・用量 切除不能な頭頸部癌 → 1時間あたり100〜200mg/kg

配合変化 他剤と混注しない

ステミラック
ヒト(自己)骨髄由来間葉系幹細胞

注

再生医療等製品 **ヒト体性幹細胞加工製品**

骨髄液を採取して間葉系幹細胞を増やし患者に戻して骨髄損傷による神経機能のダメージ(運動・神経麻痺)を改善する

主な適応, 用法・用量 脊髄損傷 → 31日以内に骨髄液を採取

観察項目 呼吸状態,バイタルサイン,投与後のアナフィラキシー等

ステラーラ
ウステキヌマブ

静注 **皮下注**

腸疾患治療薬 **炎症性腸疾患治療薬**

免疫炎症反応を促進する物質(インターロイキン12・23)と結合して活性を阻害し過剰な免疫反応を抑える

主な適応, 用法・用量 潰瘍性大腸炎,クローン病等 → 添付文書参照

観察項目 投与前に胸部レントゲン,ツベルクリン反応検査等を行い,結核感染の有無を確認.結核症の発現 **注意すべき副作用** 急性輸液反応に注意.持続する咳や発熱等

ステルイズ
ベンジルペニシリンベンザチン水和物

筋注

抗菌薬 **ペニシリン系**

細菌の細胞壁合成を阻害して増殖を抑える

主な適応, 用法・用量 梅毒 → 1回240万単位

観察項目 腎機能

ステロネマ

注腸

ベタメタゾンリン酸エステルナトリウム

腸疾患治療薬 **炎症性腸疾患治療薬**

大腸の副腎皮質ステロイド受容体に結合し大腸の炎症症状を抑える

主な適応,用法・用量 腸炎,潰瘍性大腸炎 → 1回1.5〜6mg

スーテント

カプセル

妊婦 **運転3**

スニチニブリンゴ酸塩

抗悪性腫瘍薬 **分子標的薬（マルチキナーゼ阻害薬）**

腫瘍細胞が増殖に必要な血管を増やす血管内皮増殖因子等（チロシンキナーゼ）に結合し，腫瘍の血管新生を阻害して増殖を抑える

主な適応,用法・用量 消化管間質腫瘍，腎・膵癌等 → 1日1回37.5〜50mg

注意すべき副作用 手足症候群，心毒性（EF値低下），高血圧，甲状腺機能低下，疲労

ストックリン

錠

運転2

エファビレンツ

抗HIV薬 **非ヌクレオシド系逆転写酵素阻害薬**

ヒト免疫不全ウイルス（HIV）の逆転写酵素活性を阻害して増殖を抑える

主な適応,用法・用量 HIV-1感染症 → 1日1回600mg空腹時

観察項目 体温，高脂血症，ALT，AST，皮膚症状，精神神経症状

注意すべき副作用 精神神経系

ストミンA

錠

ニコチン酸アミド・パパベリン塩酸塩

耳鼻咽喉科用薬 **耳鳴緩和薬**

内耳の循環血流量を増加させたり音で刺激された内耳の電解質（K）が変動するのを防ぎ，めまいや耳鳴りを改善する

主な適応,用法・用量 内耳・中枢障害の耳鳴 → 1回2錠，1日3回

ストラテラ

カプセル **内用液**

運転2

アトモキセチン塩酸塩

抗精神病薬 **AD/HD治療薬**

脳を覚醒させる作用のあるノルアドレナリンのシナプス間隙での再取り込みを抑制して脳神経系の機能を調整する

主な適応,用法・用量 注意欠如・多動症 → 1日40〜120mg，分1〜2

🔲観察項目 精神症状，肝機能，アナフィラキシー様症状，自殺念慮や自殺行動，体重増加の抑制や成長遅延，心電図，心拍数，血圧変動，攻撃的な行動や敵意の発現，幻覚妄想状態　⚠注意すべき副作用 食欲減退，動悸，傾眠，頭痛，腹痛，悪心，口渇

ストレンジック

`皮下注`

アスホターゼアルファ

その他の内分泌・代謝系用薬 **低ホスファターゼ症治療薬**

欠損した酵素(アルカリホスファターゼ)の機能を補うことにより骨石灰化を促進して骨の形成・維持を助ける

`主な適応,用法・用量` 低ホスファターゼ症 ➡ 1回1〜2mg/kg
🔀配合変化 原則単独投与

ストロカイン

`顆粒` `錠`

オキセサゼイン

麻酔薬 **局所麻酔薬**

胃内腔のガストリン分泌細胞を麻痺させガストリン分泌を抑制する．また粘膜の迷走神経をブロックして胃痛等を抑える

`主な適応,用法・用量` 胃炎・胃十二指腸潰瘍等の痛み等 ➡ 1日15〜40mg，分3〜4
🔲観察項目 皮膚症状，消化器症状(症状の継続又は悪化)，精神神経(頭痛，眠気，めまい，脱力感等)

ストロメクトール

`錠`

イベルメクチン

抗蠕虫薬

線虫の神経・筋細胞に作用して神経麻痺を起こさせ死に至らしめる

`主な適応,用法・用量` 線虫の駆除，疥癬 ➡ 1回200μg/kg

スナイリン ▶▶ ラキソベロン(便秘治療薬, p.431)

スパカール

`細粒` `錠`

トレピブトン

胆道疾患治療薬 **催胆薬(コリン様作用)**

膵液・胆汁の排出を促進し消化管平滑筋を弛緩して痙攣・痛み等を改善する

`主な適応,用法・用量` 胆石・膵炎等の疼痛改善 ➡ 1回40mg，1日3回食直後

スパトニン

`錠`

ジエチルカルバマジンクエン酸塩

抗蠕虫薬

フィラリア成虫に作用して酸素消費を抑制する．また宿主細胞の免疫を高めて死に至らしめる

主な適応，用法・用量 フィラリアの駆除 → 1日100〜300mg，分1〜3

スパニジン

`静注`

グスペリムス塩酸塩

`妊婦`

免疫抑制薬 **拒絶反応抑制薬**

リンパ球前駆物質から細胞障害性Tリンパ球への成熟・分化を抑制して免疫反応を抑える

主な適応，用法・用量 腎移植の拒絶反応を抑制 → 1日1回3〜5mg/kg

配合変化 原則単独投与 **注意すべき副作用** 血液障害，肝機能障害，中性脂肪値の上昇等

スピオルト

`レスピマット`

チオトロピウム臭化物水和物・オロダテロール塩酸塩

気管支拡張薬 **抗コリン薬・β刺激薬配合剤**

副交感神経抑制作用（抗コリン作用）と交感神経刺激作用（β刺激作用）の協力作用により気管支を広げて呼吸を楽にする

主な適応，用法・用量 慢性閉塞性肺疾患等 → 1日1回2吸入

観察項目 即時型過敏症（含む血管浮腫），結膜の充血及び角膜浮腫に伴う赤色眼 **注意すべき副作用** 過度の使用で不整脈，心停止等

スピラゾン ▶▶ リドメックス（副腎皮質ステロイド，p.445）

スピラマイシン

`錠`

スピラマイシン

抗原虫薬

トキソプラズマ原虫の細胞小器官での蛋白合成を阻害して増殖を抑える

主な適応，用法・用量 先天性トキソプラズマ症の発症抑制 → 1回2錠，1日3回

看護のPoint 妊婦に使用

スピリーバ
チオトロピウム臭化物水和物

カプセル レスピマット

気管支拡張薬 **抗コリン薬**

副交感神経の働きを抑え気管支平滑筋に作用して気管支収縮を抑制して(抗コリン作用)呼吸を楽にする

主な適応, 用法・用量 慢性閉塞性肺疾患の症状緩和等 → カ：1日1回1カプセル．レス：1日1回2.5〜5μg

看護のPoint 長時間型(LAMA)

スピール膏M
サリチル酸絆創膏

貼

皮膚科用薬 **皮膚軟化薬**

サリチル酸の作用により角質を軟化溶解して角質を剥離しやすくする

主な適応, 用法・用量 疣贅・鶏眼・胼胝腫の角質剥離 → 2〜5日毎に交換

スピロノラクトン ▶ アルダクトンA(利尿薬, p.36)

スピロピタン
スピペロン

抗精神病薬 **定型(ブチロフェノン系)**

脳内のドパミン神経等の神経伝達物質受容体(ドパミン受容体)を遮断して幻覚・妄想等の精神症状を抑える

主な適応, 用法・用量 統合失調症 → 1日0.5〜4.5mg

スピロペント
クレンブテロール塩酸塩

錠

気管支拡張薬 **β刺激薬(β₂選択性)**

気管支平滑筋の交感神経β₂受容体を刺激して気管支を広げる．また膀胱平滑筋(β₂)を弛緩して蓄尿量を増やす

主な適応, 用法・用量 気道閉塞障害, 尿失禁等 → 1回20μg, 1日2回

観察項目 K(↓), 心拍数 看護のPoint 長時間型(LABA)

スピンラザ
ヌシネルセンナトリウム

髄注

脊髄性筋萎縮症治療薬

遺伝子変異により不完全な蛋白質ができるが，遺伝子(RNA)の変異を修正して神経に必要な完全な蛋白質を作る

主な適応, 用法・用量 脊髄性筋萎縮症 ➡ 在胎週数により用量決定

配合変化 原則単独投与，希釈しない

ズファジラン
イソクスプリン塩酸塩

`錠` `筋注`
`妊婦`

血管拡張薬 **末梢循環障害改善薬**

血液粘度低下と血管拡張(β受容体)による血液循環改善する．また子宮筋(β受容体)に作用して子宮筋弛緩作用を示す

主な適応, 用法・用量 末梢循環障害，子宮収縮抑制等 ➡ 内：1日30〜60mg，分3〜4．注：1回5〜10mg

注意すべき副作用 心悸亢進，動悸

スプラタストトシル酸塩 ▶▶ アイピーディ(気管支喘息治療薬, p.4)

スプリセル
ダサチニブ水和物

`錠`
`妊婦`

抗悪性腫瘍薬 **分子標的薬(チロシンキナーゼ阻害薬/BCR-ABL阻害薬)**

白血病細胞の増殖に必要な異常融合蛋白(BCR・ABL)の働きを抑えることにより癌細胞の増殖を抑える

主な適応, 用法・用量 リンパ性・骨髄性白血病等 ➡ 1日100〜140mg

観察項目 体液貯留，体重，HBV活性化 **注意すべき副作用** 消化管出血，胸水貯留

スプレキュア
ブセレリン酢酸塩

`点鼻`
`妊婦`

女性生殖器用薬 **子宮内膜症治療薬**

脳下垂体に作用して性ホルモンの分泌を抑制して子宮内膜症・子宮筋腫・思春期早発症に効果を発揮する

主な適応, 用法・用量 子宮内膜症・筋腫，思春期早発症等 ➡ 鼻：左右鼻腔1噴霧，1日1〜6回．

観察項目 骨塩量，肝機能，血糖 **注意すべき副作用** 更年期障害様のうつ症状，脱毛，ほてり，発疹，血圧低下，不正出血

スプレンジール
フェロジピン

`錠` `妊婦` `運血3`

降圧薬 **Ca拮抗薬（ジヒドロピリジン系）**

血管平滑筋を収縮させるCaイオンの働きを抑え血管を広げて血圧を下げる

主な適応, 用法・用量 高血圧 → 1回2.5～5mg, 1日2回

スベニール ►► **アルツ**（運動器変性疾患治療薬, p.37）

スペリア ►► **クリアナール**（去痰薬, p.130）

スポンゼル
ゼラチン

`貼`

止血薬 **局所用止血薬**

創傷表面にゼラチンが付着して止血効果発揮する．約1カ月以内に液化して吸収される

主な適応, 用法・用量 止血, 褥瘡潰瘍 → 創傷面に貼付

スマイラフ
ペフィシチニブ臭化水素酸塩

`錠` `妊婦`

抗リウマチ薬 **tsDMARD（分子標的型DMARD）**

炎症や免疫に関係するヤヌスキナーゼ（JAK）という酵素を阻害して免疫細胞の活動を抑え関節の腫れや痛みを抑える

主な適応, 用法・用量 関節リウマチ → 1日1回100～150mg

観察項目 重度肝障害, 好中球数, リンパ球数

スマトリプタン ►► **イミグラン**（片頭痛治療薬, p.54）

スミスリン
フェノトリン

`ローション`

皮膚科用薬 **疥癬治療薬**

ダニの神経細胞に作用して脱分極や神経伝導を遮断し殺虫効果を発揮する

主な適応, 用法・用量 疥癬 → 1回1本, 1週間隔

看護のPoint ヒゼンダニを確実に駆除するため少なくとも2回の塗布を行う

スミフェロン

注

インターフェロンアルファ（NAMALWA）

肝疾患治療薬　**天然型インターフェロン製剤**

肝炎ウイルスの蛋白合成を阻害して増殖を抑える．また免疫力を高めて腫瘍細胞の増殖を抑える

主な適応，用法・用量 B・C型肝炎，腎癌等 → 1日1回300〜900万単位

配合変化 小柴胡湯と配合禁忌　**看護のPoint** 自殺企図の恐れ

サ

スルカイン

顆粒

ピペリジノアセチルアミノ安息香酸エチル

麻酔薬　**局所麻酔薬**

胃粘膜を一時的に麻痺させ，刺激に対する胃粘膜の感受性を低下させることで胃炎を伴う痛み・吐き気を抑える

主な適応，用法・用量 胃炎を伴う胃痛・嘔吐・胃部不快感 → 1日100〜800mg，分1〜4

観察項目 顔色，消化器症状

スルバクシン ▸▸ **ユナシン-S**（抗菌薬，p.426）

スルバシリン ▸▸ **ユナシン-S**（抗菌薬，p.426）

スルピリド ▸▸ **ドグマチール**（抗精神病薬，p.257）

スルピリン

末

スルピリン水和物

解熱・鎮痛薬　抗炎症薬　**ピラゾロン系**

発痛物質（ブラジキニン）を増強するプロスタグランジンの生成を抑えて鎮痛消炎作用を示す

主な適応，用法・用量 他の解熱剤で効果が無い緊急解熱等 → 1回0.25〜0.5g

観察項目 血圧，肝機能（AST・ALT・γ-GTP），腎機能（BUN・Cr），血算，電解質　**注意すべき副作用** 過敏症，消化管障害，眠気，めまい，喘息

スルプロチン

軟膏

スプロフェン

皮膚科用薬　**消炎・鎮痛外用剤（非ステロイド）**

痛みや炎症を起こす原因物質（プロスタグランジン）ができるのを抑制して痛み・炎症等を抑える

主な適応，用法・用量 湿疹，皮膚炎，帯状疱疹等 → 1日数回

🔲 注意すべき副作用 光接触皮膚炎

スルペラゾン

セフォペラゾンナトリウム・スルバクタムナトリウム

抗菌薬 **セフェム系（β-ラクタマーゼ阻害薬配合）**

細菌の細胞壁合成を阻害して増殖を抑える．また薬を分解する酵素を阻害することで効果を強める

主な適応,用法・用量 → 細菌感染症等 → 1日1〜2g，分2

🔲 観察項目 静脈内大量投与による血栓形成

スルモンチール
散 錠
トリミプラミンマレイン酸塩

抗うつ薬 **三環系**

脳内神経伝達物質（セロトニン・ノルアドレナリン）の神経終末での再取り込みを阻害して伝達量を増やし，うつ・落ち込み等を抑える

主な適応,用法・用量 → うつ病，うつ状態 → 1日50〜200mg分服

スレンダム ▸▸ スルプロチン（皮膚科用薬, p.197）

スロンノンHI ▸▸ ノバスタンHI（抗血栓薬, p.287）

セイブル
錠

ミグリトール

糖尿病治療薬 **αグルコシダーゼ阻害薬（αGI）**

小腸内の二糖類をブドウ糖に分解する酵素（αグルコシダーゼ）を阻害してブドウ糖吸収を遅らせる

主な適応,用法・用量 → 糖尿病の食後過血糖の改善 → 1回50mg，1日3回食直前

🔲 観察項目 肝機能，血糖，腸閉塞症状 🔲 注意すべき副作用 低血糖，低血糖時にはブドウ糖を服用，腹部膨満感，放屁増 🔲 看護のPoint ブドウ糖携帯

ゼヴァリンイットリウム
静注

イブリツモマブ チウキセタン

抗悪性腫瘍薬 **分子標的薬（放射標識抗CD20マウスモノクローナル抗体）**

放射性同位元素イットリウム（^{90}Y）によるリンパ腫（CD20抗原）に結合しβ線放出により細胞障害を誘発する

主な適応,用法・用量 → CD20陽性の低悪性B細胞リンパ腫等 → 14.8MBq/kg，10分

🔲 配合変化 原則単独投与

ゼヴァリンインジウム
イブリツモマブ チウキセタン

`静注` `妊婦`

抗悪性腫瘍薬 **分子標的薬（放射標識抗CD20マウスモノクローナル抗体）**

放射性同位元素インジウム（¹¹¹In）によるリンパ腫（CD20抗原）の部位を確認する

`主な適応,用法・用量` CD20陽性リンパ腫の位置確認 → 130MBq/kg，10分

`配合変化` 原則単独投与

ゼオマイン
インコボツリヌストキシンA

`筋注` `毒` `運転3`

骨格筋弛緩薬 **A型ボツリヌス毒素製剤**

末梢の神経筋接合部の神経伝達を阻害して筋肉を弛緩させて上肢や下肢痙攣を抑える

`主な適応,用法・用量` 上肢・下肢痙縮 → 1回複数カ所合計400単位

`看護のPoint` 次亜塩素酸Naで失活廃棄

セキコデ
ジヒドロコデイン・エフェドリン配合剤

`シロップ` `運転2`

鎮咳薬・去痰薬 **鎮咳去痰薬（配合剤）**

咳中枢に作用して咳を鎮める．また気道分泌を促進して痰を出しやすくする

`主な適応,用法・用量` 気管支炎・感冒に伴う咳嗽と喀痰排出困難 → 1回3～5mL，1日3回

`観察項目` K(↓)　`注意すべき副作用` 眠気・めまい，急な減量や中止で退薬症状（あくび，発汗，嘔吐，頭痛，不眠等）

セキソビット
シクロフェニル

`錠` `妊婦`

その他のホルモン剤 **排卵誘発薬**

脳下垂体前葉に作用し卵巣を刺激して排卵を起こしやすくする

`主な適応,用法・用量` 排卵誘発等 → 1日400～600mg，分2～3

セクター
ケトプロフェン

`クリーム` `ゲル` `ローション` `妊婦`

解熱・鎮痛薬 **抗炎症薬　経皮吸収剤（プロピオン酸系）**

皮膚から吸収され，痛みや炎症に関わる生理活性物質であるプロスタグランジンの合成を阻害し痛みや炎症を抑える

`主な適応,用法・用量` 変形関節症，筋肉痛等 → 1日数回

サ

📷 観察項目 やむを得ず妊婦（妊娠後期以外）に用いる場合は，胎児の動脈管収縮や羊水量に注意 　📘 看護のPoint 塗布部遮光

ゼジューラ カプセル

ニラパリブトシル酸塩水和物

抗悪性腫瘍薬 **分子標的薬（PARP阻害薬）**

癌細胞の増殖に必要なDNAの複製を切断して合成を阻害し卵巣癌の増殖を抑える

主な適応, 用法・用量 卵巣癌の維持療法等 ➡ 1日1回200〜300mg

ゼスタック クリーム

副腎エキス・サリチル酸配合剤

解熱・鎮痛薬　抗炎症薬 **経皮吸収剤（その他）**

皮膚から吸収され筋膜・腱・関節などに作用して抗炎症・末梢循環促進作用等により痛みや腫れを抑える

主な適応, 用法・用量 関節の腫れ・疼痛等 ➡ 1日1〜数回

セスデン カプセル 注

チメピジウム臭化物水和物

鎮痙薬 **四級アンモニウム塩合成抗コリン薬**

副交感神経に作用して腹部平滑筋等の過度な運動を抑えて痙攣性の痛みを抑える．また胃酸分泌を抑える

主な適応, 用法・用量 消化管痙攣性疼痛等 ➡ 内：1回30mg，1日3回．注：1回7.5mg

📷 観察項目 抗コリン作用（口渇，便秘，尿閉等）　⚠ 注意すべき副作用 眼の調節障害，口渇，動悸，排尿障害，赤味がかった着色尿→尿検査注意

ゼストリル ▸▸ ロンゲス（降圧薬，p.483）

ゼスラン 細粒 錠 シロップ

メキタジン

抗アレルギー薬 **抗ヒスタミン薬（第二世代）**

肥満細胞から化学伝達物質（ヒスタミン・ロイコトリエン等）の遊離抑制および拮抗作用によりアレルギー症状を抑える

主な適応, 用法・用量 喘息，鼻炎，皮膚炎等 ➡ 1回3〜6mg，1日2回

セタプリル
アラセプリル

降圧薬 **アンジオテンシン変換酵素(ACE)阻害薬**

血管を収縮して血圧を上げるアンジオテンシンIIを生成させる酵素(アンジオテンシン変換酵素)の働きを阻害し血圧を下げる

主な適応, 用法・用量 高血圧 → 1日25〜75mg, 1日1〜2回

📷 **観察項目** 血圧, 腎機能, 血算, K, 利尿薬併用時(血圧), スピロノラクトン, エプレレノン併用時(K)　⚠ **注意すべき副作用** 血管浮腫, 低血圧, 咳

ゼチーア
エゼチミブ

脂質異常症治療薬 **小腸コレステロールトランスポーター阻害薬**

小腸からの食事性・胆汁性コレステロールの吸収を阻害して血中のコレステロールを低下させる

主な適応, 用法・用量 高脂血症等 → 1日1回10mg

セチプチリンマレイン酸塩 ▶ テシプール(抗うつ薬, p.245)

セチリジン塩酸塩 ▶ ジルテック(抗アレルギー薬, p.183)

セチロ
ダイオウ・センナ配合剤

便秘治療薬 **腸刺激性下剤**

大腸で腸内細菌により分解され大腸粘膜を刺激して腸の蠕動運動を亢進して排便を促す

主な適応, 用法・用量 便秘症 → 1回3錠, 1日3回

📷 **観察項目** K　⚠ **注意すべき副作用** 腹痛, 黄褐色尿・赤色尿

セディール
タンドスピロンクエン酸塩

抗不安薬 **非ベンゾジアゼピン系抗不安薬**

脳内の興奮や抑制に関わる神経伝達物質(セロトニン)が過剰に活動するのを調整して不安や緊張を抑える

主な適応, 用法・用量 不安, 抑うつ, 睡眠障害等 → 1日30mg, 分3

セドリーナ ▶ アーテン(抗パーキンソン病薬, p.20)

セトロタイド

注　妊婦

セトロレリクス酢酸塩

その他のホルモン剤　GnRHアンタゴニスト

脳下垂体に作用してゴナドトロピン放出ホルモンの働きを抑えて，卵胞が十分に発育する前に排卵するのを抑える

主な適応, 用法・用量 早発排卵の防止 → 添付文書参照

🔧**看護のPoint** 激しく振とうしない

セネガ

シロップ

セネガシロップ

去痰薬

粘膜を刺激して気道分泌液を増やし，分泌させた粘液の排出機能も亢進し去痰作用を示す

主な適応, 用法・用量 喀痰喀出困難等 → 1日10〜35mL，分3

セパゾン

散　錠

クロキサゾラム

抗不安薬　ベンゾジアゼピン系抗不安薬（長時間作用型）

脳内のベンゾジアゼピン受容体を介して抑制神経伝達物質（GABA）の作用を強めることにより不安や緊張等を和らげる

主な適応, 用法・用量 不安，緊張，術前投与等 → 1日3〜12mg，分3

セパミット

細粒
妊婦

ニフェジピン

降圧薬　Ca拮抗薬（ジヒドロピリジン系）

血管平滑筋へのCaイオンの流入を阻害して末梢血管や冠血管を広げ血圧を下げたり心臓の負担を軽減する

主な適応, 用法・用量 高血圧，狭心症 → 1回10mg，1日3回

セパミット-R

徐放細粒　徐放カプセル
妊婦

ニフェジピン

降圧薬　Ca拮抗薬（ジヒドロピリジン系）

血管平滑筋へのCaイオンの流入を阻害して末梢血管や冠血管を広げ血圧を下げたり心臓の負担を軽減する

主な適応, 用法・用量 高血圧，狭心症 → 1回10〜20mg，1日2回

⚠️ **注意すべき副作用** 低血圧，頭痛・動悸・ほてり，歯肉肥厚

ゼビアックス
オゼノキサシン

皮膚科用薬 **ざ瘡治療薬**

皮膚感染症やざ瘡（にきび等）の原因細菌のDNA合成を阻害して増殖を抑える

主な適応, 用法・用量 皮膚感染症, ざ瘡（にきび）→ 1日1回

ゼビュディ
ソトロビマブ

静注

抗ウイルス薬 **抗SARS-CoV-2薬**

ウイルスのスパイク蛋白質の受容体に結合して中和作用を示す

主な適応, 用法・用量 SARS-CoV-2（COVID19）による感染症 → 500mg単回

観察項目 皮膚症状, 消化器症状, 呼吸, 血圧, 意識状態, 体温
看護のPoint 激しく振とうしない

サ

セファクロル ▶▶ **ケフラール**（抗菌薬, p.141）

セファゾリンナトリウム(Na) ▶▶ **セファメジンα**（抗菌薬, p.203）

セファドール
ジフェニドール塩酸塩

顆粒 **錠**

耳鼻咽喉科用薬 **抗めまい薬**

脳内に入る首付近の椎骨動脈を拡張して循環障害を改善したり内耳の前庭神経路の興奮を抑えてめまいを改善する

主な適応, 用法・用量 内耳障害のめまい → 1回25〜50mg, 1日3回

セファメジンα
セファゾリンナトリウム

抗菌薬 **セフェム系（第一世代・注射剤）**

細菌の細胞壁合成を阻害して増殖を抑える

主な適応, 用法・用量 細菌感染症等 → 1日1〜3g, 分2

セファランチン
セファランチン

皮膚科用薬 **脱毛治療薬**

細胞膜に取り込まれ膜撹乱物質による細胞膜の流動性を低下させ膜構造と機能障害を抑制する, また放射線治療に対しては血液幹細胞に働き造血機能を回復させる

🔲 主な適応, 用法・用量 放射線白血球減少, 脱毛等 ➡ 内：1日1.5〜6mg, 分2〜3.
注：1回1〜10mg

🖉 配合変化 アルカリ性製剤やサリチル酸, 抗生物質等により沈殿を起こすことあり

セファレキシン（カプセル・DS）**▶▶ ケフレックス**（抗菌薬, p.142）

セファレキシン（徐放顆粒）**▶▶ L−ケフレックス**（抗菌薬, p.85）

セフィキシム ▶▶ セフスパン（抗菌薬, p.205）

ゼフィックス
ラミブジン

🔲 錠

肝疾患治療薬 **抗B型肝炎ウイルス薬（核酸アナログ製剤）**

B型肝炎ウイルスの増殖に必要なRNAからDNAに変換する逆転写酵素を阻害して
B型肝炎ウイルスの増殖を抑える

🔲 主な適応, 用法・用量 B型慢性肝炎 ➡ 1日1回100mg

🔲 観察項目 赤血球, ヘモグロビン, 白血球, 血小板, 消化器症状, 意識状態,
CK, Cr, アミラーゼ, TG

セフェピム塩酸塩
セフェピム塩酸塩水和物

🔲 注

抗菌薬 **セフェム系（第四世代・注射剤）**

細菌の細胞壁合成を阻害して増殖を抑える

🔲 主な適応, 用法・用量 細菌感染症等 ➡ 1日1〜4g, 分2

🖉 配合変化 エフオーワイ等と混注不可

セフォセフ ▶▶ スルペラゾン（抗菌薬, p.198）

セフォタックス ▶▶ クラフォラン（抗菌薬, p.128）

セフォチアム ▶▶ パンスポリン（抗菌薬, p.309）

セフォン ▶▶ スルペラゾン（抗菌薬, p.198）

セフカペンピボキシル塩酸塩 ▶▶ フロモックス（抗菌薬, p.363）

セフキソン ▶▶ ロセフィン（抗菌薬, p.478）

セフジトレンピボキシル ▶▶ メイアクトMS（抗菌薬, p.412）

セフジニル ▶▶ セフゾン（抗菌薬, p.205）

セフスパン `細粒` `カプセル`

セフィキシム

抗菌薬 **セフェム系（第三世代・経口剤）**

細菌の細胞壁合成を阻害して増殖を抑える

`主な適応、用法・用量` 細菌感染症等 → 1回50～100mg，1日2回

セフゾン `細粒` `カプセル`

セフジニル

抗菌薬 **セフェム系（第三世代・経口剤）**

細菌の細胞壁合成を阻害して増殖を抑える

`主な適応、用法・用量` 細菌感染症等 → 1回100mg，1日3回

`注意すべき副作用` 赤色尿・ミルクとの併用で赤色便

セフタジジム `静注`

セフタジジム水和物

抗菌薬 **セフェム系（第三世代・注射剤）**

細菌の細胞壁合成を阻害して増殖を抑える

`主な適応、用法・用量` 細菌感染症等 → 1日1～2g，分2

セフトリアキソンナトリウム(Na) ▶▶ **ロセフィン**(抗菌薬, p.478)

ゼフナート `外用液` `クリーム`

リラナフタート

抗真菌薬 **表在性抗真菌薬（その他）**

真菌の細胞膜合成（エルゴステロール）を阻害して増殖を抑える

`主な適応、用法・用量` 白癬 → 1日1回

セフポドキシムプロキセチル ▶▶ **バナン**(抗菌薬, p.301)

セフメタゾールナトリウム(Na) ▶▶ **セフメタゾン**(抗菌薬, p.205)

セフメタゾン `静注` `筋注`

セフメタゾールナトリウム

抗菌薬 **セフェム系（第二世代・注射剤）**

細菌の細胞壁合成を阻害して増殖を抑える

`主な適応、用法・用量` 細菌感染症等 → 1日1～2g，分2

😷**看護のPoint** 注射水は使用しない

ゼプリオン

筋注

パリペリドンパルミチン酸エステル

抗精神病薬 **非定型(SDA)**

脳内の神経伝達物質(ドパミン・セロトニン)の受容体を遮断して不安・緊張等の精神症状を抑える

主な適応,用法・用量 統合失調症 → 1回75〜150mg. 注射部はもまない

🧪**配合変化** 希釈, 混合不可 👁**観察項目** 精神症状, 悪性症候群, プロラクチン, 錐体外路症状, 体重変動, 血糖, 血算, 肝機能, 心電図, 便秘, SIADH, 血栓塞栓症, 眠気 📋**注意すべき副作用** 眠気

セフロニック ▶▶ **スルペラゾン**(抗菌薬, p.198)

ゼペリン

点眼

アシタザノラスト水和物

眼科用薬 **アレルギー性結膜炎治療薬**

肥満細胞からの化学伝達物質(ヒスタミン・ロイコトリエン等)の放出を抑制しアレルギー症状を改善する

主な適応,用法・用量 アレルギー性結膜炎 → 1回1〜2滴, 1日4回

ゼポラス ▶▶ **アドフィード**(解熱・鎮痛薬 抗炎症薬, p.22)

ゼムパック ▶▶ **イドメシン**(解熱・鎮痛薬 抗炎症薬, p.50)

セラピナ ▶▶ **PL**(解熱・鎮痛薬 抗炎症薬, p.310)

セララ

錠

エプレレノン

降圧薬 **ミネラルコルチコイド受容体拮抗薬**

遠位尿細管でアルドステロンと拮抗してNa・水の排泄促進とKの排泄を抑制して体内の余分な水分を排泄する

主な適応,用法・用量 高血圧, 慢性心不全等 → 1日1回25〜50mg

👁**観察項目** K, 肝機能(AST・ALT) 📋**注意すべき副作用** 頭痛, めまい, 嘔気, 高K血症(手足のしびれ, 筋力減退, 手足の麻痺)

セリプロロール塩酸塩 ▶▶ **セレクトール**(降圧薬, p.209)

セリンクロ

ナルメフェン塩酸塩水和物

アルコール依存症治療薬 **飲酒量低減薬**

快・不快等の情動活動に関係する中枢神経系オピオイド受容体に作用してシグナル伝達を調節して酒量を減らす

主な適応,用法・用量 アルコール依存症の飲酒量低減 → 1日1回10mg

観察項目 精神神経症状,血圧,肝機能,Cr **注意すべき副作用** ふらつき,吐き気

セルシン

ジアゼパム

抗不安薬 **ベンゾジアゼピン系抗不安薬（長時間作用型）**

脳内のベンゾジアゼピン受容体を介して抑制神経伝達物質（GABA）の作用を強めることにより不安や緊張等を和らげる

主な適応,用法・用量 不安,緊張,麻酔前投与等 → 内：1回2～10mg,1日2～4回.注：1回10mg

配合変化 注：希釈,混注不可 **注意すべき副作用** 眠気,ふらつき

セルセプト

ミコフェノール酸モフェチル

免疫抑制薬 **代謝拮抗薬**

免疫系に関係するリンパ球細胞の核酸合成（DNA）を阻害して免疫を抑制して臓器移植後の拒絶反応等を抑える

主な適応,用法・用量 臓器移植の拒絶反応抑制等 → 1回250～1500mg,1日2回

観察項目 定期的な血液検査 **注意すべき副作用** 血液障害,肝機能障害,尿酸値の上昇等.サイトメガロウイルス等の感染症に注意

セルタッチ

フェルビナク

解熱・鎮痛薬 抗炎症薬 **経皮吸収剤（フェニル酢酸系）**

皮膚から吸収され,痛みや炎症に関わる生理活性物質であるプロスタグランジンの合成を阻害し痛みや炎症を抑える

主な適応,用法・用量 変形関節症,筋肉痛等 → 1日2回

セルトラリン ▸▸ ジェイゾロフト(抗うつ薬, p.168)

セルニルトン
セルニチンポーレンエキス

`錠`

排尿障害治療薬 **抗炎症作用**

前立腺の炎症を抑え肥大化した前立腺を縮小して排尿障害を改善する

`主な適応, 用法・用量` 前立腺炎，前立腺肥大等による排尿障害 → 1回2錠，1日2〜3回

ゼルフィルム
ゼラチン

`貼`

止血薬 **局所用止血薬**

ゼラチンフィルムの膜で組織を隔絶することにより物理的に癒着を防止する

`主な適応, 用法・用量` 術後の癒着防止 → 適当量

ゼルフォーム
ゼラチン

`貼`

止血薬 **局所用止血薬**

ゼラチンスポンジはそのメッシュ内に血液を取り込み組織に付着し強固な血餅を作り止血する

`主な適応, 用法・用量` 止血，褥瘡潰瘍 → 適当量

セルベックス
テプレノン

`細粒` `カプセル`

酸関連疾患治療薬 **胃炎・胃潰瘍治療薬（粘膜保護）**

胃を中心とした消化管に作用し胃粘液の合成・分泌を増加させ胃粘膜障害等を保護・修復する

`主な適応, 用法・用量` 胃潰瘍，胃粘膜病変の改善 → 1回50mg，1日3回
`配合変化` 細：合成ケイ酸アルミニウムと配合不可 `観察項目` 肝機能

ゼルボラフ
ベムラフェニブ

`錠`

抗悪性腫瘍薬 **分子標的薬（セリン・スレオニンキナーゼ阻害薬/BRAF阻害薬）**

癌細胞が増殖に必要な蛋白質（BRAFキナーゼ）の働きを阻害して増殖を抑える

`主な適応, 用法・用量` BRAF遺伝子変異の悪性黒色腫 → 1回960mg，1日2回

ゼルヤンツ 錠 妊婦

トファシチニブクエン酸塩

抗リウマチ薬 tsDMARD(分子標的型DMARD)

炎症や免疫に関係するヤヌスキナーゼ(JAK)という酵素を阻害して免疫細胞の活動を抑えて関節や大腸の炎症を抑える

主な適応,用法・用量 関節リウマチ,潰瘍性大腸炎の寛解 → 1回5〜10mg,1日2回

観察項目 重度肝障害,好中球数・リンパ球数 **注意すべき副作用** 発熱や倦怠感,リンパ腺の腫れ,持続する咳,帯状疱疹等

サ

セレキノン 錠

トリメブチンマレイン酸塩

健胃消化薬・胃腸機能改善薬 消化管運動抑制薬

消化管平滑筋に直接作用して消化管運動の亢進又は抑制状態を調節して消化管運動を正常に戻す

主な適応,用法・用量 慢性胃炎,過敏性腸症候群等 → 1日300〜600mg,分3

観察項目 肝機能

セレギリン塩酸塩 ▶ エフピー(抗パーキンソン病薬, p.78)

セレクトール 錠 妊婦

セリプロロール塩酸塩

降圧薬 β遮断薬(β₁選択性ISA(+))

血管拡張作用と心臓の交感神経β受容体を遮断して心拍出量の低下により降圧作用と抗狭心作用を発揮する

主な適応,用法・用量 高血圧,狭心症等 → 1日1回100〜200mg

セレコックス 錠 妊婦

セレコキシブ

解熱・鎮痛薬 抗炎症薬 中性(コキシブ系)

発痛物質(ブラジキニン)を増強するプロスタグランジンの合成を阻害して鎮痛消炎作用を示す:COX-2阻害作用により消化管障害が少ない

主な適応,用法・用量 各種鎮痛・消炎等 → 1回100〜400mg,1日2回

観察項目 血圧,肝機能(AST・ALT・γ-GTP),CK,腎機能(BUN・Cr),血算,電解質,尿検査,心電図,便潜血検査,胸部X線,CT

注意すべき副作用 過敏症,消化管障害,眠気,めまい,喘息,発疹,小膿疱

セレコキシブ ▸▸ セレコックス（解熱・鎮痛薬 抗炎症薬, p.209）

セレザイム
イミグルセラーゼ

静注

その他の内分泌・代謝系用薬 **ライソゾーム病治療薬**

神経や臓器・骨などに蓄積して肝臓や脾臓に障害を起こすグルコセレブロシドを分解する酵素を補充して症状を改善する

主な適応、用法・用量 ゴーシェ病の諸症状改善等 ➡ 1回60単位/kg隔週

📋 **配合変化** 希釈は生食

セレジスト
タルチレリン水和物

錠

ホルモン剤 **SCD治療薬**

中枢神経系の甲状腺刺激ホルモン放出ホルモン受容体(TRH)に結合し、神経伝達系を活性化して運動失調を改善する

主な適応、用法・用量 脊髄小脳変性症の運動失調改善 ➡ 1回5mg、1日2回

⚠️ **注意すべき副作用** 女性化乳房

セレスターナ ▸▸ セレスタミン（副腎皮質ステロイド, p.210）

セレスタミン
ベタメタゾン・d-クロルフェニラミンマレイン酸塩

錠 **シロップ**

副腎皮質ステロイド **フッ素付加**

副腎皮質ステロイドと抗ヒスタミン薬の協力作用により炎症やアレルギー症状を改善する

主な適応、用法・用量 蕁麻疹、皮膚炎等 ➡ 1回1〜2錠(5〜10mL)、1日1〜4回

セレナール
オキサゾラム

散 **錠**

抗不安薬 **ベンゾジアゼピン系抗不安薬(長時間作用型)**

脳内のベンゾジアゼピン受容体を介して抑制神経伝達物質(GABA)の作用を強めることにより不安や緊張等を和らげる

主な適応、用法・用量 不安、緊張、術前投与等 ➡ 1回10〜20mg、1日3回

セレニカR

バルプロ酸ナトリウム

`徐放顆粒` `徐放錠`

`妊婦` `運転2`

抗てんかん薬 **分枝脂肪酸系（その他）**

脳内の抑制神経伝達物質（GABA）の濃度を増加させ脳内抑制神経系を活性化し痙攣・躁状態等を抑える

`主な適応,用法・用量` 各種てんかん，躁状態等 → 1日1回400〜1200mg

`観察項目` 肝機能　`注意すべき副作用` 初期に消化器症状や眠気の出現可能性もあるが多くは一過性．比較的高頻度の副作用に振戦，体重増加，脱毛等．白い残渣やゴーストピルが糞便中に排泄されることあり　`看護のPoint` 持続性

セレネース

ハロペリドール

`細粒` `錠` `内用液` `注`

`妊婦` `運転2`

抗精神病薬 **定型（ブチロフェノン系）**

脳内のドパミン・ノルアドレナリン神経系の神経伝達物質受容体を遮断して幻覚・妄想等の精神症状を抑える

`主な適応,用法・用量` 統合失調症，躁病 → 内：1日0.75〜6mg. 注：1回5mg，1日1〜2回

`配合変化` 注：アタラックス-P，イソゾール，ヒベルナ，ホリゾン，ラシックス，生食（3mL以下），10％食塩液（19mL未満），pH6.33以上で白濁の可能性　`観察項目` 精神症状，悪性症候群，錐体外路症状，血算，心電図，SIADH，肝機能，血栓塞栓症，横紋筋融解症　`注意すべき副作用` 眠気，ふらつき

セレベント

サルメテロールキシナホ酸塩

`ロタディスク` `ディスカス`

気管支拡張薬 **β刺激薬（β₂選択性）**

気管支平滑筋の交感神経β_2受容体を刺激して長時間気管支を広げる

`主な適応,用法・用量` 気道閉塞障害の寛解 → 1回50μg，1日2回

`観察項目` K（↓），心拍数　`看護のPoint` 長時間型（LABA）

セロクエル

クエチアピンフマル酸塩

`細粒` `錠`

`運転2`

抗精神病薬 **非定型（MARTA）**

脳内の多数の神経伝達物質受容体（ドパミン・セロトニン等）に作用して幻覚・妄想等の精神症状を抑える

`主な適応,用法・用量` 統合失調症 → 1日50〜600mg，分2〜3

📷 **観察項目** 精神症状, 悪性症候群, 錐体外路症状, 体重増加, 肝機能, 血算, 心電図, 血栓塞栓症, 横紋筋融解症, 痙攣, 血糖, 眠気 **注意すべき副作用** 口渇・多飲・多尿等の高血糖症状及び脱力感・倦怠感・冷汗・振戦・傾眠等の 低血糖症状, 眠気

セロクラール 錠
イフェンプロジル酒石酸塩

脳循環・代謝改善薬

血管平滑筋弛緩や交感神経遮断作用により脳血流量を増加させる. また脳細胞 内のミトコンドリアを活性化して脳代謝を改善する

主な適応, 用法・用量 脳出血・脳梗塞後遺症によるめまい → 1回20mg, 1日3回

セロケン 錠
メトプロロール酒石酸塩

降圧薬 β遮断薬(β₁選択性ISA(−))

心臓の交感神経β受容体を遮断して心臓興奮を抑えて心拍出量等を低下させて狭 心症状や血圧等を下げる

主な適応, 用法・用量 高血圧, 狭心症, 不整脈 → 1日60〜120mg, 分2〜3

📷 **観察項目** 脈拍, 血圧, 腎機能 **注意すべき副作用** めまい, 徐脈, 低血圧, 四肢冷感, 低血糖症状(動悸等)を隠す

セロケンL 徐放錠
メトプロロール酒石酸塩

降圧薬 β遮断薬(β₁選択性ISA(−))

心臓の交感神経β受容体を遮断して心臓興奮を抑えて心拍出量等を低下させて狭 心症状や血圧等を下げる

主な適応, 用法・用量 高血圧 → 1日1回120mg

📷 **観察項目** 脈拍, 血圧, 腎機能 **注意すべき副作用** めまい, 徐脈, 低血圧, 四肢冷感, 低血糖症状(動悸等)を隠す

セロシオン カプセル
プロパゲルマニウム

肝疾患治療薬 免疫賦活薬

免疫細胞を活性化して感染細胞を破壊する. またインターフェロンを増産してB型 肝炎ウイルスの増殖を抑える

主な適応, 用法・用量 B型慢性肝炎のマーカー改善 → 1日30mg, 分3

ゼローダ

錠
妊婦

カペシタビン

抗悪性腫瘍薬 **代謝拮抗薬（ピリミジン代謝拮抗薬）**

癌細胞内で5-FUに変換されてDNAやRNA合成を阻害して増殖を抑える

主な適応, 用法・用量 消化器癌, 乳癌等 → 添付文書参照

看護のPoint 手足症候群に注意

ゼンタコート

カプセル
サ

ブデソニド

腸疾患治療薬 **炎症性腸疾患治療薬**

副腎皮質ステロイド受容体に結合し抗炎症作用・抗アレルギー作用により大腸に直接作用して大腸の炎症症状を抑える

主な適応, 用法・用量 クローン病 → 1日1回9mg, 朝

観察項目 肝機能, HBV活性化 **注意すべき副作用** クッシング様症状（ざ瘡, 満月様顔貌等）, 便秘

センノシド ▸ **プルゼニド**（便秘治療薬, p.347）

ソアナース ▸ **ユーパスタコーワ**（皮膚科用薬, p.427）

ソグルーヤ

皮下注
妊婦

ソマプシタン

その他のホルモン剤 **成長ホルモン**

体の成長と発達を調節する成長ホルモンを補充して筋肉や骨組織の成長を刺激して体組成や代謝を改善する

主な適応, 用法・用量 成人成長ホルモン分泌不全症（重症）→ 添付文書参照

ゾシン

静注

ピペラシリンナトリウム・タゾバクタムナトリウム

抗菌薬 **ペニシリン系（β-ラクタマーゼ阻害薬配合）**

細菌の細胞壁合成を阻害て増殖を抑え, また薬を分解する酵素を阻害することで効果を高める

主な適応, 用法・用量 細菌感染症等 → 1回4.5g, 1日2〜4回

配合変化 アミノグリコシド系と混注不可, 他に配合変化多数あり, 添付文書参照

ゾスパタ

ギルテリチニブフマル酸塩

抗悪性腫瘍薬 **分子標的薬(チロシンキナーゼ阻害薬/FLT3阻害薬)**

白血病細胞の増殖・分化に関わるチロシンキナーゼという酵素に結合して働きを抑えて増殖を抑制する

主な適応, 用法・用量 FLT3変異陽性急性骨髄性白血病 → 1日1回120mg

ソセゴン

塩酸ペンタゾシン

オピオイド **半合成オピオイド(非麻薬性)**

麻薬と同様に中枢神経系の痛覚中枢(オピオイド受容体)に作用して痛みを強力に抑える

主な適応, 用法・用量 各種癌性疼痛等 → 1回25〜50mg

ソセゴン

ペンタゾシン

オピオイド **半合成オピオイド(非麻薬性)**

麻薬と同様に中枢神経系の痛覚中枢(オピオイド受容体)に作用して痛みを強力に抑える

主な適応, 用法・用量 各種疼痛, 麻酔補助等 → 1回30〜60mg
配合変化 バルビタール系との混注回避 **観察項目** 鎮痛効果, 呼吸回数
注意すべき副作用 悪心, 嘔吐, めまい, ふらつき, 発汗, 傾眠, 不安, 幻覚

ソタコール

ソタロール塩酸塩

不整脈治療薬 **Kチャネル遮断薬(III群)**

心臓の交感神経(β受容体)を抑制して交感神経の緊張を抑え脈の乱れを整えて症状を改善する

主な適応, 用法・用量 生命に危険な不整脈等 → 1日80〜320mg, 分2
観察項目 心電図, 脈拍, 血圧, 心胸郭比, 心エコー, 腎機能, Mg, K

ゾテピン ▶▶ ロドピン(抗精神病薬, p.479)

ソニアス

ピオグリタゾン塩酸塩・グリメピリド

糖尿病治療薬 **配合剤(チアゾリジン薬・SU薬)**

インスリンの働きを高める薬とインスリン分泌を促進する薬の合剤で高血糖を改善する

`主な適応, 用法・用量` 2型糖尿病 → 1日1回1錠

ゾニサミド ▸▸ **エクセグラン**(抗てんかん薬, p.67)

ゾピクロン ▸▸ **アモバン**(睡眠薬, p.32)

ゾビラックス
アシクロビル

`顆粒` `錠` `静注`

抗ウイルス薬 **抗ヘルペス薬**

ヘルペスウイルスの核酸合成(DNA)を阻害して増殖を抑える

`主な適応, 用法・用量` ヘルペスウイルス感染症, 帯状疱疹等 → 内:1回200〜800mg, 1日5回. 注:1回5mg/kg, 1日3回

`配合変化` 原則単独投与 `観察項目` 体温, 白血球, 顆粒球, 血小板, 皮膚症状, 呼吸, 精神神経症状, Cr, 尿量, 肝機能, Bil, アミラーゼ
`注意すべき副作用` 精神神経症状

ゾビラックス
アシクロビル

`軟膏` `クリーム`

皮膚科用薬 **抗ヘルペス薬**

ヘルペスウイルスの核酸合成(DNA)を阻害して増殖を抑える

`主な適応, 用法・用量` 単純疱疹 → 1日数回

`観察項目` 体温, 白血球, 顆粒球, 血小板, 皮膚症状, 呼吸, 精神神経症状, Cr, 尿量, 肝機能, Bil, アミラーゼ `注意すべき副作用` 精神神経症状

ゾビラックス
アシクロビル

`眼軟膏`

眼科用薬 **抗ヘルペス薬**

角膜内ヘルペスウイルスの核酸合成(DNA)を阻害して増殖を抑える

`主な適応, 用法・用量` ヘルペスウイルス性角膜炎 → 1日5回

`観察項目` 体温, 白血球, 顆粒球, 血小板, 皮膚症状, 呼吸, 精神神経症状, Cr, 尿量, 肝機能, Bil, アミラーゼ

ソファルコン
ソファルコン

`細粒` `錠` `カプセル`

酸関連疾患治療薬 **胃炎・胃潰瘍治療薬(粘膜保護)**

胃粘膜の血流増加作用・粘液増加作用等の多面的な防御因子増強作用により粘膜保護・組織修復を促進する

主な適応、用法・用量 胃潰瘍，胃粘膜病変の改善→1回100mg，1日3回
観察項目 肝機能

ゾーフィゴ　静注

塩化ラジウム

抗悪性腫瘍薬

前立腺癌による骨転移部の骨代謝亢進部位に集積してα線放出により癌細胞のDNAを切断して増殖を抑える

主な適応、用法・用量 去勢抵抗性前立腺癌→1回55Bq/kg，4週間隔
配合変化 希釈，混注不可

ソフラチュール　貼

フラジオマイシン硫酸塩

抗菌薬 アミノグリコシド系

細菌の蛋白合成を阻害して増殖を抑える

主な適応、用法・用量 外傷・熱傷・手術創感染等→1〜数枚
観察項目 腎障害，難聴等　**注意すべき副作用** そう痒等の皮膚症状

ゾフルーザ　顆粒　錠

バロキサビル マルボキシル

抗ウイルス薬 抗インフルエンザ薬（キャップ依存性エンドヌクレアーゼ阻害薬）

インフルエンザウイルスの増殖に必要な遺伝情報（mRNA）が作られるのを阻害して増殖を抑える

主な適応、用法・用量 A・B型インフルエンザウイルス感染症→1回40〜80mg，単回投与
注意すべき副作用 異常行動　**看護のPoint** 異常行動注意

ソマゾン　注

メカセルミン

その他の内分泌・代謝系用薬 ヒトソマトメジンC製剤

インスリン受容体異常症に対し他の受容体を使い糖代謝を活性化して高血糖を抑える。また成長ホルモンを産生して成長障害を改善する

主な適応、用法・用量 高血糖，成長障害等→1回0.05〜0.4mg/kg，1日1〜2回

ソマチュリン `皮下注`

ランレオチド酢酸塩

その他のホルモン剤 **向下垂体前葉ホルモン**

下垂体前葉に作用して成長ホルモン等の分泌を抑制する．また膵・消化管ホルモンの分泌を抑制して腫瘍増殖を抑制する

`主な適応, 用法・用量` 先端巨大症，消化管腫瘍等 ➡ 60〜120mg，4週毎

ソマトロピンBS ►► ジェノトロピン（その他のホルモン剤, p.169）

サ

ソマバート `皮下注`

ペグビソマント

その他のホルモン剤 **成長ホルモン受容体拮抗薬**

種々な細胞膜上にある成長ホルモン受容体に結合して成長ホルモン分泌過剰症状を抑える

`主な適応, 用法・用量` 先端巨大症等 ➡ 1日1回40mg〜開始，2日目以降10mg

 看護のPoint 溶解時は激しく振とうしない

ゾーミッグ `錠`

ゾルミトリプタン

`運転2`

片頭痛治療薬 **トリプタン系**

片頭痛発作時に過度に脳血管拡張させるセロトニンの働きを抑えて血管を収縮させたり炎症物質の放出を抑え片頭痛を抑制する

`主な適応, 用法・用量` 片頭痛 ➡ 1回2.5〜5mg

 看護のPoint 授乳は避ける

ゾメタ `静注`

ゾレドロン酸水和物

`妊婦`

骨・Ca代謝薬 **ビスホスホネート製剤**

破骨細胞の機能を阻害することで骨吸収（血液中へ溶け出し）を抑制し，血液中のCa濃度低下と固形癌の骨転移病変を軽減する

`主な適応, 用法・用量` 高Ca血症，癌骨転移等 ➡ 1回4mg

`配合変化` Ca及びMg含有点滴用液と混合禁　`注意すべき副作用` 顎骨壊死・顎骨骨髄炎は，癌患者（特に骨転移患者）や抜歯等，歯科治療を受けた患者のリスクが高い

ソメリン

細粒 錠

ハロキサゾラム

睡眠薬 **ベンゾジアゼピン系睡眠薬（長時間作用型）**

脳内のベンゾジアゼピン受容体を介し抑制神経伝達物質（GABA）の作用を強める
ことにより余剰刺激を遮断し睡眠に導く

主な適応, 用法・用量 不眠症 → 1回5〜10mg

ゾラデックス

デポ

妊婦

ゴセレリン酢酸塩

抗悪性腫瘍薬 **LH-RHアゴニスト**

脳下垂体に作用して卵巣・精巣からの女・男性ホルモン（エストラジオール・テス
トステロン）の分泌を抑えて子宮内膜症・乳癌・前立腺癌の増殖を抑える

主な適応, 用法・用量 子宮内膜症，前立腺癌，乳癌 → 内膜症：1回1.8mg. 癌：
3.6mg

注意すべき副作用 抗エストロゲン作用によるほてり，脱力感，吐き気，月経異常，
前立腺症状の増悪等

ゾラデックスLA

デポ

妊婦

ゴセレリン酢酸塩

抗悪性腫瘍薬 **LH-RHアゴニスト**

脳下垂体に作用して卵巣・精巣からの女・男性ホルモン（エストラジオール・テス
トステロン）の分泌を抑えて乳癌・前立腺癌の増殖を抑える

主な適応, 用法・用量 前立腺癌，乳癌 → 1回10.8mg

注意すべき副作用 抗エストロゲン作用によるほてり，脱力感，吐き気，月経異常，
前立腺症状の増悪等

ソラナックス ▶▶ コンスタン（抗不安薬，p.152）

ソランタール

錠

チアラミド塩酸塩

解熱・鎮痛薬 抗炎症薬 **塩基性**

炎症部位で炎症を起こすヒスタミンやセロトニンと拮抗して急性の炎症を抑制する

主な適応, 用法・用量 各種鎮痛・消炎等 → 1回100mg，1日3回

看護のPoint 作用弱い，塩基性

ソリフェナシンコハク酸塩 ▶▶ ベシケア（尿路・蓄尿障害治療薬，p.367）

ソリリス
エクリズマブ

`静注`

ヘモグロビン尿症治療薬

異常な免疫系蛋白質(補体C5)に結合して働き抑えて,血管内で赤血球が壊されたり血管内の細胞障害を抑制する

`主な適応, 用法・用量` ヘモグロビン尿症,溶血抑制等 → 1回600〜900mg
`配合変化` 原則単独投与

`サ`

ゾリンザ
ボリノスタット

`カプセル`

抗悪性腫瘍薬　**分子標的薬(HDAC阻害薬)**

癌細胞が増殖に必要なヒストン脱アセチル化酵素を阻害して癌細胞の増殖を抑える

`主な適応, 用法・用量` 皮膚T細胞性リンパ腫 → 1日1回400mg
`観察項目` 投与前・投与後の定期的な血糖測定　`注意すべき副作用` 血栓症の徴候

ゾルゲンスマ
オナセムノゲン アベパルボベク

`静注`

再生医療等製品　**ウイルスベクター製品**

運動ニューロン・筋細胞に感染させ運動神経細胞生存蛋白質を効率的に発現することにより脊髄性筋萎縮症に効果を発揮する

`主な適応, 用法・用量` 脊髄性筋萎縮症 → 体表面に合わせて決定
`看護のPoint` 再使用禁止

ソル・コーテフ
ヒドロコルチゾンコハク酸エステルナトリウム

`注` `静注`

副腎皮質ステロイド　**コルチゾン系**

ステロイド受容体に結合し炎症やアレルギー症状を改善する.また免疫を抑制するなどの様々な働きがあり多くの病気に用いられる

`主な適応, 用法・用量` 急性副腎機能不全等 → 添付文書参照

ソルダクトン
カンレノ酸カリウム

`静注`

利尿薬　**K保持性利尿薬**

腎尿細管においてアルドステロン拮抗作用によりKの排泄を抑えつつNaおよび水分の排泄を促進する

主な適応, 用法・用量 アルドステロン症，各浮腫等 → 1回100〜200mg，1日1〜2回

配合変化 配合変化多数あり　**観察項目** 体重，水分補給量・排泄量，血圧，電解質(特にK)，腎機能，女性化乳房

ゾルトファイ
インスリンデグルデク・リラグルチド

注
運転3

糖尿病治療薬 **インスリンアナログ・GLP-1受容体作動薬配合剤**

膵臓のβ細胞に作用してインスリン分泌を促進する薬(GLP-1受容体作動薬)と糖と結合して細胞へ取り込むインスリンの合剤で，高血糖を改善する

主な適応, 用法・用量 インスリン適応2型糖尿病 → 1日1回10〜50ドーズ

注意すべき副作用 低血糖　**看護のPoint** 4週間以内に使用

ゾルピデム酒石酸塩 ▶▶ マイスリー(睡眠薬, p.394)

D-ソルビトール
D-ソルビトール

原末 **内用液**

便秘治療薬 **腸管洗浄剤**

腸管の蠕動運動亢進と浸透圧性緩下作用により造影時の便秘防止に使用する．また腸内細菌で分解されエネルギー源となる

主な適応, 用法・用量 造影時の便秘防止，栄養補給 → 添付文書参照

看護のPoint 注腸しない

ゾルミトリプタン ▶▶ ゾーミッグ(片頭痛治療薬, p.217)

ソル・メドロール
メチルプレドニゾロン

静注

副腎皮質ステロイド **プレドニゾロン系**

ステロイド受容体に結合し炎症やアレルギー症状を改善する．また免疫を抑制するなどの様々な働きがあり多くの病気に用いられる

主な適応, 用法・用量 急性循環不全等 → 添付文書参照

ゾレア
オマリズマブ

皮下注
運転3

気管支喘息治療薬 **ヒト化抗ヒトIgEモノクローナル抗体**

アレルギー反応を誘発する免疫グロブリンE(IgE)が肥満細胞受容体と結合するのを阻害して免疫反応による炎症症状を抑える

主な適応, 用法・用量 喘息，鼻炎，慢性蕁麻疹等 ➡ 1回75〜600mg，2又は4週毎

観察項目 ショック，アナフィラキシー

ゾレドロン酸 ▶▶ ゾメタ（骨・Ca代謝薬, p.217）

ソレトン

錠

ザルトプロフェン

解熱・鎮痛薬　抗炎症薬 **酸性（プロピオン酸系）**

発痛物質（ブラジキニン）を増強するプロスタグランジンの合成を阻害して鎮痛消炎作用を示す

主な適応, 用法・用量 各種鎮痛・消炎等 ➡ 1回80mg，1日3回

ダイアコート

軟膏 クリーム

ジフロラゾン酢酸エステル

副腎皮質ステロイド **外用ステロイド剤（ストロンゲスト）**

塗布部のステロイド受容体に作用して血管収縮作用と白血球の遊走（活発に動き回る）やヒスタミン等の炎症物質の遊離を阻止して皮膚の炎症症状を改善する

主な適応, 用法・用量 湿疹・皮膚炎群等 ➡ 1日1〜数回

ダイアップ

坐剤

ジアゼパム

抗てんかん薬 **ベンゾジアゼピン系（GABA受容体）**

大脳のベンゾジアゼピン受容体に作用して抑制神経伝達物質（GABA）の作用を強めてんかん発作等を抑える

主な適応, 用法・用量 小児熱性痙攣，てんかん痙攣等 ➡ 1回0.4〜0.5mg/kg，1日1〜2回

看護のPoint 直腸内投与のみ

ダイアート

錠

アゾセミド

利尿薬 **ループ利尿薬**

腎尿細管に作用してNa・Clの再吸収を抑え尿量増加させて各種浮腫を抑える

主な適応, 用法・用量 心性・腎性・肝性浮腫 ➡ 1日1回60mg

観察項目 体重，水分補給量・排泄量，血圧，電解質，尿酸値，肝機能，腎機能　注意すべき副作用 ふらつき，めまい

ダイアモックス
アセタゾラミド

末 錠 注 運転3

利尿薬 炭酸脱水酵素抑制薬

水と炭酸ガスから炭酸を作る炭酸脱水酵素を阻害し尿細管からNaの再吸収を抑え尿量を増やして眼圧・浮腫等を抑える

主な適応,用法・用量 緑内障,各種浮腫等→1日250〜1000mg,分割

配合変化 原則単独投与　**観察項目** 脱水,血圧,尿量,電解質

タイガシル
チゲサイクリン

静注

抗菌薬 グリシルサイクリン系

細菌の蛋白合成を阻害して増殖を抑制する：他の抗菌薬に耐性を示した菌に使用する

主な適応,用法・用量 耐性細菌感染症等→1日50〜100mg,12時間毎

配合変化 アムホテリシンB,ジアゼパム,オメプラゾールと混合禁　**観察項目** 肝機能,血小板数,急性膵炎　**注意すべき副作用** 腹痛,下痢(偽膜性大腸炎),発疹,粘膜(口唇,眼,外陰部等)のただれ

タイケルブ
ラパチニブトシル酸塩水和物

錠 妊婦

抗悪性腫瘍薬 分子標的薬(チロシンキナーゼ阻害薬/HER2阻害薬)

癌細胞の増殖に必要な上皮増殖因子受容体(EGFR・HER2)に結合して細胞死に誘導して増殖を抑える

主な適応,用法・用量 HER2過剰発現の乳癌→1日1回1250〜1500mg

観察項目 心・肝障害　**注意すべき副作用** 下痢

タイサブリ
ナタリズマブ

静注

多発性硬化症治療薬

白血球の表面蛋白(インテグリン)に特異的に結合し,白血球が脳や脊髄組織に侵入するのを阻止して炎症を抑える

主な適応,用法・用量 多発性硬化症再発・進行抑制→4週に1回300mg

配合変化 希釈は生食のみ使用.混合不可　**観察項目** 肝機能

ダイドロネル

エチドロン酸二ナトリウム

錠

妊婦

骨・Ca代謝薬 ビスホスホネート製剤

破骨細胞の働きを抑えて骨吸収(骨が血液中に溶け出す)を抑制する.また骨以外へのCa沈着を抑制して骨の変形を抑える

主な適応,用法・用量 骨粗鬆症,異所性骨化抑制等 ➡ 1日1回200～1000mg,食間

注意すべき副作用 顎骨壊死・顎骨骨髄炎は,癌患者(特に骨転移患者)や抜歯等,歯科治療を受けた患者のリスクが高い

第二リン灰 ▶▶ リン酸水素カルシウム(骨・Ca代謝薬, p.453)

ダイピン

N-メチルスコポラミンメチル硫酸塩

錠

鎮痙薬 四級アンモニウム塩合成抗コリン薬

副交感神経に作用して腹部平滑筋等の過度な運動を抑制して痙攣性の痛みを抑える.また胃酸分泌を抑制する

主な適応,用法・用量 消化管の痙攣性疼痛等 ➡ 1回1～2錠,1日3～4回

観察項目 抗コリン作用(口渇,便秘,尿閉等) **注意すべき副作用** 眼の調節障害,口渇,便秘,動悸,排尿障害等

ダイフェン

スルファメトキサゾール・トリメトプリム(ST合剤)

顆粒 **錠**

抗菌薬

細菌の増殖に必要な葉酸合成を阻害する成分と葉酸活性を阻害する成分の相乗効果により増殖を抑制する

主な適応,用法・用量 細菌感染症等 ➡ 1日1～12錠(1～12g),分1～4

ダイホルモン・デポー ▶▶ プリモジアン・デポー(女性・男性ホルモン剤, p.345)

タイメック ▶▶ マーロックス(酸関連疾患治療薬, p.399)

ダウノマイシン

ダウノルビシン塩酸塩

静注

抗悪性腫瘍薬 抗癌性抗生物質(アントラサイクリン類)

癌細胞のDNA・RNA合成に必要な酵素(トポイソメラーゼ)を阻害して癌細胞の増殖を抑える

主な適応,用法・用量 急性白血病 ➡ 1日0.4～1mg/kg

⚠ 注意すべき副作用 主な副作用は骨髄抑制，食欲不振，心毒性，心筋障害，うっ血性心不全．赤色尿に注意

タウリン 散
タウリン

肝疾患治療薬 **肝機能改善薬**

胆汁酸分泌促進・肝細胞再生促進作用により肝機能異常を改善する．また心筋収縮力等を調節して心機能を改善する

主な適応，用法・用量 心不全，肝機能改善等 → 1回1～4g，1日3回

ダオニール ▶▶ **オイグルコン**(糖尿病治療薬, p.91)

タガメット 錠 注
シメチジン

酸関連疾患治療薬 **H₂受容体拮抗薬**

胃壁細胞に存在し胃酸分泌を促進するヒスタミン受容体(H₂)を遮断して胃酸分泌を抑える

主な適応，用法・用量 胃・十二指腸潰瘍等 → 内：1日400～800mg，分2～4．注：1回200mg

🔧 配合変化 注：配合変化多数あり ⊙ 観察項目 血算，肝機能，腎機能

⚠ 注意すべき副作用 便秘，女性化乳房

タカルシトール ▶▶ **ボンアルファ**(皮膚科用薬, p.392)

ダカルバジン 注 妊婦
ダカルバジン

抗悪性腫瘍薬 **アルキル化薬(その他)**

癌細胞の核酸(DNA)に本剤(アルキル基)を結合させて癌細胞の増殖を抑える

主な適応，用法・用量 悪性黒色腫，ホジキンリンパ腫，褐色細胞腫 → 添付文書参照

⚠ 注意すべき副作用 主な副作用は骨髄抑制，食欲不振，消化器症状，二次癌(白血病等) ⊕ 看護のPoint 点滴経路遮光

タキソテール 静注
ドセタキセル水和物 毒 妊婦

抗悪性腫瘍薬 **微小管阻害薬(タキソ環類)**

癌細胞の細胞分裂に必要な細胞内の微小管蛋白結合を促進して過剰形成を引き起こし癌細胞の増殖を抑える

主な適応, 用法・用量 各種悪性腫瘍等 → 1回60〜75mg/m²

タキソール
パクリタキセル

注 / 毒 / 妊婦 / 運転₂ / PVC

抗悪性腫瘍薬 微小管阻害薬(タキソ環類)

癌細胞の細胞分裂に必要な細胞内の微小管蛋白結合を促進して過剰形成を引き起こし癌細胞の増殖を抑える

主な適応, 用法・用量 各種悪性腫瘍等 → 添付文書参照

看護のPoint インラインフィルターを用いて投与する

ダクチル
ピペリドレート塩酸塩

錠 / 運転₃

鎮痙薬 三級アミン合成抗コリン薬

副交感神経に作用して消化管平滑筋の収縮を抑制して腹痛を抑える, また子宮体部の収縮を抑制して切迫流・早産等の諸症状を改善する

主な適応, 用法・用量 消化管の痙攣性疼痛, 切迫流産等 → 1日150〜200mg, 分3〜4

観察項目 抗コリン作用(口渇, 便秘, 尿閉等), 肝機能 **注意すべき副作用** 眼の調節障害, 口渇, 便秘

タグリッソ
オシメルチニブメシル酸塩

錠 / 妊婦

抗悪性腫瘍薬 分子標的薬(チロシンキナーゼ阻害薬/EGFR阻害薬)

癌細胞の増殖に必要な上皮成長因子(EGFR)という蛋白質の働きを抑制して肺癌の増殖を抑える

主な適応, 用法・用量 EGFR変異陽性の肺癌 → 1日1回80mg

タクロリムス(錠・カプセル) ▶▶ **プログラフ**(免疫抑制薬, p.355)

タクロリムス(軟膏) ▶▶ **プロトピック**(皮膚科用薬, p.359)

タケキャブ
ボノプラザンフマル酸塩

錠

酸関連疾患治療薬 カリウムイオン競合型アシッドブロッカー(P-CAB)

タ

胃壁にある胃酸分泌ポンプ（プロトンポンプ）の働きを早く強力に抑制して胃酸の分泌を強力に抑える

主な適応、用法・用量 胃十二指腸潰瘍，逆流性食道炎等 → 1日1回10〜20mg

観察項目 血算，肝機能，腎機能，内視鏡検査

タケプロン
ランソプラゾール

`錠` `カプセル` `静注`

酸関連疾患治療薬 **プロトンポンプ阻害薬**

胃壁にある胃酸分泌ポンプ（プロトンポンプ）の働きを抑制して胃酸の分泌を強力に抑える

主な適応、用法・用量 胃十二指腸潰瘍，逆流性食道炎等 → 1日1回15〜30mg

配合変化 注：生食又は5%ブドウ糖液以外との混合回避（側管投与は使用後にルートを生食フラッシュ） **観察項目** 血算，肝機能，腎機能，内視鏡検査

タケルダ
アスピリン・ランソプラゾール

`錠` `妊婦`

抗血栓薬 **抗血小板薬**

抗血小板作用をもつアスピリンと，アスピリン服用による潰瘍の発生を抑えるためのランソプラゾールとの配合剤

主な適応、用法・用量 胃潰瘍等の有る血栓・塞栓形成の抑制等 → 1日1回1錠

注意すべき副作用 出血徴候，胸やけ・胃痛等の消化器障害

タゴシッド
テイコプラニン

`注`

抗菌薬 **グリコペプチド系**

細菌の細胞壁合成を阻害して増殖を抑える

主な適応、用法・用量 細菌感染症（MRSAに有効）等 → 1日200〜800mg

配合変化 PEG処理人免疫グロブリン，ガベキサートメシル酸塩，アムホテリシンB，ミノサイクリン塩酸塩と混合しない（白濁・沈澱）.セフォチアムと混合で本剤の活性低下があるので別々に投与 **観察項目** 投与期間，WBC，CRP，血中濃度，腎機能，肝機能，好酸球，BUN，15mg/kg/日の高用量では血小板減少

タコシール
フィブリノゲン配合剤

`組織接着`

血液製剤 **組織接着剤**

フィブリノゲンとトロンビンが反応して安定なフィブリン塊となり組織を接着・閉鎖する

（主な適応、用法・用量）手術時の組織の接着・閉鎖 → 適切な大きさ

タシグナ
ニロチニブ塩酸塩水和物

カプセル 妊婦 運転2

抗悪性腫瘍薬 **分子標的薬（チロシンキナーゼ阻害薬/BCR-ABL阻害薬）**

白血病細胞の増殖に必要な異常融合蛋白（BCR・ABL）の働きを抑えることにより癌細胞の増殖を抑える

（主な適応、用法・用量）慢性骨髄性白血病 → 1回300～400mg，1日2回

観察項目 体液貯留，体重，血糖，HBV活性化

タズベリク
タゼメトスタット臭化水素酸塩

錠

抗悪性腫瘍薬 **分子標的薬（EZH2阻害薬）**

癌発症に関係するといわれているメチル基転移酵素（変異型EZH2）を阻害して癌細胞の増殖を抑える

（主な適応、用法・用量）EZH2遺伝子陽性の濾胞性リンパ腫 → 1回800mg，1日2回

タゾピペ ►► **ゾシン**（抗菌薬，p.213）

タダラフィルAD ►► **アドシルカ**（血管拡張薬，p.21）

タダラフィルCI ►► **シアリス**（勃起不全治療薬，p.168）

タダラフィルZA ►► **ザルティア**（前立腺肥大症・排尿障害治療薬，p.164）

タチオン
グルタチオン

散 錠 注

解毒薬・中和薬 **還元型解毒薬**

体内の酸化還元反応に関与するとともに体内酵素に働き細胞の保護活性化に関与して肝障害等を軽減する

（主な適応、用法・用量）肝障害，湿疹等 → 内：1回50～100mg．注：1回100～200mg

タチオン
グルタチオン

点眼

眼科用薬 **白内障治療薬**

眼内のグルタチオン濃度を高めて白内障の進行や角膜潰瘍を抑制する

（主な適応、用法・用量）白内障，角膜潰瘍等 → 1回1～2滴，1日3～5回

タナドーパ

`顆粒`

ドカルパミン

心不全治療薬 **カテコラミン**

経口で心筋のドパミン受容体および交感神経β受容体に作用して心臓の収縮力および心拍出量等を増強して血圧を上げる

（主な適応, 用法・用量） ドパミン・ドブタミン注射から内服への切り替え用→1日2250mg, 分3

タナトリル

`錠`

イミダプリル塩酸塩

`妊婦` `運転3`

降圧薬 **アンジオテンシン変換酵素(ACE)阻害薬**

血管を収縮して血圧を上げるアンジオテンシンIIの生成を抑えて血圧を下げる. また尿中アルブミン排泄量の増加を抑える

（主な適応, 用法・用量） 高血圧, 1型糖尿病性腎症等→1日1回5〜10mg

タフィンラー

`カプセル`

ダブラフェニブメシル酸塩

`妊婦`

抗悪性腫瘍薬 **分子標的薬(セリン・スレオニンキナーゼ阻害薬/BRAF阻害薬)**

癌細胞が増殖に必要な蛋白質(BRAFキナーゼ)の働きを阻害して増殖を抑える

（主な適応, 用法・用量） BRAF遺伝子変異の悪性黒色腫, 非小細胞肺癌→1回150mg, 1日2回空腹時

ダフクリア

`錠`

フィダキソマイシン

抗菌薬 **マクロライド系(18員環天然型)**

腸内細菌(クロストリジウム・ディフィシル)のRNAポリメラーゼを阻害してRNA合成を阻害し増殖を抑える

（主な適応, 用法・用量） 感染性腸炎→1回200mg, 1日2回

 看護のPoint 投与期間は原則として10日間

タプコム

`点眼`

タフルプロスト・チモロールマレイン酸塩

`運転2`

眼科用薬 **緑内障治療薬(配合剤)**

眼内への房水(眼球を満たす体液)産生抑制(β遮断)と, 眼外への房水流出促進作用(PG：プロスタグランジン)により眼圧を下げる

（主な適応, 用法・用量） 緑内障, 高眼圧症→1日1回1滴

👁看護のPoint エイベリス点眼と併用しない，虹彩色素沈着を説明する

タブネオス `カプセル`
アバコパン

その他の内分泌・代謝系用薬 **選択的C5a受容体拮抗薬**

免疫反応に関係する好中球への過剰な刺激を抑制して血管炎症を抑える

`主な適応，用法・用量` 多発性血管炎，多発性血管炎肉芽腫症➡1回30mg，1日2回

タフマックE `顆粒` `カプセル`
消化酵素複合剤

健胃消化薬・胃腸機能改善薬 **消化酵素薬（配合剤）**

胃腸内で繊維素・デンプン・蛋白質・脂肪等の消化を助ける

`主な適応，用法・用量` 消化異常症状の改善➡1回0.5〜1g(1〜2カプセル)，1日2〜3回

タブレクタ `錠`
カプマチニブ塩酸塩水和物

抗悪性腫瘍薬 **分子標的薬（チロシンキナーゼ阻害薬/MET阻害薬）**

癌細胞の浸潤・転移に関係する間葉上皮転換因子(MET)の働きを阻害することにより癌細胞の増殖を抑える

`主な適応，用法・用量` MET遺伝子変異の非小細胞肺癌等➡1回400mg，1日2回

タプロス `点眼`
タフルプロスト

眼科用薬 **緑内障治療薬（PG関連薬）**

眼内から眼外への房水（眼球を満たす体液）流出を促進して眼圧を下げる

`主な適応，用法・用量` 緑内障，高眼圧症➡1日1回1滴

❗注意すべき副作用 しみる，かゆみ，痛み，眼のかすみが持続する時は受診．片眼のみ点眼している場合に左右の瞳の色に差がでることあり．点眼液が目の周りについていると黒ずんだり，多毛・睫毛が長く・太くなることがある

👁看護のPoint エイベリス点眼と併用しない，虹彩色素沈着を説明する

ダーブロック `錠`
ダプロデュスタット

造血薬 **HIF-PH阻害薬**

低酸素状態の時に出てくる低酸素誘導因子を安定化して内因性エリスロポエチン量を増やし赤血球産生を促進する

主な適応, 用法・用量 腎性貧血 → 1日1回2〜4mg

タベジール

散 錠 シロップ

クレマスチンフマル酸塩

運2

抗アレルギー薬 抗ヒスタミン薬（第一世代）

ヒスタミンがH₁受容体に結合するのを阻害して痒みや炎症等のアレルギー症状を抑える

主な適応, 用法・用量 アレルギー性鼻炎・皮膚炎等 → 1日2mg, 分2

タペンタ

徐放錠

タペンタドール塩酸塩

麻 運2

オピオイド 合成オピオイド

痛みを伝える神経物質（ノルアドレナリン）と中枢神経系の痛覚中枢（オピオイド受容体）に作用して痛みを強力に抑える

主な適応, 用法・用量 各種癌性疼痛の鎮痛等 → 1日50〜400mg, 分2

📷 **観察項目** 鎮痛効果, 呼吸回数　⚠ **注意すべき副作用** 便秘, 悪心・嘔吐, 傾眠, 呼吸抑制, 錯乱, せん妄

タミフル

DS カプセル

オセルタミビルリン酸塩

抗ウイルス薬 抗インフルエンザ薬（ノイラミニダーゼ阻害薬）

インフルエンザウイルスが感染細胞内で増殖した後, この増殖細胞から他の細胞に飛び出すための酵素（ノイラミニダーゼ）を阻害して増殖を抑える

主な適応, 用法・用量 A・B型インフルエンザ → 1回75mg, 1日1〜2回

📷 **観察項目** 精神神経症状, 血圧, 呼吸状態, 顔色, ALT・AST・Bil, Cr, 白血球, 血小板, 便　⚠ **注意すべき副作用** 精神神経症状, 異常行動

🔳 **看護のPoint** 発症2日以内に使用, 異常行動注意

タムスロシン塩酸塩 ▸▸ ハルナール（前立腺肥大症・排尿障害治療薬, p.306）

タモキシフェン ▸▸ ノルバデックス（抗悪性腫瘍薬, p.291）

ダラキューロ

皮下注

ダラツムマブ・ボルヒアルロニダーゼアルファ

抗悪性腫瘍薬 分子標的薬（抗CD38ヒト型モノクローナル抗体）

癌細胞の皮下組織への浸透性を増加させ, 癌細胞のCD38受容体に結合して破壊し増殖を抑制する

主な適応, 用法・用量 多発性骨髄腫 → 1回15mL

ダラザレックス

静注

ダラツムマブ

抗悪性腫瘍薬 **分子標的薬（抗CD38ヒト型モノクローナル抗体）**

癌細胞の表面にあるCD38受容体に特異的に結合し，癌細胞を破壊して増殖を抑える

主な適応, 用法・用量 多発性骨髄腫 → 1回16mg/kg

配合変化 希釈は生食のみ使用．他剤と同じ静脈ラインで同時注入しない

ダラシン

カプセル

クリンダマイシン

抗菌薬 **リンコマイシン系**

細菌のリボソームに作用して蛋白合成を阻害して抗菌作用を示す

主な適応, 用法・用量 細菌感染症等 → 1日150mg，6時間毎

観察項目 投与期間，CRP，WBC，肝機能，間質性肺炎，PIE症候群，血液検査，腎機能 注意すべき副作用 発疹，下痢，アナフィラキシー様症状

ダラシンS

注

クリンダマイシン

抗菌薬 **リンコマイシン系**

細菌のリボソームに作用して蛋白合成を阻害して抗菌作用を示す

主な適応, 用法・用量 細菌感染症等 → 1日600〜1200mg，分2〜4

観察項目 投与期間，CRP，WBC，肝機能，間質性肺炎，PIE症候群，血液検査，腎機能 注意すべき副作用 発疹，下痢，アナフィラキシー様症状

ダラシンT

ゲル ローション

クリンダマイシン

皮膚科用薬 **ざ瘡治療薬**

ざ瘡（にきび）の原因細菌（アクネ菌等）の蛋白合成を阻害して抗菌作用を示す

主な適応, 用法・用量 ざ瘡（にきび）→ 1日2回

看護のPoint ローション：洗顔後に使用

タリオン

錠

ベポタスチンベシル酸塩

抗アレルギー薬 **抗ヒスタミン薬（第二世代）**

遅発性アレルギーの原因となる好酸球の浸潤を抑制する．またヒスタミンがH₁受容体に結合するのを阻害してアレルギー症状を抑える

主な適応，用法・用量 鼻炎，皮膚炎等 → 1回10mg，1日2回

📷 観察項目 血算，尿閉，味覚異常

タリージェ

ミロガバリンベシル酸塩

錠
運転2

解熱・鎮痛薬 抗炎症薬 **Ca²⁺チャネルα₂δリガンド**

Caイオン電位依存性末梢神経終末ではCaイオンが流入することにより痛みを感じるが，このCaイオンの流入を抑え痛みを抑える

主な適応，用法・用量 末梢神経障害性疼痛 → 1回5〜15mg，1日2回．中止は徐々に減量する

📷 観察項目 肝機能(AST・ALT) ▦ 注意すべき副作用 めまい，傾眠，意識消失，体重増加

タリビッド

オフロキサシン

錠
妊婦 運転3

抗菌薬 **ニューキノロン系**

細菌のDNA合成を阻害して増殖を抑える

主な適応，用法・用量 細菌感染症等 → 1日300〜800mg，分2〜3

📷 観察項目 腎機能，肝機能，血液検査，CPK，低血糖，錯乱，うつ
▦ 注意すべき副作用 腹痛，嘔気，不眠，ショック，アナフィラキシー様症状，痙攣，横紋筋融解症

タリビッド

オフロキサシン

点眼
妊婦

眼科用薬 **抗菌薬(ニューキノロン系)**

眼内細菌のDNA合成を阻害して増殖を抑える

主な適応，用法・用量 結膜・角膜炎等 → 1回1滴，1日3回

タリビッド

オフロキサシン

耳科用

耳鼻咽喉科用薬 **抗菌薬(ニューキノロン系)**

細菌のDNA合成を阻害して増殖を抑えて外耳・中耳炎を改善する

主な適応，用法・用量 外耳炎，中耳炎 → 1回6〜10滴，1日2回

タリムス 点眼

タクロリムス水和物

眼科用薬 春季カタル治療薬

アレルギーを起こす体内物質（インターロイキン等）産生を抑制して春季カタルによるアレルギー反応を抑える

主な適応、用法・用量 春季カタル → 1回1滴、2回。用時振とう

注意すべき副作用 眼部熱感、眼の異物感・刺激、流涙増加等が高頻度に現れる

看護のPoint 最も強力な春季カタル治療薬

タルグレチン カプセル 妊婦

ベキサロテン

抗悪性腫瘍薬 レチノール誘導体

癌細胞のレチノイドX受容体に結合して転写を活性化することにより細胞死に導き癌細胞の増殖を抑える

主な適応、用法・用量 皮膚T細胞性リンパ腫 → 1日1回300mg/m^2

タルセバ 錠

エルロチニブ塩酸塩

抗悪性腫瘍薬 分子標的薬（チロシンキナーゼ阻害薬/EGFR阻害薬）

癌細胞の増殖に必要な上皮増殖因子受容体（EGFR）に結合して増殖を抑える

主な適応、用法・用量 肺癌、膵癌 → 1日1回100～150mg空腹時

注意すべき副作用 皮膚障害、下痢、空咳、発熱、呼吸困難

タルチレリン ▶▶ セレジスト（ホルモン剤, p.210）

ダルテパリンNa ▶▶ フラグミン（抗血栓薬, p.340）

ダルベポエチン アルファBS 注

ダルベポエチンアルファ

造血薬 ダルベポエチン製剤

骨髄の赤血球前駆細胞に作用して赤血球の分化・増殖促進作用により赤血球産生を促進する

主な適応、用法・用量 腎性貧血 → 添付文書参照

配合変化 原則単独投与

ダルメート
フルラゼパム塩酸塩

`カプセル`

`運転2`

睡眠薬 ベンゾジアゼピン系睡眠薬(長時間作用型)

脳内のベンゾジアゼピン受容体を介し抑制神経伝達物質(GABA)の作用を強めることにより余剰刺激が遮断され睡眠に導く

主な適応,用法・用量 不眠症,麻酔前投薬 ➡ 1回10〜30mg,1日1回

炭カル
沈降炭酸カルシウム

`錠`

酸関連疾患治療薬 酸中和薬

胃内において胃液中の遊離塩酸を中和して制酸作用を発揮する

主な適応,用法・用量 胃十二指腸潰瘍,胃炎等 ➡ 1日1〜3g,分3〜4

観察項目 Ca 注意すべき副作用 便秘

炭酸水素ナトリウム
炭酸水素ナトリウム

`末` `錠`

酸関連疾患治療薬 酸中和薬

胃酸の中和や体液・尿をアルカリ性にしてアシドーシス改善や尿酸の排泄を促進したり尿路結石を予防する

主な適応,用法・用量 制酸,アシドーシス,尿酸排泄等 ➡ 1日3〜5g,数回に分服

観察項目 Na貯留 注意すべき副作用 便秘

炭酸水素ナトリウム(Na) ▸▸ メイロン(補正製剤, p.412)

炭酸ランタン ▸▸ ホスレノール(補正製剤, p.386)

炭酸リチウム ▸▸ リーマス(抗精神病薬, p.449)

タンドスピロンクエン酸塩 ▸▸ セディール(抗不安薬, p.201)

ダントリウム
ダントロレンナトリウム水和物

`カプセル` `静注`

`運転(内)2`

骨格筋弛緩薬 末梢性筋弛緩薬

筋肉の収縮に必要なCaイオンが筋小胞体からの流出するのを抑えて筋肉を弛緩させ,こわばり等を抑える

主な適応,用法・用量 痙性麻痺,悪性症候群等 ➡ 1回25〜50mg,1日1〜3回.注:1回1mg/kg開始

観察項目 肝機能 注意すべき副作用 脱力,眠気

タンニン酸アルブミン
タンニン酸アルブミン

腸疾患治療薬　**止瀉薬(収斂作用)**

腸管内で膵液により分解されてタンニン酸となり収斂作用を現し下痢を止める

主な適応, 用法・用量 下痢症 ➡ 1日3〜4g，分3〜4

観察項目 長期・大量投与時に肝機能

タンボコール
フレカイニド酢酸塩

細粒　錠　静注

妊婦

不整脈治療薬　**Naチャネル遮断薬(Ic群)**

心筋の電気信号(活動電位：Na)を抑制し，不応期を延長して各種不整脈の発生を抑制する

主な適応, 用法・用量 頻脈性不整脈等 ➡ 内：1日100〜200mg，分2. 注：1〜2mg/kg

配合変化 注：生食，アミサリン，イノバン，アスペノン，コアテック，シベノール，リスモダン，シグマート，維持液，ラシックス，シンビット　**観察項目** 心電図，脈拍，血圧，心胸郭比

チアトン
チキジウム臭化物

カプセル

運転

鎮痙薬　**選択的ムスカリン受容体拮抗薬**

副交感神経の神経終末を抑制して消化管の痙攣や運動の亢進を抑えて腹痛等を改善する

主な適応, 用法・用量 消化管痙攣・運動亢進等 ➡ 1回5〜10mg，1日3回

観察項目 抗コリン作用(口渇，便秘，尿閉等)，肝機能

チアプリド ▶▶ **グラマリール**(抗精神病薬, p.128)

チウラジール
プロピルチオウラシル

錠

甲状腺疾患治療薬　**抗甲状腺薬**

甲状腺に作用して甲状腺ホルモンの合成に必要なヨウ素の働きを抑えて，甲状腺ホルモンの合成を抑制する

主な適応, 用法・用量 甲状腺機能亢進症 ➡ 1日50〜600mg，分1〜4

観察項目 血算(特に血小板)，肝機能　**注意すべき副作用** 発熱，倦怠感，咽頭痛，尿濃染

チエクール ▶▶ **チエナム**(抗菌薬, p.236)

チエナム
イミペネム・シラスタチンナトリウム

静注 筋注

抗菌薬 **カルバペネム系(注射剤)**

細菌の細胞壁合成を阻害して増殖を抑える

主な適応, 用法・用量 細菌感染症等 ➡ 1日0.5〜1g, 分2〜3

観察項目 発熱, CRP, WBC, 肝機能, 腎機能, 骨髄抑制, 痙攣, 投与期間, 下痢, 発疹, 肝機能, 発熱, 倦怠感 注意すべき副作用 赤褐色尿, 下痢, 発疹

チエペネム ▶▶ **チエナム**(抗菌薬, p.236)

チオラ
チオプロニン

錠

肝疾患治療薬 **肝機能改善薬**

肝臓の酵素活性を高めて肝機能を改善する. 眼内の水晶体の蛋白凝集を抑制する. また水銀と結合して排泄を促進する

主な適応, 用法・用量 白内障, 水銀中毒, 肝疾患等 ➡ 1回100〜500mg, 1日1〜4回

観察項目 定期的な肝機能検査(特に投与後2, 4, 6週の検査), 消化器症状, 発熱, 倦怠感等(黄疸等の重篤な副作用の恐れ)

チガソン
エトレチナート

カプセル
妊婦

皮膚科用薬 **角化症・乾癬治療薬**

肥厚した角層細胞の接着力を低下させて剥がしやすくして正常な上皮細胞の再形成を促進する

主な適応, 用法・用量 乾癬, 角化症等 ➡ 1日10〜50mg, 分1〜3

観察項目 肝機能・Al-P・Ca・P・Mg・TG 看護のPoint 文書同意(避妊, 催奇形性), 使用中止後2年間は献血禁)

チキジウム臭化物 ▶▶ **チアトン**(鎮痙薬, p.235)

チクロピジン塩酸塩 ▶▶ **パナルジン**(抗血栓薬, p.300)

チザニジン ▶▶ **テルネリン**(骨格筋弛緩薬, p.256)

チスタニン `錠`
L-エチルシステイン塩酸塩

去痰薬 気道粘液溶解薬

痰の蛋白を分解して粘度を低下させる．また気管の繊毛運動を亢進させて痰を出しやすくする

主な適応, 用法・用量 副鼻腔炎の排膿, 去痰等 → 1回1錠, 1日3回

チニダゾール `錠` `膣錠`
チニダゾール

`妊婦`(`錠`)

抗原虫薬

トリコモナス原虫に吸収されニトロソ化合物となり殺虫的に作用する

主な適応, 用法・用量 トリコモナス症, 膣トリコモナス → 膣：1日1回200mg, 7日間. 内：1日1回200mg, 7日間又は1回2000mg

チノ `カプセル`
ケノデオキシコール酸

`妊婦`

胆道疾患治療薬 催胆薬（胆汁酸様作用）

胆嚢内に作用してコレステロール合成を阻害し胆汁酸の分泌増加作用によりコレステロール系胆石を溶解する

主な適応, 用法・用量 コレステロール系胆石症の溶解 → 1日300〜400mg, 分2〜3

チバセン `錠`
ベナゼプリル塩酸塩

`妊婦` `運`3

降圧薬 アンジオテンシン変換酵素（ACE）阻害薬

血管を収縮して血圧を上げるアンジオテンシンIIを生成させる酵素（アンジオテンシン変換酵素）の働きを阻害して血圧を下げる

主な適応, 用法・用量 高血圧 → 1日1回5〜10mg

チミペロン ▸▸ トロペロン（抗精神病薬, p.271）

チメピジウム臭化物 ▸▸ セスデン（鎮痙薬, p.200）

チモプトール `点眼`
チモロールマレイン酸塩

眼科用薬 緑内障治療薬（β遮断薬）

眼内の交感神経β受容体を遮断して眼内への房水(眼球を満たす体液)産生を抑制し眼圧を下げる

（主な適応, 用法・用量） 緑内障, 高眼圧症 →1回1滴, 1日2回

チモプトールXE

点眼

チモロールマレイン酸塩

眼科用薬 緑内障治療薬(β遮断薬)

眼内の交感神経β受容体を遮断して眼内への房水(眼球を満たす体液)産生を抑制し眼圧を下げる

（主な適応, 用法・用量） 緑内障, 高眼圧症 →1回1滴, 1日1回(持続型)

チモロール ▸▸ チモプトール(眼科用薬, p.237)

チモロールXE ▸▸ チモプトールXE(眼科用薬, p.238)

チャンピックス

バレニクリン酒石酸塩

解毒薬・中和薬 禁煙補助薬

脳内のニコチン受容体に結合して禁煙に伴う離脱症状等を軽減する

（主な適応, 用法・用量） 禁煙の補助等 →1日0.5〜1mg

（観察項目） 精神神経症状, 皮膚症状, 肝機能 （看護のPoint） 抑うつ・自殺念慮等が現れたら中止

注射用ペニシリンGカリウム

ベンジルペニシリンカリウム

抗菌薬 ペニシリン系

細菌の細胞壁合成を阻害して増殖を抑える

（主な適応, 用法・用量） 細菌感染症等 →1回30〜400万単位, 1日2〜6回

チラーヂンS

レボチロキシンナトリウム水和物

甲状腺疾患治療薬 甲状腺ホルモン製剤

不足している甲状腺ホルモン(T4)を補充して甲状腺機能低下によるむくみやだるさ等の症状を改善する

（主な適応, 用法・用量） 粘液水腫, 甲状腺機能低下症等 →内:1日1回25〜400μg. 注:1日1回50〜400μg

（注意すべき副作用） 狭心症, 動悸, 息切れ

治療用標準化アレルゲンエキス スギ花粉 皮下注

アレルゲンエキス(スギ花粉)

抗アレルギー薬 アレルゲン免疫療法薬

少量ずつ用量を増やしてスギ花粉に慣らして花粉症の症状を抑える

主な適応,用法・用量 スギ花粉症の減感作療法 → 希釈して使用

観察項目 ショック,アナフィラキシー,顔面浮腫,咽喉刺激感,口腔浮腫,発声障害,蕁麻疹,皮疹　注意すべき副作用 喘息発作時,気管支喘息

看護のPoint 服用後30分は安静を保ち,アナフィラキシーの出現に注意する

チロナミン 錠

リオチロニンナトリウム

甲状腺疾患治療薬 甲状腺ホルモン製剤

不足している甲状腺ホルモン(T3)を補充して甲状腺機能低下によるむくみやだるさ等の症状を改善する

主な適応,用法・用量 甲状腺機能低下症等 → 1日5〜75μg

注意すべき副作用 狭心症,動悸,息切れ

沈降炭酸カルシウム 末

沈降炭酸カルシウム

酸関連疾患治療薬 酸中和薬

胃内において胃液中の遊離の塩酸を中和して制酸作用を発揮する

主な適応,用法・用量 胃十二指腸潰瘍,消化機能異常 → 1日1〜3g,分3〜4

観察項目 Ca　注意すべき副作用 便秘

沈降炭酸カルシウム ▶▶ カルタン(補正製剤, p.116)

ツイミーグ 錠

イメグリミン塩酸塩

糖尿病治療薬 テトラヒドロトリアジン(グリミン)系薬

糖尿病薬(肝臓での糖新生を抑えたり,膵臓からのインスリン分泌促進とインスリンが働きにくい状態を改善して高血糖を改善する)

主な適応,用法・用量 2型糖尿病 → 1回1000mg,1日2回

観察項目 血糖,腎機能　注意すべき副作用 低血糖(他の糖尿病薬併用時)

ツインラインNF

`経腸剤`

経腸成分栄養剤

`経腸栄養剤` 消化態栄養剤

経口摂取困難な人の腸管より消化吸収される経管栄養剤

`主な適応, 用法・用量` 経口的食事が困難な場合の経管栄養補給 → 1日1200〜2400mL

つくしA・M

`散`

消化酵素・制酸・生薬・被覆剤

`健胃消化薬・胃腸機能改善薬` 消化酵素薬（配合剤）

苦み成分等の作用により食欲不振・胃もたれ等を改善して消化を助けて食欲を増進させる

`主な適応, 用法・用量` 食欲不振等の消化器症状改善等 → 1回1.3g，1日3回

ツートラム

`徐放錠`

トラマドール塩酸塩

`運転2`

`オピオイド` 合成オピオイド（非麻薬性）

中枢神経系の痛覚中枢（オピオイド受容体）に作用したり，神経節で痛みの伝わり（セロトニン・ノルアドレナリン）を抑えて痛みを抑える

`主な適応, 用法・用量` 慢性疼痛の鎮痛 → 1日100〜300mg，分2. 徐放性

`観察項目` 呼吸回数 `注意すべき副作用` 悪心，嘔吐，傾眠

ツベラクチン

`筋注`

エンビオマイシン硫酸塩

`抗結核薬`

結核菌の蛋白合成を阻害することにより増殖を抑える

`主な適応, 用法・用量` 肺結核症，結核症 → 1日1回1g

ツベルミン

`錠`

エチオナミド

`抗結核薬`

結核菌のDNA・蛋白合成を阻害することにより増殖を抑える

`主な適応, 用法・用量` 肺結核症，結核症 → 1日0.3〜0.7g，分1〜3

`看護のPoint` 他の抗結核薬と併用

ツルドパミ ▶▶ **イノバン**（心不全治療薬，p.51）

ツルバダ 錠

エムトリシタビン・テノホビル ジソプロキシルフマル酸塩

抗HIV薬 ヌクレオシド系逆転写酵素阻害薬

ヒト免疫不全ウイルス（HIV）が増殖に必要な逆転写酵素の活性を阻害してHIVウイルスの増殖を抑える

主な適応、用法・用量 HIV-1感染症 → 1日1回1錠

観察項目 Cr，Hb，尿量，血圧，体温，精神神経症状，アミラーゼ・TG，消化器症状 注意すべき副作用 乳酸アシドーシス（深く大きい呼吸），消化器症状

ツロブテロール ▶▶ ホクナリン（気管支拡張薬，p.384）

ツロブテロール塩酸塩 ▶▶ ホクナリン（気管支拡張薬，p.384）

タ

デアメリンS 錠

グリクロピラミド

妊婦 運転3

糖尿病治療薬 スルホニル尿素薬（第一世代）

膵臓のランゲルハンス島β細胞を刺激してインスリンの分泌を促進し血糖を下げる

主な適応、用法・用量 2型糖尿病 → 1日125〜250mg，分1〜2

ディアコミット カプセル DS

スチリペントール

運転2

抗てんかん薬 αエチレンアルコール系（GABA受容体）

脳内の抑制神経伝達物質（GABA）の増強により過剰な興奮を抑え，てんかん発作を抑制する

主な適応、用法・用量 ドラベ症候の強直・間代発作等 → 1日1000mgから開始，分2〜3食事中又は食直後

看護のPoint クロバザム・バルプロ酸と併用

D・E・X ▶▶ サンテゾーン（眼科用薬，p.166）

ティーエスワン 顆粒 錠 カプセル

テガフール・ギメラシル・オテラシルカリウム

妊婦

抗悪性腫瘍薬 代謝拮抗薬（ピリミジン代謝拮抗薬）

癌細胞のDNA・RNA合成阻害作用を持つ薬と，抗悪性腫瘍薬による消化器症状の毒性軽減作用を持つ薬の合剤である

主な適応、用法・用量 胃癌，結腸癌，乳癌等 → 添付文書参照

看護のPoint 口内炎，下痢，血液障害等に注意

TM ▶▶ KM（健胃消化薬・胃腸機能改善薬, p.139）

dl-メチルエフェドリン塩酸塩 ▶▶ メチエフ（気管支拡張薬, p.416）

ディオバン

錠

妊婦　運転3

バルサルタン

降圧薬　アンジオテンシンII（AII）受容体拮抗薬

血圧を上げるアンジオテンシンIIが受容体に結合するのを抑え血管を広げて血圧を下げる

主な適応, 用法・用量　高血圧 →1日1回40〜80mg

テイカゾン ▶▶ オルガドロン（眼科用薬・耳鼻咽喉科用薬, p.102）

ディクアノン ▶▶ マーロックス（酸関連疾患治療薬, p.399）

d-クロルフェニラミンマレイン酸塩 ▶▶ ポララミン（抗アレルギー薬, p.389）

テイコプラニン ▶▶ タゴシッド（抗菌薬, p.226）

ディスコビスク

眼粘弾剤

精製ヒアルロン酸ナトリウム・コンドロイチン硫酸エステルナトリウム

眼科用薬　眼科手術補助剤

前房内に良く残留し良好な角膜内皮の保護効果があり眼科手術時の補助剤として使用する

主な適応, 用法・用量　水晶体再建術の補助 →0.1〜0.4mL

ディナゲスト

錠

妊婦

ジエノゲスト

女性生殖器用薬　子宮内膜症治療薬

黄体ホルモン受容体（プロゲステロン）に作用して卵巣機能や子宮内膜細胞の増殖抑制して子宮内膜症等の症状を改善する

主な適応, 用法・用量　子宮内膜症・子宮腺筋症の疼痛改善 →1日1〜2mg, 分2

観察項目　貧血, 骨塩量低下　注意すべき副作用　貧血, ほてり, 頭痛, 発疹, そう痒感等. 量が多く持続する不正出血の場合は受診

ディビゲル

ゲル

妊婦

エストラジオール

女性ホルモン剤　卵胞ホルモン（エストロゲン）

女性生殖器の発育維持に不足している卵胞ホルモン（エストラジオール）を補充する

主な適応, 用法・用量 更年期障害等 → 1日1〜4回塗布

ディフェリン
アダパレン

皮膚科用薬 **ざ瘡治療薬**

表皮の角化細胞の分化を抑制し角質層を薄くして，非炎症性・炎症性皮疹が減少しにきびを改善する

主な適応, 用法・用量 尋常性ざ瘡（にきび）→ 1日1回

注意すべき副作用 皮膚乾燥，皮膚不快感等　看護の**Point** 粘膜や傷，湿疹病変部への塗布は避ける

ディレグラ
フェキソフェナジン塩酸塩・塩酸プソイドエフェドリン

抗アレルギー薬 **抗ヒスタミン薬（第二世代配合剤）**

ヒスタミンの受容体拮抗作用とケミカルメディエーター遊離抑制作用に加え鼻粘膜血管収縮作用によりアレルギー症状を抑える

主な適応, 用法・用量 アレルギー性鼻炎 → 1回2錠，1日2回空腹時

観察項目 血圧，血算，肝機能　注意すべき副作用 呼吸困難，意識消失，痙攣　看護の**Point** 鼻閉に有効

デエビゴ
レンボレキサント

睡眠薬 **オレキシン受容体拮抗薬**

脳の覚醒を促進するオレキシン受容体を阻害して，覚醒状態から睡眠状態に誘導する

主な適応, 用法・用量 不眠症 → 1日1回5mg

テオドール
テオフィリン

気管支拡張薬 **キサンチン誘導体**

気管支平滑筋のホスホジエステラーゼ阻害作用により気管支を広げたり呼吸中枢を刺激して喘息症状を改善する

主な適応, 用法・用量 喘息，気管支炎，肺気腫等 → 1日400mg，分1〜2

テオフィリン ▶▶ テオドール（気管支拡張薬，p.243）

テオロング ▶▶ テオドール（気管支拡張薬，p.243）

デカドロン

デキサメタゾンリン酸エステルナトリウム

副腎皮質ステロイド　フッ素付加

ステロイド受容体に結合し炎症やアレルギー症状を改善したり免疫を抑制するなど様々な働きがあり，多くの病気に用いられる

主な適応，用法・用量　副腎皮質機能不全等 → 添付文書参照

デキサート ▶ オルガドロン(副腎皮質ステロイド，p.102)

デキサメタゾン(眼軟膏) ▶ サンテゾーン(眼科用薬，p.166)

デキサメタゾン(軟膏) ▶ オイラゾン(副腎皮質ステロイド，p.91)

デキサメタゾンプロピオン酸エステル ▶ メサデルム(副腎皮質ステロイド，p.414)

デキサンVG ▶ リンデロン-VG(副腎皮質ステロイド，p.455)

デキストロメトルファン臭化水素酸塩 ▶ メジコン(鎮咳薬，p.414)

デクスメデトミジン ▶ プレセデックス(麻酔薬，p.351)

テクスメテン ▶ ネリゾナ(副腎皮質ステロイド，p.285)

テクフィデラ

フマル酸ジメチル

多発性硬化症治療薬

過度な免疫反応を起こす免疫細胞の活性化を抑え，神経細胞の酸化や炎症を抑え多発性硬化症の再発・進行を抑制する

主な適応，用法・用量　多発性硬化症の再発予防・進行抑制 → 1回120〜240mg，1日2回腸溶性

テグレトール

カルバマゼピン

抗てんかん薬　イミノスチルベン系(Naチャネル)

大脳神経細胞の電気的刺激を抑えて神経が興奮するのを抑制し，てんかん発作等を抑える

主な適応，用法・用量　てんかん，躁状態等 → 1日200〜600mg，分1〜2

観察項目　肝機能，血球検査，Na　注意すべき副作用　血液障害や皮膚粘膜障害等重篤な副作用あり

デザレックス 錠
デスロラタジン

抗アレルギー薬　抗ヒスタミン薬（第二世代）

肥満細胞からの化学伝達物質（ヒスタミン等）の遊離抑制とヒスタミンがH_1受容体に結合するのを阻害してアレルギー症状を抑える

主な適応,用法・用量 鼻炎，皮膚炎等 → 1日1回5mg

観察項目 ショック，アナフィラキシー，てんかん，痙攣，肝機能（AST・ALT・γ-GTP，Al-P，LDH），黄疸（ビリルビン）

デシコビ 錠
エムトリシタビン・テノホビル アラフェナミドフマル酸塩

抗HIV薬　ヌクレオシド系逆転写酵素阻害薬

ヒト免疫不全ウイルス（HIV）の逆転写酵素の活性を阻害してHIVウイルスの増殖を抑える

主な適応,用法・用量 HIV-1感染症 → 1日1回1錠

観察項目 腎機能，骨密度，皮膚，意識，手足の震え，過呼吸，消化器症状

テシプール 錠
セチプチリンマレイン酸塩

抗うつ薬　四環系

脳内神経伝達物質（ノルアドレナリン）の神経終末での遊離を促進することより伝達量を増やし，うつ症状等を改善する

主な適応,用法・用量 うつ病，うつ状態 → 1日3〜6mg，分割投与

デジレル ▶▶ レスリン（抗うつ薬, p.466）

テスチノンデポー ▶▶ エナルモンデポー（男性ホルモン剤, p.74）

テストロンエナント酸エステル ▶▶ エナルモンデポー（男性ホルモン剤, p.74）

デスフェラール 注
デフェロキサミンメシル酸塩

解毒薬・中和薬　鉄過剰症治療薬

鉄過剰症の血液内で鉄とキレートを作り過剰な鉄を体外に排出する

主な適応,用法・用量 鉄過剰症（ヘモクロマトーシス） → 1日1000mg，分1〜2

観察項目 視力及び聴力，Cr，フェリチン，皮膚症状，体温，体重，消化器症状

注意すべき副作用 赤褐色尿

デスモプレシン
`スプレー`

デスモプレシン酢酸塩水和物

その他のホルモン剤　**下垂体後葉ホルモン**

腎集合管細胞のバソプレシン受容体に作用して尿の再吸収を促進し大量の排尿を抑制する

主な適応,用法・用量 尿崩症,夜尿症等 → 添付文書参照

デスモプレシン
`注`

デスモプレシン酢酸塩水和物

その他のホルモン剤　**下垂体後葉ホルモン**

血管内皮細胞等にプールされている血液凝固第Ⅷ因子等を放出させて止血する

主な適応,用法・用量 血友病Aの出血抑制等 → 0.2〜0.4μg/kg

テセントリク
`静注`

アテゾリズマブ

抗悪性腫瘍薬　**分子標的薬(抗PD-L1ヒト化モノクローナル抗体)**

癌細胞と免疫細胞の結合を阻害して免疫回避を抑制し,免疫細胞に癌細胞を攻撃させて増殖を抑える

主な適応,用法・用量 肺・乳・肝癌等 → 1回840〜1200mg

配合変化 希釈は生食のみ

デソパン
`錠`

`妊婦`

トリロスタン

その他の内分泌・代謝系用薬　**副腎皮質ホルモン合成阻害薬**

副腎皮質ホルモン合成過程の脱水素酵素を阻害して過剰な副腎皮質ホルモン分泌を抑える

主な適応,用法・用量 アルドステロン症,クッシング症候群等 → 1日240〜480mg,分3〜4

デタントール
`錠`

ブナゾシン塩酸塩

降圧薬　**α遮断薬**

心血管系と血管平滑筋の交感神経α受容体の働きを抑え末梢血管等を広げて血圧を下げる

主な適応,用法・用量 高血圧 → 1日1.5〜6mg,分2〜3

観察項目 血圧(立位・坐位)　**注意すべき副作用** 起立性低血圧,動悸,頭痛

デタントール

ブナゾシン塩酸塩

点眼

眼科用薬 **緑内障治療薬(α₁遮断薬)**

眼内の交感神経α受容体を遮断して眼外への房水(眼球を満たす体液)の流出を促進して眼圧を下げる

主な適応, 用法・用量 緑内障, 高眼圧症 → 1回1滴, 1日2回

📷 **観察項目** 血圧(立位・坐位)

デタントールR

ブナゾシン塩酸塩

徐放錠

運転3

降圧薬 **α遮断薬**

心血管系と血管平滑筋の交感神経α受容体の働きを抑え末梢血管等を広げて血圧を下げる

主な適応, 用法・用量 高血圧 → 1日1回3～9mg

📷 **観察項目** 血圧(立位・坐位) ⚠ **注意すべき副作用** 起立性低血圧, 動悸, 頭痛

テトラミド

ミアンセリン塩酸塩

錠

運転2

抗うつ薬 **四環系**

脳内神経伝達物質(ノルアドレナリン)の神経終末への放出を促進して伝達量を増やし, うつ症状等を抑える

主な適応, 用法・用量 うつ病, うつ状態 → 1日1回30～60mg

📷 **観察項目** うつ症状, 賦活症候群, 中断症候群, 血算, 心電図, 肝機能, 腎機能, 悪性症候群, 痙攣, 自殺念慮 ⚠ **注意すべき副作用** 眠気, めまい・ふらつき, 起立性低血圧

デトルシトール

トルテロジン酒石酸塩

徐放カプセル

運転3

尿路・蓄尿障害治療薬 **過活動膀胱治療薬**

膀胱平滑筋のムスカリン受容体に結合して抗ムスカリン作用により膀胱平滑筋の収縮を抑制して頻尿症状等を改善する

主な適応, 用法・用量 過活動膀胱の尿意切迫感, 頻尿, 切迫性尿失禁 → 1日1回4mg

📷 **観察項目** QT延長 ⚠ **注意すべき副作用** 口内乾燥, 便秘, 傾眠, 眼調節障害, めまい

テナキシル ▶▶ ナトリックス(利尿薬, p.273)

テネリア
テネリグリプチン臭化水素酸塩水和物

錠 **運転3**

糖尿病治療薬 **選択的DPP-4阻害薬**

インスリンの分泌を促進する酵素(インクレチン)が分解されるのを抑えて, インスリン分泌を促進して高血糖を下げる

主な適応, 用法・用量 2型糖尿病 → 1日1回20mg

観察項目 血糖, 心電図(QT延長) **注意すべき副作用** 低血糖(他の糖尿病薬併用時)

デノシン
ガンシクロビル

静注 **毒** **妊婦** **運転2**

抗ウイルス薬 **抗ヘルペス薬(CMV)**

サイトメガロウイルスのDNA合成を阻害して増殖を抑える

主な適応, 用法・用量 サイトメガロウイルス感染症 → 添付文書参照

配合変化 原則単独投与 **観察項目** 検査値, Cr, アミラーゼ, Hb

テノゼット
テノホビル ジソプロキシルフマル酸塩

錠

肝疾患治療薬 **抗B型肝炎ウイルス薬(核酸アナログ製剤)**

B型肝炎ウイルスの増殖に必要なRNAからDNAに変換する逆転写酵素を阻害してB型肝炎ウイルスの増殖を抑える

主な適応, 用法・用量 B型肝炎ウイルスの増殖抑制等 → 1日1回300mg

観察項目 骨密度低下, 腎障害

デノタス
沈降炭酸カルシウム・コレカルシフェロール・炭酸マグネシウム

錠

骨・Ca代謝薬 **Ca・天然型ビタミンD₃・Mg配合剤**

抗RANKL薬(デノスマブ)の重篤な副作用である低Ca血症を予防・治療するために投与する

主な適応, 用法・用量 RANKL阻害薬による低Ca血症の治療と予防 → 1日1回2錠

デノパミン ▶▶ カルグート(心不全治療薬, p.115)

テノーミン
アテノロール

錠 **運転3**

降圧薬 **β遮断薬(β₁選択性ISA(−))**

交感神経のβ受容体遮断作用により心臓の働きを抑えて抗不整脈・抗狭心症作用と降圧作用を発揮する

主な適応、用法・用量 高血圧，狭心症，不整脈等 → 1日1回50mg

観察項目 脈拍，血圧，腎機能 **注意すべき副作用** めまい，徐脈，低血圧，四肢冷感，低血糖症状(動悸等)を隠す

デパケン
バルプロ酸ナトリウム

抗てんかん薬 **分枝脂肪酸系(その他)**

脳内の抑制神経伝達物質(GABA)の濃度を増加させ脳内抑制神経系を活性化して痙攣・躁状態等を抑える

主な適応、用法・用量 各種てんかん，躁状態等 → 1日400〜1200mg，分2〜3

配合変化 シロップ：炭酸飲料と同時服用避ける **観察項目** 肝機能

デパケンR ▶▶ セレニカR(抗てんかん薬, p.211)

デパス
エチゾラム

抗不安薬 **ベンゾジアゼピン系抗不安薬(短時間作用型)**

脳内のベンゾジアゼピン受容体を介して抑制神経伝達物質(GABA)の作用を強めることにより不安や緊張等を和らげる

主な適応、用法・用量 不安，緊張，睡眠障害等 → 1日1〜3mg，分1〜3

テビケイ
ドルテグラビルナトリウム

抗HIV薬 **インテグラーゼ阻害薬**

宿主細胞のDNAにHIVウイルス遺伝子が取り込まれる時に必要な酵素(インテグラーゼ)を阻害して増殖を抑える

主な適応、用法・用量 HIV感染症 → 1回50mg，1日1〜2回

観察項目 体温，皮膚症状，肝機能 **看護のPoint** 他剤と併用

デヒドロコール酸
デヒドロコール酸

胆道疾患治療薬 **催胆薬(水分増大作用)**

脂肪(油)の分解を助ける低比重の胆汁を強力に分泌して胆汁うっ滞を伴う肝疾患を改善する

主な適応、用法・用量 胆汁うっ滞を伴う肝疾患 → 1日100〜1000mg

デファイテリオ
デフィブロチドナトリウム

`静注`

抗血栓薬 **一本鎖デオキシリボ核酸**

造血幹細胞移植後に発症する肝中心静脈閉塞症に対し凝固・線溶系に作用して血管内皮細胞を保護する

`主な適応, 用法・用量` 肝類洞閉塞症候群(肝中心静脈閉塞症)→1回6.25mg/kg, 1日4回

`配合変化` データ不足のため独立(単独)したライン投与.他剤連続投与は生食フラッシュ `観察項目` アナフィラキシー・ショック, 出血(脳出血, 肺出血, 胃腸出血), 血圧(低血圧) `注意すべき副作用` アナフィラキシー・ショック(めまい, 呼吸苦, 蕁麻疹), 出血[脳出血(意識低下, 片側手足の麻痺, 突然の頭痛), 肺出血(血痰), 胃腸出血(血も混じった嘔吐, 黒色便)], 血圧(低血圧)

デフィブラーゼ
バトロキソビン

`静注`

抗血栓薬 **抗凝固薬(その他)**

血液凝固因子の血漿フィブリノーゲン濃度を下げて血栓等を溶解し血液の流れを改善する

`主な適応, 用法・用量` 動脈閉塞の虚血性症状等→1日1回10BU, 隔日

`看護のPoint` 点滴速度が速いと副作用が出現しやすいので注意

デフェラシロクス ▶▶ ジャドニュ(解毒薬・中和薬, p.181)

テプミトコ
テポチニブ塩酸塩水和物

`錠`

抗悪性腫瘍薬 **分子標的薬(チロシンキナーゼ阻害薬/MET阻害薬)**

癌細胞の浸潤・転移に関係する間葉上皮転換因子(MET)の働きを阻害することにより癌細胞の増殖を抑える

`主な適応, 用法・用量` MET遺伝子変異の非小細胞肺癌等→1日1回500mg

テプレノン ▶▶ セルベックス(酸関連疾患治療薬, p.208)

デプロドンプロピオン酸エステル ▶▶ エクラー(副腎皮質ステロイド, p.68)

デプロメール ▶▶ ルボックス(抗うつ薬, p.459)

デベルザ
トホグリフロジン水和物

`錠`

運転3

糖尿病治療薬 **選択的SGLT2阻害薬**

腎臓で尿中の糖を再吸収する酵素(SGLT2)の働きを抑制して過剰な糖を尿中に排泄して高血糖を抑える

主な適応, 用法・用量 2型糖尿病 → 1日1回20mg

観察項目 血糖, 皮膚症状, 多尿, 口渇, 脱水　注意すべき副作用 低血糖, 水分補給

デポスタット
ゲストノロンカプロン酸エステル

`筋注`

タ

前立腺肥大症治療薬 **黄体ホルモン**

血中の男性ホルモン(テストステロン)が前立腺細胞内に取り込まれるのを阻害し前立腺肥大を抑制する

主な適応, 用法・用量 前立腺肥大症 → 週1回200mg

観察項目 肝機能, 貧血　注意すべき副作用 食欲不振, 全身倦怠感, そう痒, 性欲減退等

デポ・メドロール
メチルプレドニゾロン酢酸エステル

副腎皮質ステロイド **プレドニゾロン系**

ステロイド受容体に結合し炎症やアレルギー症状を改善したり免疫を抑制するなど様々な働きがあり, 多くの病気に用いられる

主な適応, 用法・用量 副腎皮質機能不全等 → 1回2〜120mg

デムサー
メチロシン

`カプセル`

運転2

降圧薬 **チロシン水酸化酵素阻害薬**

褐色細胞腫患者において高血圧の原因となるカテコールアミン(アドレナリン等)の合成酵素を阻害し分泌量を抑え血圧を下げる

主な適応, 用法・用量 褐色細胞腫のカテコールアミン分泌過剰状態改善 → 添付文書参照

観察項目 血圧・脈拍, 尿中メタネフリン/ノルメタネフリン量測定, 鎮静・傾眠, 精神障害(不眠・うつ), 錐体外路障害(振戦・パーキンソニズム), 下痢, 結晶尿 →減量又は休薬.投与中止後: 睡眠障害(不眠症, 過覚醒)　注意すべき副作用 鎮静・傾眠, 嘔吐, 錐体外路障害(振戦), 下痢, 結晶尿(残尿感, 排尿痛)

テムセルHS

ヒト(同種)骨髄由来間葉系幹細胞

注

再生医療等製品 **ヒト体性幹細胞加工製品**

幹細胞移植後の移植片対宿主病に対して宿主の活性化T細胞の機能を抑制して免疫反応を抑える

主な適応,用法・用量 造血幹細胞移植後の急性移植片対宿主病 →添付文書参照

観察項目 呼吸状態，バイタルサイン，SpO₂，血液検査等　**看護のPoint** ステロイド剤・抗ヒスタミン剤を前投与

テモカプリル塩酸塩 ▸▸ **エースコール**(降圧薬, p.70)

テモゾロミド ▸▸ **テモダール**(抗悪性腫瘍薬, p.252)

テモダール

カプセル　静注

毒　妊婦

テモゾロミド

抗悪性腫瘍薬 **アルキル化薬(その他)**

癌細胞の核酸(DNA)を損傷(メチル化)して増殖を抑制する

主な適応,用法・用量 悪性神経膠腫 →1日1回75〜200mg/m²

デュアック

ゲル

クリンダマイシンリン酸エステル水和物・過酸化ベンゾイル

皮膚科用薬 **ざ瘡治療薬**

抗菌薬によるにきびの原因菌(アクネ菌)の蛋白合成を阻害する．また酸化ベンゾイルは細菌の構成成分を酸化して増殖を抑える

主な適応,用法・用量 尋常性ざ瘡(にきび) →洗顔後1日1回

看護のPoint 日光への曝露は最小限に留める．毛髪や着色・染色された布織物(絨毯等)を退色させる恐れ

デュオドーパ

経腸用液

運転
2

レボドパ・カルビドパ水和物

抗パーキンソン病薬 **レボドパ含有製剤**

不足しているドパミンを脳内に移行しやすくし脳内ドパミンを増やして震え・こわばり等のパーキンソン症状を抑える

主な適応,用法・用量 パーキンソン病の日内変動(ウエアリングオフ)の改善 →添付文書参照

看護のPoint 胃瘻用

デュオトラバ
トラボプロスト・チモロールマレイン酸塩

`点眼`

眼科用薬　**緑内障治療薬（配合剤）**

眼内への房水（眼球を満たす体液）産生抑制（β遮断）と眼外への房水流出促進作用（PG：プロスタグランジン）により眼圧を下げる

主な適応，用法・用量 緑内障，高眼圧症 → 1日1回1滴

注意すべき副作用 一時的な霧視が現れることあり．点眼液がこぼれると眼周囲への色素沈着や睫毛が太くなることあり　**看護のPoint** 虹彩色素沈着を説明する

デュタステリドAV ▶▶ アボルブ（前立腺肥大症治療薬, p.29）

デュタステリドZA ▶▶ ザガーロ（皮膚科用薬, p.158）

デュピクセント
デュピルマブ

`皮下注`

皮膚科用薬　**ヒトモノクローナル抗体**

過剰な免疫反応を引き起こすインターロイキン（IL-4）の働きを抑えてアトピー性皮膚炎や喘息症状を抑える

主な適応，用法・用量 アトピー性皮膚炎，喘息等 → 1回300〜600mg

配合変化 原則単独投与

デュファストン
ジドロゲステロン

`錠`

女性ホルモン剤　**黄体ホルモン（プロゲストーゲン）**

黄体ホルモンを補充して子宮内膜の肥厚，着床の準備，妊娠維持等に作用する

主な適応，用法・用量 月経異常，不妊等 → 1日5〜20mg

デュロキセチン ▶▶ サインバルタ（抗うつ薬, p.157）

デュロテップMT
フェンタニル

`パッチ`

オピオイド　**合成オピオイド**

経皮より吸収し中枢神経の痛覚中枢（オピオイド受容体）に作用して痛みを強力に抑える

主な適応，用法・用量 各種癌・慢性疼痛の鎮痛等 → 3日1回貼替．添付文書参照

注意すべき副作用 呼吸抑制，悪心，嘔吐，傾眠

テラ・コートリル `軟膏`

オキシテトラサイクリン塩酸塩・ヒドロコルチゾン

副腎皮質ステロイド **外用ステロイド剤（ミディアム）**

塗布部の血管収縮作用と白血球の遊走やヒスタミン等の炎症物質の遊離を阻止して皮膚の炎症を抑え赤み・腫れ・痒み等の症状を改善する

`主な適応,用法・用量` 湿疹・皮膚炎群等 →1日1～数回

テラプチク `静注` `皮下注` `筋注`

ジモルホラミン

呼吸障害治療薬 **呼吸興奮薬**

延髄の呼吸中枢に作用して呼吸量を回復させる．また交感神経系を興奮させ血圧上昇・脈拍増強作用を現す

`主な適応,用法・用量` 呼吸・循環障害等 →1回30～60mg

`配合変化` 静注：生食・ブドウ糖液で希釈 　`観察項目` 血圧，呼吸，脈拍

テラマイシン `軟膏`

オキシテトラサイクリン塩酸塩・ポリミキシンB硫酸塩

抗菌薬 **テトラサイクリン系（外用剤）**

2種類の抗生物質を配合して抗菌スペクトルを広げて多くの感染菌の増殖を抑制する

`主な適応,用法・用量` 皮膚感染症，熱傷等 →1日1～数回

テラムロ ➡ ミカムロ（降圧薬, p.401）

テラルビシン `注`

ピラルビシン塩酸塩

抗悪性腫瘍薬 **抗癌性抗生物質（アントラサイクリン類）**

癌細胞のDNA・RNA合成に必要な酵素（トポイソメラーゼ）を阻害して癌細胞の増殖を抑える

`主な適応,用法・用量` 各種悪性腫瘍等 →添付文書参照

`注意すべき副作用` 尿が赤色に着色することがある

デリタクト `注`

テセルパツレブ

再生医療等製品 **遺伝子発現治療製品**

腫瘍細胞で選択的に増殖するヘルペスウイルス（HSV1）で腫瘍内に投与され腫瘍細胞を破壊する

主な適応、用法・用量 悪性神経膠腫 → 1回1mL腫瘍内投与，6回まで

テリパラチドBS ➤➤ フォルテオ（骨・Ca代謝薬，p.337）

テリパラチド酢酸塩 ➤➤ テリボン（骨・Ca代謝薬，p.255）

テリボン
テリパラチド酢酸塩

皮下注 妊婦

骨・Ca代謝薬 **副甲状腺ホルモン（PTH(1-34)）製剤**

骨芽前駆細胞の分化を高めて骨芽細胞（骨を作る細胞）を増加させ骨量を増やして骨折の危険性を減らす

主な適応、用法・用量 骨折の危険性の高い骨粗鬆症 → 週2回28.2μg/mL，週1回56.5μg/mL

観察項目 投与後30分程度は患者の状態を観察（ショック等）
注意すべき副作用 便秘，悪心，嘔吐等

テリルジー
フルチカゾンフランカルボン酸エステル・ウメクリジニウム臭化物・ビランテロールトリフェニル酢酸塩

エリプタ

気管支拡張薬 **吸入ステロイド・抗コリン薬・β刺激薬配合剤**

長時間気管支（β刺激・抗コリン作用）を広げる薬2種類と炎症（ステロイド作用）を抑える薬により呼吸を楽にする

主な適応、用法・用量 慢性閉塞性肺疾患（COPD）の緩解等 → 1日1回1吸入
観察項目 アナフィラキシーの可能性.K(↓)，心拍数 **注意すべき副作用** 過度の使用で不整脈，心停止等

テルチア ➤➤ ミコンビ（降圧薬，p.403）

デルティバ
デラマニド

錠 妊婦

抗結核薬

結核菌の最外周部のミコール酸合成を阻害することにより増殖を抑える

主な適応、用法・用量 多剤耐性肺結核症 → 1回100mg，1日2回
観察項目 心電図でQT延長の有無

テルネリン
チザニジン塩酸塩

顆粒 錠

骨格筋弛緩薬 **中枢性筋弛緩薬**

脊髄から脊髄上位中枢に作用して脊髄反射電位を抑制して筋肉の緊張やこわばり等を和らげる

主な適応, 用法・用量 痙性麻痺, 筋緊張の改善等 → 1回1mg, 1日3回

テルビナフィン ▶▶ ラミシール(抗真菌薬, p.437)

テルビナフィン塩酸塩 ▶▶ ラミシール(抗真菌薬, p.437)

デルマクリン
グリチルレチン酸

軟膏(A) クリーム

皮膚科用薬 **消炎・鎮痛外用剤(非ステロイド)**

肥満細胞からのヒスタミンの遊離抑制作用とホスホリパーゼA2の酵素活性を抑制して炎症・痒み等を抑える

主な適応, 用法・用量 湿疹, 皮膚そう痒症, 神経皮膚炎 → 1日数回

テルミサルタン ▶▶ ミカルディス(降圧薬, p.401)

デルモゾールDP ▶▶ リンデロン-DP(副腎皮質ステロイド, p.455)

デルモゾールG ▶▶ リンデロン-VG(副腎皮質ステロイド, p.455)

デルモベート
クロベタゾールプロピオン酸エステル

軟膏 クリーム ローション

副腎皮質ステロイド **外用ステロイド剤(ストロンゲスト)**

塗布部のステロイド受容体に作用して血管収縮作用と白血球の遊走(活発に動き回る)やヒスタミン等の炎症物質の遊離を阻止して皮膚の炎症症状を改善する

主な適応, 用法・用量 湿疹・皮膚炎群等 → 1日1〜数回

テレミンソフト
ビサコジル

坐剤

便秘治療薬 **坐薬・浣腸薬**

結腸・直腸粘膜の副交感神経末端に作用して蠕動運動促進する. また水分吸収を抑制して排便を促す

主な適応, 用法・用量 便秘症, 検査時の排泄等 → 1回10mg, 1日1〜2回

トアラセット ➤➤ トラムセット(オピオイド, p.264)

ドウベイト 〔錠〕

ドルテグラビルナトリウム・ラミブジン

抗HIV薬 **インテグラーゼ阻害薬・ヌクレオシド系逆転写酵素阻害薬配合剤**

宿主細胞DNAにHIVウイルス遺伝子が取り込まれる時に必要な酵素(インテグラーゼ)と逆転写酵素を阻害して増殖を抑える

〔主な適応,用法・用量〕 HIV-1感染症 → 1日1回1錠

〔観察項目〕 皮膚, 体温, AST, ALT, Bil, アミラーゼ, リパーゼ, TG, リンパ球, RBC, WBC, PLT, CK, Cr 〔注意すべき副作用〕 腹痛, 悪心, 嘔吐, だるさ, 頭痛, 筋肉の痛み, むくみ

ドキサゾシン ➤➤ カルデナリン(降圧薬, p.117)

ドキシル 〔注〕

ドキソルビシン塩酸塩

抗悪性腫瘍薬 **抗悪性抗生物質(アントラサイクリン類)**

癌細胞のDNA・RNA合成に必要な酵素(トポイソメラーゼ2)を阻害して癌細胞の増殖を抑える

〔主な適応,用法・用量〕 卵巣癌, カポジ肉腫 → 添付文書参照

〔注意すべき副作用〕 赤色尿

ドキソルビシン塩酸塩 ➤➤ アドリアシン(抗悪性腫瘍薬, p.23)

ドグマチール 〔細粒〕〔錠〕〔カプセル〕〔筋注〕

スルピリド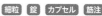

抗精神病薬 **定型(ベンザミド系)**

胃粘膜血流増加による抗潰瘍作用と, 脳内のドパミンD2受容体遮断作用により抗うつ作用を発揮する

〔主な適応,用法・用量〕 統合失調症, 胃十二指腸潰瘍等 → 内:1日150～600mg分服. 注:1回50～200mg

〔配合変化〕 注:アナフラニール, ネオフィリン 〔観察項目〕 精神症状, 悪性症候群, 体重変動, 錐体外路症状, 血中プロラクチン, 血算, 肝機能, 心電図, 血栓塞栓症, 痙攣 〔注意すべき副作用〕 性機能障害

トコフェロールニコチン酸エステル ➤➤ ユベラN(脂質異常症治療薬, p.428)

トスキサシン ▸▸ **オゼックス**(抗菌薬, p.95)

トスフロ ▸▸ **オゼックス**(眼科用薬, p.95)

トスフロキサシントシル酸塩 ▸▸ **オゼックス**(抗菌薬, p.95)

ドセタキセル ▸▸ **タキソテール**(抗悪性腫瘍薬, p.224)

ドネペジル塩酸塩 ▸▸ **アリセプト**(抗認知症薬, p.34)

ドパコール ▸▸ **メネシット**(抗パーキンソン病薬, p.418)

ドパストン

散 カプセル 静注

運転2

レボドパ

抗パーキンソン病薬 レボドパ含有製剤

脳内でドミナンに転換させ不足しているドパミンを増やして震え・こわばり等のパーキンソン症状を改善する

主な適応,用法・用量 パーキンソン病，パーキンソン病症候群 ➡ 添付文書参照．高蛋白食で吸収低下

🈲 配合変化 注：アルカリ性注射との混合不可

ドパゾール ▸▸ **ドパストン**(抗パーキンソン病薬, p.258)

ドパミン塩酸塩 ▸▸ **イノバン**(心不全治療薬, p.51)

トパルジック ▸▸ **スルプロチン**(皮膚科用薬, p.197)

トービイ

吸入液

トブラマイシン

抗菌薬 アミノグリコシド系

細菌の蛋白合成を阻害して増殖を抑える

主な適応,用法・用量 緑膿菌による呼吸器感染症 ➡ 1回300mg，1日2回噴霧吸入

👁 観察項目 CRP，WBC，投与期間，腎機能，第8脳神経障害

トビエース

徐放錠

フェソテロジンフマル酸塩

運転3

尿路・蓄尿障害治療薬 過活動膀胱治療薬

膀胱平滑筋のムスカリン受容体を阻害することにより膀胱平滑筋の収縮を抑え尿意切迫感・頻尿等を改善する

主な適応,用法・用量 過活動性膀胱による尿意切迫感，頻尿，切迫性尿失禁 ➡ 1日1回4mg

📷 観察項目 QT延長 　📋 注意すべき副作用 　口内乾燥，便秘，眼調節障害，めまい，眠気

トピナ
トピラマート

抗てんかん薬 **AMPA/カイニン酸型グルタミン酸受容体抑制薬（その他）**

脳内神経細胞の過剰な興奮を抑制する．また抑制神経伝達物質（GABA）を増強してんかん発作を抑える

主な適応，用法・用量 てんかん部分発作等 ➡ 1日50〜400mg，分1〜2

👁看護のPoint 他の抗てんかん薬と併用

トピロリック ➡ ウリアデック（高尿酸血症・痛風治療薬，p.63）

トフィソパム ➡ グランダキシン（自律神経作用薬，p.129）

トプシム
フルオシノニド

軟膏 クリーム ローション スプレー

副腎皮質ステロイド **外用ステロイド剤（ベリーストロング）**

塗布部のステロイド受容体に作用して血管収縮作用と白血球の遊走（活発に動き回る）やヒスタミン等の炎症物質の遊離を阻止して皮膚の炎症症状を改善する

主な適応，用法・用量 湿疹・皮膚炎群等 ➡ 1日1〜3回

ドプス
ドロキシドパ

抗パーキンソン病薬 **ノルアドレナリン前駆物質**

脳内交感神経や末梢交感神経で不足しているノルアドレナリンを補充して，すくみ足・立ちくらみ等の症状を改善する

主な適応，用法・用量 パーキンソン病，起立性低血圧等 ➡ 1日100〜600mg，分2〜3

ドブタミン ➡ ドブトレックス（心不全治療薬，p.259）

ドブタミン塩酸塩 ➡ ドブトレックス（心不全治療薬，p.259）

ドブトレックス
ドブタミン塩酸塩

心不全治療薬 **カテコラミン**

心筋の交感神経（β_1受容体）に作用して心臓の収縮力および心拍出量等を増強して血圧を上げる

主な適応, 用法・用量 循環不全の心収縮力増強等 → 1〜5μg/kg/分開始

🔀 配合変化 ヘパリン，アルカリ性注射と混合しない　👁 観察項目 血圧，心電図，心拍数，中心静脈圧，血行動態

トブラシン　注

トブラマイシン

抗菌薬　アミノグリコシド系

細菌の蛋白合成を阻害して殺菌する

主な適応, 用法・用量 細菌感染症等（緑膿菌に効果）→ 1日120〜180mg，分2〜3

🔀 配合変化 20%マンニトールとは配合変化あるため混合しない．ピペラシリンとは別経路で投与　👁 観察項目 CRP，WBC，投与期間，腎機能，第8脳神経障害

📋 注意すべき副作用 浮腫，発疹，そう痒，紅斑

トブラシン　点眼

トブラマイシン

眼科用薬　抗菌薬（アミノグリコシド系）

眼内細菌の蛋白合成を阻害して殺菌する

主な適応, 用法・用量 結膜炎，麦粒腫等（緑膿菌に効果）→ 1回1〜2滴，1日4〜5回

👁 観察項目 CRP，WBC，投与期間，腎機能，第8脳神経障害

トフラニール　錠

イミプラミン塩酸塩

抗うつ薬　三環系

脳内神経伝達物質（セロトニン・ノルアドレナリン）の神経終末での再取り込みを阻害して伝達量を増やし，うつ・尿失禁等を抑える

主な適応, 用法・用量 うつ病・うつ状態，遺尿症 → 1日25〜200mg

👁 観察項目 検査値，心電図，うつ症状，賦活症候群，中断症候群，悪性症候群，セロトニン症候群，躁転，抗コリン作用，肝機能，腎機能，血算，痙攣，自殺念慮　📋 注意すべき副作用 眠気，不眠，起立性低血圧，不安・焦燥感

ドプラム　注

ドキサプラム塩酸塩水和物

呼吸障害治療薬　呼吸興奮薬

末梢性化学受容器の求心神経を介して呼吸中枢に作用して呼吸興奮作用により動脈ガス改善効果を現す

主な適応, 用法・用量 各種呼吸・覚醒促進等 → 0.5〜2mg/kg

📋 **配合変化** アルカリ溶液と混注不可　🔲 **観察項目** 血圧，脈拍，振戦，痙攣，血液ガス

ドーフル　散
アヘン・トコン　麻 運転2

オピオイド

中枢神経系の痛覚中枢(オピオイド受容体)に作用して激しい咳・痛み・下痢等を強力に抑える

主な適応, 用法・用量 激しい痛み・鎮咳・下痢等 → 1回0.3g，1日1g

トポテシン　静注
イリノテカン塩酸塩水和物

抗悪性腫瘍薬　DNAトポイソメラーゼ阻害薬

癌細胞のDNA合成に必要な酵素(トポイソメラーゼ)を阻害して癌細胞の増殖を抑える

主な適応, 用法・用量 各種悪性腫瘍等 → 添付文書参照

ドボネックス　軟膏
カルシポトリオール

皮膚科用薬　角化症・乾癬治療薬(活性型ビタミンD₃製剤)

ビタミンD受容体に結合し表皮乾癬細胞の異常な増殖速度を正常な速度に戻し乾癬の炎症症状を抑える

主な適応, 用法・用量 乾癬 → 1日2回

🔲 **観察項目** Ca，腎機能(Cr，BUN)　 **看護のPoint** 顔には使用しない

ドボベット　軟膏
カルシポトリオール水和物・ベタメタゾンジプロピオン酸エステル

皮膚科用薬　角化症・乾癬治療薬(活性型ビタミンD₃製剤)

ビタミンD受容体に結合し表皮乾癬細胞が異常に分化・増殖するのを抑え正常な速度で増えるようにする。またステロイドにより痒み等の炎症症状を改善する

主な適応, 用法・用量 乾癬 → 1日1回

🔲 **観察項目** Ca，腎機能　 **看護のPoint** 顔には使用しない

トミロン　細粒 錠
セフテラム ピボキシル

抗菌薬　セフェム系(第三世代・経口剤)

細菌の細胞壁合成を阻害して増殖を抑える

主な適応,用法・用量 細菌感染症等 ➡ 1回150〜600mg，分3

ドメナン 錠
オザグレル塩酸塩水和物

気管支喘息治療薬 **トロンボキサン合成酵素阻害薬**

気道収縮・過敏作用のあるトロンボキサンA₂の合成を抑えて，気管支喘息や気道過敏を抑えて気管支喘息を改善する

主な適応,用法・用量 気管支喘息 ➡ 1日400mg，分2

トライコア ➤➤ **リピディル**(脂質異常症治療薬，p.446)

トラクリア 錠 小児分散錠 妊婦
ボセンタン水和物

血管拡張薬 **エンドセリン(ET)受容体拮抗薬**

肺動脈を収縮させるエンドセリンの働きを抑えて肺動脈を広げ血圧を下げ血液の流れを良くして肺高血圧等を改善する

主な適応,用法・用量 肺動脈性肺高血圧症等 ➡ 1回62.5〜125mg，1日2回

観察項目 血圧，心不全症状(心エコー)，肝機能，血算(Hb，血小板)，妊娠検査(月1回)　**注意すべき副作用** 頭痛・めまい・ほてり・筋肉痛

トラスツズマブBS ➤➤ **ハーセプチン**(抗悪性腫瘍薬，p.299)

トラセミド ➤➤ **ルプラック**(利尿薬，p.459)

トラゼンタ 錠 運転3
リナグリプチン

糖尿病治療薬 **選択的DPP-4阻害薬**

インスリンの分泌を促進する酵素(インクレチン)が分解されるのを抑えて，インスリン分泌を促進して高血糖を下げる

主な適応,用法・用量 2型糖尿病 ➡ 1日1回5mg

観察項目 血糖　**注意すべき副作用** 低血糖(他の糖尿病薬併用時)

トラゾドン塩酸塩 ➤➤ **レスリン**(抗うつ薬，p.466)

トラチモ ➤➤ **デュオトラバ**(眼科用薬，p.253)

トラディアンス
リナグリプチン・エンパグリフロジン

糖尿病治療薬 **配合剤（選択的DPP-4阻害薬・選択的SGLT2阻害薬）**

インスリンの分泌を促進する薬（DPP-4阻害薬）と糖を尿から体外に排泄を促進する薬（SGLT2阻害薬）の合剤で高血糖を改善する

主な適応, 用法・用量 2型糖尿病 → 1日1回1錠

トラニラスト（カプセル） ▸▸ リザベン（気管支喘息治療薬, p.441）

トラニラスト（点眼） ▸▸ リザベン（眼科用薬, p.441）

トラネキサム酸 ▸▸ トランサミン（止血薬, p.265）

トラバタンズ
トラボプロスト

眼科用薬 **緑内障治療薬（PG関連薬）**

房水（眼球を満たす体液）の眼内から眼外への流出を促進して眼圧を下げる

主な適応, 用法・用量 緑内障, 高眼圧症 → 1日1回1滴

看護のPoint 眼局所に色素沈着することがある

トラピジル ▸▸ ロコルナール（狭心症治療薬, p.477）

トラベルミン
ジフェンヒドラミン・ジプロフィリン

制吐薬 **鎮暈薬**

内耳の迷路機能亢進を抑制して内耳性のめまいを抑える．また嘔吐中枢の興奮を抑制して吐き気を抑える

主な適応, 用法・用量 動揺病等の悪心・嘔吐・めまい等 → 内：1回1錠, 1日3〜4回. 注：1回1mL

看護のPoint 授乳は避ける

トラボプロスト ▸▸ トラバタンズ（眼科用薬, p.263）

トラマゾリン
トラマゾリン塩酸塩

耳鼻咽喉科用薬 **血管収縮薬**

交感神経（α受容体）を刺激して鼻粘膜の血管を収縮させ充血を取り鼻づまり等を改善する

主な適応, 用法・用量 鼻充血・うっ血 → 1回1〜2滴，1日数回

ドラマミン
ジメンヒドリナート

制吐薬 鎮暈薬

内耳の迷路機能亢進を抑制して内耳性のめまいを抑える．また嘔吐中枢の興奮を抑制して吐き気を抑える

主な適応, 用法・用量 動揺病等の悪心・嘔吐・めまい等 → 1回50〜100mg，1日3〜4回

トラマール
トラマドール塩酸塩

オピオイド 合成オピオイド（非麻薬性）

中枢神経系の痛覚中枢（オピオイド受容体）に作用したり，神経節で痛みの伝わり（セロトニン・ノルアドレナリン）を抑えて痛みを抑える

主な適応, 用法・用量 各種癌・慢性疼痛等 → 内：1日100〜300mg，分4．注：1回100〜150mg

観察項目 呼吸回数 注意すべき副作用 悪心，嘔吐，傾眠 看護のPoint 注：バルビタール系薬剤との混注は避ける

トラムセット
トラマドール塩酸塩・アセトアミノフェン

オピオイド 合成オピオイド（非麻薬性・配合剤）

中枢神経系の痛覚中枢（オピオイド受容体）に作用して痛みを抑えたり，神経節で痛みの伝わり（ノルアドレナリン等）を和らげ痛みを抑える配合剤

主な適応, 用法・用量 慢性疼痛，抜歯後の疼痛 → 1回1錠，1日4回

観察項目 肝機能 注意すべき副作用 眠気，めまい，意識消失，痙攣発作

トラメラス ▶▶ リザベン（眼科用薬, p.441）

ドラール
クアゼパム

睡眠薬 ベンゾジアゼピン系睡眠薬（長時間作用型）

脳内のベンゾジアゼピン受容体を介し抑制神経伝達物質（GABA）の作用を強めることにより余剰刺激が遮断され睡眠に導く

主な適応, 用法・用量 不眠症，麻酔前投薬 → 1日1回15〜30mg眠前

観察項目 肝機能，依存，離脱症状，興奮，錯乱，呼吸状態

注意すべき副作用 一過性前向性健忘，眠気，ふらつき，頭重感

看護のPoint 食後の服用は避ける

トランコロン

メペンゾラート臭化物

腸疾患治療薬 **過敏性腸症候群治療薬**

腸管内の副交感神経の働きを抑え腸管の蠕動運動を抑えて攣縮などの異常な運動を抑制する

主な適応, 用法・用量 過敏大腸症 → 1回15mg，1日3回

観察項目 抗コリン作用(口渇，便秘，尿閉，眼圧等) 注意すべき副作用 眼の調節障害，口渇，便秘，動悸，排尿障害，体温調節障害等

トランコロンP

メペンゾラート臭化物・フェノバルビタール

腸疾患治療薬 **過敏性腸症候群治療薬**

腸管の副交感神経遮断作用により消化管運動抑制する薬と鎮静作用を示す薬により腸の異常な運動を抑える

主な適応, 用法・用量 過敏大腸症 → 1回2錠，1日3回

観察項目 抗コリン作用(口渇，便秘，尿閉等)，連用中定期的に肝・腎機能，血液検査

トランサミン

トラネキサム酸

止血薬 **抗プラスミン薬**

出血や炎症・痛みの進展に関連するプラスミンの働きを抑えて抗出血・抗炎症・抗アレルギー作用を示す

主な適応, 用法・用量 白血病・咽頭炎等の各種出血等 → 内：1日750〜2000mg，分3〜4. 注：1日250〜500mg

トランデート

ラベタロール塩酸塩

降圧薬 **αβ遮断薬**

交感神経のβ受容体遮断作用により心臓の過剰な働きを抑える．またα受容体遮断作用により血管を広げ血圧を下げる

主な適応, 用法・用量 高血圧，褐色細胞腫の高血圧 → 1日150〜450mg，分3

トリクロリール
シロップ

トリクロホスナトリウム

転2

睡眠薬

体内で分解されトリクロロエタノールとなり中枢神経に作用して催眠・鎮静作用を現す

主な適応, 用法・用量 不眠症, 各種検査時の睡眠 → 1回10〜20mL

トリセノックス
注

三酸化ヒ素

毒 妊婦

抗悪性腫瘍薬 亜ヒ酸製剤

白血病細胞のDNAを切断分解する. また融合蛋白(PML-RARα)の分解を引き起こし増殖を抑える

主な適応, 用法・用量 急性前骨髄球性白血病 → 0.15mg/kg

配合変化 原則単独投与

トーリセル
静注

テムシロリムス

妊婦 転2 PVC

抗悪性腫瘍薬 分子標的薬(セリン・スレオニンキナーゼ阻害薬/mTOR阻害薬)

癌細胞の増殖に必要な蛋白キナーゼ活性化(mTOR)を抑制して癌細胞の血管新生を阻害し増殖を抑える

主な適応, 用法・用量 腎細胞癌 → 週1回25mg

配合変化 調製後は他剤と混合回避　注意すべき副作用 間質性肺炎

看護のPoint 激しく振うしない. インラインフィルターを用いて投与する

トリテレン
カプセル

トリアムテレン

転3

利尿薬 K保持性利尿薬

腎臓の遠位尿細管でアルドステロンと拮抗してNa・水の排泄促進とKの排泄を抑制して体内の余分な水分を排泄する

> **主な適応, 用法・用量** 高血圧，各種浮腫等 ➡ 1日90〜200mg，分2〜3
>
> **観察項目** 体重，水分補給量・排泄量，血圧，電解質(特にK)，腎機能

トリプタノール
アミトリプチリン塩酸塩

抗うつ薬 三環系

脳内神経伝達物質(セロトニン・ノルアドレナリン)の神経終末での再取り込みを阻害して伝達量を増やし，うつ・尿失禁・不安等を抑える

> **主な適応, 用法・用量** うつ病，末梢神経障害性疼痛等 ➡ 1日10〜150mg

トリヘキシフェニジル塩酸塩 ➡ アーテン(抗パーキンソン病薬, p.20)

トリーメク
ドルテグラビルナトリウム・アバカビル硫酸塩・ラミブジン

抗HIV薬 インテグラーゼ阻害薬・ヌクレオシド系逆転写酵素阻害薬配合剤

宿主細胞のDNAにHIVウイルス遺伝子が取り込まれる時に必要な酵素(インテグラーゼ)と逆転写酵素を阻害して増殖を抑える

> **主な適応, 用法・用量** HIV感染症 ➡ 1日1回1錠
>
> **観察項目** 皮膚症状，体温，消化器症状，全身の倦怠感，呼吸，体重，アミラーゼ，TG，リンパ球，AST，ALT，CK，Cr，BUN，PLT，WBC

トリメブチンマレイン酸塩 ➡ セレキノン(健胃消化薬・胃腸機能改善薬, p.209)

トリモール
ピロヘプチン塩酸塩

抗パーキンソン病薬 抗コリン薬

脳内線条体でドパミン不足により相対的に強くなった神経伝達物質(アセチルコリン)の働きを抑えて振戦等を改善する

> **主な適応, 用法・用量** パーキンソン症候群 ➡ 1日3〜6錠(0.3〜0.6g)，分3

トリラホン ➡ ピーゼットシー(抗精神病薬, p.315)

トリンテリックス
ボルチオキセチン臭化水素酸塩

`錠`

抗うつ薬 **セロトニン再取り込み阻害・受容体調節薬**

脳内神経に作用してセロトニンの再取り込み阻害作用とセロトニン受容体調節作用により抑うつ気分や不安を抑える

主な適応, 用法・用量 うつ病・うつ状態 → 1日1回10mg

注意すべき副作用 悪心・嘔吐, 傾眠, 頭痛, 不眠, 下痢・便秘, そう痒, 性機能障害

トルソプト
ドルゾラミド塩酸塩

`点眼`

眼科用薬 **緑内障治療薬(炭酸脱水酵素阻害薬)**

眼内毛様体の炭酸脱水酵素を阻害して眼内への房水(眼球を満たす体液)産生を抑えて眼圧を下げる

主な適応, 用法・用量 緑内障, 高眼圧症 → 1回1滴, 1日3回

トルツ
イキセキズマブ

`皮下注`

皮膚科用薬 **角化症・乾癬治療薬**

炎症反応を促進する物質(IL-17)と結合して活性を中和して免疫反応を抑えて症状を改善する

主な適応, 用法・用量 各種乾癬, 硬直性脊椎炎・関節炎等 → 1回80〜160mg

ドルナー
ベラプロストナトリウム

`錠` `妊婦`

抗血栓薬 **抗血小板薬(PGI$_2$誘導体)**

血小板凝集を抑制し血液が固まりやすい状態を改善する. また血管を広げて血液の流れを改善し痛み・冷感等の症状を改善する

主な適応, 用法・用量 動脈閉塞の疼痛・冷感改善等 → 1回20〜40μg, 1日3〜4回

観察項目 出血徴候, 肝機能(ALT・AST) **注意すべき副作用** 頭痛, ほてり, 下痢

ドルミカム
ミダゾラム

`注`

麻酔薬 **静脈麻酔薬・関連薬**

脳神経の抑制神経系ベンゾジアゼピン受容体と結合して脳の興奮状態を抑え，手術・処置・人工呼吸中の鎮静に用いる

主な適応，用法・用量 麻酔前投与，麻酔の導入・維持等 → 0.08〜0.3mg/kg

配合変化 アルカリ性注射・リドカインと混合不可　**看護のPoint** 動注投与しない

ドルモロール ▸▸ コソプト（眼科用薬，p.144）

トルリシティ
デュラグルチド

`皮下注`

糖尿病治療薬 GLP-1受容体作動薬

高血糖値時に膵臓のβ細胞を刺激してインスリン分泌を促進させるホルモン（GLP-1）を注射で補充してインスリン分泌を促進させる

主な適応，用法・用量 2型糖尿病 → 週1回0.75mg

観察項目 血糖，肝機能，腎機能，胃腸障害，急性膵炎の初期症状（嘔吐を伴う持続的な激しい腹痛）　**注意すべき副作用** 低血糖　**看護のPoint** 14日以内に使用

トレアキシン
ベンダムスチン塩酸塩

`静注`
妊婦

抗悪性腫瘍薬 アルキル化薬（その他）

癌細胞のDNA合成を阻害して増殖を抑える

主な適応，用法・用量 各種悪性リンパ腫等 → 添付文書参照

看護のPoint 免疫抑制

トレドミン
ミルナシプラン塩酸塩

`錠`

抗うつ薬 セロトニン・ノルアドレナリン再取込み阻害薬（SNRI）

脳内神経伝達物質（セロトニン・ノルアドレナリン）の神経終末での再取り込みを阻害して伝達量を増やし，うつ症状等を改善する

主な適応，用法・用量 うつ病，うつ状態 → 1日25〜100mg，分2〜3

注意すべき副作用 排尿困難，悪心・嘔吐，下痢・便秘，頭痛，不安・焦燥感，眠気，不眠，性機能障害

ドレニゾン
フルドロキシコルチド

`テープ`

副腎皮質ステロイド 外用ステロイド剤（ウィーク）

貼付部のステロイド受容体に作用して血管収縮作用と白血球の遊走（活発に動き回る）やヒスタミン等の炎症物質の遊離を阻止して皮膚の炎症症状を改善する

主な適応, 用法・用量 湿疹・皮膚炎群等 ➡ 12・24時間毎に貼付

トレプロスト
トレプロスチニル

注

血管拡張薬 **プロスタサイクリン誘導体**

肺血管拡張作用および血小板凝集抑制作用により肺動脈の収縮および血栓形成を抑制し肺高血圧を改善する

主な適応, 用法・用量 肺動脈性肺高血圧 ➡ 0.625〜1.25ng/kg/分

配合変化 他剤との混合回避 **観察項目** 注入部位局所反応, 出血, 血圧, めまい, 血液検査(血小板, 好中球), 心拍数, 頭痛, 消化器症状 **看護のPoint** 中心静脈カテーテルを用いずに投与可能(皮下投与可能)

トレミフェン ▶▶ フェアストン(抗悪性腫瘍薬, p.332)

トレムフィア
グセルクマブ

皮下注

皮膚科用薬 **角化症・乾癬治療薬**

炎症反応を促進する物質(IL-23)の受容体と結合し, 免疫担当細胞の活性を抑制して免疫反応を抑える

主な適応, 用法・用量 各種乾癬等 ➡ 1回100mg

トレリーフ
ゾニサミド

錠

抗パーキンソン病薬 **ドパミン代謝賦活薬**

脳内で不足する伝達物質(ドパミン)の量を増やして, 震え等のパーキンソン症状を改善する

主な適応, 用法・用量 パーキンソン病等 ➡ 1日1回25〜50mg

注意すべき副作用 眠気 **看護のPoint** 炎天下作業は控える

ドロキシドパ ▶▶ ドプス(抗パーキンソン病薬, p.259)

トロキシピド ▶▶ アプレース(酸関連疾患治療薬, p.27)

トロノーム ▶▶ ウラリット-U(高尿酸血症・痛風治療薬, p.63)

トロピカミド ▶▶ ミドリンM(眼科用薬, p.404)

トロビシン
スペクチノマイシン塩酸塩水和物

`筋注`

抗菌薬 **アミノグリコシド系**

細菌細胞の蛋白合成を阻害して増殖を抑える

`主な適応，用法・用量` 淋菌感染症 → 1回2～4g，分1～2

`観察項目` CRP，WBC，投与期間，喘鳴　`注意すべき副作用` 注射部位の痛み，注射部位疼痛，皮疹，不快感，口内異常感，めまい，便意，耳鳴

トロペロン
チミペロン

抗精神病薬 **定型（ブチロフェノン系）**

脳内のドパミン神経の神経伝達物質受容体を遮断して過剰になったドパミン神経を抑制して幻覚・妄想等を抑える

`主な適応，用法・用量` 統合失調症，躁病等 → 内：1日0.5～12mg．注：1回4mg，1日1～2回

`配合変化` 注：セルシン，ホリゾン，ヒルナミン，アタラックス-Pと配合不可

`観察項目` 精神症状，悪性症候群（CK，筋強剛，発熱，発汗等），錐体外路症状，血算，心電図，SIADH（Na，抗利尿ホルモン等），血栓塞栓症（息切れ，胸痛，四肢の疼痛，浮腫等）　`注意すべき副作用` 眠気

トロンビン
トロンビン

`細粒` `外用液`

止血薬 **局所用止血薬**

血液凝固に関係する酵素であるトロンビンを補充することにより安定化したフィブリンが形成され止血を促進する

`主な適応，用法・用量` 上部消化管出血等 → 50～1000単位/mL

トーワチーム ▶▶ PL（解熱・鎮痛薬　抗炎症薬，p.310）

ドンペリドン ▶▶ ナウゼリン（健胃消化薬・胃腸機能改善薬，p.272）

ナイキサン
ナプロキセン

`錠`

`妊婦`

解熱・鎮痛薬　**抗炎症薬　酸性（プロピオン酸系）**

発痛物質（ブラジキニン）を増強するプロスタグランジンの合成を阻害して鎮痛消炎作用を示す

`主な適応，用法・用量` 各種鎮痛・消炎等 → 1回300～600mg，1日2～3回

📷 **観察項目** 血圧，肝機能（AST・ALT・γ-GTP），腎機能（BUN・Cr），血算，電解質，尿検査 　■ **注意すべき副作用** 過敏症，消化管障害，眠気，めまい，喘息

ナウゼリン　　　　錠 DS 坐剤

ドンペリドン

妊婦 運転

健胃消化薬・胃腸機能改善薬 **消化管運動促進薬**

副交感神経に作用して消化管運動を亢進させ消化管運動の低下などによる吐き気，食欲不振などを改善する

主な適応，用法・用量 吐き気止め等→内：1回10mg，1日3回食前．坐：1回60mg，1日2回

📷 **観察項目** 肝機能，間脳の内分泌機能異常，錐体外路症状
■ **注意すべき副作用** 眠気，めまい，ふらつき

ナグラザイム　　　　静注

ガルスルファーゼ

その他の内分泌・代謝系用薬 **ライソゾーム病治療薬**

ムコ多糖症の細胞中に蓄積するムコ多糖の一種であるグリコサミノグリカンを分解する酵素を補充して症状を改善する

主な適応，用法・用量 ムコ多糖症6型→1回1mg/kg，週1回
💉 **配合変化** 生食で希釈し他剤との混合回避

ナサニール　　　　点鼻

ナファレリン酢酸塩水和物

妊婦

女性生殖器用薬 **子宮内膜症治療薬**

反復投与により脳下垂体に作用して卵胞ホルモン（エストロゲン）の産生・分泌を抑えて子宮や卵巣機能を改善する

主な適応，用法・用量 子宮内膜症，子宮筋腫→1回1噴霧，1日2回
📷 **観察項目** 骨塩量，肝機能 　■ **注意すべき副作用** 更年期障害様のうつ状態，ほてり 　💊 **看護のPoint** ゴナドトロピン分泌抑制

ナジフロキサシン ▸▸ アクアチム（皮膚科用薬，p.6）

ナゼア　　　　錠 注

ラモセトロン塩酸塩

制吐薬 **5-HT₃受容体拮抗薬（中枢性・末梢性）**

消化管の吐き気等を誘発する腸管内のセロトニン受容体（5-HT₃）に作用して，抗悪性腫瘍剤投与による悪心・嘔吐等を抑制する

主な適応, 用法・用量 化学療法時の悪心・嘔吐等 → 内：1日1回0.1mg．注：1日1回0.3mg

注意すべき副作用 便秘

ナゾネックス
モメタゾンフランカルボン酸エステル水和物

耳鼻咽喉科用薬 **ステロイド**

ステロイドが鼻粘膜のステロイド受容体に結合して抗炎症・抗アレルギー作用を発揮する

主な適応, 用法・用量 アレルギー性鼻炎 → 1日1回各鼻腔に2噴霧

ナディック
ナドロール

降圧薬 **β遮断薬（β₁非選択性ISA(−)）**

交感神経β受容体を遮断して心臓興奮を抑えて心臓の働きを抑えたり血圧を下げる

主な適応, 用法・用量 高血圧，狭心症等 → 1日1回30〜60mg

ナテグリニド ▶▶ ファスティック（糖尿病治療薬，p.328）

ナトリックス
インダパミド

利尿薬 **サイアザイド類似利尿薬**

末梢血管平滑の収縮抑制と腎遠位尿細管から尿中のNa・水の再吸収を抑え尿量増加させて血圧を下げる

主な適応, 用法・用量 高血圧 → 1日1回2mg

観察項目 体重，水分補給量・排泄量，血圧，電解質，腎機能

ナパゲルン
フェルビナク

解熱・鎮痛薬 抗炎症薬 **経皮吸収剤（フェニル酢酸系）**

皮膚から吸収され，痛みや炎症に関わる生理活性物質であるプロスタグランジンの合成を阻害し痛みや炎症を抑える

主な適応, 用法・用量 変形関節症，筋肉痛等 → 1日数回

ナファモスタット ▶▶ フサン（膵臓疾患治療薬，p.337）

ナファモスタットメシル酸塩 ▸▸ フサン（膵臓疾患治療薬, p.337）

ナファレリン ▸▸ ナサニール（女性生殖器用薬, p.272）

ナフトピジル ▸▸ フリバス（前立腺肥大症・排尿障害治療薬, p.344）

ナーブロック
B型ボツリヌス毒素

筋注 / 毒 / 運転3

骨格筋弛緩薬 **B型ボツリヌス毒素製剤**

末梢神経筋接合部において神経と筋肉の伝達を阻害し筋肉を弛緩させる

主な適応, 用法・用量 痙性斜頸 → 初回2500～5000単位

配合変化 希釈は生食のみ　**看護のPoint** 次亜塩素酸Naで失活廃棄する

ナベルビン
ビノレルビン酒石酸塩

注

抗悪性腫瘍薬 **微小管阻害薬（ビンカ・アルカロイド）**

癌細胞が細胞分裂に必要な細胞内の微小管重合を抑えて，癌細胞の増殖を抑える

主な適応, 用法・用量 肺癌，乳癌 → 1回20～25mg/m²

看護のPoint 血管炎，血管痛が強い薬剤のため10分以内で投与．投与後は輸液で薬液を洗い流すことが望ましい

ナボール ▸▸ ボルタレン（解熱・鎮痛薬　抗炎症薬, p.390）

ナボールSR ▸▸ ボルタレンSR（解熱・鎮痛薬　抗炎症薬, p.391）

ナラトリプタン ▸▸ アマージ（片頭痛治療薬, p.29）

ナルサス
ヒドロモルフォン塩酸塩

徐放錠 / 麻 / 運転2

オピオイド **半合成オピオイド**

中枢神経系の痛覚中枢（オピオイド受容体）に作用して痛みを強力に抑える

主な適応, 用法・用量 癌性疼痛 → 1日1回4～24mg徐放

観察項目 鎮痛効果，呼吸回数　**注意すべき副作用** 呼吸抑制，錯乱，せん妄，悪心，嘔吐，便秘，口渇，発汗，傾眠，尿閉，そう痒感

ナルフラフィン塩酸塩 ▸▸ レミッチ（皮膚科用薬, p.472）

ナルベイン
ヒドロモルフォン塩酸塩

注 **麻** **運転2**

オピオイド **半合成オピオイド**

中枢神経系の痛覚中枢(オピオイド受容体)に作用して痛みを強力に抑える

主な適応,用法・用量 癌性疼痛 → 1日0.5〜25mg

注意すべき副作用 呼吸抑制,錯乱,せん妄,悪心,嘔吐,便秘,口喝,発汗,傾眠,尿閉,そう痒感 **看護のPoint** ブドウ糖希釈の場合は遮光する

ナルラピド
ヒドロモルフォン塩酸塩

錠 **麻** **運転2**

オピオイド **半合成オピオイド**

中枢神経系の痛覚中枢(オピオイド受容体)に作用して痛みを強力に抑える

主な適応,用法・用量 癌性疼痛 → 1日4〜24mg,分4〜6

注意すべき副作用 呼吸抑制,錯乱,せん妄,悪心,嘔吐,便秘,口喝,発汗,傾眠,尿閉,そう痒感

ナ

ナロキソン塩酸塩
ナロキソン塩酸塩

静注

解毒薬・中和薬 **麻薬拮抗薬**

オピオイド受容体に競合的に作用して麻薬使用による呼吸抑制等を改善する

主な適応,用法・用量 麻薬使用による呼吸抑制・覚醒遅延の改善 → 1回0.2mg,効果不十分,1〜2回追加

観察項目 呼吸,SpO_2,脈拍 **看護のPoint** 麻薬拮抗薬

ニカルジピン塩酸塩 ➡ **ペルジピン**(降圧薬,p.379)

ニコチネルTTS
ニコチン

貼 **妊婦**

解毒薬・中和薬 **禁煙補助薬**

ニコチンを経皮的に吸収させ禁煙時の離脱症状を軽減する

主な適応,用法・用量 禁煙の補助 → 1日1回1枚貼付

観察項目 血圧,脈拍,呼吸,皮膚症状

ニコランジル ➡ **シグマート**(狭心症治療薬,p.172)

ニコリン

シチコリン

注

脳循環・代謝改善薬

脳障害時に減少する脳内レシチンの産生を促進して脳障害を改善する．また膵臓に働きレシチンの分解を抑えて膵炎を改善する

主な適応, 用法・用量 意識障害, 脳卒中後の麻痺, 急性膵炎等 → 1日100〜1000mg

ニザチジン ▶▶ アシノン（酸関連疾患治療薬, p.11）

ニシスタゴン

システアミン酒石酸塩

カプセル

その他の内分泌・代謝系用薬　アミノ酸代謝異常症治療薬

細胞内に蓄積した臓器障害を起こすシスチン（アミノ酸の一種）と結合して細胞内のシスチン量を減らして進行を遅らせる

主な適応, 用法・用量 腎性シスチン症 → 1日2g, 分4

ニセルゴリン ▶▶ サアミオン（脳循環・代謝改善薬, p.154）

ニゾラール

ケトコナゾール

クリーム　ローション

抗真菌薬　表在性抗真菌薬（イミダゾール系）

真菌の細胞膜合成（エルゴステロール）を阻害して増殖を抑える

主な適応, 用法・用量 白癬, カンジダ, 癜風等 → 1日1〜2回

ニチファーゲン（注） ▶▶ 強力ネオミノファーゲンシー（肝疾患治療薬, p.124）

ニチファーゲン（錠） ▶▶ グリチロン（肝疾患治療薬, p.131）

日点アトロピン

アトロピン硫酸塩水和物

点眼

眼科用薬　散瞳薬（副交感神経遮断薬）

眼内の副交感神経に作用し瞳孔活躍筋を弛緩させて散瞳させる．また毛様体筋の緊張を抑制し調節麻痺を示す

主な適応, 用法・用量 診断・治療用散瞳と調節麻痺 → 1回1〜2滴, 1日1〜3回

ニッパスカルシウム

`顆粒`

パラアミノサリチル酸カルシウム水和物

抗結核薬

ヒト型結核菌に対し静菌作用を示す

`主な適応,用法・用量` 各種結核症→1日10〜15g，分2〜3

ニトギス ▶▶ バファリン(抗血栓薬, p.302)

ニトプロ

`静注`
`毒`

ニトロプルシドナトリウム水和物

降圧薬 **硝酸薬**

体内で一酸化窒素(NO)に分解され血管平滑筋を直接弛緩させて血圧を下げる

`主な適応,用法・用量` 術中低血圧維持，異常高血圧→添付文書参照

`観察項目` 血圧，心拍数，シアン中毒徴候〔心電図(ST-T)・血液ガス(静脈血酸素上昇)・酸塩基平衡(アシドーシス)〕

ニトラゼパム ▶▶ ベンザリン(睡眠薬, p.382)

ニドラン

`注`

ニムスチン塩酸塩

抗悪性腫瘍薬 **アルキル化薬(ニトロソウレア類)**

癌細胞のDNA合成を阻害して増殖を抑える．血液脳関門を通過し脳腫瘍等に使用される

`主な適応,用法・用量` 脳腫瘍，消化器癌，白血病等→1回2〜3mg/kg

ニトレンジピン ▶▶ バイロテンシン(降圧薬, p.295)

ニトログリセリン(注) ▶▶ ミリスロール(狭心症治療薬, p.407)

ニトログリセリン(テープ) ▶▶ ニトロダームTTS(狭心症治療薬, p.277)

ニトロダームTTS

ニトログリセリン

狭心症治療薬 **硝酸薬**

体内で一酸化窒素に分解され血管平滑筋に作用して細胞外へのCaイオン流出を促進し冠血管を広げ狭心症状等を改善する

`主な適応,用法・用量` 狭心症→1日1回1枚：経皮吸収

`注意すべき副作用` 頭痛，起立時のめまい

ニトロペン
ニトログリセリン

`舌下錠`

`運転2`

狭心症治療薬 **硝酸薬**

体内で一酸化窒素に分解され血管平滑筋に作用して細胞外へのCaイオン流出を促進し冠血管を広げ狭心症状等を改善する

主な適応, 用法・用量 狭心症, 心筋梗塞等 → 1回0.3〜0.6mg

ニトロール
硝酸イソソルビド

`錠` `注` `静注` `スプレー`

`運転2(内外)` `PVC`

狭心症治療薬 **硝酸薬**

一酸化窒素を遊離し血管平滑筋に作用して冠血管拡張と攣縮解除により心臓への血液や酸素供給量を増やす

主な適応, 用法・用量 狭心症, 心筋梗塞等 → 内:1回1〜2錠, 1日3〜4回. 注:1.5〜8mg/時

観察項目 注:血圧, 心拍数　**注意すべき副作用** 起立時のめまい

ニトロールR
硝酸イソソルビド

`徐放カプセル`

`運転2`

狭心症治療薬 **硝酸薬**

一酸化窒素を遊離し血管平滑筋に作用して冠血管拡張と攣縮解除により心臓への血液や酸素供給量を増やす

主な適応, 用法・用量 狭心症, 心筋梗塞等 → 1回1カプセル, 1日2回

注意すべき副作用 起立時のめまい

ニバジール
ニルバジピン

`錠`

`妊婦` `運転3`

降圧薬 **Ca拮抗薬(ジヒドロピリジン系)**

血管平滑筋を収縮させるCaイオンの働きを抑え血管を広げて血圧を下げる

主な適応, 用法・用量 高血圧 → 1回2〜4mg　1日2回

注意すべき副作用 低血圧, 頭痛・動悸・ほてり, 歯肉肥厚

ニフェジピン ▸▸ セパミット(降圧薬, p.202)

ニフェジピンCR ▸▸ アダラートCR(降圧薬, p.17)

ニフェジピンL ▸▸ セパミット-R(降圧薬, p.202)

ニプラジロール ▸▸ ハイパジール(眼科用薬, p.294)

ニプラノール ▸▸ ハイパジール（眼科用薬, p.294）

ニフラン `点眼`

プラノプロフェン

眼科用薬 **抗炎症薬（非ステロイド）**

シクロオキシゲナーゼ阻害により炎症原因物質のプロスタグランジン生成を抑制して結膜等の炎症を抑える

主な適応, 用法・用量 外・前眼部の炎症疾患の対処療法 ➡ 1回1〜2滴, 1日4回

ニフレック `内用液`

ナトリウム・カリウム配合剤

腸管洗浄剤

腸管内で本剤（電解質）が吸収・分泌を受けながら腸内を洗浄して排便を促進する

主な適応, 用法・用量 検査前の腸管内容物の排除 ➡ 1袋を2Lに溶解して1回2〜4L投与

観察項目 インスリン, 経口血糖降下薬投与患者の投与時間に注意

注意すべき副作用 めまい・ふらつき（出現時中止）

ニポラジン ▸▸ ゼスラン（抗アレルギー薬, p.200）

乳酸カルシウム `末`

乳酸カルシウム水和物

骨・Ca代謝薬 **Ca製剤**

不足したCaを補給する

主な適応, 用法・用量 低Ca血症のCa補給等 ➡ 1回1g, 1日2〜5回

乳酸カルシウム水和物 ▸▸ 乳酸カルシウム（骨・Ca代謝薬, p.279）

乳酸Na補正液 `注`

乳酸ナトリウム

電解質輸液・補正製剤 **補正用製剤（アルカリ化剤）**

体内で炭酸イオンとなり体液の酸性を補正する. また電解質補液の電解質補正に使用する

主な適応, 用法・用量 アシドーシス是正, 電解質補正 ➡ 添付文書参照

乳酸ビペリデン ▸▸ アキネトン（抗パーキンソン病薬, p.6）

ニュープロ

ロチゴチン

パッチ

妊婦 運転1

抗パーキンソン病薬 ドパミン作動薬(DA)(非麦角系)

脳内で不足するドパミンの受容体を刺激して，震え・こわばり等のパーキンソン病症状を改善する

主な適応，用法・用量 パーキンソン病，レストレスレッグス症候群 ➡ 添付文書参照

注意すべき副作用 悪心・嘔吐　**看護のPoint** 貼付部位変更する

ニュベクオ

ダロルタミド

錠

抗悪性腫瘍薬 抗アンドロゲン剤

前立腺癌のアンドロゲン受容体(男性ホルモン)にアンドロゲンが結合するのを阻害して前立腺腫瘍の増殖を抑える

主な適応，用法・用量 去勢抵抗性前立腺癌 ➡ 1回600mg，1日2回

ニューレプチル

プロペリシアジン

細粒 錠 内用液

運転2

抗精神病薬 定型(フェノチアジン系)

脳内のドパミン神経等の神経伝達物質受容体を遮断して幻覚・妄想等の精神症状を抑える

主な適応，用法・用量 統合失調症 ➡ 1日10〜60mg

ニューロタン

ロサルタンカリウム

錠

妊婦 運転3

降圧薬 アンジオテンシンⅡ(AⅡ)受容体拮抗薬

血圧を上げるアンジオテンシンⅡが受容体に結合するのを抑え血管を広げて血圧を下げたり腎臓を保護する

主な適応，用法・用量 高血圧，糖尿病性腎症 ➡ 1日1回25〜50mg

観察項目 血圧，K，Cr，血算，肝機能，低血圧症状(特に利尿薬併用時)

注意すべき副作用 起立性低血圧，低血糖(糖尿病患者)

尿素 ▶▶ ウレパール (皮膚科用薬, p.64)

ニルバジピン ▶▶ ニバジール (降圧薬, p.278)

ニンラーロ
`カプセル`

イキサゾミブクエン酸エステル

`毒` `妊婦`

抗悪性腫瘍薬 **分子標的薬（プロテアソーム阻害薬）**

癌細胞の不要蛋白を分解するプロテアソームを選択的に阻害することによりミスフォールド蛋白質が蓄積して細胞死に導く

`主な適応,用法・用量` 多発性骨髄腫，幹細胞移植後の維持療法 ➡ 添付文書参照

ヌーイック
`静注`

シモクトコグアルファ

血液製剤 **血液凝固第VIII因子**

不足している血液を止める蛋白質（血液凝固第VIII因子）を補うことにより出血を止める

`主な適応,用法・用量` 血液凝固第VIII因子欠乏患者の出血抑制 ➡ 1回10〜40IU/kg

`配合変化` 原則単独投与　　`看護のPoint` 激しく振とうしない

ヌーカラ
`皮下注`

メポリズマブ

気管支喘息治療薬 **ヒト化抗ヒトIL-5モノクローナル抗体**

喘息症状を悪化させる好酸球の表面にあるインターロイキン5（IL-5）受容体にIL-5が結合するのを阻害し好酸球の活性を抑える

`主な適応,用法・用量` 難治性気管支喘息 ➡ 1回100〜300mg

`配合変化` 原則単独投与

ネイサート ▶▶ ネリザ（痔疾患治療薬，p.285）

ネイリン
`カプセル`

ホスラブコナゾール L-リシンエタノール付加物

`妊婦`

抗真菌薬 **表在性抗真菌薬（トリアゾール系）**

真菌の細胞膜（エルゴステロール）の合成を阻害して増殖を抑える

`主な適応,用法・用量` 爪白癬 ➡ 1日1回1カプセル，12週間

ネオイスコチン
`原末` `錠`

イソニアジドメタンスルホン酸ナトリウム水和物

抗結核薬

結核菌の細胞壁合成を阻害し増殖を抑制する

`主な適応,用法・用量` 各種結核症 ➡ 1日0.4〜1g，分1〜3

ナ

ネオキシ
オキシブチニン塩酸塩

`テープ`

尿路・蓄尿障害治療薬 過活動膀胱治療薬

Ca拮抗作用により膀胱平滑筋を弛緩したり副交感神経のムスカリン受容体を抑制して膀胱平滑筋の過剰な収縮を抑える

主な適応、用法・用量 過活動膀胱による頻尿，尿意切迫感，尿失禁 → 1日1回1枚

注意すべき副作用 口渇，便秘，視調節障害，眠気，めまい

ネオシネジンコーワ
フェニレフリン塩酸塩

`注`

昇圧薬 カテコラミン系

交感神経への末梢刺激作用（α受容体）により末梢血管を収縮させて血圧を上げる

主な適応、用法・用量 急性低血圧，ショック等 → 添付文書参照

観察項目 血圧，心電図，心拍数

ネオシネジンコーワ
フェニレフリン塩酸塩

`点眼`

眼科用薬 散瞳薬（α₁受容体刺激作用薬）

眼内交感神経の末梢刺激作用（α受容体）により瞳孔散大筋を収縮させ散瞳させる

主な適応、用法・用量 診断・治療の散瞳 → 1回1～2滴

観察項目 血圧，心電図，心拍数

ネオドパストン ▶▶ メネシット(抗パーキンソン病薬, p.418)

ネオドパゾール ▶▶ マドパー(抗パーキンソン病薬, p.397)

ネオファーゲン ▶▶ 強力ネオミノファーゲンシー(肝疾患治療薬, p.124)

ネオファーゲンC ▶▶ グリチロン(肝疾患治療薬, p.131)

ネオフィリン
アミノフィリン水和物

 `末` `錠` `注`

気管支拡張薬 キサンチン誘導体

気管支平滑筋のホスホジエステラーゼ阻害作用により気管支を広げて喘息症状を改善したり強心・利尿作用を示す

主な適応、用法・用量 喘息，気管支炎，狭心症等 → 内：1日300～400mg，分3～4．注：1回250mg，1日1～2回

配合変化 注：ブドウ糖・果糖で希釈時，黄変の可能性 **観察項目** 肝機能

ネオベノール ▶▶ ベノキシール(眼科用薬, p.373)

ネオメドロールEE ［軟膏］
フラジオマイシン硫酸塩・メチルプレドニゾロン

眼科用薬 **抗炎症薬(抗菌薬配合)**

ステロイドによる抗炎症作用と抗生物質の抗菌作用により目・耳の痒み腫れなどの症状を改善する

主な適応, 用法・用量 眼・耳の炎症性疾患等 → 1日1〜数回
注意すべき副作用 接触性皮膚炎

ネオヨジンシュガーパスタ ▶▶ ユーパスタコーワ(皮膚科用薬, p.427)

ネオーラル ［カプセル］［内用液］
シクロスポリン

免疫抑制薬 **カルシニューリン阻害薬**

免疫反応に大きな役割を果たすヘルパーT細胞の働きを抑えて強力な免疫抑制作用を示す

主な適応, 用法・用量 移植時拒絶反応抑制等 → 1日1.5〜16mg/kg, 分2
注意すべき副作用 腎・肝機能障害, 高血圧, 痙攣発作等

ネオレスタミンコーワ
▶▶ クロルフェニラミンマレイン酸塩(抗アレルギー薬, p.138)

ネオレスタール ▶▶ クロルフェニラミンマレイン酸塩(抗アレルギー薬, p.138)

ネキシウム ［顆粒］［カプセル］
エソメプラゾールマグネシウム水和物

酸関連疾患治療薬 **プロトンポンプ阻害薬**

胃壁にある胃酸分泌ポンプ(プロトンポンプ)の働きを抑制して胃酸の分泌を強力に抑える

主な適応, 用法・用量 胃十二指腸潰瘍, 逆流性食道炎等 → 1日1回10〜20mg
観察項目 血算, 肝機能, 腎機能, 内視鏡検査

ネクサバール ［錠］［妊婦］
ソラフェニブトシル酸塩

抗悪性腫瘍薬 **分子標的薬(マルチキナーゼ阻害薬)**

癌細胞が増殖に必要な血管新生増殖因子(VEGFR等)に結合し，血管新生を抑制して増殖を抑える

`主な適応,用法・用量` 腎・肝・甲状腺癌等→1回400mg，1日2回
`注意すべき副作用` 手足症候群，発疹等の皮膚障害が高頻度にみられる

ネクスビアザイム
アバルグルコシダーゼアルファ

その他の内分泌・代謝系用薬 **ライソゾーム病治療薬**

糖原病のグリコーゲン代謝異常により組織内に溜まったグリコーゲンを分解しグリコーゲン量を低下させて症状を改善する

`主な適応,用法・用量` 糖原病2型(ポンペ病)→1回20〜40mg/kg
`配合変化` 生食で希釈，他剤と混合回避 `看護のPoint` ゆっくり混和し振とうしない

ネグミンシュガー ▶▶ ユーパスタコーワ(皮膚科用薬, p.427)

ネシーナ
アログリプチン安息香酸塩

糖尿病治療薬 **選択的DPP-4阻害薬**

インスリンの分泌を促進する酵素(インクレチン)が分解されるのを抑えて，インスリン分泌を促進して高血糖を抑える

`主な適応,用法・用量` 2型糖尿病→1日1回25mg
`観察項目` 血糖，腎機能 `注意すべき副作用` 低血糖(他の糖尿病薬併用時)

ネスプ
ダルベポエチンアルファ

造血薬 **ダルベポエチン製剤**

骨髄の赤血球前駆細胞に作用して赤血球の分化・増殖促進作用により赤血球産生を促進する

`主な適応,用法・用量` 腎性貧血，骨髄異形成貧血等→添付文書参照
`配合変化` 原則単独投与

ネバナック
ネパフェナク

眼科用薬 **抗炎症薬(非ステロイド)**

眼内炎症原因物質のプロスタグランジンの生成を抑制して炎症を抑える

(主な適応, 用法・用量) 内眼部手術後の炎症 → 1回1滴，1日3回．用時振とう

(観察項目) 眼の感染症を不顕性化する恐れあり

ネリコルト ▶▶ ネリザ(痔疾患治療薬, p.285)

ネリザ

(軟膏) (坐剤)

吉草酸ジフルコルトロン・リドカイン

痔疾患治療薬 **ステロイド系**

ステロイドと局所麻酔薬の協力作用により痔の腫れや痛みを抑える

(主な適応, 用法・用量) 痔疾患の症状緩解 → 軟：1日2回．坐：1回1個，1日2回

ネリゾナ

(軟膏) (クリーム) (ソリューション)

ジフルコルトロン吉草酸エステル

副腎皮質ステロイド **外用ステロイド剤(ベリーストロング)**

塗布部のステロイド受容体に作用して血管収縮作用と白血球の遊走(活発に動き回る)やヒスタミン等の炎症物質の遊離を阻止して皮膚の炎症症状を改善する

(主な適応, 用法・用量) 湿疹・皮膚炎群等 → 1日1〜3回

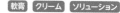

ネルボン ▶▶ ベンザリン(睡眠薬, p.382)

ノアルテン

(錠)

ノルエチステロン

(妊婦)

女性ホルモン剤 **黄体ホルモン(プロゲストーゲン)**

子宮内膜に結合し黄体ホルモン作用を発揮して子宮内膜を増やし受精卵が着床しやすくする

(主な適応, 用法・用量) 月経異常，不妊等 → 1日5〜10mg，分1〜2

ノイエル

(細粒) (カプセル)

セトラキサート塩酸塩

酸関連疾患治療薬 **胃炎・胃潰瘍治療薬(粘膜保護)**

胃粘膜血流促進により粘液増加作用と胃酸分泌抑制作用により胃粘膜病変部を改善する

(主な適応, 用法・用量) 胃粘膜病変，胃潰瘍 → 1回200mg，1日3〜4回

ノイキノン

顆粒　錠

ユビデカレノン

心不全治療薬　その他（強心薬）

心筋細胞内のミトコンドリアに取り込まれて，心筋のエネルギー代謝の改善と酸素利用効率を改善する

主な適応，用法・用量 うっ血性心不全 → 1回10mg，1日3回

ノイトロジン

静注

レノグラスチム

造血薬　G-CSF製剤

骨髄の造血幹細胞に作用して感染防御に必要な好中球を増やす

主な適応，用法・用量 癌化学療法の好中球減少症等 → 1日2〜5µg/kg

注意すべき副作用 骨痛，腰痛等

ノイロトロピン

錠　注

ワクシニアウイルス接種家兎炎症皮膚抽出液

解熱・鎮痛薬　抗炎症薬　その他

中枢系からの下降性疼痛抑制系神経の活性作用と発痛物質（ブラジキニン）の遊離抑制作用により痛みを和らげる

主な適応，用法・用量 各種鎮痛・消炎等 → 内：1日4錠，分2．注：1日1回3.6〜7.2単位

配合変化 ジアゼパムと混注回避　**観察項目** 肝機能（AST・ALT・γ-GTP）

注意すべき副作用 黄疸，過敏症

ノウリアスト

錠

イストラデフィリン

抗パーキンソン病薬　アデノシンA_{2A}受容体拮抗薬

脳内の神経伝達物質（アデノシンA_{2A}）の作用を弱めてドパミン神経の過剰興奮を抑え運動症状を改善する

主な適応，用法・用量 パーキンソン病のウエアリングオフ症状の改善 → 1日1回20mg

ノギロン ▶▶ レダコート（副腎皮質ステロイド，p.466）

ノクサフィル

腸溶錠　静注

ポサコナゾール

抗真菌薬　深在性抗真菌薬（トリアゾール系）

真菌の細胞膜(エルゴステロール)の合成を阻害して増殖を抑える

主な適応, 用法・用量 真菌感染症予防 → 1回300～600mg, 分1～2

配合変化 乳酸リンゲル液, 5%ブドウ糖加乳酸リンゲル液, 4.2%炭酸水素ナトリウム液と混合しない

ノックビン
ジスルフィラム

原末

妊婦

解毒薬・中和薬 **抗酒薬**

アルコール分解後にできるアセトアルデヒドの分解を抑えて不快な二日酔い状態にしアルコール摂取を控えさせる

主な適応, 用法・用量 慢性アルコール中毒 → 1日0.1～0.5g, 分1～3

観察項目 精神神経症状, 顔色, 血圧, 心拍, 呼吸, ALT・AST

看護のPoint アルコール類の内服・使用控える

ノバクトM ▶▶ クリスマシンM(血液製剤, p.131)

ノバスタンHI
アルガトロバン水和物

注

抗血栓薬 **抗凝固薬(抗トロンビン)**

血液凝固に必要なトロンビンに結合し活性を阻害して血液を固まりにくくする

主な適応, 用法・用量 急性期脳血栓症等 → 添付文書参照

観察項目 出血徴候, 血小板数, APTT〔投与2時間後(肝機能障害・出血リスクは6時間後も), PT, HIT(1.5～3), 出血リスク(1.5～2)〕, PT, ワルファリンのPT-INR延長.肝機能(ALT・AST)

ノバミン
プロクロルペラジン

抗精神病薬 **定型(フェノチアジン系)**

脳内のドパミン神経等の受容体を遮断して不安・緊張等の精神症状を抑える. また延髄の嘔吐中枢に作用して吐き気を抑える

主な適応, 用法・用量 統合失調症, 術後悪心・嘔吐等 → 内:1日5～45mg. 注:1日1回5mg

配合変化 注:金チオリンゴ酸Na, ピリドキサール, プレドニゾロンコハク酸エステルNa, ベタメタゾン, pH1.6以下もしくはpH6.97以上で白濁の可能性

観察項目 精神症状, 悪性症候群, 錐体外路症状, 血算, 心電図, SIADH, 血栓塞栓症

ノバントロン
ミトキサントロン塩酸塩

注
毒

<u>抗悪性腫瘍薬</u> **抗癌性抗生物質（アントラサイクリン類）**

癌細胞のDNA合成に必要な酵素（トポイソメラーゼ）を阻害して癌細胞の増殖を抑える

主な適応, 用法・用量 急性白血病, 悪性リンパ腫, 乳・肺・肝細胞癌 → 1日2〜12mg/m²

配合変化 ヘパリンとの混注回避 **注意すべき副作用** 尿が青から緑色に着色することがある

ノービア
リトナビル

錠

<u>抗HIV薬</u> **プロテアーゼ阻害薬**

HIVウイルスが増殖に必要な蛋白質を作る酵素（プロテアーゼ）を阻害して増殖を抑える

主な適応, 用法・用量 HIV感染症 → 1回300〜600mg, 1日2回

観察項目 精神神経症状, 電解質, 血糖, ALT・AST, 体温, 脈拍, 出血傾向, 皮膚症状

ノフロ
ノルフロキサシン

点眼

<u>眼科用薬</u> **抗菌薬（ニューキノロン系）**

眼内細菌のDNA合成を阻害して増殖を抑える

主な適応, 用法・用量 麦粒腫, 眼瞼・結膜炎等 → 1回1滴, 1日3回

注意すべき副作用 嘔気, 胃部不快感, ショック, アナフィラキシー様症状, アキレス腱炎, 腱断裂等の腱障害, 血便（腹痛, 頻回の下痢）, 筋肉痛, 脱力感

ノベルジン
酢酸亜鉛水和物

錠

<u>その他の内分泌・代謝系用薬</u> **金属代謝異常症治療薬**

体内に銅が蓄積して起こるウイルソン病患者に対し腸管から銅吸収を抑える. また亜鉛は腸管から吸収され亜鉛を補充する

主な適応, 用法・用量 ウイルソン病, 低亜鉛血症 → 1回50mg, 1日3回

ノーベルバール

静注

フェノバルビタールナトリウム

運転2

抗てんかん薬 バルビツール酸系（GABA受容体）

脳内のバルビツール結合部位に結合し抑制神経伝達物質（GABA）を増強して過剰な興奮を鎮めてんかん発作等を抑える

主な適応、用法・用量 新生児痙攣，てんかん重積状態 → 1日1回2.5～20mg/kg

配合変化 注：他の注射剤と混合しない，pH8.31以下で結晶析出の可能性

観察項目 血算，肝機能，腎機能，依存，離脱症状，呼吸状態

ノボエイト

静注

ツロクトコグアルファ

血液製剤 血液凝固第VIII因子

血液凝固第VIII因子欠乏患者に対し血漿中の血液凝固第VIII因子を補い，その出血傾向を抑制する

主な適応、用法・用量 血液凝固第VIII因子欠乏症の出血抑制等 → 1回10～40IU/kg

配合変化 原則単独投与

ノボサーティーン

静注

カトリデカコグ

血液製剤 血液凝固第XIII因子

血液凝固第XIII因子欠乏患者に対し血漿中の血液凝固第XIII因子を補い，その出血傾向を抑制する

主な適応、用法・用量 血液凝固第XIII因子Aサブユニット欠乏症の出血抑制等 → 4週毎に35IU/kg

配合変化 原則単独投与

ノボセブンHI

静注

エプタコグアルファ

血液製剤 血液凝固第VII因子

血液凝固第VIII・IX因子に対して阻害物質ができた患者に対し活性型血液凝固第VII因子を補い止血する

主な適応、用法・用量 血友病の出血抑制等 → 15～120μg/kg

配合変化 原則単独投与　**観察項目** プロトロンビン時間

ノーモサング

注

ヘミン

その他の内分泌・代謝系用薬　**急性ポルフィリン症用薬**

急性ポルフィリン症患者においてはポルフィリン前駆体が蓄積するが，この蓄積を低減して症状改善する

主な適応, 用法・用量 急性ポルフィリン血症発作症状の改善 → 1日1回3mg/kg，4日間

看護のPoint 希釈後1時間以内に投与完了

ノリトレン

錠

運転2

ノルトリプチリン塩酸塩

抗うつ薬　**三環系**

脳内の神経伝達物質(ノルアドレナリン)の神経終末での再取り込み阻害作用により伝達量を増やし意欲向上に効果を示す

主な適応, 用法・用量 うつ病，うつ状態 → 1日30〜75mg，分2〜3

ノルアドリナリン

注

ノルアドレナリン

昇圧薬　**カテコラミン系**

交感神経(α受容体)に作用して血管の収縮力を上げ血圧を上げてショック状態等を改善する

主な適応, 用法・用量 急性低血圧・ショック時の治療 → 1回0.1〜1mg

配合変化 バルビツール酸類，アレビアチン，インスリン，メイロン，ソル・コーテフ，ソル・メドロール，ソルダクトンと配合不可　**観察項目** 心電図，心拍数，呼吸数，血液ガス，血行動態

ノルスパン

テープ

運転2

ブプレノルフィン

オピオイド　**半合成オピオイド(非麻薬性)**

麻薬と同様に中枢神経系の痛覚中枢(オピオイド受容体)に作用して痛みを強力に抑える

主な適応, 用法・用量 慢性疼痛における鎮痛 → 週1回5〜20mgまで

観察項目 鎮痛効果，呼吸回数　**注意すべき副作用** 悪心，嘔吐，めまい，頭痛，傾眠

ノルディトロピン ▶▶ ジェノトロピン(その他のホルモン剤, p.169)

ノルバスク ▶▶ アムロジン(降圧薬, p.31)

ノルバデックス
錠 妊婦

タモキシフェンクエン酸塩

抗悪性腫瘍薬 **抗エストロゲン剤**

乳癌組織等の卵胞ホルモン受容体(エストロゲン)に結合して癌細胞の増殖を抑える

主な適応, 用法・用量 乳癌 → 1日20mg, 分1〜2

注意すべき副作用 血栓症, 性器出血, 子宮体癌のリスク増加

ノルフロキサシン(錠) ▶▶ バクシダール(抗菌薬, p.296)

ノルフロキサシン(点眼) ▶▶ ノフロ(眼科用薬, p.288)

ノルモナール
錠 運転3

トリパミド

利尿薬 **サイアザイド類似利尿薬**

末梢血管平滑の収縮抑制と腎遠位尿細管から尿中のNa・水の再吸収を抑え尿量増加させて血圧を下げる

主な適応, 用法・用量 本態性高血圧症 → 1回15mg, 1日1〜2回

ノルレボ
錠 妊婦

レボノルゲストレル

緊急避妊薬

女性ホルモン分泌系に作用して排卵を抑えて妊娠を抑制する

主な適応, 用法・用量 緊急避妊 → 72時間以内に1回1.5mg

看護のPoint 性交後72時間以内に使用

バイアグラ
錠 フィルム 運転3

シルデナフィルクエン酸塩

勃起不全治療薬

陰茎海綿体のホスホジエステラーゼを阻害して陰茎海綿体平滑筋を弛緩させ陰茎への血流増加により勃起を起こさせる

主な適応, 用法・用量 勃起不全 → 1日1回25〜50mg, 性交1時間前

注意すべき副作用 4時間以上痛みを伴う勃起が続く場合や急激な視力低下など現れた場合, 服用を中止し

バイアスピリン
アスピリン

`腸溶錠` `妊婦`

抗血栓薬 **抗血小板薬**

低用量アスピリンは血小板凝集を促進するシクロオキシゲナーゼを不可逆的に阻害して血小板凝集を抑制し血栓形成を抑える

主な適応, 用法・用量 血栓・塞栓形成の抑制等 → 1日1回100mg

観察項目 血圧, 肝機能(AST・ALT・γ-GTP), 腎機能(BUN・Cr), 血算, 電解質 **注意すべき副作用** 出血徴候, 胸やけ・胃痛等の消化器障害

ハイアラージン
トルナフタート

`軟膏` `外用液`

抗真菌薬 **表在性抗真菌薬(その他)**

真菌の細胞膜合成を阻害して増殖を抑える

主な適応, 用法・用量 白癬, 頑癬, 癜風 → 1日2~3回

バイエッタ
エキセナチド

`皮下注` `運転3`

糖尿病治療薬 **GLP-1受容体作動薬**

高血糖値時に膵臓のβ細胞を刺激してインスリン分泌を促進させるホルモン(GLP-1)を注射で補充してインスリン分泌を促進させる

主な適応, 用法・用量 2型糖尿病 → 1回5μg, 1日2回

観察項目 血糖, 肝機能, 腎機能, 胃腸障害, 急性膵炎の初期症状(嘔吐を伴う持続的な激しい腹痛等) **注意すべき副作用** 低血糖 **看護のPoint** 30日以内に使用

ハイカムチン
ノギテカン塩酸塩

`注` `妊婦` `運転3`

抗悪性腫瘍薬 **DNAトポイソメラーゼ阻害薬**

癌細胞のDNA合成に必要な酵素(トポイソメラーゼ)を阻害して癌細胞の増殖を抑える

主な適応, 用法・用量 肺癌, 卵巣癌, 小児癌, 子宮頸癌 → 1日1回0.75~1.5mg/m²

バイカロン
メフルシド

`錠` `運転3`

利尿薬 **サイアザイド類似利尿薬**

末梢血管平滑筋の収縮抑制と腎遠位尿細管から尿中のNa・水の再吸収を抑え尿量を増加させて血圧を下げる

主な適応,用法・用量 高血圧症等 → 1日25〜50mg, 分1〜2

バイクロット 静注

乾燥濃縮人血液凝固第X因子加活性化第VII因子

血液製剤 **血液凝固第VII因子**

血液凝固第VIII・IX因子に対して阻害物質ができた患者に対し血液凝固作用があるVII・X因子を補い止血する

主な適応,用法・用量 血友病の出血抑制等 → 1回60〜120μg/kg

⚗ 配合変化 原則単独投与

バイシリンG 顆粒

ベンジルペニシリンベンザチン水和物

抗菌薬 **ペニシリン系**

細菌の細胞壁合成を阻害して増殖を抑える

主な適応,用法・用量 細菌感染症等 → 1回40万単位, 1日2〜4回

ハイスコ 皮下注

スコポラミン臭化水素酸塩水和物

麻酔薬 **麻酔補助薬**

副交感神経を抑制して口腔・気道内分泌を抑制する. また有害な徐脈予防や鎮静目的に投与する

主な適応,用法・用量 麻酔の前投薬, パーキンソニズム等 → 1回0.25〜0.5mg

ハイセチンP ▶▶ クロマイ−P(抗菌薬, p.137)

ハイゼット 細粒 錠

ガンマオリザノール

脂質異常症治療薬 **植物ステロール**

コレステロール合成抑制作用と消化管からの吸収抑制により血清コレステロールを下げる. また自律神経調整作用を示す

主な適応,用法・用量 高脂血症, 心身症等 → 1日10〜300mg, 分3

ハイチオール

L-システイン

散 錠

皮膚科用薬 **SH酵素賦活薬**

酵素活性に影響するSH酵素を賦活化して有害物質の解毒・皮膚代謝促進や放射線療法による白血球減少を抑制する

主な適応, 用法・用量 湿疹・薬疹, 放射線による白血球減少等 → 1回80〜160mg, 1日2〜3回

ハイデルマート ▶▶ **デルマクリン**(皮膚科用薬, p.256)

ハイドレア

ヒドロキシカルバミド

カプセル

妊婦

抗悪性腫瘍薬 **代謝拮抗薬(その他)**

癌細胞の核酸(DNA)合成を阻害して増殖を抑える

主な適応, 用法・用量 慢性骨髄性白血病, 真性多血症, 本態性血小板血症 → 1日500〜2000mg, 1日1〜3回

ハイパジールコーワ

ニプラジロール

錠

妊婦 運転3

降圧薬 **β遮断薬(β_1非選択性ISA(−))**

心臓のβ受容体を遮断して心拍数・心拍出量を低下させる. また一酸化窒素遊離により血管拡張作用を示し血圧を下げる

主な適応, 用法・用量 高血圧, 狭心症等 → 1日6〜12mg, 分2

観察項目 脈拍, 血圧, 腎機能 **注意すべき副作用** めまい, ふらつき, 徐脈, 低血圧, 頭痛. 低血糖症状(動悸等)を隠す

ハイパジールコーワ

ニプラジロール

点眼

眼科用薬 **緑内障治療薬($\alpha\beta$遮断薬)**

眼内の交感神経α・β受容体を遮断して眼内への房水(眼球を満たす液)産生抑制と眼外への流出を促進して眼圧を下げる

主な適応, 用法・用量 緑内障, 高眼圧症 → 1回1滴, 1日2回

観察項目 脈拍, 血圧, 腎機能

ハイフル ▶▶ **タフマックE**(健胃消化薬・胃腸機能改善薬, p.229)

ハイペン

エトドラク

錠 / 妊婦

解熱・鎮痛薬　抗炎症薬　**酸性(ピラノ酢酸系)**

発痛物質(ブラジキニン)を増強するプロスタグランジンの合成を阻害して鎮痛消炎作用を示す

主な適応,用法・用量　各種鎮痛・消炎等→1回200mg,分2

観察項目　血圧, 肝機能(AST・ALT・γ-GTP), 腎機能(BUN・Cr), 血算, 電解質, 尿検査　**注意すべき副作用**　過敏症, 消化管障害, 眠気, めまい, 喘息

バイロテンシン

ニトレンジピン

錠 / 妊婦 / 運転3

降圧薬　**Ca拮抗薬(ジヒドロピリジン系)**

血管平滑筋へのCaイオンの流入を阻害して末梢血管や冠血管を広げ血圧を下げたり心臓の負担を軽減する

主な適応,用法・用量　高血圧, 狭心症等→1日1回5～10mg

注意すべき副作用　頭痛・動悸・ほてり, 歯肉肥厚

パオスクレー

フェノール

内痔核注

痔疾患治療薬　**硬化薬**

内痔核粘膜に注射して静脈瘤様変化を呈し圧迫閉塞させ速やかに止血し痔核を硬化萎縮させる

主な適応,用法・用量　内痔核→1回5mL粘膜下注

パキシル

パロキセチン塩酸塩水和物

錠 / 運転3

抗うつ薬　**選択式セロトニン再取り込み阻害薬(SSRI)**

脳内神経伝達物質(セロトニン)の神経終末での再取り込みを阻害して伝達量を増やして,うつ・パニック症状等を改善する

主な適応,用法・用量　うつ病, パニック・強迫性障害等→1日1回10～40mg

観察項目　うつ症状, 不安症状, 賦活症候群, 中断症候群, セロトニン症候群, SIADH, 血算, 悪性症候群, 出血, 痙攣, 横紋筋融解症　**注意すべき副作用**　悪心・嘔吐, 傾眠, 不眠, 下痢・便秘, 性機能障害, 口渇

パキシルCR

徐放錠

パロキセチン塩酸塩水和物

運転3

抗うつ薬 **選択式セロトニン再取り込み阻害薬(SSRI)**

脳内神経伝達物質(セロトニン)の神経終末での再取り込みを阻害して伝達量を増やして，うつ等を改善する

主な適応、用法・用量 うつ病，うつ状態 → 1日1回12.5〜25mg．徐放性

観察項目 うつ症状，不安症状，賦活症候群，中断症候群，セロトニン症候群，SIADH，血算，悪性症候群，出血，痙攣，横紋筋融解症

注意すべき副作用 悪心・嘔吐，傾眠，不眠，下痢・便秘，性機能障害，口渇

パーキストン ▸▸ メネシット(抗パーキンソン病薬, p.418)

バキソ

軟膏

ピロキシカム

解熱・鎮痛薬 抗炎症薬 **経皮吸収剤(オキシカム系)**

皮膚から吸収され，痛みや炎症に関わる生理活性物質であるプロスタグランジンの合成を阻害し痛みや炎症を抑える

主な適応、用法・用量 変形関節症，筋肉痛等 → 1日数回

バキソ

カプセル

ピロキシカム

解熱・鎮痛薬 抗炎症薬 **酸性(オキシカム系)**

発痛物質(ブラジキニン)を増強するプロスタグランジンの合成を阻害して鎮痛消炎作用を示す

主な適応、用法・用量 各種鎮痛・消炎等 → 1日1回20mg

パーキネス ▸▸ アーテン(抗パーキンソン病薬, p.20)

バクシダール

錠

ノルフロキサシン

妊婦

抗菌薬 **ニューキノロン系**

細菌のDNA合成を阻害して増殖を抑える

主な適応、用法・用量 細菌感染症等 → 1回100〜200mg，1日3〜4回

観察項目 投与期間，急性腎不全，痙攣，血管炎，溶血性貧血，偽膜性大腸炎，CK(CPK)上昇，血中・尿中ミオグロビン，腎機能，間質性肺炎，肝機能，低血糖

注意すべき副作用 嘔気，胃部不快感，ショック，アナフィラキシー様症状，アキレス腱炎，腱断裂等の腱障害，血便(腹痛，頻回の下痢)，筋肉痛，脱力感

バクスミー
グルカゴン

点鼻

その他のホルモン剤 **グルカゴン**

肝臓のグルカゴン受容体に結合して蓄積されているグリコーゲンをグルコースに分解し血中に放出させ低血糖を改善する

主な適応, 用法・用量 低血糖時に救急処置 → 1回3mg

バクタ
スルファメトキサゾール・トリメトプリム（ST合剤）

顆粒 錠
妊婦

抗菌薬 **サルファ剤**

細菌の増殖に必要な葉酸合成を阻害する成分と葉酸活性を阻害する成分の相乗効果により増殖を抑制する

主な適応, 用法・用量 細菌感染症等 → 1日1〜12錠（1〜12g）

📷 **観察項目** 投与期間, 肝機能, 腎機能, 血液障害（貧血, 出血傾向等）, 血中・尿中ミオグロビン上昇, CK, 電解質 **注意すべき副作用** ショック, 筋肉痛

バクタミニ
スルファメトキサゾール・トリメトプリム（ST合剤）

錠

抗菌薬 **サルファ剤**

細菌の増殖に必要な葉酸合成を阻害する成分と葉酸活性を阻害する成分の相乗効果により増殖を抑制する

主な適応, 用法・用量 細菌感染症等 → 1日4〜48錠

👁 **看護のPoint** バクタ錠の1/4量

バクトラミン
スルファメトキサゾール・トリメトプリム（ST合剤）

顆粒 錠 注
妊婦

抗菌薬 **サルファ剤**

細菌の増殖に必要な葉酸合成を阻害する成分と葉酸活性を阻害する成分の相乗効果により増殖を抑制する

主な適応, 用法・用量 細菌感染症等 → 内：1日1〜12錠（1〜12g）. 注：1日15〜20mg/kg, 分3

📷 **観察項目** 投与期間, 肝機能, 腎機能, 血液障害（貧血, 出血傾向等）, 血中・尿中ミオグロビン上昇, CK, 電解質 **注意すべき副作用** ショック, 筋肉痛
👁 **看護のPoint** 注：ブドウ糖・生食と混合して投与

ハ

バクトロバン

鼻腔用軟膏

ムピロシンカルシウム水和物

耳鼻咽喉科用薬 **鼻腔内MRSA除菌薬**

鼻腔内のMRSA細菌(メチシリン耐性黄色ブドウ球菌)の蛋白合成を阻害することにより増殖を抑制する

主な適応, 用法・用量 鼻腔内のMRSA除菌 ➡ 1日3回鼻腔内塗布

バクフォーゼ ▶▶ **スルペラゾン**(抗菌薬, p.198)

パクリタキセル ▶▶ **タキソール**(抗悪性腫瘍薬, p.225)

パーサビブ

静注

エテルカルセチド塩酸塩

骨・Ca代謝薬 **Ca受容体刺激薬**

副甲状腺のCa受容体に作用して副甲状腺ホルモン(PTH)の分泌を抑制し血中Ca濃度を低下させる

主な適応, 用法・用量 透析下の二次性副甲状腺機能亢進症 ➡ 1回2.5〜15mg

配合変化 原則単独投与 **注意すべき副作用** 低Ca血症

パージェタ

静注

ペルツズマブ

妊婦

抗悪性腫瘍薬 **分子標的薬(抗HER2ヒト化モノクローナル抗体(ADC含む))**

癌細胞の増殖に必要なヒト上皮増殖因子受容体(HER2)に結合して働きを抑え癌細胞の増殖を抑える

主な適応, 用法・用量 HER2陽性の乳癌 ➡ 初回840mg, 以降420mg

配合変化 原則単独投与

パシーフ

徐放カプセル

モルヒネ塩酸塩水和物

麻

オピオイド **モルヒネ製剤**

中枢神経系の痛覚中枢(オピオイド受容体)に作用して痛み等を強力に抑える

主な適応, 用法・用量 各種癌の鎮痛 ➡ 1日1回30〜120mg徐放

観察項目 鎮痛効果, 呼吸回数 **注意すべき副作用** 呼吸抑制, 錯乱, せん妄, 悪心, 嘔吐, 便秘, 口喝, 発汗, 傾眠, 尿閉, そう痒感

パシル
`静注` `妊婦`

パズフロキサシンメシル酸塩

抗菌薬 **ニューキノロン系**

細菌のDNA複製を阻害して増殖を抑える

`主な適応, 用法・用量` 細菌感染症等 → 1日1000〜2000mg, 分2

`配合変化` 他剤及び輸液と配合しない. 側管からの配合も避ける. やむを得ず側管からの投与時は, 本剤使用前後に生食でライン洗浄実施　`観察項目` 投与期間, CRP, 腎機能, 高血圧, 肝機能, Na, 血液検査 (顆粒球減少, 白血球減少, 好酸球)　`注意すべき副作用` 横紋筋融解症, 低血糖, 血管痛

パズクロス ▶▶ パシル (抗菌薬, p.299)

バスタレルF
`錠`

トリメタジジン塩酸塩

狭心症療薬 **冠血管拡張薬**

心臓の周りの冠血管を広げて血流量を増加させる. また血小板の働きを抑えて狭心症状等を改善する

`主な適応, 用法・用量` 狭心症, 心筋梗塞等 → 1回3mg, 1日3回

バゼドキシフェン ▶▶ ビビアント (骨・Ca代謝薬, p.318)

パセトシン ▶▶ サワシリン (抗菌薬, p.165)

ハーセプチン
`注`

トラスツズマブ

抗悪性腫瘍薬 **分子標的薬 (抗HER2ヒト化モノクローナル抗体 (ADC含む))**

癌細胞の増殖に必要なヒト上皮増殖因子受容体 (HER2) に結合して働きを抑制して癌細胞の増殖を抑える

`主な適応, 用法・用量` HER2過剰発現の乳・胃癌等 → 添付文書参照

`配合変化` ブドウ糖液との混合禁

バソメット
`錠`

テラゾシン塩酸塩水和物

排尿障害治療薬 **α₁遮断**

交感神経α受容体の働きを抑えて血管平滑筋や尿道平滑筋等を広げて血圧を下げたり尿を出しやすくする

`主な適応, 用法・用量` 高血圧, 排尿障害等 → 1回0.25〜2mg, 1日2回

AST(↑)，ALT(↑)，血圧(立位・坐位)　⚠ 注意すべき副作用　起立性低血圧，動悸，頭痛

バソレーター(注) ▶▶ ミリスロール(狭心症療薬，p.407)

バソレーター(テープ) ▶▶ ニトロダームTTS(狭心症療薬，p.277)

パタノール 　　　　　　　　　　　　　　　　　　[点眼]
オロパタジン塩酸塩

眼科用薬 **アレルギー性結膜炎治療薬**

眼結膜の肥満細胞からの化学伝達物質(ヒスタミン等)の遊離抑制とヒスタミンがH_1受容体に結合するのを阻害してアレルギー症状を抑える

主な適応，用法・用量　アレルギー性結膜炎 → 1回1～2滴，1日4回

バッサミン ▶▶ バファリン(抗血栓薬，p.302)

ハップスターID ▶▶ イドメシン(解熱・鎮痛薬　抗炎症薬，p.50)

バップフォー 　　　　　　　　　　　　　　　[細粒] [錠]
プロピベリン塩酸塩

尿路・蓄尿障害治療薬 **過活動膀胱治療薬**

Ca拮抗作用により膀胱平滑筋を弛緩したり副交感神経のムスカリン受容体を抑制して膀胱平滑筋の過剰な収縮を抑える

主な適応，用法・用量　頻尿，尿意切迫感等 → 1日1回20mg

📷 観察項目　肝機能(AST・ALT)，QT延長　⚠ 注意すべき副作用　口渇，便秘，眼調節障害，眠気，めまい，目の充血やまぶたの腫れ，発疹等

パドセブ 　　　　　　　　　　　　　　　　　　[静注]
エンホルツマブ ベドチン

抗悪性腫瘍薬 **分子標的薬(IgG1ヒト型モノクローナル抗体(ADC))**

癌細胞の特有の接着蛋白質(Nectin4)に結合して細胞内に取り込まれ癌細胞の増殖を抑える

主な適応，用法・用量　切除不能な尿路上皮癌 → 1回1.25mg/kg

パナルジン 　　　　　　　　　　　　　　　　[細粒] [錠]
チクロピジン塩酸塩

抗血栓薬 **抗血小板薬**

血液中の血小板のアデノシン2リン酸受容体(ADP)に結合して血小板の働きを抑え，血栓ができやすい状態を改善する

主な適応,用法・用量 血栓・塞栓の再発予防等 → 1日200〜600mg，分2〜3

観察項目 検査値，出血徴候 **注意すべき副作用** TTP，無顆粒球症，重篤な肝障害

バナン 錠 DS

セフポドキシム プロキセチル

抗菌薬 **セフェム系(第三世代・経口剤)**

細菌の細胞壁合成を阻害して増殖を抑える

主な適応,用法・用量 細菌感染症等 → 1回100mg，1日2回

パニマイシン 注

ジベカシン硫酸塩

抗菌薬 **アミノグリコシド系**

細菌の蛋白合成を阻害して増殖を抑える

主な適応,用法・用量 細菌感染症等(緑膿菌に効果) → 1回100mg，1日1〜2回

配合変化 20%マンニトールとは配合変化あるため混合しない.ピペラシリンとは別経路 **観察項目** 投与期間，CRP，WBC，腎機能，第8脳神経障害 **注意すべき副作用** 浮腫，発疹，そう痒感，紅斑

パニマイシン 点眼

ジベカシン硫酸塩

眼科用薬 **抗菌薬(アミノグリコシド系)**

眼内細菌の蛋白合成を阻害して殺菌作用を示す

主な適応,用法・用量 結膜炎，麦粒腫等(緑膿菌に効果) → 1回2滴，1日4回

観察項目 投与期間，CRP，WBC，腎機能，第8脳神経障害

パパベリン塩酸塩 注

パパベリン塩酸塩

胆道疾患治療薬 **排胆薬**

血管・内臓平滑筋に直接作用して平滑筋の異常緊張による血液循環障害や内臓の痙攣を抑える

主な適応,用法・用量 内臓平滑筋の痙攣症状等 → 1回30〜50mg．1日100〜200mg

パピロックミニ
点眼

シクロスポリン

眼科用薬 **春季カタル治療薬**

アレルギーを起こす体内物質（インターロイキン等）産生を抑制して春季カタルによるアレルギー反応を抑える

主な適応, 用法・用量 春季カタル → 1回1滴, 1日3回

バファリン
錠〔A81〕 **妊婦**

アスピリン・ダイアルミネート

抗血栓薬 **抗血小板薬**

低用量アスピリンは血小板凝集を促進するシクロオキシゲナーゼを不可逆的に阻害して血小板凝集を抑制し血栓形成を抑える

主な適応, 用法・用量 血栓・塞栓形成抑制等 → 1日1回81mg

ハーフジゴキシン ➡ ジゴシン（心不全治療薬, p.173）

バフセオ
錠

バダデュスタット

造血薬 **HIF-PH阻害薬**

低酸素状態の時に出てくる低酸素誘導因子を安定化して内因性エリスロポエチン量を増やし赤血球産生を促進する

主な適応, 用法・用量 腎性貧血 → 1日1回300mg

ハベカシン
注

アルベカシン硫酸塩

抗菌薬 **アミノグリコシド系**

細菌の蛋白合成を阻害して増殖を抑える：抗MRSA薬（メチシリン耐性黄色ブドウ球菌）

主な適応, 用法・用量 敗血症, 肺炎 → 1日150〜200mg, 分1〜2

配合変化 他の注射剤とは混合しない.ブドウ糖液, 生食を用いる **観察項目** 投与期間, CRP, WBC, 薬物血中濃度, 腎機能, 聴力, 第8脳神経障害, 肝機能, ショック, 痙攣, 血球検査

バベンチオ
静注

アベルマブ

抗悪性腫瘍薬 **分子標的薬（抗PD-L1ヒト型モノクローナル抗体）**

癌細胞と免疫細胞の結合を阻害して免疫回避を抑制し，免疫細胞が癌細胞を攻撃して増殖を抑える

主な適応，用法・用量 メルケル細胞癌，腎細胞癌 → 1回10mg/kg，2週間隔

配合変化 希釈は生食のみ　**看護のPoint** 激しく振とうしない

ハーボニー 錠

レジパスビルアセトン付加物・ソホスブビル

肝疾患治療薬 **抗C型肝炎ウイルス薬（NS5A阻害薬・NS5Bポリメラーゼ阻害薬）**

C型肝炎ウイルスの増殖に必要な核酸（RNA）が合成されるのを阻害して増殖を抑える

主な適応，用法・用量 C型慢性肝炎・肝硬変 → 1日1回1錠，12週間

看護のPoint 心拍数の確認必要

パミドロン酸二Na 静注

パミドロン酸二ナトリウム水和物

骨・Ca代謝薬 **ビスホスホネート製剤**

破骨細胞の機能を阻害することで骨吸収（骨の血液中へ溶け出す）を抑制し，血液中Ca濃度の低下作用と痛みを軽減する

主な適応，用法・用量 悪性腫瘍の高Ca血症，骨形成不全，乳癌の溶骨性骨転移 → 1回30〜90mg，4時間以上かけて点滴静注

配合変化 Ca及びMg含有点滴用液と混合禁　**注意すべき副作用** 顎骨壊死・顎骨骨髄炎は，癌患者（特に骨転移患者）や抜歯等，歯科治療を受けた患者のリスクが高い　**看護のPoint** 点滴投与の際の4時間以上を厳守．投与後の発熱反応に注意

ハラヴェン 静注

エリブリンメシル酸塩

抗悪性腫瘍薬 **微小管阻害薬（その他）**

癌細胞が細胞分裂に必要な細胞内の微小管分裂を停止させて癌細胞の増殖を抑える

主な適応，用法・用量 乳癌，悪性軟部腫瘍 → 1日1回1.4mg/m²，週1回

配合変化 5%ブドウ糖液との混合禁

バラクルード 錠

エンテカビル水和物

肝疾患治療薬 **抗B型肝炎ウイルス薬（核酸アナログ製剤）**

B型肝炎ウイルスの増殖に必要なRNAからDNAに変換する逆転写酵素を阻害して
B型肝炎ウイルスの増殖を抑える

主な適応, 用法・用量 B型慢性肝炎ウイルスの増殖抑制 → 1日1回0.5〜1mg, 空腹時

観察項目 腎機能

バラシクロビル ▶▶ バルトレックス（抗ウイルス薬, p.306）

パラプラチン
カルボプラチン

注

毒 妊婦

抗悪性腫瘍薬 **白金製剤**

癌細胞のDNAと結合し, DNA合成を阻害して増殖を抑える

主な適応, 用法・用量 各種悪性腫瘍等 → 添付文書参照

配合変化 アミノ酸輸液との混注回避

バラマイシン
バシトラシン・フラジオマイシン硫酸塩

軟膏

抗菌薬 **ポリペプチド系（外用剤）**

細菌の細胞壁合成阻害作用と蛋白合成阻害作用をもつ2種類の抗生物質を配合して増殖を抑える

主な適応, 用法・用量 皮膚感染症等 → 1日1〜数回塗布
観察項目 投与期間, 長期連用で腎機能 **注意すべき副作用** そう痒感, 発赤, 腫脹, 丘疹, 小水疱, 聴力, ショック, アナフィラキシー様症状

パラミヂン
ブコローム

カプセル

高尿酸血症・痛風治療薬 **尿酸降下薬（尿酸排泄促進）**

腎尿細管で尿酸の再吸収を抑制して排泄を促進する. またブラジキニンを抑えて解熱鎮痛消炎作用を示す

主な適応, 用法・用量 解熱鎮痛消炎, 高尿酸血症等 → 1日300〜1200mg
観察項目 肝機能 **注意すべき副作用** 胃腸障害

バランス ▶▶ コントール（抗不安薬, p.152）

パリエット
ラベプラゾールナトリウム

`腸溶錠`

酸関連疾患治療薬 **プロトンポンプ阻害薬**

> 胃壁にある胃酸分泌ポンプ(プロトンポンプ)の働きを抑制して胃酸の分泌を強力に抑える

主な適応,用法・用量 胃十二指腸潰瘍,逆流性食道炎等 → 1日1回5〜20mg

観察項目 血算,肝機能,腎機能,内視鏡検査

バリキサ
バルガンシクロビル塩酸塩

`錠`

抗ウイルス薬 **抗ヘルペス薬(CMV)**

> サイトメガロウイルスに取り込まれDNAの複製を阻害して増殖を抑える

主な適応,用法・用量 サイトメガロウイルス感染症 → 1回900mg,1日1〜2回

観察項目 検査値,Hb,Cr,アミラーゼ

ハリゾン
アムホテリシンB

`錠` `シロップ`

抗真菌薬 **深在性抗真菌薬(ポリエン系)**

> 真菌の細胞膜と結合し細胞透過性を亢進して障害を起こし増殖を抑える

主な適応,用法・用量 消化管カンジダ等 → 錠:1回1錠,1日2〜4回.シ:1回0.5〜1mL,1日2〜4回

観察項目 Cr,BUN,K,Mg

パルクス ▶▶ リプル(血管拡張薬, p.447)

バルサルタン ▶▶ ディオバン(降圧薬, p.242)

ハルシオン
トリアゾラム

`錠`

睡眠薬 **ベンゾジアゼピン系睡眠薬(超短時間作用型)**

> 脳内のベンゾジアゼピン受容体を介し抑制神経伝達物質(GABA)の作用を強めることにより余剰刺激が遮断され睡眠に導く

主な適応,用法・用量 不眠症,麻酔前投薬 → 1回0.25〜0.5mg

観察項目 肝機能,依存,離脱症状,興奮,錯乱,呼吸状態

注意すべき副作用 一過性前向性健忘,眠気,ふらつき,頭重感

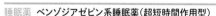

バルタンM ▸▸ メチルエルゴメトリン(女性生殖器用薬, p.416)

バルデナフィル ▸▸ レビトラ(勃起不全治療薬, p.468)

バルトレックス
バラシクロビル塩酸塩

顆粒 錠

運転2

抗ウイルス薬 **抗ヘルペス薬**

ヘルペスウイルスの核酸合成(DNAポリメラーゼ)を阻害して増殖を抑える

主な適応, 用法・用量 帯状疱疹, 単純疱疹, 水痘等 ⇒ 1回500〜1000mg, 1日2〜3回

観察項目 体温, 白血球, 顆粒球, 血小板, 皮膚症状, 呼吸状態, 精神神経症状, Cr, 尿量, 肝機能, アミラーゼ **注意すべき副作用** 精神神経症状

バルナパリンNa ▸▸ ローヘパ(抗血栓薬, p.481)

ハルナール
タムスロシン塩酸塩

錠

運転3

前立腺肥大症・排尿障害治療薬 **α₁遮断**

尿道および前立腺部の交感神経(α受容体)を遮断して尿道を広げて前立腺肥大に伴う排尿障害を改善する

主な適応, 用法・用量 前立腺肥大に伴う排尿障害 ⇒ 1日1回0.2mg

観察項目 AST(↑), ALT(↑), 血圧 **注意すべき副作用** 立ちくらみやめまい. 術中虹彩緊張低下症候群

バルネチール
スルトプリド塩酸塩

錠 細粒

運転2

抗精神病薬 **定型(ベンザミド系)**

脳内のドパミン神経等の神経伝達物質受容体(D_2)を遮断して興奮・幻覚・妄想等の精神症状を抑える

主な適応, 用法・用量 躁病, 統合失調症の興奮・幻覚・妄想状態 ⇒ 1日300〜600mg, 分割

バルヒディオ ▸▸ コディオ(降圧薬, p.145)

バルプロ酸ナトリウム(Na) ▸▸ デパケン(抗てんかん薬, p.249)

バルプロ酸ナトリウムSR ▸▸ セレニカR(抗てんかん薬, p.211)

パルミコート

`吸入液` `タービュヘイラー`

ブデソニド

気管支喘息治療薬 **吸入ステロイド**

副腎皮質ホルモンの抗炎症作用により気道の炎症を抑え喘息発作の頻度を減らす

`主な適応, 用法・用量` 気管支喘息 → タ：1回100〜400μg, 1日2回. 液：1日1mg, 分1〜2

`観察項目` 好酸球（↑）, 低身長（小児長期投与時）

パルモディア

`錠`
`妊婦`

ペマフィブラート

脂質異常症治療薬 **選択的PPARαモジュレーター**

肝細胞内の核内受容体（PPARα）に結合して血中のトリグリセリド（TG）を低下させ, 血中HDLを増加させて高脂血症を改善する

`主な適応, 用法・用量` 高脂血症 → 1回0.1mg, 1日2回

`観察項目` 腎機能, 筋肉痛, CK, 尿 `注意すべき副作用` 横紋筋融解症

ハルロピ

`テープ`
`妊婦` `運転`

ロピニロール塩酸塩

抗パーキンソン病薬 **ドパミン作動薬（DA）（非麦角系）**

脳内で不足するドパミンの受容体を刺激して, 震え・こわばり等のパーキンソン病症状を改善する

`主な適応, 用法・用量` パーキンソン病 → 1日1回8mgから開始

バレオン

`錠` `カプセル`
`妊婦`

塩酸ロメフロキサシン

抗菌薬 **ニューキノロン系**

細菌のDNA合成阻害作用により増殖を抑える

`主な適応, 用法・用量` 細菌感染症等 → 1回100〜200mg, 1日2〜3回

`観察項目` 投与期間, 光線過敏症, 低血糖, 横紋筋融解症, 痙攣
`注意すべき副作用` 光線過敏症（日光曝露をできるだけ避けるように指導）, 全身発疹等, 皮膚症状, アキレス腱炎, 腱断裂等の腱障害, 腹痛, 下痢

パロキセチン ▶▶ パキシル（抗うつ薬, p.295）

パロノセトロン ▶▶ アロキシ（制吐薬, p.41）

ハ

パーロデル 錠
ブロモクリプチンメシル酸塩

抗パーキンソン病薬　**ドパミン作動薬（DA）（麦角系）**

脳内のドパミン受容体を刺激してプロラクチン・成長ホルモンの分泌を抑えて末端肥大症・パーキンソン病症状等を改善する

主な適応, 用法・用量　末端肥大症，パーキンソン病等 ➡ 1日1.25〜7.5mg，分1〜3 食直後

観察項目　心エコー，呼吸状態

ハロペリドール ▶▶ **セレネース**（抗精神病薬，p.211）

ハロマンス 注
ハロペリドールデカン酸エステル

抗精神病薬　**定型（ブチロフェノン系）**

脳内のドパミン・ノルアドレナリン神経系の神経伝達物質受容体を遮断して幻覚・妄想等の精神症状を抑える

主な適応, 用法・用量　統合失調症 ➡ 1回50〜150mg，4週間隔

注意すべき副作用　眠気，ふらつき

パンオピン 末 皮下注
アヘンアルカロイド塩酸塩

オピオイド

中枢神経系の痛覚中枢（オピオイド受容体）に作用して激しい痛み・咳・下痢等を強力に抑える

主な適応, 用法・用量　激しい痛み・下痢・鎮咳等 ➡ 内：1回10mg, 1日30mg. 注：1回10mg

パンクレアチン 原末
パンクレアチン

健胃消化薬・胃腸機能改善薬　**消化酵素薬**

豚の膵臓から精製した膵液中の消化酵素を含み胃腸内の炭水化物・蛋白質・脂肪の消化を助ける

主な適応, 用法・用量　消化異常の改善 ➡ 1回1g，1日3回

配合変化　酸性又は強アルカリ性製剤配合により失活

バンコマイシン
眼軟膏

バンコマイシン塩酸塩

眼科用薬 **抗菌薬（グリコペプチド系）**

眼内細菌の細胞膜・細胞壁合成を阻害して増殖を抑える

主な適応,用法・用量 角膜炎，眼瞼炎等（MRSA使用）→1日4回

バンコマイシン ▶▶ 塩酸バンコマイシン（抗菌薬, p.88）

バンコマイシン塩酸塩 ▶▶ 塩酸バンコマイシン（抗菌薬, p.88）

パンスポリン
静注 筋注

セフォチアム塩酸塩

抗菌薬 **セフェム系（第二世代・注射剤）**

細菌の細胞壁合成を阻害して増殖を抑える

主な適応,用法・用量 細菌感染症等→1日0.5〜2g，分2〜4

パンデル
軟膏 クリーム ローション

酪酸プロピオン酸ヒドロコルチゾン

副腎皮質ステロイド **外用ステロイド剤（ベリーストロング）**

塗布部のステロイド受容体に作用して血管収縮作用と白血球の遊走（活発に動き回る）やヒスタミン等の炎症物質の遊離を阻止して皮膚の炎症症状を改善する

主な適応,用法・用量 湿疹・皮膚炎群等→1日1〜数回

ハンプ
注

カルペリチド

心不全治療薬 **α型ヒト心房性Na利尿ポリペプチド**

血管拡張と利尿作用を有する心房Na利尿ペプチド受容体に作用して血管を広げたり腎臓での利尿作用により心不全を改善する

主な適応,用法・用量 急性心不全→0.1μg/kg/分

配合変化 アスパラK，ソルダクトン，ラシックス，KCL，ヘパリン，ノボリンR，エレメンミック，イノバン，ドブトレックス，ノルアドレナリン，ボスミン，アミノ酸輸液と配合不可 観察項目 血圧，尿量，脱水

ビアサン ▶▶ KM（健胃消化薬・胃腸機能改善薬, p.139）

ヒアルロン酸ナトリウム（Na）（関節注）▶▶ アルツ（運動器変性疾患治療薬, p.37）

ヒアルロン酸ナトリウム（Na）（点眼）▶▶ ヒアレイン（眼科用薬, p.310）

ハ

ヒアルロン酸Na ▸▸ オペガン（眼科用薬, p.100）

ヒアレイン
精製ヒアルロン酸ナトリウム

点眼

眼科用薬 **角膜疾患用薬**

角膜上皮細胞の細胞接着分子と結合して角膜上皮細胞の接着・伸展を促進する.
また保水作用を示す

主な適応, 用法・用量 角膜上皮障害等 → 1回1滴, 1日5〜6回

ピーエイ ▸▸ PL（解熱・鎮痛薬 抗炎症薬, p.310）

ビーエスエスプラス
オキシグルタチオン

灌流液

眼科用薬 **眼内灌流液**

眼科手術における長時間の眼灌流・洗浄からの組織障害を防止する

主な適応, 用法・用量 手術時の眼内灌流及び洗浄 → 30〜400mL

PL
非ピリン系感冒薬

顆粒

解熱・鎮痛薬 抗炎症薬 **総合感冒薬**

熱を下げ, 痛み・鼻水・鼻づまりや不快な風邪症状を抑える

主な適応, 用法・用量 感冒・上気道炎の症状緩和等 → 1回1g, 1日4回

ピオグリタゾン ▸▸ アクトス（糖尿病治療薬, p.8）

ビオスミン
ビフィズス菌配合剤

散

腸疾患治療薬 **整腸薬（乳酸菌製剤）**

乳酸と酢酸を生成して腸内細菌による腐敗産物を抑制し腸内菌叢の正常化をはか
り整腸作用を現す

主な適応, 用法・用量 腸内菌叢の異常を改善 → 1日3〜6g, 分3

ビオスリー
酪酸菌配合剤

腸疾患治療薬 **整腸薬（酪酸菌製剤）**

糖化菌がビフィズス菌の増殖を促進させ，乳酸菌と酪酸菌の共存下で腸管病原菌の増殖を抑制し腸内細菌叢を正常化する

主な適応, 用法・用量 腸内菌叢の異常を改善→1日3〜6錠(3〜6g)，分3

配合変化 散：アミノフィリン・イソニアジドとの配合回避

ビオヂアスミンF-2 ▶▶ ビオフェルミン(腸疾患治療薬，p.311)

ビオフェルミン 散
ラクトミン

腸疾患治療薬 整腸薬(乳酸菌製剤)

本剤(ラクトミン)は腸内で乳酸を産生して腸内菌叢の正常化をはかり整腸作用を発揮する

主な適応, 用法・用量 腸内菌叢の異常を改善→1日3〜6g，分3

ビオフェルミン(錠) ▶▶ ラックビー錠(腸疾患治療薬，p.433)

ビオフェルミンR ▶▶ ラックビーR(腸疾患治療薬，p.434)

ビオプテン 顆粒
サプロプテリン塩酸塩

その他の内分泌・代謝系用薬 アミノ酸代謝異常症治療薬

フェニルアラニンの代謝異常患者のフェニルアラニンの代謝を活性化して血中濃度を正常化し高フェニルアラニン血症を改善する

主な適応, 用法・用量 高フェニルアラニン血症等→1日2〜10mg/kg，分1〜3

ビオラクト ▶▶ ビオフェルミン(腸疾患治療薬，p.311)

ビカルタミド ▶▶ カソデックス(抗悪性腫瘍薬，p.109)

ビクシリン カプセル DS 注
アンピシリン

抗菌薬 広範囲ペニシリン系

細菌の細胞壁合成を阻害して増殖を抑える

主な適応, 用法・用量 細菌感染症等→内：1回0.25〜0.5g，1日4〜6回．注：1日0.5〜4g

ビクシリンS
アンピシリン・クロキサシリンナトリウム水和物

抗菌薬 広範囲ペニシリン系

細菌の細胞壁合成を阻害して増殖を抑える

主な適応、用法・用量 細菌感染症等 → 内：1回0.25〜0.5g，6時間毎．注：1日1.5〜4g

ビクタルビ
ビクテグラビルナトリウム・エムトリシタビン・テノホビル アラフェナミドフマル酸塩

抗HIV薬 インテグラーゼ阻害薬・ヌクレオシド系逆転写酵素阻害薬配合剤

宿主細胞のDNAにHIVウイルス遺伝子が取り込まれる時に必要な酵素（インテグラーゼ）を阻害してHIVウイルスの増殖を抑える

主な適応、用法・用量 HIV−1感染症 → 1日1回1錠

観察項目 Cr 注意すべき副作用 尿量，むくみ，乳酸アシドーシス（深く大きい呼吸），頭痛，皮膚変色

ビクトーザ 皮下注
リラグルチド

糖尿病治療薬 GLP-1受容体作動薬

高血糖値時に膵臓のβ細胞を刺激してインスリン分泌を促進させるホルモン（GLP-1）を注射で補充してインスリン分泌を促進させる

主な適応、用法・用量 2型糖尿病 → 1日1回0.3〜0.9mg

看護のPoint 使用開始後は30日以内に使用

ピコスルファートナトリウム(Na) ▶ ラキソベロン（便秘治療薬，p.431）

ピコプレップ 内用液
ピコスルファートナトリウム水和物・酸化マグネシウム・無水クエン酸

腸管洗浄剤

腸管内への水分移行を促進し腸内容積を増加させ腸管壁を刺激して蠕動運動を促進して排便を促す

主な適応、用法・用量 検査前の腸管内容物の排除 → 添付文書参照

観察項目 インスリン，経口血糖降下薬投与患者の投与時間に注意

ビサコジル ▶ テレミンソフト（便秘治療薬，p.256）

ビジクリア 錠

リン酸二水素ナトリウム一水和物・無水リン酸水素二ナトリウム

腸管洗浄剤

腸管内に水分貯留させ瀉下作用を示して腸管内の洗浄効果を発揮する

主な適応, 用法・用量 検査前の腸管内容物の排除 → 1回5錠を200mLの水と共に15分毎に計10回

観察項目 インスリン, 経口血糖降下薬投与患者の投与時間に注意

看護のPoint 適度に水分摂取させる

ヒシセオール ▸▸ グリセオール(利尿薬, p.131)

ピシバニール 注

溶連菌抽出物

抗悪性腫瘍薬

腫瘍細胞に対し生体防御反応を介して直接的に癌細胞の増殖を抑制する. また胸腔等に炎症を起こし癒着させ胸水等を減少させる

主な適応, 用法・用量 胃・肺癌, 癌性胸・腹水減少等 → 添付文書参照

ヒシファーゲン ▸▸ 強力ネオミノファーゲンシー(肝疾患治療薬, p.124)

ビ・シフロール 錠

プラミペキソール塩酸塩水和物

抗パーキンソン病薬 **ドパミン作動薬(DA)(非麦角系)**

脳内で不足するドパミンの受容体を刺激して, 震え・こわばり・足の不快感等のパーキンソン症状を改善する

主な適応, 用法・用量 パーキンソン病, レストレスレッグス症候群 → 1日0.125〜4.5mg

注意すべき副作用 眠気

ビジュアリン ▸▸ サンテゾーン(眼科用薬, p.166)

ピシリバクタ ▸▸ ユナシン-S(抗菌薬, p.426)

ビジンプロ 錠

ダコミチニブ水和物

抗悪性腫瘍薬 **分子標的薬(チロシンキナーゼ阻害薬/EGFR阻害薬)**

癌細胞の増殖に必要な上皮増殖因子受容体(EGFR)に結合して増殖を抑える

EGFR変異陽性肺癌 → 1日1回45mg

ビスコート
眼粘弾剤

精製ヒアルロン酸ナトリウム・コンドロイチン硫酸エステルナトリウム

眼科用薬 **眼科手術補助剤**

前房内に良く残留し良好な角膜内皮の保護効果があり眼科手術時の補助剤として使用する

主な適応, 用法・用量 眼科手術における補助 → 0.1〜0.4mL

ビスダイン
静注

ベルテポルフィン

眼科用薬 **加齢黄斑変性治療薬**

黄斑部病変の新生血管に集積しレーザー光により細胞障害の強い酸素が発生し新生血管を閉塞させ視力低下を予防する

主な適応, 用法・用量 新生血管を伴う加齢黄斑変性症 → 6mg/m^2, 投与15分後にレーザー光

配合変化 原則単独投与　注意すべき副作用 背部痛, 胸痛等の筋骨格痛
看護のPoint 翌日まで全身を日光から遮光させる. インフュージョンラインフィルターを用いて投与する

ヒスタグロビン
皮下注

ヒスタミン加人免疫グロブリン

気管支喘息治療薬 **抗アレルギー薬**

γグロブリンにヒスタミンを添加して生体に本来備わっているヒスタミン防御力を誘起されることによりアレルギー反応を抑える

主な適応, 用法・用量 気管支喘息, 鼻炎等 → 1回1瓶, 週1〜2回

ヒスタブロック ▶ セレスタミン(副腎皮質ステロイド, p.210)

ビスダーム
軟膏　クリーム

アムシノニド

副腎皮質ステロイド **外用ステロイド剤(ベリーストロング)**

塗布部のステロイド受容体に作用して血管収縮作用や白血球の遊走(活発に動き回る)やヒスタミン等の炎症物質の遊離を阻止して皮膚の炎症症状を改善する

主な適応, 用法・用量 湿疹・皮膚炎群等 → 1日1〜数回

ビスミラー ▸▸ **クロルフェニラミンマレイン酸塩**(抗アレルギー薬, p.138)

ビスルシン ▸▸ **ユナシン-S**(抗菌薬, p.426)

ヒスロン 　　　　　　　　　　　　　　　　　　　 錠
メドロキシプロゲステロン酢酸エステル

女性ホルモン剤 黄体ホルモン(プロゲストーゲン)
黄体ホルモンを補充して子宮内膜を増やし受精卵が着床しやすくする. また妊娠後は妊娠維持に作用する

主な適応, 用法・用量 月経異常, 不妊等 ▶ 1日2.5〜15mg, 分1〜3

ヒスロンH 　　　　　　　　　　　　　　　　　　錠
メドロキシプロゲステロン酢酸エステル 　　　　　　　妊婦

抗悪性腫瘍薬 黄体ホルモン
卵胞ホルモン(エストロゲン)の分泌を抑えてホルモン依存性の癌細胞の増殖を抑える

主な適応, 用法・用量 乳癌, 子宮体癌 ▶ 1回400〜1200mg, 分2〜3

ピーゼットシー 　　　　　　　　散　錠　筋注
ペルフェナジン 　　　　　　　　　　　　　　　

抗精神病薬 定型(フェノチアジン系)
脳内のドパミン・ノルアドレナリン神経等の神経伝達物質受容体を遮断して不安・緊張等の精神症状を抑える

主な適応, 用法・用量 統合失調症, 悪心・嘔吐等 ▶ 内：1日6〜48mg. 注：1回2〜5mg

配合変化 注：レボトミン, セレネース, ヒベルナ, アキネトン　**観察項目** 精神症状, 悪性症候群, 錐体外路症状, 血算, 心電図, SIADH, 血栓塞栓症
注意すべき副作用 眠気

ビソノ 　　　　　　　　　　　　　　　　　　テープ
ビソプロロール 　　　　　　　　　　　　　妊婦　

降圧薬 β遮断薬(β₁選択性ISA(−))
交感神経のβ受容体遮断作用により心臓の働きを抑えて抗不整脈と降圧作用を発揮する

主な適応, 用法・用量 高血圧症, 頻脈性心房細動 ▶ 1日1回4〜8mg

ビソプロロールフマル酸塩 ▸▸ **メインテート**(降圧薬, p.413)

ビソルボン
ブロムヘキシン塩酸塩

`細粒` `錠` `注` `吸入液`

去痰薬 **気道分泌促進薬**

気道の分泌液増加作用と喀痰溶解作用を示す．また線毛運動を亢進させて痰の排出を促進する

`主な適応, 用法・用量` 各種去痰等 → 内：1回4mg，1日3回．注：1回4〜8mg，1日1〜2回

`配合変化` 注：酸性(pH2.2〜3.2)なので配合変化に注意．吸入：アレベールやアセチルシステインNa液との配合で白濁

ビダーザ
アザシチジン

`注`
`妊婦`

抗悪性腫瘍薬 **代謝拮抗薬(その他)**

腫瘍細胞の核酸(DNA・RNA)に取り込まれ蛋白合成を阻害して増殖を抑える

`主な適応, 用法・用量` 骨髄異形成症候群 → 1日1回75mg/m^2

ビタバスタチンカルシウム(Ca) ▶▶ リバロ(脂質異常症治療薬, p.446)

ビタメジン
ビタミンB$_1$・B$_6$・B$_{12}$複合剤

`散` `カプセル` `静注`

ビタミン剤 **複合ビタミンB製剤**

ビタミンB$_1$・B$_6$・B$_{12}$欠乏(消耗性疾患，妊・産・授乳婦，神経痛，筋肉痛，関節痛，末梢神経炎等)への補給

`主な適応, 用法・用量` 含有ビタミンの補充等 → 内：1日0.75〜1g(散)，1日3〜4カプセル(25)，1日1〜2カプセル(50)．注：1日1バイアル

ビダラビン ▶▶ アラセナ-A(抗ウイルス薬, p.32)

ヒダントール ▶▶ アレビアチン(抗てんかん薬, p.40)

ヒダントールD・E・F
フェニトイン・フェノバルビタール・安息香酸ナトリウムカフェイン

`錠`

抗てんかん薬 **配合剤**

中枢神経の発作焦点(発作細胞)からのてんかん発射の広がりを阻止する．また抑制神経を増強して発作を抑制する

`主な適応, 用法・用量` 各種てんかん発作等 → 1日200〜300mg．D・E・F：1日6〜12錠，分割

ビットサン ▶▶ KM(健胃消化薬・胃腸機能改善薬, p.139)

ヒトCRH
コルチコレリン

【静注】

その他のホルモン剤　**向下垂体前葉ホルモン**

下垂体前葉のACTH産生細胞に直接作用して副腎皮質ホルモン分泌を促進して視床下部・下垂体・副腎系の障害部位を特定する

主な適応, 用法・用量 視床下部・下垂体・副腎皮質系ホルモン分泌機能検査 → 1回100μg, 早朝空腹時

ピートル
スクロオキシ水酸化鉄

【顆粒】【チュアブル錠】

補正製剤　**高リン血症治療薬**

腸管内のリンと鉄が結合して腸管からの吸収を抑え血中のリン濃度を下げる

主な適応, 用法・用量 腎不全の高リン血症の改善 → 1回250mgから開始, 1日3回(食直前)

注意すべき副作用 主な副作用は下痢. 黒色便, 口内が一時的に茶褐色に変色

ピトレシン
バソプレシン

【注】

その他のホルモン剤　**下垂体後葉ホルモン**

腎臓のバソプレシン受容体に作用して尿の再吸収を促進したり血管収縮作用による食道静脈瘤の出血を抑制する

主な適応, 用法・用量 下垂体性尿崩症, 食道静脈瘤出血等 → 1回2〜20単位

ヒドロキシジンパモ酸塩 ▶▶ アタラックス(抗不安薬, p.17)

ヒドロクロロチアジド
ヒドロクロロチアジド

【錠】

利尿薬　**サイアザイド系利尿薬**

腎臓の遠位尿細管から尿中のNa・Cl再吸収を抑えて尿量排泄を促進し血圧を下げたり浮腫を改善する

主な適応, 用法・用量 高血圧, 各種浮腫等 → 1回25〜100mg, 1日1〜2回

ヒドロコルチゾンリン酸エステルNa
▶▶ 水溶性ハイドロコートン(副腎皮質ステロイド, p.187)

ピノルビン ▶▶ テラルビシン（抗悪性腫瘍薬, p.254）

ビバンセ カプセル

リスデキサンフェタミンメシル酸塩

運転2

抗精神病薬 AD/HD治療薬

脳内の神経伝達物質（ノルアドレナリン・ドパミン）の濃度を増加させて注意欠如・多動症の症状を改善する

主な適応, 用法・用量 小児期注意欠如・多動症 → 小児：1日1回30mg，午前中服用

観察項目 精神症状，ショック，アナフィラキシー，皮膚粘膜眼症候群，心筋症，依存性，痙攣，視覚障害，心拍数，血圧，心電図，幻覚妄想状態，興奮，痙攣，自殺念慮，攻撃的行動，体重増加の抑制や成長遅延 注意すべき副作用 不眠，めまい，食欲減退，頭痛，腹痛，悪心，頻脈 看護のPoint 患者・医師登録必要 午後からの服用は避ける

ビビアント 錠

バゼドキシフェン酢酸塩

妊婦

骨・Ca代謝薬 選択的エストロゲン受容体調節薬（SERM）

骨の卵胞ホルモン受容体（エストロゲン）に結合し破骨細胞の働きを抑え閉経後の骨吸収（血液に骨が溶け出す）を抑える

主な適応, 用法・用量 閉経後骨粗鬆症 → 1日1回20mg

PPSB-HT 静注

乾燥人血液凝固第IX因子複合体

血液製剤 血液凝固第IX因子複合体

血液凝固第IX因子欠乏患者に対し血漿中の血液凝固第IX因子を補い出血傾向を抑制する

主な適応, 用法・用量 血友病の出血抑制等 → 1回200〜1200IU

配合変化 原則単独投与

ビフィスゲン ▶▶ ラックビー（腸疾患治療薬, p.433）

ピフェルトロ 錠

ドラビリン

抗HIV薬 非ヌクレオシド系逆転写酵素阻害薬

HIVウイルスが増殖に必要な逆転写酵素を阻害して増殖を抑える

主な適応, 用法・用量 HIV-1感染症 → 1日1回100mg

ビブラマイシン　錠

ドキシサイクリン塩酸塩水和物

抗菌薬　**テトラサイクリン系**

細菌の蛋白合成を阻害して増殖を抑制する

（主な適応, 用法・用量）細菌感染症等→1日100〜200mg，分1〜2

🔲 観察項目　投与期間，WBC，CRP，肝機能，血液検査（顆粒球減少，血小板減少，溶血性貧血，好酸球増多）　🔲 注意すべき副作用　悪心・嘔吐，食欲不振等，発疹，灼熱感，ショック，アナフィラキシー様症状，血便

ビプリブ　静注

ベラグルセラーゼアルファ

その他の内分泌・代謝系用薬　**ライソゾーム病治療薬**

神経や臓器・骨などに蓄積して肝臓や脾臓の腫れや貧血等を起こすグルコセレブロシドを分解する酵素を補充して症状を改善する

（主な適応, 用法・用量）ゴーシェ病の諸症状の改善→1回60単位/kg

🔲 配合変化　原則単独投与

ビプレッソ　徐放錠

クエチアピンフマル酸塩
運転2

抗精神病薬　**非定型（MARTA）**

脳内の多数の神経伝達物質受容体（ドパミン・セロトニン等）に作用して双極性障害のうつ症状を改善する

（主な適応, 用法・用量）双極性障害のうつ症状の改善→1回50〜300mg寝る前

🔲 看護のPoint　粉砕不可

ビベスピ　エアロスフィア

グリコピロニウム臭化物・ホルモテロールフマル酸塩水和物

気管支拡張薬　**抗コリン薬・β刺激薬配合剤**

副交感神経抑制作用（抗コリン作用）と交感神経刺激作用（β刺激作用）の協力作用により気管支を広げて呼吸を楽にする

（主な適応, 用法・用量）慢性閉塞性肺疾患等→1回2吸入，1日2回

🔲 観察項目　K（↓），心拍数　🔲 注意すべき副作用　過度の使用で不整脈，心停止等

ピペラシリンナトリウム(Na) ▸▸ ペントシリン(抗菌薬, p.383)

ピペリジノアセチルアミノ安息香酸エチル ▸▸ スルカイン(麻酔薬, p.197)

ビペリデン塩酸塩 ▸▸ アキネトン（抗パーキンソン病薬, p.6）

ヒベルナ ▸▸ ピレチア（抗アレルギー薬, p.326）

ヒポカ
バルニジピン塩酸塩

`徐放カプセル`

`妊婦` `運転`

降圧薬 Ca拮抗薬（ジヒドロピリジン系）

血管平滑筋を収縮させるCaイオンの働きを抑え末梢血管や冠血管を広げて血圧を下げたり心臓の負担を軽減する

`主な適応, 用法・用量` 高血圧, 腎性高血圧等 → 1日1回5〜15mg

`!` `注意すべき副作用` 低血圧, 頭痛・動悸・ほてり, 歯肉肥厚

ヒポクライン
ゴナドレリン酢酸塩

`注`

その他のホルモン剤 向下垂体前葉ホルモン

下垂体前葉を刺激して性ホルモンの産生・分泌を促し性腺機能の低下を改善する

`主な適応, 用法・用量` 成長ホルモン分泌不全性低身長等 → 1回10〜20µg

ビホナゾール ▸▸ マイコスポール（抗真菌薬, p.394）

ピーマーゲン ▸▸ KM（健胃消化薬・胃腸機能改善薬, p.139）

ヒマシ油
ヒマシ油（加香ヒマシ油）

`内用液`

便秘治療薬 腸刺激性下剤

小腸内でリシノール酸に分解され小腸を刺激して瀉下作用を現す

`主な適応, 用法・用量` 便秘症, 食中毒時等の内容物排除 → 1回15〜30mL

ビーマス
ジオクチルソジウムスルホサクシネート・カサンスラノール

便秘治療薬 浸潤性下剤

大腸を刺激して蠕動運動促進と界面活性剤の作用により便へ水分を浸透させ排便を促す

`主な適応, 用法・用量` 便秘症, 検査時の内容物排除 → 1回5〜6錠, 眠前又は1回6錠を1日2〜3回

`!` `注意すべき副作用` 黄〜赤色尿

ビマトプロスト ▸▸ ルミガン（眼科用薬, p.459）

ピマリシン
ピマリシン

眼軟膏 **点眼**

眼科用薬 **抗真菌薬**

眼内の真菌細胞の膜透過性を障害することにより増殖を抑える

主な適応, 用法・用量 角膜真菌症 ➡ 点：1日6〜8回, 用時振とう. 軟：1日4〜5回

ビミジム
エロスルファーゼアルファ

静注

その他の内分泌・代謝系用薬 **ライソゾーム病治療薬**

ムコ多糖症の細胞中に蓄積するムコ多糖の一種であるグリコサミノグリカンの分解を亢進して蓄積を抑えて症状を改善する

主な適応, 用法・用量 ムコ多糖症4A型 ➡ 週1回2mg/kg

配合変化 生食で希釈, 他剤と混合回避 **看護のPoint** 激しく振とうしない

ビムパット
ラコサミド

錠 **DS** **静注**

抗てんかん薬 **機能性アミノ酸（Naチャネル）**

脳内の神経細胞Naチャネルの緩徐な不活性化を促進し過剰な興奮状態にある神経膜を安定化させ, てんかん発作を抑える

主な適応, 用法・用量 てんかん部分発作 ➡ 1日100〜200mg, 分2

配合変化 生食・ブドウ糖・リンゲル液で希釈 **観察項目** PR間隔の延長（房室ブロック, 徐脈, 失神等） **注意すべき副作用** 浮動性めまい（高用量で発現しやすい）

ビムロ ▸▸ アローゼン（便秘治療薬, p.42）

ピメノール
ピルメノール塩酸塩水和物

カプセル

不整脈治療薬 **Naチャネル遮断薬（Ia群）**

心筋の電気信号（活動電位：Na）を抑制し, 不応期を延長して各種不整脈の発生を抑制する

主な適応, 用法・用量 頻脈性不整脈 ➡ 1回100mg, 1日2回

観察項目 心電図, 脈拍, 血圧, 尿量, 心胸郭比, 抗コリン作用（口渇, 便秘, 尿閉等）

ピモベンダン
ピモベンダン

`錠`

心不全治療薬 その他（強心薬）

心筋のCaイオン感受性増強作用とホスホジエステラーゼ3の活性を抑制して心筋収縮を増強したり血管拡張作用により心不全を改善する

主な適応、用法・用量 頻脈性不整脈 → 1回2.5mg，1日2回

観察項目 心電図

ヒューマトロープ ▸▸ ジェノトロピン（その他のホルモン剤，p.169）

ヒュミラ
アダリムマブ

`皮下注`

抗リウマチ薬 bDMARD（生物学的製剤）

炎症や痛みに関係する炎症物質（TNFα）が体内で異常に増えるのを抑えて炎症や痛みを改善する

主な適応、用法・用量 突発性関節炎，関節リウマチ等 → 1日40〜160mg

配合変化 原則単独投与　　注意すべき副作用 発熱，咳，呼吸困難

ヒュンタラーゼ
イデュルスルファーゼベータ

`注`

その他の内分泌・代謝系用薬 ライソゾーム病治療薬

脳室内投与で脳・脊髄中に分布し蓄積したグリコサミノグリカン（GAG）を分解して症状を改善する

主な適応、用法・用量 ムコ多糖症2型 → 1回30mg，4週に1回

看護のPoint 激しく振とうしない

ビラノア
ビラスチン

`錠`

抗アレルギー薬 抗ヒスタミン薬（第二世代）

肥満細胞からの化学伝達物質（ヒスタミン等）の遊離抑制とヒスタミンがH₁受容体に結合するのを阻害してアレルギー症状を抑える

主な適応、用法・用量 鼻炎，蕁麻疹，皮膚炎等 → 1日1回20mg空腹時

観察項目 ショック，アナフィラキシー

ビラフトビ

カプセル

エンコラフェニブ

抗悪性腫瘍薬 分子標的薬（セリン・スレオニンキナーゼ阻害薬/BRAF阻害薬）

癌細胞の増殖に必要なBRAF蛋白質の働きを阻害して，癌細胞の増殖を抑える

主な適応，用法・用量 BRAF変異の悪性黒色腫等 → 1日1回300〜450mg

注意すべき副作用 眼障害，CPK上昇，肝機能障害，QT延長

看護のPoint メクトビと併用

ピラマイド

原末

ピラジナミド

抗結核薬

作用機序は不明，結核菌の増殖を抑える

主な適応，用法・用量 各種結核症 → 1日1.5〜2g，分1〜3

看護のPoint 他剤と併用

ビラミューン

錠

ネビラピン

抗HIV薬 非ヌクレオシド系逆転写酵素阻害薬

ヒト免疫不全ウイルス（HIV）の逆転写酵素活性を阻害して増殖を抑える

主な適応，用法・用量 HIV-1感染症 → 1回200〜400mg，1日1〜2回

観察項目 検査値，皮膚症状，精神神経症状，体温，消化器症状，過敏症状，WBC

ビリアード

錠

テノホビル ジソプロキシルフマル酸塩

抗HIV薬 ヌクレオシド系逆転写酵素阻害薬

ヒト免疫不全ウイルス（HIV）の逆転写酵素活性を阻害して増殖を抑える

主な適応，用法・用量 HIV-1感染症 → 1日1回300mg．食事に関係なく服用

観察項目 Cr，アミラーゼ・TG，CK，意識状態，骨粗鬆症

ピリヴィジェン

静注

pH4処理酸性人免疫グロブリン

血液製剤 ヒト免疫グロブリン

ハ

本剤投与により免疫機能を高めて抗細菌・抗ウイルス作用等により筋力・運動機能悪化の進行を抑える

主な適応, 用法・用量 慢性炎症性脱髄性多発根神経炎 → 1日200〜1000mg/kg

配合変化 原則単独投与　**観察項目** ショック, アナフィラキシー

ビーリンサイト
ブリナツモマブ

抗悪性腫瘍薬 **分子標的薬(CD19/CD3二重特異性T細胞誘導モノクローナル抗体)**

免疫細胞(T細胞)が白血病細胞(癌性B細胞)と結合させて他の白血病細胞に障害を与えて増殖を抑える

主な適応, 用法・用量 B細胞性急性リンパ性白血病 → 45kg以上1日9〜28µg.　45kg未満1日5〜15µg/m²

観察項目 サイトカイン放出症候群(発熱, 無力症, 悪心等), 神経学的事象(痙攣発作, 意識障害等)　**看護のPoint** 全ての患者にデキサメタゾンの投与を行う

ビルシカイニド塩酸塩　▶▶ サンリズム(不整脈治療薬, p.167)

ビルテプソ
ビルトラルセン

静注

デュシェンヌ型筋ジストロフィー治療薬

筋ジストロフィーの原因遺伝子であるジストロフィン遺伝子に作用して正常な機能を持った蛋白質に復活させる

主な適応, 用法・用量 ジストロフィン遺伝子欠失のデュシェンヌ型筋ジストロフィー → 週1回80mg/kg

ヒルドイド
ヘパリン類似物質

軟膏　クリーム　ゲル　ローション　フォーム

皮膚科用薬 **血行促進薬**

皮膚や末梢血管等で血液凝固抑制・血流増加・角質水分保持増加作用等により持続的な保湿・血行促進作用を示す

主な適応, 用法・用量 保湿, 血行障害の炎症・疼痛等 → 1日1〜数回

ヒルトニン
プロチレリン酒石酸塩水和物

注

その他のホルモン剤 **向下垂体前葉ホルモン**

脳下垂体前葉での甲状腺刺激ホルモン(TSH)やプロラクチン分泌能の診断薬として用いる．また脳エネルギー代謝改善作用により意識障害等に用いる

主な適応,用法・用量 TSH分泌検査等 → 1日1回0.5〜2mg

ビルトリシド
プラジカンテル

錠

運転3

抗蠕虫薬

虫体に筋収縮作用を示し麻痺させたり膜構造を破壊して死滅させる

主な適応,用法・用量 吸虫の駆除 → 1回20mg/kg, 1日1〜2回

ヒルナミン
レボメプロマジンマレイン酸塩

散 細粒 錠 筋注

運転2

抗精神病薬 **定型(フェノチアジン系)**

脳内の精神安定に関わるセロトニン・ノルアドレナリン・ドパミン受容体を遮断して不安・緊張等の精神症状を抑える

主な適応,用法・用量 統合失調症, 躁うつ病の不安緊張 → 内:1日25〜200mg. 注:1回25mg

配合変化 注:ビペリデン, シオゾール, 水溶性プレドニン, ピドキサール, リンデロン, pH5.22以上で白濁の可能性 **観察項目** 精神症状, 錐体外路症状, 血算, 心電図 **注意すべき副作用** 眠気

ピルフェニドン ▶▶ ピレスパ(呼吸障害治療薬, p.325)

ビレーズトリ
ブデソニド・グリコピロニウム臭化物・ホルモテロールフマル酸塩水和物

エアロス

気管支拡張薬 **吸入ステロイド・抗コリン薬・β刺激薬配合剤**

長時間気管支を広げる(β刺激・抗コリン作用)薬2種類と炎症を抑える(ステロイド作用)薬により呼吸を楽にする

主な適応,用法・用量 慢性閉塞性肺疾患(COPD)の緩解等 → 1回2吸入, 1日2回

観察項目 アナフィラキシーの可能性.K(↓), 心拍数 **注意すべき副作用** 過度の使用で不整脈, 心停止等

ピレスパ
ピルフェニドン

錠

運転2

呼吸障害治療薬 **特発性肺線維症治療薬**

肺線維化に関与する増殖因子(TGF等)を抑制することにより肺の線維化を抑制し肺機能の悪化を抑える

`主な適応,用法・用量` 突発性肺線維症 → 1回200〜600mg, 1日3回

`観察項目` 肝機能(AST・ALT・γ-GTP) `注意すべき副作用` 食欲不振, 胃不快感, 眠気, めまい, 発疹 `看護のPoint` 光線過敏防止が必要

ピレチア

`細粒` `錠`

プロメタジン塩酸塩

`抗アレルギー薬` **抗ヒスタミン薬(第一世代)**

ヒスタミンがH$_1$受容体に結合するのを阻害してアレルギー症状を抑える. また中枢神経系抑制作用やパーキンソン病の症状を抑える作用をもつ

`主な適応,用法・用量` パーキンソニズム, 皮膚炎, 感冒等 → 1日5〜200mg, 分割

`観察項目` 発疹, 血圧, 血算, 肝機能, CPK `注意すべき副作用` 発疹, 低血圧, 眠気, 口渇

ピレチノール

`末`

アセトアミノフェン

`解熱・鎮痛薬` `抗炎症薬` **アニリン系**

視床下部の体温調節中枢に作用して熱放散を増大させる. また視床と大脳皮質の痛覚閾値を上昇させて痛みを抑える

`主な適応,用法・用量` 各種解熱・鎮痛・消炎等 → 1日900〜1500mg

`観察項目` 血圧, 腎機能(BUN・Cr), 血算, 電解質, 肝機能(AST・ALT, γ-GTP) `注意すべき副作用` 過敏症, 消化管障害, 皮膚上に小さなブツブツ(小膿疱), 息切れ, 発熱, 全身のむくみ

ピレノキシン ▶▶ カタリン(眼科用薬, p.109)

ピレンゼピン塩酸塩

`錠`

ピレンゼピン塩酸塩水和物

`酸関連疾患治療薬` **胃炎・胃潰瘍治療薬(抗ガストリン)**

副交感神経の神経終末を抑制して胃液分泌を抑える. また胃壁を防御する粘液を増やす

`主な適応,用法・用量` 胃・十二指腸潰瘍, 急・慢性胃炎 → 1回25mg, 1日3〜4回

`観察項目` 抗コリン作用(口渇, 便秘, 尿閉等) `注意すべき副作用` 眼の調節障害

ピロキシカム ▶▶ バキソ(解熱・鎮痛薬 抗炎症薬, p.296)

ヒロポン
メタンフェタミン塩酸塩

抗精神病薬　**ナルコレプシー治療薬**

間接型アドレナリン受容体刺激薬で強い中枢興奮作用があり覚醒を促進する．また強い精神依存・耐性がある

主な適応, 用法・用量 昏睡，覚醒促進等 → 1日10〜15mg

看護のPoint 覚せい剤．処方は許可医師のみ

ヒーロン ▶▶ **オペガン**(眼科用薬, p.100)

ビンダケル
タファミジスメグルミン

TTR型アミロイドーシス治療薬

アミロイドが末梢神経や自律神経に沈着して機能障害を引き起こすが，このアミロイドの形成や組織内沈着を抑制する

主な適応, 用法・用量 アミロイドポリニューロパチーの神経障害の抑制 → 1日1回20〜80mg

ビンドロール ▶▶ **カルビスケン**(降圧薬, p.118)

ビンマック
タファミジス

TTR型アミロイドーシス治療薬

アミロイドが末梢神経や心筋に沈着して機能障害を引き起こすが，このアミロイドの形成や組織内沈着を抑制する

主な適応, 用法・用量 トランスサイレチン型心アミロイドーシス → 1日1回61mg

ファイバ
乾燥人血液凝固因子抗体迂回活性複合体

血液製剤　**血液凝固因子抗体迂回活性複合体**

血液凝固第VIII・IX因子に対して阻害物質ができた患者に対し複数の血液凝固因子を補い止血する

主な適応, 用法・用量 血友病の出血抑制等 → 1日50〜100単位/kg

配合変化 原則単独投与

5-FU

軟膏 注

フルオロウラシル

抗悪性腫瘍薬 **代謝拮抗薬（ピリミジン代謝拮抗薬）**

癌細胞のDNAやRNA合成を阻害して増殖を抑える

主な適応, 用法・用量 消化器癌を含む各種癌等 → 軟：1日1〜2回．注：添付文書参照

ファスジル塩酸塩 ▶ エリル（クモ膜下出血治療薬, p.84）

ファスティック

錠

ナテグリニド

妊婦 運転3

糖尿病治療薬 **速効型インスリン分泌促進薬（グリニド薬）**

膵臓のβ細胞上のスルホニルウレア受容体に結合することによりインスリンの分泌を促進して早期に血糖を下げる

主な適応, 用法・用量 2型糖尿病 → 1回90mg，1日3回食直前（10分以内）
観察項目 動悸，血糖，血算，肝機能　**注意すべき副作用** 低血糖

ファーストシン

静注

セフォゾプラン塩酸塩

抗菌薬 **セフェム系（第四世代・注射剤）**

細菌の細胞壁合成を阻害して増殖を抑える

主な適応, 用法・用量 細菌感染症等 → 1日1〜2g，分2
注意すべき副作用 赤色〜濃青色尿

ファセンラ

皮下注

ベンラリズマブ

気管支喘息治療薬 **ヒト化抗ヒトIL-5モノクローナル抗体**

喘息症状を悪化させる好酸球に直接結合し，細胞死に誘導して喘息症状を抑える

主な適応, 用法・用量 難治性気管支喘息 → 1回30mg

ファブラザイム

静注

アガルシダーゼベータ

その他の内分泌・代謝系用薬 **ライソゾーム病治療薬**

ファブリー病の内皮細胞および実質細胞中に蓄積する糖脂質（グロボトリアオシルセラミド）を分解する酵素を補充して症状を抑える

主な適応, 用法・用量 ファブリー病 → 1回1mg/kg，隔週

✍ **配合変化** 生食で希釈，他剤と混合回避

ファボワール21 ▸▸ マーベロン21（経口避妊薬, p.398）

ファボワール28 ▸▸ マーベロン28（経口避妊薬, p.398）

ファムシクロビル ▸▸ ファムビル（抗ウイルス薬, p.329）

ファムビル 錠

ファムシクロビル

抗ウイルス薬 **抗ヘルペス薬**

ヘルペス・水痘ウイルスのDNA合成を阻害して増殖を抑える

主な適応, 用法・用量 単純疱疹，帯状疱疹 → 1回750〜1000mg，1日2〜3回

観察項目 精神神経症状，皮膚，呼吸，血小板，Cr，アミラーゼ，肝機能，Bil

注意すべき副作用 精神神経症状

ファモター ▸▸ バファリン（抗血栓薬, p.302）

ファモチジン ▸▸ ガスター（酸関連疾患治療薬, p.108）

ファリーダック カプセル

パノビノスタット乳酸塩

抗悪性腫瘍薬 **分子標的薬（HDAC阻害薬）**

癌細胞が増殖に必要な酵素（ヒストン脱アセチル化酵素）を阻害して癌細胞の増殖を抑える

主な適応, 用法・用量 多発性骨髄腫 → 1日1回20mg，週3回

ファロム 錠 DS

ファロペネムナトリウム水和物

抗菌薬 **ペネム系**

細菌の細胞壁合成阻害作用により増殖を抑える

主な適応, 用法・用量 細菌感染症等 → 1回150〜300mg，1日3回

観察項目 CRP，WBC，白血球分画，肝機能，投与期間

注意すべき副作用 不快感，口内異常感，喘鳴，呼吸困難，めまい，便意，耳鳴，発汗，全身潮紅，血管浮腫，血圧低下，ショック，下痢，軟便，腹痛，発疹等

ファンガード
ミカファンギンナトリウム

点滴

抗真菌薬 **深在性抗真菌薬(キャンディン系)**

真菌の細胞壁(D-グルカン)の合成を阻害して増殖を抑える

主な適応,用法・用量 真菌感染症等 → 1日1回50〜150mg

配合変化 溶解は注射水は使用しない.塩基性溶液と配合注意

看護のPoint 激しく振とうしない

ファンギゾン
アムホテリシンB

シロップ 注 毒(注)

抗真菌薬 **深在性抗真菌薬(ポリエン系)**

真菌の細胞膜と結合し細胞透過性を亢進して障害を起こし増殖を抑える

主な適応,用法・用量 深在性真菌感染症,カンジダ等 → 内:1回50〜100mg,1日2〜4回.注:添付文書参照

配合変化 電解質液は混合禁忌 **観察項目** Cr, BUN, K, Mg

フィコンパ
ペランパネル水和物

錠

抗てんかん薬 **AMPA受容体拮抗薬(グルタミン酸受容体)**

脳内の抑制神経伝達物質(GABA)を補強する.また興奮神経伝達物質(グルタミン酸)を抑制してんかん発作を抑える

主な適応,用法・用量 てんかん部分発作等 → 1日1回2〜8mg

注意すべき副作用 浮動性めまい,運動失調,平衡障害等による転倒

フィナステリド ►► **プロペシア**(皮膚科用薬,p.361)

フィニバックス
ドリペネム水和物

静注

抗菌薬 **カルバペネム系(注射剤)**

細菌の細胞壁合成を阻害して増殖を抑える

主な適応,用法・用量 細菌感染症等(緑膿菌に強い) → 1回0.25g,1日2〜3回

配合変化 L-システイン及びL-シスチンを含むアミノ酸製剤との配合により著しく力価が低下する **観察項目** 頭痛,悪心,下痢,発疹,静脈炎,痙攣

ブイフェンド
ボリコナゾール

 錠 DS 静注
 妊婦 重

抗真菌薬 **深在性抗真菌薬（トリアゾール系）**

真菌の細胞膜（エルゴステロール）の合成を阻害して増殖を抑える

主な適応, 用法・用量 重症・難治性の真菌感染症→内：1回150〜300mg, 1日2回.
注：1回3〜6mg/kg

看護のPoint 内服は食間

フィブラスト
トラフェルミン

スプレー

皮膚科用薬 **褥瘡・皮膚潰瘍治療薬**

皮膚形成に必要な線維芽細胞の成長因子に作用することと血管新生促進作用により肉芽形成を促進する

主な適応, 用法・用量 褥瘡, 皮膚潰瘍→1日1回5噴霧

看護のPoint 噴霧

フィブリノゲンHT
乾燥人フィブリノゲン

静注

血液製剤 **フィブリノゲン**

先天性低フィブリノゲン血症の出血に対してフィブリノゲンを補充して出血を抑制する

主な適応, 用法・用量 低フェブリン血漿の出血→1回3g

配合変化 原則単独投与　観察項目 チアノーゼ, 心悸亢進

フィブロガミンP
ヒト血漿由来乾燥血液凝固第XIII因子

静注

血液製剤 **血液凝固第XIII因子**

血液中に欠乏している血液を固める蛋白質（血液凝固第XIII因子）を補うことにより止血する

主な適応, 用法・用量 血友病の出血抑制等→1日4〜24mL

配合変化 原則単独投与

フィラジル
イカチバント酢酸塩

皮下注

皮膚科用薬 **遺伝性血管性浮腫治療薬**

炎症物質であるブラジキニンによって血管性浮腫が引き起こされるが，この働きを抑えて浮腫症状を抑える

`主な適応，用法・用量` 遺伝性血管性浮腫発作の抑制 → 1回30mg

フィルグラスチムBS ➡ **グラン**（造血薬, p.129）

フィルデシン `注`
ビンデシン硫酸塩

`抗悪性腫瘍薬` 微小管阻害薬（ビンカ・アルカロイド）

細胞分裂に必要な細胞内の微小管の働きを抑えて，癌細胞の増殖を抑える

`主な適応，用法・用量` 白血病，リンパ腫，肺癌，食道癌 → 1回3〜4.5mg
`注意すべき副作用` 骨髄抑制

フェアストン `錠` `妊婦`
トレミフェンクエン酸塩

`抗悪性腫瘍薬` 抗エストロゲン剤

乳癌はエストラジオールと結合して増殖するが，この癌細胞のエストラジオール受容体への結合を阻害して乳癌の増殖を抑える

`主な適応，用法・用量` 閉経後乳癌 → 1日1回40mg

フェインジェクト `静注`
カルボキシマルトース第二鉄

`造血薬` 鉄剤（注射）

体内で鉄に分解されトランスフェリンと結合し，骨髄で赤芽球に取り込まれヘモグロビンの合成に利用される

`主な適応，用法・用量` 鉄欠乏性貧血 → 週1回500mg
`配合変化` 希釈は生食のみ

フェキソフェナジン塩酸塩 ➡ **アレグラ**（抗アレルギー薬, p.39）

フェジン `静注`
含糖酸化鉄

`造血薬` 鉄剤（注射）

細網内皮系に取り入れられ徐々に解離してトランスフェリンとなり骨髄に運ばれヘモグロビンの合成に利用される

`主な適応，用法・用量` 鉄欠乏性貧血 → 1日40〜120mg

🔀 配合変化　希釈はブドウ糖を使用

フェソロデックス
フルベストラント：

筋注　妊婦

抗悪性腫瘍薬　**抗エストロゲン剤**

乳癌細胞のエストロゲン受容体(ER)の分解を促進してエストロゲンの働きを抑え癌細胞の増殖を抑える

主な適応, 用法・用量 乳癌 → 左右臀部各250mg

フェナゾール ▸▸ コンベック(皮膚科用薬, p.153)

フェノテロール臭化水素酸塩 ▸▸ ベロテック(気管支拡張薬, p.381)

フェノバール
フェノバルビタール

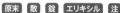

抗てんかん薬　**バルビツール酸系（GABA受容体）**

脳内のバルビツール結合部位に結合し抑制神経伝達物質(GABA)を増強して過剰な興奮を鎮めてんかん発作等を抑える

主な適応, 用法・用量 各種てんかん発作, 不眠症 → 内：1日30～200mg, 1日1～4回. 注：1回50～200mg, 1日1～2回

🔀 **配合変化** 注：他の注射剤と混合しない, pH8.31以下で結晶析出の可能性

📷 **観察項目** 血算, 肝機能, 腎機能, 依存, 離脱症状, 呼吸状態

⚠ **注意すべき副作用** 眠気, 皮膚症状, 依存, 離脱症状

フェノバルビタール ▸▸ フェノバール(抗てんかん薬, p.333)

フェノフィブラート ▸▸ リピディル(脂質異常症治療薬, p.446)

フェブリク
フェブキソスタット

錠

高尿酸血症・痛風治療薬　**尿酸降下薬（尿酸生成抑制）**

主に肝臓で作られる尿酸を合成する時に必要な酵素(キサンチンオキシダーゼ)の働きを抑えて尿酸の合成を阻害する

主な適応, 用法・用量 痛風, 高尿酸血症等 → 1日1回10～40mg

📷 **観察項目** 肝機能　⚠ **注意すべき副作用** 発疹

フェマーラ

錠

レトロゾール

妊婦 運転3

抗悪性腫瘍薬 **アロマターゼ阻害薬**

男性ホルモン（アンドロゲン）から女性ホルモン（エストロゲン）に変換する酵素（アロマターゼ）を阻害して乳癌の増殖を抑える

主な適応, 用法・用量 閉経後乳癌 → 1日1回2.5mg

注意すべき副作用 骨密度低下（骨粗鬆症，骨折），心血管系副作用に注意

フェルターゼ

カプセル

消化酵素複合剤

健胃消化薬・胃腸機能改善薬 **消化酵素薬（配合剤）**

胃腸内でデンプン・蛋白質・脂肪等の消化を助ける

主な適応, 用法・用量 消化異常症状の改善 → 1回1カプセル，1日3回

フェルデン ▸▸ バキソ（解熱・鎮痛薬 抗炎症薬，p.296）

フェルビナク ▸▸ ナパゲルン（解熱・鎮痛薬 抗炎症薬，p.273）

フェルム

徐放カプセル

フマル酸第一鉄

造血薬 **鉄剤（経口）**

鉄は血漿トランスフェリンによって骨髄やその他の臓器へ運ばれヘモグロビンの成分として利用され貧血症状を改善する

主な適応, 用法・用量 鉄欠乏性貧血 → 1日1回1カプセル

注意すべき副作用 便が黒色になる可能性

フェロ・グラデュメット

徐放錠

硫酸鉄水和物

造血薬 **鉄剤（経口）**

鉄は血漿トランスフェリンによって骨髄やその他の臓器へ運ばれヘモグロビンの成分として利用され貧血症状を改善する

主な適応, 用法・用量 鉄欠乏性貧血 → 1日1～2錠，分1～2

注意すべき副作用 便が黒色になる可能性

フェロジピン ▸▸ スプレンジール（降圧薬，p.196）

フェロベリン `錠`

ベルベリン塩化物水和物・ゲンノショウコエキス

腸疾患治療薬 **止瀉薬（殺菌作用）**

腸内のぜん動運動抑制・細菌増殖抑制・腐敗発酵抑制・収斂作用等の複合作用で下痢を止める

`主な適応、用法・用量` 下痢症 → 1回2錠, 1日3回

フェロミア `顆粒` `錠`

クエン酸第一鉄ナトリウム

造血薬 **鉄剤（経口）**

鉄は血漿トランスフェリンによって骨髄やその他の臓器へ運ばれヘモグロビンの成分として利用され貧血症状を改善する

`主な適応、用法・用量` 鉄欠乏性貧血 → 1日100～200mg, 分1～2
`注意すべき副作用` 便が黒色になる可能性

フエロン `注`

インターフェロンベータ

肝疾患治療薬 **天然型インターフェロン製剤**

肝炎ウイルスの核酸合成（DNA）を阻害して増殖抑える．また活性化した免疫細胞を腫瘍細胞と結合させ増殖を抑える

`主な適応、用法・用量` B・C型肝炎, 悪性黒色腫等 → 1日40～600万IU
`観察項目` 蛋白尿 `看護のPoint` 小柴胡湯との配合禁忌．自殺企図の恐れ

フェンタニル `注`

フェンタニル `麻` `向2`

オピオイド **合成オピオイド**

中枢神経系の痛覚中枢（オピオイド受容体）に作用して痛み等を強力に抑える

`主な適応、用法・用量` 全麻・局麻の鎮痛等 → 添付文書参照
`観察項目` 鎮痛効果, 呼吸回数 `注意すべき副作用` 呼吸抑制, 悪心, 嘔吐, 傾眠

フェンタニルクエン酸塩1日用 ►► ワンデュロ（オピオイド, p.485）

フェンタニル1日用 ►► ワンデュロ（オピオイド, p.485）

フェンタニル3日用 ►► デュロテップMT（オピオイド, p.253）

ハ

フェントス

フェンタニル

テープ
麻 運転2

オピオイド **合成オピオイド**

経皮より吸収し中枢神経の痛覚中枢(オピオイド受容体)に作用して痛みを強力に抑える

主な適応,用法・用量 各種癌・慢性疼痛の鎮痛等 → 1日1回0.5〜6mg

注意すべき副作用 呼吸抑制,悪心,嘔吐,傾眠

フェンラーゼ ▶▶ タフマックE(健胃消化薬・胃腸機能改善薬, p.229)

フオイパン

錠

カモスタットメシル酸塩

膵臓疾患治療薬 **蛋白分解酵素阻害薬**

膵臓の蛋白分解酵素の働きを抑えて膵炎を抑える.また消化液(トリプシン等)の働きを抑えて術後の逆流性食道炎を改善する

主な適応,用法・用量 膵炎,術後逆流性食道炎 → 1日300〜600mg,分3

観察項目 肝機能,K

フォサマック

錠

アレンドロン酸ナトリウム水和物

骨・Ca代謝薬 **ビスホスホネート製剤**

骨を壊す破骨細胞の活性化を抑制することにより骨吸収(骨が血液中に溶け出す)を抑え骨密度を増やす

主な適応,用法・用量 骨粗鬆症 → 5mg錠は1日1回.35mg錠は4週1回

注意すべき副作用 顎骨壊死・顎骨骨髄炎は,癌患者(特に骨転移患者)や抜歯等,歯科治療を受けた患者のリスクが高い

フォシーガ

錠

運転3

ダパグリフロジンプロピレングリコール水和物

糖尿病治療薬 **選択的SGLT2阻害薬**

腎臓で尿中の糖を再吸収する酵素(SGLT2)の働きを抑えて過剰な糖を尿中に排泄して高血糖を抑える

主な適応,用法・用量 2型糖尿病,1型糖尿病(インスリン治療で効果不十分な場合) → 1日1回5〜10mg

観察項目 血糖,皮膚症状,多尿,口渇,脱水 **注意すべき副作用** 低血糖,水分補給

フォスブロック
セベラマー塩酸塩

錠

補正製剤 **高リン血症治療薬**

消化管内のリンと結合してリンの吸収を抑え，血中のリン濃度を下げる

主な適応, 用法・用量 腎不全の高リン血症の改善 → 1回1〜2g，1日3回食直前

フォリルモンP ▸ uFSH(その他のホルモン剤, p.425)

フォルテオ
テリパラチド

皮下注

妊婦 運転3

骨・Ca代謝薬 **副甲状腺ホルモン(PTH(1-34))製剤**

骨を作る細胞(骨芽細胞)の働きを高めて，骨量を増やして骨折の危険性を減らす

主な適応, 用法・用量 骨折の危険性の高い骨粗鬆症 → 1日1回20μg皮下

観察項目 Ca **注意すべき副作用** 便秘，悪心，嘔吐等

複合アレビアチン
フェニトイン・フェノバルビタール

錠

運転2

抗てんかん薬 **配合剤**

中枢神経の発作焦点(発作細胞)からの，てんかん発射の広がりを阻止する．また抑制神経を増強して発作を抑制する

主な適応, 用法・用量 てんかん発作等 → 1日1〜4錠，分割

ブコラム
ミダゾラム

口腔液

運転2

抗てんかん薬 **ベンゾジアゼピン系(GABA受容体)**

大脳のベンゾジアゼピン受容体に作用して抑制神経伝達物質(GABA)の作用を強めてんかん発作等を抑える

主な適応, 用法・用量 てんかん重積状態 → 添付文書参照

フサン
ナファモスタットメシル酸塩

注

膵臓疾患治療薬 **蛋白分解酵素阻害薬**

膵臓の蛋白分解酵素の働きを抑制して膵炎を抑える．また血管内での血小板凝集等を抑制し血液が固まるのを抑える

主な適応, 用法・用量 膵炎，血管内凝固症(DIC)等 → 添付文書参照

配合変化 ブドウ糖・注射用水で溶解

ハ

フシジンレオ 〔軟膏〕

フシジン酸ナトリウム

抗菌薬 その他の抗菌薬（外用剤）

ブドウ球菌等の成長に必要な蛋白質の合成を阻害する

（主な適応，用法・用量）皮膚感染症，外傷，熱傷等（ブドウ球菌に強い抗菌力）→1日数回

📷 観察項目 投与期間 ⚠ 注意すべき副作用 発疹，疼痛，刺激感

ブシラミン ► リマチル（抗リウマチ薬，p.449）

フスコデ 〔錠〕〔シロップ〕

鎮咳配合剤

鎮咳薬 鎮咳去痰薬（配合剤）

延髄の咳中枢に作用して鎮咳作用を示す．また交感神経刺激により気管支を広げる

（主な適応，用法・用量）感冒・上気道炎等の咳嗽等→ 錠：1日9錠，分3．シ：1日10mL，分3

⚠ 注意すべき副作用 眠気・めまい，反復使用による薬物依存

ブスコパン 〔錠〕〔注〕

ブチルスコポラミン臭化物

鎮痙薬 四級アンモニウム塩合成抗コリン薬

副交感神経に作用して腹部中空臓器（消化管・泌尿器・女性生殖器）の壁内神経に作用して過度な筋肉の痙攣を抑制する

（主な適応，用法・用量）消化管等の痙攣抑制等→ 錠・注：1回10～20mg

📷 観察項目 抗コリン作用（口渇，便秘，尿閉等）⚠ 注意すべき副作用 眼の調節障害，口渇，便秘，動悸，鼓腸，発疹，排尿障害，体温調節障害等

フスコブロン ► フスコデ（鎮咳薬，p.338）

フスタゾール 〔散〕〔錠〕

クロペラスチン

鎮咳薬 中枢性鎮咳薬（非麻薬性）

延髄の咳中枢に直接作用して咳を鎮める

（主な適応，用法・用量）感冒・気管支炎等の咳嗽等→1日30～60mg，分3

フストジル
グアイフェネシン

注

鎮咳薬・去痰薬 **中枢性鎮咳薬(非麻薬性)**

中枢神経系を抑制し気管支筋を弛緩させて咳を鎮める. また気道内粘液の分泌増加により去痰作用を現す

主な適応, 用法・用量 感冒等の咳嗽・喀痰喀出困難等 ➡ 1回50mg, 1日1～2回

ブスルフェクス
ブスルファン

静注

抗悪性腫瘍薬 **アルキル化薬(ナイトロジェンマスタード類)**

移植前処置として本剤等を投与し癌細胞のDNA合成を阻害して増殖を抑える. その後造血幹細胞を採取し輸注する

主な適応, 用法・用量 造血幹細胞移植等の前治療等 ➡ A法:1回0.8mg/kg, 1日4回. B法:1回3.2mg/kg, 1日1回

ブセレリン ➡ スプレキュア(女性生殖器用薬, p.195)

ブソフェキ ➡ ディレグラ(抗アレルギー薬, p.243)

ブチルスコポラミン臭化物 ➡ ブスコパン(鎮痙薬, p.338)

ブデソニド ➡ パルミコート(気管支喘息治療薬, p.307)

ブテナフィン塩酸塩 ➡ メンタックス(抗真菌薬, p.421)

ブデホル ➡ シムビコート(気管支喘息治療薬, p.179)

ブフェニール
フェニル酪酸ナトリウム

その他の内分泌・代謝系用薬 **尿素サイクル異常症用薬**

尿素サイクル異常症の尿素サイクルとは異なる代替え経路により血中のグルタミン酸を尿中に排泄して血中アンモニアを低下させる

主な適応, 用法・用量 尿素サイクル異常症 ➡ 1日9.9～13g/m², 分3～6

ブプレノルフィン ➡ レペタン(オピオイド, p.469)

ブホルミン塩酸塩 ➡ ジベトス(糖尿病治療薬, p.178)

ブライアン

`静注` `錠`

エデト酸カルシウムニナトリウム水和物

解毒薬・中和薬 **金属中毒解毒薬**

鉛と結合して水溶性金属キレートを作り尿と一緒に体外へ排泄する

主な適応,用法・用量 鉛中毒 → 内：1日1〜2g，分2〜3．注：1回1g，1日2回

観察項目 Cr，尿，消化器症状

フラグミン

`静注`

ダルテパリンナトリウム

`妊婦`

抗血栓薬 **抗凝固薬(低分子ヘパリン)**

血液凝固を阻止するアンチトロンビンと特異的に結合して血液凝固阻止作用を増強し，血液が固まるのを抑える

主な適応,用法・用量 透析時の凝固防止，DIC等 → 1日10〜75IU/kg，添付文書参照

観察項目 出血徴候，血小板数，肝機能(ALT・AST)

プラケニル

`錠`

ヒドロキシクロロキン硫酸塩

`毒` `運転`

免疫調整薬 **全身性・皮膚エリテマトーデス治療薬**

白血球細胞内の物質分解機能を担うリソゾーム内に入り蓄積して免疫細胞(白血球等)の機能を抑える

主な適応,用法・用量 皮膚・全身エリテマトーデス → 1日1回200〜400mg

観察項目 定期的な眼科検査，血液検査 注意すべき副作用 眼障害，骨髄抑制，ミオパチー，心筋症，低血糖 看護のPoint 低血糖に注意

プラコデ ▶ フスコデ(鎮咳薬, p.338)

プラザキサ

`カプセル`

ダビガトランエテキシラートメタンスルホン酸塩

抗血栓薬 **抗凝固薬(経口・直接トロンビン阻害薬)**

血液凝固に必要なトロンビンと結合して活性を阻害することにより血管内で血液が固まるのを抑制する

主な適応,用法・用量 心房細動による脳卒中・全身塞栓症の発症抑制 → 1回150mg，1日2回

観察項目 腎機能(Ccr)，出血症状(鼻，歯肉，皮下，血尿，血便等)，貧血徴候(Hb) 注意すべき副作用 出血症状，胃腸障害

フラジール
メトロニダゾール

抗原虫薬

原虫に取り込まれニトロソ化合物となりDNAを切断し抗原虫作用を現す

主な適応, 用法・用量 嫌気性菌感染症, 膣トリコモナス症等の原虫の駆除等 → 1回250〜500mg

注意すべき副作用 暗赤色尿

ブラダロン
フラボキサート塩酸塩

顆粒 錠

尿路・蓄尿障害治療薬 **過活動膀胱治療薬**

膀胱平滑筋に対するCa拮抗作用等による膀胱平滑筋を弛緩して頻尿や残尿感を改善する

主な適応, 用法・用量 頻尿・残尿感の改善等 → 1回1錠(1g), 1日3回
観察項目 肝機能(AST・ALT・γ-GTP), Bil **注意すべき副作用** 発疹, 血圧低下, 胃腸障害

プラデスミン ▶▶ セレスタミン(副腎皮質ステロイド, p.210)

プラノバール
ノルゲストレル・エチニルエストラジオール

女性ホルモン剤 **卵胞ホルモン・黄体ホルモン配合剤**

卵胞・黄体ホルモンを補充し両者の協調作用により月経量や月経周期の異常を改善する

主な適応, 用法・用量 子宮出血, 月経異常等 → 1日1錠
看護のPoint 血栓症発現に注意

プラノプロフェン ▶▶ ニフラン(解熱・鎮痛薬 抗炎症薬, p.279)

プラバスタチンNa塩 ▶▶ メバロチン(脂質異常症治療薬, p.419)

プラバスタチンナトリウム(Na) ▶▶ メバロチン(脂質異常症治療薬, p.419)

フラビタン
フラビンアデニンジヌクレオチド

シロップ 注

ビタミン剤 **ビタミンB₂製剤**

ビタミンB₂欠乏症(口内炎や口角炎, 湿疹, 挫創, 結膜炎)の予防や治療に使用する

主な適応, 用法・用量 ビタミンB₂欠乏症等 ➡ 内：1日1〜45mg, 分1〜3. 注：1日1〜40mg, 分1〜2

プラビックス 錠
クロピドグレル硫酸塩

抗血栓薬 **抗血小板薬**

血液中の血小板のアデノシン2リン酸受容体（ADP）に結合して血小板の働きを抑え，血栓ができやすい状態を改善する

主な適応, 用法・用量 血栓塞栓予防・抑制等 ➡ 1日1回50〜300mg

観察項目 検査値, 出血徴候, Hb・Hct　注意すべき副作用 出血症状

フラボキサート塩酸塩 ➡ ブラダロン（尿路・蓄尿障害治療薬, p.341）

プラミペキソール塩酸塩 ➡ ビ・シフロール（抗パーキンソン病薬, p.313）

プラミペキソール塩酸塩LA ➡ ミラペックスLA（抗パーキンソン病薬, p.407）

プラリア 皮下注
デノスマブ
妊婦

骨・Ca代謝薬 **ヒト型抗RANKLモノクローナル抗体**

破骨細胞表面のRANKL受容体に結合して破骨細胞の骨吸収（骨が血液に溶け出す）を抑制し，骨量を増加させ骨強度を増強させる

主な適応, 用法・用量 骨粗鬆症, 関節リウマチの進行抑制等 ➡ 6カ月1回60mg

フランドル 徐放錠 テープ
硝酸イソソルビド

狭心症治療薬 **硝酸薬**

一酸化窒素（NO）を遊離し血管平滑筋に作用して冠血管拡張と攣縮解除により心臓への血液や酸素供給量を増やす

主な適応, 用法・用量 狭心症, 心筋梗塞等 ➡ 内：1回20mg, 1日2回. 外：1回1枚

注意すべき副作用 起立時のめまい

プランルカスト ➡ オノン（気管支喘息治療薬, p.97）

フリウェル ➡ ルナベル（女性ホルモン剤, p.458）

ブリカニール
テルブタリン硫酸塩

錠 シロップ 皮下注

気管支拡張薬　β刺激薬（β₂選択性）

気管支平滑筋の交感神経（β₂受容体）を刺激して気管支を広げる

主な適応，用法・用量 喘息，気管支炎等 → 内：1回4mg，1日3回．注：1回0.2mg

観察項目 K(↓)，心拍数　**看護のPoint** 短時間型（SABA）

プリジスタ
ダルナビル エタノール付加物

錠 運3

抗HIV薬　プロテアーゼ阻害薬

HIVウイルスの増殖に必要な酵素（プロテアーゼ）を阻害して増殖を抑える

主な適応，用法・用量 HIV感染症 → 1回600mg，1日2回食中・直後

観察項目 高脂血症，体温，皮膚症状，ALT，AST，Bil，アミラーゼ，TG
看護のPoint リトナビルと併用

プリズバインド
イダルシズマブ

静注

ハ

解毒薬・中和薬　ダビガトラン特異的中和薬

ダビガトラン（プラザキサ）と複合体を形成し抗凝固作用を中和して重大な出血を抑える

主な適応，用法・用量 ダビガトランの中和により出血抑制 → 1回5g

配合変化 他剤と混合不可　**看護のPoint** ダビガトラン（プラザキサ）中和剤

ブリディオン
スガマデクスナトリウム

静注

骨格筋弛緩薬　筋弛緩回復薬

シナプス間隙等のベクロニウムやロクロニウムと結合し組織内の濃度を下げて全身性の筋弛緩状態から回復させる

主な適応，用法・用量 ベクロニウム・ロクロニウム筋弛緩状態回復 → 1回2～4mg/kg

配合変化 オンダンセトロン，ベラパミル，ラニチジンとの配合変化あり
観察項目 筋弛緩

ブリニューラ
セルリポナーゼアルファ

脳室内注

その他の内分泌・代謝系用薬　ライソゾーム病治療薬

中枢神経細胞小器官のリソソーム内に蓄積した蓄積物(トリペプチド)を切断して蓄積物の増加を抑制して進行を抑える

主な適応、用法・用量 セロイドリポフスチン症2型 → 2週に1回300mg脳室内

配合変化 原則単独投与

フリバス

ナフトピジル

前立腺肥大症・排尿障害治療薬 **α₁遮断薬**

尿道および前立腺部の交感神経(α受容体)を遮断して尿道を広げて前立腺肥大に伴う排尿障害を改善する

主な適応、用法・用量 前立腺肥大に伴う排尿障害 → 1日1回25〜75mg

観察項目 AST(↑)、ALT(↑)、血圧 **注意すべき副作用** 立ちくらみやめまい、術中虹彩緊張低下症候群

プリビナ

ナファゾリン硝酸塩

点眼

眼科用薬 **末梢血管収縮薬**

眼内交感神経の血管平滑筋(α受容体)に作用して血管を収縮して目の充血等を改善する

主な適応、用法・用量 眼内表在性充血 → 1回1〜2滴、1日2〜3回

プリビナ

ナファゾリン硝酸塩

液

耳鼻咽喉科用薬 **血管収縮薬**

投与部交感神経の血管平滑筋(α受容体)に作用して血管を収縮して鼻の充血等を改善する

主な適応、用法・用量 上気道の充血・うっ血等 → 1回2〜4滴、1日数回

注意すべき副作用 過度の使用による薬剤性鼻炎に注意 **看護のPoint** 2才以下は使用禁忌

プリミドン

プリミドン

抗てんかん薬 **バルビツール酸系(GABA受容体)**

脳内のバルビツール結合部位に結合し抑制神経伝達物質(GABA)を増強して過剰な興奮を鎮めててんかん発作等を抑える

主な適応、用法・用量 各種てんかん発作等 → 1日0.5〜1.5g、分1〜3

プリモジアン・デポー

`筋注` `妊婦`

吉草酸エストラジオール・テストステロンエナント酸エステル

女性・男性ホルモン剤 **女性・男性ホルモン配合剤**

男性・女性ホルモンを補充し両者の協調作用により更年期障害・卵巣欠落症状・骨粗鬆症等を改善する

`主な適応,用法・用量` 更年期障害, 卵巣欠落症状, 骨粗鬆症 → 2〜4週毎1回1mL

プリモニジン酒石酸塩 ➡ **アイファガン**(眼科用薬, p.4)

プリモボラン

`錠` `筋注(デポー)` `妊婦`

メテノロン

ホルモン剤 **蛋白同化ステロイド**

蛋白合成を促進して体力の消耗状態を改善したりCa・P・Nを骨に貯留し丈夫にする. またヘモグロビン量や赤血球数を増加させる

`主な適応,用法・用量` 骨粗鬆症, 消耗状態, 再生不良貧血等 → 内:1日10〜20mg, 分2〜3. 注:1〜2週間に1回100mg

ブリリンタ

`錠`

チカグレロル

抗血栓薬 **抗血小板薬**

血液中の血小板のアデノシン2リン酸受容体(ADP)に結合して血小板の働きを抑えて血栓ができやすい状態を改善する

`主な適応,用法・用量` 冠動脈ステント治療, 心筋梗塞等 → 1回60〜180mg

`観察項目` 出血症状, 呼吸症状(呼吸困難, 息切れ) `注意すべき副作用` 出血症状, 頭蓋内出血(頭痛, 意識障害, 片麻痺等), 呼吸症状(呼吸困難・息切れ)

ブリンゾラミド ➡ **エイゾプト**(眼科用薬, p.65)

プリンペラン

`細粒` `錠` `シロップ` `注`

メトクロプラミド

健胃消化薬・胃腸機能改善薬 **消化管運動促進薬**

脳幹の消化管中枢に作用し消化器の機能的反応・運動異常を改善する. また中枢性・末梢性嘔吐を抑える

`主な適応,用法・用量` 悪心・嘔吐・食欲不振等 → 内:1日10〜30mg, 分2〜3食前. 注:1回10mg, 1日1〜2回

🔷 配合変化 注：アルカリ性薬と配合禁忌　🔷 観察項目 錐体外路症状，内分泌機能異常（プロラクチン）　🔷 注意すべき副作用 錐体外路症状，乳汁分泌，生理不順，眠気，めまい，ふらつき

フルイトラン

🔲 錠

トリクロルメチアジド

利尿薬 **サイアザイド系利尿薬**

腎臓の遠位尿細管から尿中のNa・Cl再吸収を抑えて尿量排泄を促進し血圧を下げたり浮腫を改善する

🔷 主な適応，用法・用量 高血圧，各種浮腫等 ⇒ 1日2～8mg，分1～2
🔷 観察項目 体重，水分補給量・排泄量，血圧，電解質，腎機能

フルオシノニド ▶ **トプシム**（副腎皮質ステロイド，p.259）

フルオシノロンアセトニド ▶ **フルコート**（副腎皮質ステロイド，p.346）

フルオレサイト

🔲 静注
🔲 妊婦

フルオレセイン

眼科用薬 **蛍光眼底造影剤**

網膜および脈絡膜の血管に現れた蛍光剤（本剤）を眼底カメラで観察・撮影して診断する

🔷 主な適応，用法・用量 ブドウ膜・網膜・視神経の診断 ⇒ 200～500mg肘静脈

フルオロウラシル ▶ **5-FU**（抗悪性腫瘍薬，p.328）

フルオロメトロン ▶ **フルメトロン**（眼科用薬，p.350）

フルカム

🔲 カプセル
🔲 妊婦

アンピロキシカム

解熱・鎮痛薬　抗炎症薬　**酸性（オキシカム系）**

発痛物質（ブラジキニン）を増強するプロスタグランジンの合成を阻害して鎮痛消炎作用を示す

🔷 主な適応，用法・用量 各種消炎・鎮痛等 ⇒ 1日1回27mg

フルコート

🔲 軟膏　🔲 クリーム　🔲 スプレー　🔲 外用液

フルオシノロンアセトニド

副腎皮質ステロイド **外用ステロイド剤（ストロング）**

塗布部のステロイド受容体に作用して血管を収縮させ，白血球の遊走（活発に動き回る）やヒスタミン等の炎症物質の遊離を阻止することで皮膚の炎症症状を改善する

主な適応, 用法・用量 湿疹・皮膚炎群等 → 1日1～数回

フルコートF
軟膏

フラジオマイシン硫酸塩・フルオシノロンアセトニド

副腎皮質ステロイド **外用ステロイド剤（ストロング）**

細胞内のステロイド受容体に結合して抗炎症作用を発揮する．また細菌の蛋白合成を阻害して殺菌作用を示す

主な適応, 用法・用量 感染を併発する皮膚炎群等 → 1日1～数回

フルコナゾール ▶▶ ジフルカン（抗真菌薬, p.176）

フルスタン ▶▶ ホーネル（骨・Ca代謝薬, p388）

プルゼニド
錠

センノシド

便秘治療薬 **腸刺激性下剤**

腸内細菌により分解され大腸粘膜を刺激して腸の蠕動運動を亢進して排便を促す

主な適応, 用法・用量 便秘症 → 1日1回12～24mg
観察項目 K **注意すべき副作用** 腹痛, 黄褐色尿・赤色尿

フルタイド
エアゾール **ディスカス**

フルチカゾンプロピオン酸エステル

気管支喘息治療薬 **吸入ステロイド**

副腎皮質ホルモンの抗炎症作用により気道の炎症を抑え喘息発作の頻度を減少させる

主な適応, 用法・用量 気管支喘息 → 1回100μg, 1日2回
観察項目 アナフィラキシーの可能性, 好酸球（↑）, 身長等（小児長期投与時）

フルタミド ▶▶ オダイン（抗悪性腫瘍薬, p.96）

フルダラ
錠 **静注**

フルダラビンリン酸エステル

抗悪性腫瘍薬 **代謝拮抗薬（プリン代謝拮抗薬）**

癌細胞の核酸（DNA・RNA）合成・修復を阻害して癌化したリンパ球の増殖を抑える．またリンパ球減少による免疫抑制作用を示す

> 主な適応, 用法・用量 白血病，悪性リンパ腫等 → 錠：1日1回40mg/m²．注：1日20〜30mg/m²

> 配合変化 注：他剤と混合不可

フルチカゾン ▶▶ フルナーゼ（耳鼻咽喉科用薬, p.348）

フルチカゾンプロピオン酸エステル ▶▶ フルナーゼ（耳鼻咽喉科用薬, p.348）

フルツロン　　　　　　　カプセル
ドキシフルリジン

抗悪性腫瘍薬 **代謝拮抗薬（ピリミジン代謝拮抗薬）**

癌細胞内で5-FUに変換されてDNAやRNA合成を阻害して増殖を抑える

> 主な適応, 用法・用量 消化器癌を含む各種癌 → 1日800〜1200mg，分3〜4

フルティフォーム　　　　エアゾール
ホルモテロールフマル酸塩水和物・フルチカゾンプロピオン酸エステル

気管支喘息治療薬 **β刺激薬・吸入ステロイド配合剤**

交感神経刺激作用（β刺激作用）と副腎皮質ホルモンの抗炎症作用により気管支を広げ炎症を抑えて喘息症状等を改善する

> 主な適応, 用法・用量 気管支喘息 → 添付文書参照

> 注意すべき副作用 過度の使用で不整脈，心停止等

フルデカシン　　　　　　筋注
フルフェナジン
妊婦 運転2

抗精神病薬 **定型（フェノチアジン系）**

脳内のドパミン・ノルアドレナリン神経等の神経伝達物質受容体を遮断して幻覚・妄想等の精神症状を抑える

> 主な適応, 用法・用量 統合失調症 → 1回12.5〜75mg，4週1回

> 観察項目 精神症状，悪性症候群，錐体外路症状，心電図，血算，注射部位の硬結，疼痛，そう痒感，SIADH，血栓塞栓症

> 注意すべき副作用 倦怠感，眠気，ふらつき

フルナーゼ　　　　　　　点鼻
フルチカゾンプロピオン酸エステル

耳鼻咽喉科用薬 **ステロイド**

ステロイドが鼻粘膜のステロイド受容体に結合して抗炎症・抗アレルギー作用を発揮する

主な適応, 用法・用量 アレルギー性鼻炎，血管運動性鼻炎 → 各鼻腔1回1噴霧，1日2回

注意すべき副作用 呼吸困難，全身潮紅，血管浮腫，蕁麻疹

フルニトラゼパム ►► **サイレース**(睡眠薬, p.157)

フルバスタチン ►► **ローコール**(脂質異常症治療薬, p.477)

ブルフェン
イブプロフェン

顆粒　錠
妊婦

解熱・鎮痛薬　抗炎症薬　**酸性(プロピオン酸系)**

発痛物質(ブラジキニン)を増強するプロスタグランジンの合成を阻害して解熱鎮痛消炎作用を示す

主な適応, 用法・用量 各種解熱・鎮痛・消炎等 → 1日600mg，分3

観察項目 血圧，肝機能(AST・ALT・Al-P・γ-GTP)，腎機能(BUN・Cr)，血算，電解質　**注意すべき副作用** 過敏症，消化管障害，眠気，めまい，喘息

フルボキサミンマレイン酸塩 ►► **ルボックス**(抗うつ薬, p.459)

フルマゼニル ►► **アネキセート**(解毒薬・中和薬, p.25)

フルマリン
フロモキセフナトリウム

静注

抗菌薬　**オキサセフェム系**

細菌の細胞壁合成を阻害して増殖を抑える

主な適応, 用法・用量 細菌感染症等 → 1日1～2g，分2

フルメジン
フルフェナジン

散　錠

抗精神病薬　**定型(フェノチアジン系)**

中枢神経系におけるドパミン・ノルアドレナリン神経を抑制して幻覚・妄想等の精神症状を抑える

主な適応, 用法・用量 統合失調症 → 1日1～10mg，分割

観察項目 精神症状，悪性症候群，錐体外路症状，心電図，血算，注射部位の硬結，疼痛，そう痒感，SIADH，血栓塞栓症
注意すべき副作用 倦怠感，眠気，ふらつき

フルメタ
`軟膏` `クリーム` `ローション`

モメタゾンフランカルボン酸エステル

副腎皮質ステロイド **外用ステロイド剤（ベリーストロング）**

塗布部のステロイド受容体に作用して血管収縮作用と白血球の遊走（活発に動き回る）やヒスタミン等の炎症物質の遊離を阻止して皮膚の炎症症状を改善する

主な適応, 用法・用量 湿疹・皮膚炎群等 ➡ 1日1～数回

フルメトロン
`点眼`

フルオロメトロン

眼科用薬 **抗炎症薬（ステロイド）**

眼内のステロイド受容体に作用して強力な抗炎症・抗アレルギー作用により眼部の炎症を抑える

主な適応, 用法・用量 外眼・前眼部の炎症疾患等 ➡ 1回1～2滴, 用時振とう

プルモザイム
`吸入液`

ドルナーゼ アルファ

呼吸障害治療薬 **DNA分解酵素**

嚢胞性線維症の気道分泌中に多量に含まれる細胞外DNAを加水分解して膿性分泌物の粘性を低下し肺機能を改善する

主な適応, 用法・用量 嚢胞性線維症における肺機能の改善 ➡ 1日1回2.5mg

フルルバン ▶▶ アドフィード（解熱・鎮痛薬 抗炎症薬, p.22）

フルルビプロフェン ▶▶ アドフィード（解熱・鎮痛薬 抗炎症薬, p.22）

ブレオ
`軟膏(S)` `注`

ブレオマイシン塩酸塩

抗悪性腫瘍薬 **抗癌性抗生物質（ブレオマイシン類）**

癌細胞のDNA合成阻害作用とDNA切断作用により増殖を抑える

主な適応, 用法・用量 皮膚癌, 各種癌等 ➡ 注：添付文書参照. 軟：1日1回閉鎖密封療法

フレカイニド酢酸塩 ▶▶ タンボコール（不整脈治療薬, p.235）

プレガバリン ▶▶ リリカ（解熱・鎮痛薬 抗炎症薬, p.452）

プレグランディン

`膣坐剤`

ゲメプロスト

女性生殖器用薬 **子宮収縮薬**

子宮収縮作用と子宮頸管開大作用により治療的流産を引き起こす

`主な適応, 用法・用量` 妊娠中期の治療的流産 → 1回1mg, 3時間毎に挿入

`観察項目` 血圧 　`注意すべき副作用` 嘔吐, 下痢, 発熱

ブレーザベス

`カプセル`

ミグルスタット

`妊婦` `運転2`

その他の内分泌・代謝系用薬 **ライソゾーム病治療薬**

神経細胞内に脂質(ガングリオシド)が過剰に蓄積することにより神経障害を発生させるが, この脂質の合成を阻害する

`主な適応, 用法・用量` ニューマンピック病C型 → 1回200mg, 1日3回

プレジコビックス

`錠`

ダルナビル エタノール付加物・コビシスタット

`運転3`

抗HIV薬 **プロテアーゼ阻害薬**

HIVウイルスの増殖に必要な2種類の酵素(HIV1プロテアーゼ・CYP3A)を阻害して増殖を抑える

`主な適応, 用法・用量` HIV感染症 → 1日1回1錠, 食中・食直後

`観察項目` 腎機能, 体温, 皮膚症状, AST, ALT, γ-GTP

プレセデックス

`静注`

デクスメデトミジン塩酸塩

`運転1`

麻酔薬 **静脈麻酔薬・関連薬**

脳内中枢神経系の神経伝達物質受容体(アドレナリン)に作用して脳内の興奮・覚醒を抑えて鎮静作用を発揮する

`主な適応, 用法・用量` 人工呼吸中の鎮静等 → 添付文書参照

`配合変化` アムホテリシンB, ジアゼパムと配合不可 　`観察項目` 血圧, 脈拍, 心電図, 呼吸

プレタール

`散` `錠`

シロスタゾール

`妊婦`

抗血栓薬 **抗血小板薬**

血小板凝集抑制作用(TXA2)と血管拡張作用(PDE3)の2種類の作用により血液の流れを改善する

慢性動脈閉塞症の疼痛等　→1回100mg、1日2回

観察項目 狭心症状　**注意すべき副作用** 狭心症状(胸痛)、頭痛、動悸

ブレディニン
ミゾリビン

〔錠〕 〔妊婦〕

免疫抑制薬　**代謝拮抗薬**

免疫系に関係するリンパ球細胞の核酸合成(DNA)を阻害して免疫を抑え臓器移植後の拒絶反応等を抑制する

主な適応、用法・用量 腎移植時の拒絶反応抑制等 →1日1〜3mg、分1〜3

注意すべき副作用 骨髄抑制

プレドニゾロン(錠) ▶▶ プレドニン(副腎皮質ステロイド、p.352)

プレドニゾロン
プレドニゾロン

 〔軟膏〕〔クリーム〕

副腎皮質ステロイド　**外用ステロイド剤(ウィーク)**

塗布部のステロイド受容体に作用して血管収縮作用と白血球の遊走(活発に動き回る)やヒスタミン等の炎症物質の遊離を阻止して皮膚の炎症症状を改善する

主な適応、用法・用量 湿疹・皮膚炎群等 →1日1〜数回

プレドニゾロン吉草酸エステル酢酸エステル
▶▶ リドメックス(副腎皮質ステロイド、p.445)

プレドニゾロン酢酸エステル ▶▶ プレドニン(眼科用薬、p.352)

プレドニン
プレドニゾロン

〔錠〕

副腎皮質ステロイド　**ステロイド剤(ウィーク)**

ステロイド受容体に結合し炎症やアレルギー症状を改善したり免疫を抑制するなど様々な働きがあり、多くの病気に用いられる

主な適応、用法・用量 副腎皮質機能不全等 →1日5〜60mg、分1〜4

プレドニン
プレドニゾロン

 〔眼軟膏〕

眼科用薬　**抗炎症薬(ステロイド)**

糖質コルチコイド受容体に作用して強力な抗炎症・抗アレルギー作用により眼部の炎症を抑える

主な適応、用法・用量 外眼・前眼部の炎症疾患等 → 1日数回塗布

プレドネマ

プレドニゾロンリン酸エステルナトリウム

腸疾患治療薬 **炎症性腸疾患治療薬**

大腸の副腎皮質ステロイド受容体に結合し大腸の炎症症状を抑える

主な適応、用法・用量 潰瘍性大腸炎，限局性腸炎 → 1回20mg注腸

観察項目 肝機能，HBV活性化

プレバイミス

レテルモビル

抗ウイルス薬 **抗ヘルペス薬（CMV）**

サイトメガロウイルスの増殖に必要な蛋白質（DNAターミナーゼ複合体：人体に無い）を阻害して増殖を抑える

主な適応、用法・用量 造血幹細胞移植によるサイトメガロウイルスの感染予防 → 内・注：1日1回480mg。他剤併用：1日1回240mg

配合変化 配合不可多数あり要確認 **注意すべき副作用** 悪心，下痢，嘔吐

ブレビブロック

エスモロール塩酸塩

不整脈治療薬 **β遮断薬（II群）**

心臓の交感神経受容体（β受容体）に作用して心拍数の増加を抑えて不整脈を抑制する

主な適応、用法・用量 手術時の不整脈 → 1回1mg/kg

観察項目 心電図，心拍数，血圧，呼吸数

プレマリン

結合型エストロゲン

女性ホルモン剤 **卵胞ホルモン（エストロゲン）**

女性生殖器の発育維持等に不足している卵胞ホルモン（エストロゲン）を補充して卵胞ホルモン不足による症状を改善する

主な適応、用法・用量 更年期障害，膣炎等 → 1日0.625〜3.75mg

プレミネント

ロサルタンカリウム・ヒドロクロロチアジド

降圧薬 **配合剤（AII受容体拮抗薬・利尿薬）**

血圧を上げるアンジオテンシンIIが受容体に結合するのを抑えて血圧を下げる薬と利尿薬により強力に血圧を下げる

主な適応, 用法・用量 高血圧 → 1日1回1錠

ブレヤンジ

静注

リソカブタゲン マラルユーセル

再生医療等製品 **ヒト体細胞加工製品（CAR-T細胞療法）**

患者の免疫T細胞を取り出し癌細胞に対して攻撃力を高めるように改変して患者体内に戻して癌細胞を死滅させる

主な適応, 用法・用量 大細胞型B細胞リンパ腫，濾胞性リンパ腫 → 添付文書参照

プロイメンド

静注

ホスアプレピタントメグルミン

制吐薬 **選択的NK₁受容体拮抗薬（中枢性）**

脳内延髄の嘔吐を引き起こす化学受容器引金帯・嘔吐中枢のニューロキニン1（NK₁）受容体を阻害して抗悪性腫瘍薬による嘔吐等を抑制する

主な適応, 用法・用量 化学療法時の悪心・嘔吐 → 1回150mg

配合変化 Ca，Mgを含む輸液とは混合しない

プロウペス

腟用剤

ジノプロストン

女性生殖器用薬 **子宮頸管熟化薬**

分娩時に子宮頸管のコラーゲン繊維を分解して子宮出口を柔らかくして分娩をしやすくする

主な適応, 用法・用量 子宮頸管熟化の促進 → 1回1個

観察項目 バイタルサイン，胎児心拍，子宮収縮の状態 **注意すべき副作用** 発熱，血圧上昇，悪心

プロカテロール塩酸塩 ▸▸ メプチン（気管支拡張薬，p.419）

プロギノン・デポー

筋注

エストラジオール吉草酸エステル

女性ホルモン剤 **卵胞ホルモン（エストロゲン）**

女性生殖器の発育維持等に不足している卵胞ホルモン（エストロゲン）を補充して卵胞ホルモン不足による諸症状を改善する

主な適応, 用法・用量 月経異常，子宮発育不全等 → 1回5～10mg，1～4週毎

プロクトセディル 坐剤 軟膏
ヒドロコルチゾン・フラジオマイシン配合剤

痔疾患治療薬 **ステロイド系**

ステロイド・抗菌薬と局所麻酔薬の協力作用により痔疾患の腫れや痛みを抑える

主な適応, 用法・用量 痔核・裂肛等の症状緩解等 → 坐：1回1個, 1日1〜3回. 軟：1日1〜3回

プログラフ 顆粒 カプセル 注
タクロリムス水和物 PVC

免疫抑制薬 **カルシニューリン阻害薬**

免疫系のT細胞(リンパ球)から炎症を起こす炎症サイトカイン(IL2)の放出を抑制して移植時やリウマチ等の過剰な免疫・炎症反応を抑える

主な適応, 用法・用量 移植時拒絶・免疫反応抑制等 → 内：添付文書参照. 注：1回0.05〜0.1mg/kg

注意すべき副作用 腎機能障害, 高K血症, 高血圧, 高血糖等

プロゲステロン ▶ **プロゲホルモン**(女性ホルモン剤, p.355)

プロゲストンデポー ▶ **プロゲデポー**(女性ホルモン剤, p.355)

プロゲデポー 筋注
ヒドロキシプロゲステロンカプロン酸エステル 妊婦

女性ホルモン剤 **黄体ホルモン(プロゲストーゲン)**

黄体ホルモンを補充して子宮内膜を増やし受精卵が着床しやすくする. また妊娠後は妊娠維持に作用する

主な適応, 用法・用量 無月経, 黄体不全の不妊等 → 週1回65〜125mg

プロゲホルモン 筋注
プロゲステロン 運転3

女性ホルモン剤 **黄体ホルモン(プロゲストーゲン)**

黄体ホルモンを補充して子宮内膜を増やし受精卵が着床しやすくする. また妊娠後は妊娠維持に作用する

主な適応, 用法・用量 無月経, 黄体不全の不妊等 → 1日10〜50mg, 分1〜2

プロサイリン ▶ **ドルナー**(抗血栓薬, p.268)

ハ

プロジフ

静注 / 妊婦

ホスフルコナゾール

抗真菌薬 **深在性抗真菌薬（トリアゾール系）**

真菌の細胞膜（エルゴステロール）合成を阻害して増殖を抑える

主な適応, 用法・用量 真菌感染症等 → 1日1回50〜400mg（ローディングドーズ）

配合変化 原則単独投与　**観察項目** 腎機能

フロジン

外用液

カルプロニウム塩化物

皮膚科用薬 **脱毛治療薬**

局所の血管拡張により血流増加作用を示し発毛を促進して脱毛等を改善する

主な適応, 用法・用量 脱毛症, 脂漏, 白斑 → 1日2〜4回

看護のPoint 塗布後マッサージ

プロスタグランジンE2

錠

ジノプロストン

女性生殖器用薬 **子宮頸管熟化薬**

子宮平滑筋（プロスタグランジンE2受容体）に作用して子宮を収縮させ妊娠末期の陣痛の誘発を促進する

主な適応, 用法・用量 陣痛誘発・促進 → 1回1錠, 1時間毎に6回

観察項目 バイタルサイン, 胎児心拍, 子宮収縮の状態

プロスタール

錠

クロルマジノン酢酸エステル

前立腺肥大症治療薬 **黄体ホルモン**

男性ホルモン（アンドロゲン）の働きを抑えて肥大した前立腺を縮小させたり, 前立腺腫瘍の増殖を抑制する

主な適応, 用法・用量 前立腺肥大症, 前立腺癌 → 1回25〜50mg, 1日2回

観察項目 血糖・尿糖, 肝機能　**注意すべき副作用** 食欲不振, 女性型乳房, 全身倦怠感, 体重増加, インポテンス等

プロスタールL

徐放錠

クロルマジノン酢酸エステル

前立腺肥大症治療薬 **黄体ホルモン**

男性ホルモン（アンドロゲン）の働きを抑えて肥大した前立腺を縮小させて排尿障害を改善する

主な適応, 用法・用量 前立腺肥大症 → 1日1回50mg

観察項目 血糖・尿糖, 肝機能 **注意すべき副作用** 食欲不振, 女性型乳房, 全身倦怠感, 体重増加, インポテンス等

プロスタルモン・F 注

ジノプロストン

女性生殖器用薬 **子宮頸管熟化薬**

子宮平滑筋に作用して子宮を収縮させる, また腸管平滑筋に作用して腸管運動を促進する

主な適応, 用法・用量 陣痛促進, 腸管蠕動亢進等 → 1～2mLを輸液で希釈

観察項目 バイタルサイン, 胎児心拍, 子宮収縮の状態 **注意すべき副作用** 嘔気, 嘔吐

プロスタンディン 注 静注

アルプロスタジル 妊婦

血管拡張薬 **プロスタグランジンE$_1$製剤**

末梢血管拡張作用に基づき血流増加作用および血小板凝集抑制作用を示し手術時等の異常高血圧を是正する

主な適応, 用法・用量 慢性動脈閉塞症, 手術時等異常高血圧 → 添付文書参照

観察項目 動脈圧, 呼吸数, 心拍数, 体温, 注射部位痛

プロスタンディン 軟膏

アルプロスタジルアルファデクス 妊婦

皮膚科用薬 **褥瘡・皮膚潰瘍治療薬**

潰瘍部位の血流を改善し血管新生・表皮角化細胞の増殖により肉芽形成や表皮形成を促進する

主な適応, 用法・用量 褥瘡, 皮膚潰瘍 → 1日2回

看護のPoint 1日10g以上の大量投与は避ける

プロセキソール 錠

エチニルエストラジオール

女性ホルモン剤 **卵胞ホルモン(エストロゲン)**

視床下部からの性腺刺激ホルモンの分泌を抑制して血中の男性ホルモン(テストステロン)濃度を低下させ癌細胞の増殖を抑制する

主な適応, 用法・用量 前立腺癌, 末期の乳癌 → 1回1～2錠, 1日3回

フロセミド ▶▶ ラシックス(利尿薬, p.432)

プロタノール
イソプレナリン塩酸塩

徐放錠[S]　注[L]

昇圧薬 カテコラミン系

心筋の交感神経(β受容体)に作用して心臓の収縮力・心拍出量等を増強して血圧を上げたり気管支拡張作用を示す

主な適応, 用法・用量 徐脈, 急性心不全, 喘息等 → 内:1回15mg, 1日3〜4回.
注:0.2〜1mg等張液溶解

配合変化 注:炭酸Na注射等と混合回避　観察項目 K, 心電図

プロタミン硫酸塩
プロタミン硫酸塩

静注

解毒薬・中和薬 ヘパリン中和薬

血液が固まるのを防ぐヘパリンと結合して生理学的不活性物質を形成してヘパリンの血液凝集阻止作用を抑制する

主な適応, 用法・用量 ヘパリン過量投与時の中和 → ヘパリン1000単位に1〜1.5mL投与

観察項目 血圧, 呼吸, 意識, 脈拍　看護のPoint 急速投与により呼吸困難, 血圧降下, 徐脈等の症状が起こる可能性があるためゆっくり静注

プロチアデン
ドスレピン塩酸塩

錠　運転2

抗うつ薬 三環系

脳内神経伝達物質(セロトニン・ノルアドレナリン・ドパミン)の神経終末での再取り込みを阻害して伝達量を増やし, うつ症状等を抑える

主な適応, 用法・用量 うつ病, うつ状態 → 1日75〜150mg, 分2〜3

プロチゾラム ▶▶ レンドルミン(睡眠薬, p.473)

プロチレリン酒石酸塩 ▶▶ ヒルトニン(その他のホルモン剤, p.324)

プロテカジン
ラフチジン

錠

酸関連疾患治療薬 H₂受容体拮抗薬

胃壁細胞に存在し胃酸分泌を促進するヒスタミン受容体(H₂)を遮断して胃酸分泌を抑える

主な適応, 用法・用量 胃十二指腸潰瘍等 →1回10mg，1日1〜2回

📷 **観察項目** 血算(特に血小板減少)，肝機能，腎機能

プロトゲン

錠

ジアフェニルスルホン

皮膚科用薬 **ハンセン病治療薬**

ライ菌の葉酸合成過程を阻害してライ菌の増殖を抑える

主な適応, 用法・用量 ハンセン病 →1日75〜100mg

📷 **観察項目** 血液・尿検査，HbA1c ▣ **注意すべき副作用** 溶血性貧血，メトヘモグロビン血症，発熱，肝機能障害，リンパ節腫脹等

プロトピック

軟膏

タクロリムス水和物

皮膚科用薬 **免疫調整外用薬**

過剰な免疫反応を引き起こす免疫T細胞等の働きを抑えてアトピー性皮膚炎を抑える

主な適応, 用法・用量 アトピー性皮膚炎 →1日1〜2回

📷 **観察項目** 腎機能 ▣ **注意すべき副作用** 塗布後にかゆみ，ほてり感，ヒリヒリ感等の刺激症状が現れることがある ▣ **看護のPoint** 日光曝露は最小限に留める 初期に刺激感あり

プロナーゼMS

散

プロナーゼ

酸関連疾患治療薬 **その他(蛋白分解酵素)**

内視鏡検査時の胃粘液糖蛋白質ムチンの結合を切断することにより胃粘液を溶解除去する

主な適応, 用法・用量 内視鏡における胃粘液溶解除去 →2万単位を炭酸水素Na1gと水に溶解

ブロナック

点眼

ブロムフェナクナトリウム水和物

眼科用薬 **抗炎症薬(非ステロイド)**

眼内の炎症原因物質(プロスタグランジン)生成を抑制して炎症を抑える

主な適応, 用法・用量 外・前眼部の炎症疾患等 →1回1〜2滴，1日2回

ブロナンセリン ➤➤ **ロナセン**(抗精神病薬, p.479)

ハ

ブロニカ

顆粒 錠

セラトロダスト

気管支喘息治療薬 **トロンボキサンA₂受容体拮抗薬**

気道過敏等を引き起こす生理活性物質(トロンボキサンA₂)が受容体に結合するの
を阻害して喘息症状を抑える

主な適応,用法・用量 気管支喘息 → 1日1回80mg

観察項目 肝機能

プロノン

錠
運転3

プロパフェノン塩酸塩

不整脈治療薬 **Naチャネル遮断薬(Ic群)**

心筋の電気信号(活動電位:Na)を抑制し,不応期を延長して各種不整脈の発生
を抑える

主な適応,用法・用量 頻脈性不整脈 → 1回150mg,1日3回

観察項目 心電図,脈拍,血圧,心胸郭比

プロパジール ► **チウラジール**(甲状腺疾患治療薬,p.235)

プロパフェノン塩酸塩 ► **プロノン**(不整脈治療薬,p.360)

プロ・バンサイン

錠
運転2

プロパンテリン臭化物

鎮痙薬 **四級アンモニウム塩合成抗コリン薬**

副交感神経支配の平滑筋・心筋・分泌腺においてアセチルコリンの作用を遮断
して消化管運動や胃酸分泌等を抑制する

主な適応,用法・用量 消化管分泌・運動亢進緩和,多汗症等 → 1回1錠,1日3〜4回

観察項目 抗コリン作用(口渇,便秘,尿閉等) **注意すべき副作用** 眼の調節
障害,口渇,便秘,動悸,排尿障害等

プロピタン

錠
運転2

ピパンペロン塩酸塩

抗精神病薬 **定型(ブチロフェノン系)**

脳内のドパミン神経の神経伝達物質受容体を遮断して幻覚・妄想等の精神症状
を抑える

主な適応,用法・用量 統合失調症 → 1日50〜600mg(0.5〜6g),分3

プロピベリン塩酸塩 ► **バップフォー**(尿路・蓄尿障害治療薬,p.300)

プロブコール ▶▶ ロレルコ（脂質異常症治療薬, p.483）

プロプラノロール塩酸塩 ▶▶ インデラル（降圧薬, p.59）

ブロプレス
カンデサルタンシレキセチル

降圧薬 アンジオテンシンII（AII）受容体拮抗薬

血圧を上げるアンジオテンシンIIが受容体に結合するのを抑え血管を広げて血圧を下げる

主な適応, 用法・用量 高血圧, 心不全等 → 1日1回2～8mg

観察項目 血圧, K, Cr, 血算, 肝機能, 低血圧症状（特に利尿薬併用時）

注意すべき副作用 起立性低血圧, 血管浮腫, 低血糖（糖尿病患者）

プロペシア
フィナステリド

皮膚科用薬 脱毛治療薬

強力に男性ホルモン（ジヒドロテストステロン）の合成を阻害して, 男性型脱毛の進行を抑え発毛効果を現す

主な適応, 用法・用量 男性型脱毛症の進行遅延 → 1日1回0.2mg

観察項目 肝機能

プロペト
白色ワセリン

皮膚科用薬 皮膚保護剤

皮膚保護剤, 軟膏基剤として用いる

主な適応, 用法・用量 一般軟膏基剤, 皮膚保護 → 適量

プロベラ ▶▶ ヒスロン（女性ホルモン剤, p.315）

フロベン
フルルビプロフェン

解熱・鎮痛薬 抗炎症薬 酸性（プロピオン酸系）

発痛物質（ブラジキニン）を増強するプロスタグランジンの合成を阻害して鎮痛消炎作用を示す

主な適応, 用法・用量 各種鎮痛・消炎等 → 1回40mg, 1日3回

ブロマゼパム ▶ レキソタン(抗不安薬, p.461)

プロマック
ポラプレジンク

顆粒 錠〔D〕

酸関連疾患治療薬 **胃炎・胃潰瘍治療薬(粘膜保護)**

潰瘍部位に付着・浸透し治癒を促進する. また直接潰瘍部を被って潰瘍部を保護する

主な適応, 用法・用量 胃潰瘍 → 1回75mg, 1日2回

観察項目 肝機能

ブロムフェナクNa ▶ ブロナック(眼科用薬, p.359)

ブロムヘキシン塩酸塩 ▶ ビソルボン(去痰薬, p.316)

ブロムペリドール
ブロムペリドール

細粒 錠

抗精神病薬 **定型(ブチロフェノン系)**

脳内のドパミン神経の神経伝達物質受容体を遮断して幻覚・妄想等の精神症状を抑える

主な適応, 用法・用量 統合失調症 → 1日3～18mg

ブロムワレリル尿素
ブロモバレリル尿素

原末

睡眠薬

大脳皮質の機能抑制と覚醒状態を維持する上行性脳幹網様体を抑制して催眠・鎮静作用を現す

主な適応, 用法・用量 不眠症, 鎮静 → 1日0.5～1.0g, 分1～3

ブロメライン
ブロメライン

軟膏

皮膚科用薬 **褥瘡・皮膚潰瘍治療薬**

創傷面の蛋白質中のアミノ酸結合を加水分解して壊死組織を分解・除去・清浄化する

主な適応, 用法・用量 創傷面の壊死組織分解除去等 → 1日1回塗布

ブロモクリプチン ▶ パーロデル(抗パーキンソン病薬, p.308)

フロモックス 細粒 錠
セフカペン ピボキシル塩酸塩水和物

抗菌薬 **セフェム系（第三世代・経口剤）**

細菌の細胞壁合成を阻害して増殖を抑える

主な適応, 用法・用量 細菌感染症等 → 1回100mg，1日3回

ブロモバレリル尿素 ▸▸ **ブロムワレリル尿素**（睡眠薬, p.362）

フローラン 静注
エポプロステノールナトリウム

血管拡張薬 **プロスタサイクリン誘導体**

血管平滑筋および血小板に結合して血管拡張作用および血小板凝集抑制作用を示し肺動脈性肺高血圧を改善する

主な適応, 用法・用量 肺動脈性肺高血圧 → 2〜10ng/kg/分

配合変化 専用溶解液のみ使用．他剤と混合回避

フロリード 内用ゲル 腟坐剤
妊婦（ゲル）
ミコナゾール

抗真菌薬 **深在性・表在性抗真菌薬（イミダゾール系）**

真菌の細胞膜・細胞壁の膜透過性を変えて増殖を抑える

主な適応, 用法・用量 真菌感染症等 → 腟：1日1回1個．ゲル：1日10〜20g，分4

フロリードD クリーム
ミコナゾール

抗真菌薬 **深在性・表在性抗真菌薬（イミダゾール系）**

真菌の細胞膜・細胞壁の膜透過性を変えて増殖を抑える

主な適応, 用法・用量 カンジダ，白癬，癜風 → 1日2〜3回

フロリードF 注
妊婦 PVC
ミコナゾール

抗真菌薬 **深在性・表在性抗真菌薬（イミダゾール系）**

真菌の細胞膜・細胞壁の膜透過性を変えて増殖を抑える

主な適応, 用法・用量 真菌感染症等 → 1回200〜400mg，1日1〜3回

フロリネフ 錠
フルドロコルチゾン酢酸エステル

副腎皮質ステロイド **コルチゾン系**

副腎皮質ホルモンと同じ作用をもち尿細管においてNa再吸収促進・K排泄促進作用により電解質バランスを保つ

主な適応, 用法・用量 副腎皮質過形成症, アジソン病等 → 1日0.02〜0.1mg, 分2〜3

注意すべき副作用 高血圧, 高Na血症, 低K血症, 浮腫等

ベイスン 錠
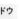
ボグリボース

糖尿病治療薬 **αグルコシダーゼ阻害薬(αGI)**

小腸内の二糖類をブドウ糖に分解する酵素(αグルコシダーゼ)を阻害してブドウ糖吸収を遅らせる

主な適応, 用法・用量 糖尿病の食後過血糖改善等 → 1回0.2mg, 1日3回食直前

観察項目 肝機能, 血糖, 腸閉塞症状 **注意すべき副作用** 低血糖(他の糖尿病薬併用時), 低血糖時にはブドウ糖を服用, 腹部膨満感, 放屁増

看護のPoint ブドウ糖携帯

ベオビュ 硝子体内注

ブロルシズマブ

眼科用薬 **加齢黄斑変性治療薬**

眼内網膜の血管内皮増殖因子(VEGF)を阻害して病的な血管新生や血管漏出の発生を抑制して視力等を改善する

主な適応, 用法・用量 新生血管を伴う加齢黄斑変性症等 → 1回6mg(0.05mL)

ベオーバ 錠

ビベグロン

尿路・蓄尿障害治療薬 **過活動膀胱治療薬**

膀胱平滑筋のβ受容体を刺激して膀胱平滑筋を広げ尿意切迫感・頻尿等を改善する

主な適応, 用法・用量 過活動膀胱による尿意切迫感, 頻尿・尿失禁 → 1日1回50mg

注意すべき副作用 口内乾燥, 便秘

ペオン ▶ ソレトン(解熱・鎮痛薬 抗炎症薬, p.221)

ペガシス

ペグインターフェロンアルファ-2a

`皮下注`

`運転2`

肝疾患治療薬 **ペグインターフェロン製剤**

肝炎ウイルスの蛋白合成を阻害して増殖を抑える．またウイルスの肝臓からの排除を助けたり免疫力を高め肝機能を改善する

`主な適応, 用法・用量` B・C型肝炎等 → 週1回90～180μg．長時間作用型

`観察項目` 一般的なIFN療法の注意点．骨髄機能 `看護のPoint` リバビリンと併用．自殺企図の恐れ

ベガモックス

モキシフロキサシン塩酸塩

`点眼`

眼科用薬 **抗菌薬（ニューキノロン系）**

眼内細菌のDNA合成阻害作用により増殖を抑える

`主な適応, 用法・用量` 結膜・角膜炎等 → 1回1滴，1日3～5回

ヘキサミン

ヘキサミン

`静注`

八

抗菌薬 **尿路消毒薬**

尿中で分解されてホルムアルデヒドとなり尿に防腐性を与え尿路を消毒する

`主な適応, 用法・用量` 尿路感染症 → 1日1～2g

`観察項目` 蛋白尿 `注意すべき副作用` 発疹等，頻尿，血尿 `看護のPoint` 尿をアルカリ性にする薬剤と併用しない

ペキロン

アモロルフィン塩酸塩

`クリーム`

抗真菌薬 **表在性抗真菌薬（モルホリン系）**

真菌の細胞膜（エルゴステロール）の構造・機能に障害を与えて増殖を抑える

`主な適応, 用法・用量` 白癬，カンジダ，癜風 → 1日1回

ベクティビックス

パニツムマブ

`静注`

抗悪性腫瘍薬 **分子標的薬（抗EGFRヒト型モノクローナル抗体）**

癌細胞の上皮成長因子受容体（EGFR受容体）に結合して癌細胞の増殖を阻害する

`主な適応, 用法・用量` KRAS遺伝子の結腸・直腸癌等 → 2週1回6mg/kg

配合変化 生食で希釈　 **看護のPoint** 投与時はインラインフィルターを使用. 激しく振とうしない

ベクルリー

レムデシビル

抗ウイルス薬　**抗SARS-CoV-2薬**

新型コロナウイルスの増殖に必要なRNAポリメラーゼを阻害して増殖を抑える

主な適応, 用法・用量 SARS-CoV-2感染症→ 初日1日1回200mg, 以降1日1回100mg

配合変化 原則単独投与

ベクロメタゾン

ベクロメタゾンプロピオン酸エステル

液　パウダー

耳鼻咽喉科用薬　**ステロイド**

ステロイドが鼻粘膜のステロイド受容体に結合して抗炎症・抗アレルギー作用を発揮する

主な適応, 用法・用量 アレルギー性・血管運動性鼻炎→ 液:1回1噴霧, 1日4回. パ:1回1噴霧, 1日2回

ベクロメタゾンプロピオン酸エステル

➡ ベクロメタゾン(耳鼻咽喉科用薬, p.366)

ベサコリン

ベタネコール塩化物

散
妊婦

健胃消化薬・胃腸機能改善薬　**アセチルコリン受容体刺激薬**

副交感神経を刺激して消化管運動促進と膀胱の排尿筋を収縮させ排尿を助ける

主な適応, 用法・用量 慢性胃炎, 消化管麻痺, 排尿困難等→ 1日30〜50mg, 分3〜4

配合変化 アルカリ性薬剤の配合により着色する傾向　**観察項目** コリン作動性クリーゼ(悪心, 嘔吐, 腹痛, 下痢, 唾液分泌過多, 発汗, 徐脈, 血圧低下, 縮瞳等)→投与中止しアトロピン硫酸塩投与

ベザトールSR

ベザフィブラート

徐放錠
妊婦

脂質異常症治療薬　**フィブラート系薬**

肝臓の脂質代謝を調節する受容体に作用しトリグリセリド(TG)や血清コレステロールを低下させるとともに血清HDLを上昇させる

主な適応, 用法・用量 高脂血症 → 1日400mg, 分2

観察項目 腎機能, 筋肉痛, CK, 尿 **注意すべき副作用** 横紋筋融解症, 皮膚症状

ベサノイド

`カプセル`

トレチノイン

`妊婦`

抗悪性腫瘍薬 **レチノール誘導体**

血液中の前骨髄細胞の分化を妨げる遺伝子の働きを抑えて異常な分化を正常な状態に戻す

主な適応, 用法・用量 急性前骨髄球性白血病 → 1日60〜80mg, 分3

観察項目 発熱, 呼吸困難, 胸水, 体重増加, 間質性肺炎, 低血圧, 腎不全. レチノイン酸症候群. 催奇形性あり

ベザフィブラート ▶▶ ベザトールSR(脂質異常症治療薬, p.366)

ベザフィブラートSR ▶▶ ベザトールSR(脂質異常症治療薬, p.366)

ベシカム ▶▶ スタデルム(解熱・鎮痛薬 抗炎症薬, p.189)

ベシケア

`錠`

コハク酸ソリフェナシン

尿路・蓄尿障害治療薬 **過活動膀胱治療薬**

膀胱平滑筋のムスカリン受容体を抑制して膀胱平滑筋の緊張状態を抑え頻尿・尿失禁等を改善する

主な適応, 用法・用量 尿意切迫感, 頻尿, 切迫性尿失禁 → 1日1回5mg

観察項目 QT延長 **注意すべき副作用** 口内乾燥, 便秘, 眼調節障害, 傾眠, 発疹, 血圧低下等

ベージニオ

`錠`

アベマシクリブ

抗悪性腫瘍薬 **分子標的薬(セリン・スレオニンキナーゼ阻害薬/CDK4/6阻害薬)**

癌細胞が増殖に必要な酵素(サイクリン依存キナーゼ: CDK4/6)を阻害して細胞増殖周期を停止させ増殖を抑える

主な適応, 用法・用量 HER2陰性の再発乳癌 → 1回150mg, 1日2回

注意すべき副作用 間質性肺炎, 下痢

ベスタチン `カプセル`

ウベニメクス

抗悪性腫瘍薬

体内の免疫細胞表面のアミノペプチダーゼと結合して免疫機能を高めることにより癌細胞の増殖を抑える

`主な適応, 用法・用量` 急性非リンパ性白血病の生存期間の延命 → 1日1回30mg

ベストコール `静注` `筋注`

セフメノキシム塩酸塩

抗菌薬 セフェム系（第三世代・注射剤）

細菌の細胞壁合成を阻害して増殖を抑える

`主な適応, 用法・用量` 細菌感染症等 → 1日1〜2g，分2

ベストロン `点眼`

セフメノキシム塩酸塩

眼科用薬 抗菌薬（セフェム系）

眼内細菌の細胞壁合成阻害作用により増殖を抑える

`主な適応, 用法・用量` 結膜・角膜炎等 → 1回1〜2滴，1日4回

💊 看護のPoint 溶解後7日以内に使用

ベストロン `耳鼻科用`

セフメノキシム塩酸塩

耳鼻咽喉科用薬 抗菌薬

細菌の細胞壁合成阻害作用により増殖を抑えて外耳・中耳炎・副鼻腔炎を改善する

`主な適応, 用法・用量` 外耳炎，中耳炎，副鼻腔炎 → 耳：1回6〜10滴，1日2回. 鼻：1回2〜4mL，隔日噴霧

💊 看護のPoint 溶解後7日以内に使用

ベスポンサ `静注`

イノツズマブ オゾガマイシン `毒` `PVC`

抗悪性腫瘍薬 分子標的薬（抗CD22ヒト化モノクローナル抗体（ADC））

白血病細胞の表面にある蛋白質（CD22抗原）に結合して癌細胞に取り込まれDNAを切断して増殖を抑制する

`主な適応, 用法・用量` CD22陽性の急性リンパ性白血病 → 1日0.5〜0.8mg/m²

⚠ 配合変化 他剤と混合回避　💊 看護のPoint 紫外線を避ける

ベセルナ クリーム

イミキモド

抗ウイルス薬 **尖圭コンジローマ治療薬**

細胞免疫活性化によりコンジローマの原因ウイルス(乳頭腫ウイルス)の増殖を抑える. また免疫を高めて日光角化症の病変細胞を死滅させる

主な適応, 用法・用量 尖圭コンジローマ, 日光角化症 → 1日1回寝る前, 週3回
注意すべき副作用 インフルエンザ様症状(悪寒, 発熱, 筋肉痛等), 局所の炎症反応, 紅斑, びらん, 色素沈着, 色素脱失 看護のPoint 使用後8時間を目安に洗い流す

β-ガラクトシダーゼ ▶▶ **ガランターゼ**(腸疾患治療薬, p.115)

ベタキソロール ▶▶ **ベトプティック**(眼科用薬, p.370)

ベタキソロール塩酸塩 ▶▶ **ケルロング**(降圧薬, p.142)

ベタセレミン ▶▶ **セレスタミン**(副腎皮質ステロイド, p.210)

ベタナミン 錠

ペモリン

抗精神病薬 **ナルコレプシー治療薬**

脳内神経伝達物質(ドーパミン)の神経終末での再取り込みを阻害して伝達量を増やし大脳皮質の活動を活発にする

主な適応, 用法・用量 うつ病, 傾眠疾患等 → 1日10〜200mg, 分1〜2
看護のPoint 覚醒効果あり夕刻以降服用避ける

ベタニス 錠 妊婦

ミラベグロン

尿路・蓄尿障害治療薬 **過活動膀胱治療薬**

膀胱平滑筋のβ受容体を刺激して膀胱平滑筋を広げ尿意切迫感・頻尿等を改善する

主な適応, 用法・用量 過活動膀胱の尿意切迫, 頻尿等 → 1日1回50mg, 徐放性
観察項目 血圧, 脈拍, 肝機能 注意すべき副作用 便秘, 口内乾燥

ベタヒスチンメシル酸塩 ▶▶ **メリスロン**(耳鼻咽喉科用薬, p.420)

ベタフェロン 皮下注

インターフェロンベータ-1b

多発性硬化症治療薬

多発性硬化症の原因は自己免疫の活性化にあるが，この免疫細胞(T細胞)の活性化を抑えて進行を抑える

主な適応, 用法・用量 多発性硬化症進行抑制・予防 → 800万IU，隔日

観察項目 肝機能 **注意すべき副作用** 感冒様症状や注射部位反応

ベタメタゾン ► リンデロン(副腎皮質ステロイド, p.454)

ベタメタゾン吉草酸エステル ►► リンデロン-V(副腎皮質ステロイド, p.455)

ベタメタゾンリン酸エステルNa
►► リンデロン(眼科用薬・耳鼻咽喉科用薬, p.454)

ベタメタゾンジプロピオン酸エステル
►► リンデロン-DP(副腎皮質ステロイド, p.455)

ベタメタゾン酪酸エステルプロピオン酸エステル
►► アンテベート(副腎皮質ステロイド, p.44)

ペチジン塩酸塩
ペチジン塩酸塩

注 **麻** **運転2**

オピオイド 合成オピオイド

中枢神経系の痛覚中枢(オピオイド受容体)に作用して痛み等を強力に抑える

主な適応, 用法・用量 激しい疼痛，麻酔補助等 → 添付文書参照

ペチロルファン
ペチジン塩酸塩・レバロルファン酒石酸塩

注 **麻** **運転2**

オピオイド 合成オピオイド(配合剤)

中枢神経系の痛覚中枢(オピオイド受容体)に作用して痛み等を強力に抑える

主な適応, 用法・用量 激しい疼痛，麻酔補助等 → 添付文書参照

ベトネベート ►► リンデロン-V(副腎皮質ステロイド, p.455)

ベトノバールG ►► リンデロン-VG(副腎皮質ステロイド, p.455)

ベトプティック
ベタキソロール塩酸塩

点眼 **妊婦**

眼科用薬 緑内障治療薬(β遮断薬)

眼内の交感神経β受容体を遮断して眼内への房水(眼球を満たす体液)産生を抑制し眼圧を下げる

主な適応, 用法・用量 緑内障，高眼圧症 → 1回1滴，1日2回

📷 観察項目 血圧

ベトプティック エス ▸▸ ベトプティック（眼科用薬, p.370）

ベナゼプリル塩酸塩 ▸▸ チバセン（降圧薬, p.237）

ベナパスタ　　　　　　　　　　　　　軟膏
ジフェンヒドラミンラウリル硫酸塩

抗アレルギー薬　抗ヒスタミン薬（第一世代）

> ヒスタミンがH₁受容体に結合するのを阻害して痒みや炎症等のアレルギー症状を抑える

主な適応, 用法・用量　蕁麻疹，皮膚炎，虫さされ等 → 1日数回

ベナンバックス　　　　　　　　　　　注
ペンタミジンイセチオン酸塩

抗真菌薬　カリニ肺炎治療薬

> カリニ肺炎の原因細菌（ニューモシスチス・カリニ）のグルコース代謝と蛋白質合成を阻害して増殖を抑える

主な適応, 用法・用量　カリニ肺炎 → 1日1回4mg/kg

配合変化　原則単独投与，希釈は生食・ブドウ糖のみ

ベニジピン塩酸塩 ▸▸ コニール（降圧薬, p.146）

ペニシリンGカリウム　　　　　　　　注
ベンジルペニシリンカリウム

抗菌薬　ペニシリン系

> 細菌の細胞壁合成を阻害して増殖を抑える

主な適応, 用法・用量　細菌感染症等 → 1回30〜400万単位，1日2〜6回

ベネクレクスタ　　　　　　　　　　　錠
ベネトクラクス

抗悪性腫瘍薬　分子標的薬（BCL-2阻害薬）

> 細胞死を抑制する蛋白に結合してこの働きを抑え癌細胞が速やかに細胞死するように誘導して増殖を抑える

主な適応, 用法・用量　慢性リンパ性白血病 → 添付文書参照

ベネシッド
プロベネシド

錠

高尿酸血症・痛風治療薬 **尿酸降下薬（尿酸排泄促進）**

腎尿細管で尿酸の再吸収を抑制して尿酸の尿中排泄を促進する．またペニシリン・パラアミノサリチル酸の排泄を抑制する

主な適応、用法・用量 痛風，ペニシリン等血中濃度維持等 →1日0.5g〜2g，分2〜4

観察項目 肝機能 **注意すべき副作用** 貧血

ベネット
リセドロン酸ナトリウム水和物

錠
妊婦

骨・Ca代謝薬 **ビスホスホネート製剤**

骨を壊す破骨細胞の活性化を抑制して骨吸収（血中へ溶け出す）を抑える．また骨変形の進行も抑える

主な適応、用法・用量 骨粗鬆症，骨ベーチェット病（17．5mg）等 →1日2.5mg，週1回17.5mg，月1回75mg

注意すべき副作用 顎骨壊死・顎骨骨髄炎は，癌患者（特に骨転移患者）や抜歯等，歯科治療を受けた患者のリスクが高い

ベネトリン
サルブタモール硫酸塩

錠 **シロップ** **吸入液**

気管支拡張薬 **β刺激薬（β₂選択性）**

気管支平滑筋の交感神経（β₂受容体）を刺激して気管支を広げる

主な適応、用法・用量 気道閉塞障害の寛解等 →錠：1回2錠，1日3回．液：1回0.3〜0.5mL吸入

観察項目 K（↓），心拍数 **看護のPoint** 短時間型（SABA）

ベネフィクス
ノナコグアルファ

静注
PVC

血液製剤 **血液凝固第IX因子**

血液凝固第IX因子欠乏患者に対し血漿中の血液凝固第IX因子を補い，その出血傾向を抑制する

主な適応、用法・用量 血友病Bの出血抑制等 →初回50IU/kg

配合変化 原則単独投与

ベノキシール
点眼

オキシブプロカイン塩酸塩

眼科用薬　**流涙症治療薬**

結膜・角膜の知覚神経のインパルスの発生・伝導を抑制して眼表面を麻酔する

主な適応, 用法・用量 眼科領域の表面麻酔 → 1回1〜4滴

ヘパアクト ▶ **リーバクト**(栄養剤, p.445)

ベハイド
錠

ベンチルヒドロクロロチアジド

利尿薬　**サイアザイド系利尿薬**

腎臓の遠位尿細管から尿中のNa・Cl再吸収を抑えて尿量排泄を促進し血圧を下げたり浮腫を改善する

主な適応, 用法・用量 高血圧, 各種浮腫等 → 1回4〜8mg, 1日2回

ベバシズマブBS ▶ **アバスチン**(抗悪性腫瘍薬, p.26)

ヘパフィルド ▶ **ヘパフラッシュ**(抗血栓薬, p.373)

ヘパフラッシュ
シリンジ

ヘパリンナトリウム

抗血栓薬　**抗凝固薬(未分画ヘパリン)**

血液凝固を阻止するアンチトロンビンと特異的に結合して血液凝固阻止作用を増強して血液が固まるのを抑える

主な適応, 用法・用量 血液凝固防止 → 静脈内留置ルート内の充填に十分な量を注入

🔖 **配合変化** 静脈留置ルート内の配合不適に注意　🔲 **観察項目** APTT/ACT, 出血徴候, 血小板数

ヘパリンカルシウム(Ca)
注　皮下注

ヘパリンカルシウム

抗血栓薬　**抗凝固薬(未分画ヘパリン)**

血液凝固を阻止するアンチトロンビンと特異的に結合して血液凝固阻止作用を増強して血液が固まるのを抑える

主な適応, 用法・用量 血液凝固防止等 → 目的により決定

🔖 **配合変化** 静脈留置ルート内の配合不適に注意. 抗ヒスタミン薬との混注回避　🔲 **観察項目** APTT/ACT, 出血徴候, 血小板数

ハ

ヘパリンナトリウム(Na) ▶ ヘパフラッシュ(抗血栓薬, p.373)

ヘパリン類似物質 ▶ ヒルドイド(皮膚科用薬, p.324)

ヘパンED

`内用剤`

肝不全用成分栄養剤

経腸栄養剤 **肝不全用**

肝不全患者で不足する分岐鎖アミノ酸の補充とアンモニア低下作用により慢性肝不全患者の栄養状態を改善する

`主な適応, 用法・用量` 肝不全時の栄養補給 → 1回1包を250mL溶解, 1日2回

ベピオ

`ゲル`

過酸化ベンゾイル

皮膚科用薬 **ざ瘡治療薬**

強力な酸化作用によりざ瘡(にきび)の原因菌(アクネ菌・ブドウ球菌等)の増殖を阻害する. また皮膚角質細胞の剥離を促進しにきびを改善する

`主な適応, 用法・用量` 尋常性ざ瘡(にきび) → 洗顔後1日1回

`注意すべき副作用` 漂白作用あり髪・服等の脱色に注意 `看護のPoint` 日光への曝露は最小限に留める

ベプシド

`カプセル` `注`

エトポシド

`妊婦` `PVC`

抗悪性腫瘍薬 **DNAトポイソメラーゼ阻害薬**

癌細胞のDNA合成に必要な酵素(トポイソメラーゼ)を阻害して癌細胞の増殖を抑える

`主な適応, 用法・用量` 各種悪性腫瘍等 → 添付文書参照

ベプリコール

`錠`

ベプリジル塩酸塩水和物

`妊婦` `運断₃`

不整脈治療薬 **Caチャネル遮断薬(IV群)**

心筋細胞K・Na・Caチャネルを抑制して心筋の不応期を延長させて不整脈等を改善する. また心筋・血管の異常収縮も抑える

`主な適応, 用法・用量` 不整脈, 心房細動, 狭心症等 → 1日100～200mg, 分2

`観察項目` 心電図, 酸素飽和度, 脈拍, 血圧, 心胸郭比, K

ペプレオ 注
ペプロマイシン硫酸塩

抗悪性腫瘍薬 **抗癌性抗生物質（ブレオマイシン類）**

癌細胞のDNA合成阻害作用とDNA鎖切断作用により増殖を抑える

主な適応, 用法・用量 皮膚癌，肺癌，悪性リンパ腫等 → 1回5〜10mg

ヘプロニカート 錠 妊婦
ヘプロニカート

血管拡張薬 **末梢循環障害改善薬**

血管平滑筋に直接作用して末梢血管を拡張して血流量を増加させ末梢循環障害を改善する

主な適応, 用法・用量 末梢循環障害等 → 1回100〜200mg，1日3回

ベポタスチンベシル酸塩 ▶▶ **タリオン**（抗アレルギー薬, p.231）

ペマジール 錠
ペミガチニブ

抗悪性腫瘍薬 **分子標的薬（チロシンキナーゼ阻害薬/FGFR阻害薬）**

遺伝子異常を有する線維芽細胞受容体（FGFR）に結合し細胞内シグナル伝達を阻害して腫瘍の増殖を抑える

主な適応, 用法・用量 FGFR2遺伝子陽性胆道癌 → 1日1回13.5mg

ヘマンジオル シロップ
プロプラノロール塩酸塩

皮膚科用薬 **乳児血管腫治療薬**

交感神経遮断作用（β遮断）により血管腫の血管を収縮させ細胞増殖と血管新生を抑制して細胞死に導く

主な適応, 用法・用量 乳児血管腫 → 1日1〜3mg/kg，分2

看護のPoint 瓶は振らない

ペミラストン ▶▶ **アレギサール**（気管支喘息治療薬, p.39）

ペミロラストK（点眼）▶▶ **アレギサール点眼**（抗アレルギー点眼, p.39）

ペミロラストK（錠）▶▶ **アレギサール**（気管支喘息治療薬, p.39）

ヘムライブラ

`皮下注`

エミシズマブ

血液製剤 **ヒト化二重特異性モノクローナル抗体**

血液中の血液を固める機能のある血液凝固第Ⅸ・Ⅹ因子と結合して血液凝固第Ⅷ因子の代替をする

`主な適応, 用法・用量` 血液凝固第Ⅷ因子欠乏による出血 → 添付文書参照

`配合変化` 原則単独投与

ベムリディ

`錠`

テノホビル アラフェナミドフマル酸塩

肝疾患治療薬 **抗B型肝炎ウイルス薬(核酸アナログ製剤)**

B型肝炎ウイルスの増殖に必要な核酸合成酵素(DNAポリメラーゼ)を阻害して増殖を抑える

`主な適応, 用法・用量` B型慢性肝炎ウイルスの増殖抑制 → 1日1回25mg

ペメトレキセド ▶▶ **アリムタ**(抗悪性腫瘍薬, p.35)

ヘモクロン

`カプセル`

トリベノシド

痔疾患治療薬 **末梢循環改善作用**

直腸や肛門部に生じた血液循環障害や腫れを改善して創傷部の治癒促進作用を示す

`主な適応, 用法・用量` 内痔核の出血・腫脹 → 1回1カプセル, 1日3回

`注意すべき副作用` 発疹等の過敏症状

ヘモナーゼ

`錠`

ブロメライン・トコフェロール酢酸エステル

痔疾患治療薬 **抗炎症作用**

炎症を起こす蛋白質を分解して炎症や腫れを抑える. また末梢の血行を促進して痔等を改善する

`主な適応, 用法・用量` 痔核・裂肛等の症状緩解等 → 1回1錠, 1日3～4回

ヘモポリゾン ▶▶ **強力ポステリザン**(痔疾患治療薬, p.124)

ヘモリンガル

舌下錠

静脈血管叢エキス

痔疾患治療薬 **抗炎症作用**

痔核微小血管の循環を改善して微小循環機能低下により起こるうっ血状態を回復させ腫脹・疼痛等を抑える

主な適応, 用法・用量 痔核の症状寛解 → 1回1錠, 1日3回

ヘモレックス ▸▸ **プロクトセディル**(痔疾患治療薬, p.355)

ベラサスLA ▸▸ **ケアロードLA**(血管拡張薬, p.139)

ペラゾリン

細粒

ソブゾキサン

抗悪性腫瘍薬 **DNAトポイソメラーゼ阻害薬**

癌細胞のDNA合成に必要な酵素(トポイソメラーゼ)を阻害して癌細胞の増殖を抑える

主な適応, 用法・用量 悪性リンパ腫, T細胞白血病リンパ腫等 → 1日1600mg, 分1～2

注意すべき副作用 主な副作用は骨髄抑制, 肝障害, 間質性肺炎

ベラチン ▸▸ **ホクナリン**(気管支拡張薬, p.384)

ベラニンデポー ▸▸ **プロギノン・デポー**(女性ホルモン剤, p.354)

ベラパミル塩酸塩 ▸▸ **ワソラン**(不整脈治療薬, p.485)

ベラプロストナトリウム(Na) ▸▸ **ドルナー**(抗血栓薬, p.268)

ペリアクチン

散 錠 シロップ

シプロヘプタジン塩酸塩水和物

運転2

抗アレルギー薬 **抗ヒスタミン薬(第一世代)**

ヒスタミン・セロトニンが受容体に結合するのを阻止して炎症や痒み等のアレルギー症状を抑える

主な適応, 用法・用量 鼻炎, 皮膚炎等 → 1回4mg, 1日1～3回

観察項目 血算, 肝機能 **注意すべき副作用** 発疹, 眠気, 口渇

ベリキューボ

錠

ベルイシグアト

運転3

心不全治療薬 **可溶性グアニル酸シクラーゼ刺激薬**

血管拡張を引き起こす可溶性グアニル酸シクラーゼ(sGC)を刺激して血管を拡張させて循環障害を改善して心不全悪化を抑える

主な適応, 用法・用量 慢性心不全 → 1日1回2.5～10mg

観察項目 血圧, 低血圧症状, 頭痛, 悪心, 消化不良

ペリシット 錠
ニセリトロール

脂質異常症治療薬 **ニコチン酸誘導体**

脂質の腸管からの吸収抑制と胆汁中への排泄促進により脂質を低下させる. また血管を広げて手足の循環障害を改善する

主な適応, 用法・用量 高脂血症, 循環障害等 → 1回250mg, 1日3回食直後

観察項目 血算 **看護のPoint** ほてり予防で食直後服用

ベリチーム 顆粒
消化酵素複合剤

健胃消化薬・胃腸機能改善薬 **消化酵素薬(配合剤)**

胃腸内で繊維素・デンプン・蛋白質・脂肪等の消化を助ける

主な適応, 用法・用量 消化異常症状の改善 → 1回0.4～1g, 1日3回

ベリナートP 静注
乾燥濃縮人C1-インアクチベーター

血液製剤 **C1-インアクチベーター**

遺伝性血管性浮腫の腫れやむくみの原因となる物質(カリクレイン等)と結合して活性を抑える物質を補充して発作を予防する

主な適応, 用法・用量 遺伝性血管性浮腫発作抑制等 → 1回1000～1500IU

配合変化 原則単独投与

ベリプラストP コンビセット ▶▶ ボルヒール(血液製剤, p.392)

ペリンドプリル ▶▶ コバシル(降圧薬, p.147)

ペリンドプリルエルブミン ▶▶ コバシル(降圧薬, p.147)

ベルケイド 注 毒
ボルテゾミブ

抗悪性腫瘍薬 **分子標的薬(プロテアソーム阻害薬)**

癌細胞の蛋白分解酵素(プロテアソーム)を選択的に阻害してユビキチン化蛋白質が蓄積して細胞死に導く

主な適応, 用法・用量 多発性骨髄腫，リンパ腫等 → 1日1回1.3mg/m²

ベルゴリド ► ペルマックス(抗パーキンソン病薬, p.380)

ベルサン ► KM(健胃消化薬・胃腸機能改善薬, p.139)

ペルサンチン 錠
ジピリダモール

狭心症治療薬 **冠血管拡張薬**

血管壁に作用して冠血管を広げる. また亢進した血小板の活性化を抑制して抗血小板作用や尿蛋白を減少させる

主な適応, 用法・用量 狭心症，ネフローゼ等 → 1日75〜400mg，分3〜4

ペルジピン 錠 注
ニカルジピン塩酸塩

降圧薬 **Ca拮抗薬(ジヒドロピリジン系)**

血管平滑筋へのCaイオンの流入を阻害して末梢血管や冠血管を広げ血圧を下げたり心臓の負担を軽減する

主な適応, 用法・用量 高血圧，心不全等 → 錠：1日30〜60mg，分3. 注：0.5〜10μg/分
注意すべき副作用 頭痛・動悸・ほてり，歯肉肥厚

ペルジピンLA 徐放カプセル
ニカルジピン塩酸塩

降圧薬 **Ca拮抗薬(ジヒドロピリジン系)**

血管平滑筋へのCaイオンの流入を阻害して末梢血管や冠血管を広げ血圧を下げたり心臓の負担を軽減する

主な適応, 用法・用量 高血圧，心不全等 → 1回20〜40mg，1日2回
注意すべき副作用 頭痛・動悸・ほてり，歯肉肥厚

ベルソムラ 錠
スボレキサント

睡眠薬 **オレキシン受容体拮抗薬**

覚醒維持に関わるオレキシン受容体を阻害して眠りやすくし，中〜長時間睡眠を維持する

主な適応, 用法・用量 不眠症 → 1日1回15〜20mg. (食中・食直後は避ける)

観察項目 肝機能，傾眠，異常な夢　注意すべき副作用 傾眠，頭痛，疲労，浮動性めまい，悪夢

ヘルニコア

椎間板注

コンドリアーゼ

運動器変性疾患治療薬

椎間板内に注入し髄核の主成分グリコサミノグリカンを分解し保水能を低下させ椎間板内圧の低下により腰痛等を改善する

主な適応，用法・用量 腰椎椎間板ヘルニア → 1回1.25単位，椎間板内単回

ベルベゾロン → リンデロン（眼科用薬・耳鼻咽喉科用薬，p.454）

ベルベゾロンF → リンデロンA（眼科用薬・耳鼻咽喉科用薬，p.454, 455）

ヘルベッサー

ジルチアゼム塩酸塩

降圧薬 Ca拮抗薬（ベンゾチアゼピン系）

血管平滑筋を収縮させるCaイオンの働きを抑制して末梢血管や冠血管を広げて血圧を下げたり狭心症状を抑える

主な適応，用法・用量 狭心症，高血圧等 → 錠：1回30〜60mg，1日3回．注：添付文書参照

観察項目 血圧，肝機能（AST・ALT・γ-GTP），心電図　注意すべき副作用 頭痛・徐脈・ほてり，歯肉肥厚

ヘルベッサーR

徐放カプセル

ジルチアゼム塩酸塩

降圧薬 Ca拮抗薬（ベンゾチアゼピン系）

血管平滑筋を収縮させるCaイオンの働きを抑制して末梢血管や冠血管を広げて血圧を下げたり狭心症状を抑える

主な適応，用法・用量 狭心症，高血圧等 → 1日1回100〜200mg

観察項目 血圧，肝機能（AST・ALT・γ-GTP），心電図　注意すべき副作用 頭痛・徐脈・ほてり，歯肉肥厚

ペルマックス

錠

運転2

ペルゴリドメシル酸塩

抗パーキンソン病薬 ドパミン作動薬（DA）（麦角系）

脳内の神経伝達物質であるドパミンの受容体を刺激して，震え・こわばり等のパーキンソン病症状を改善する

主な適応, 用法・用量 パーキンソン病 → 1日50〜1250μg，食直後

観察項目 心エコー，呼吸状態

ヘルミチンS

坐剤

リドカイン・次没食子酸ビスマス配合剤

痔疾患治療薬 **非ステロイド系・ビスマス**

鎮痛薬と収れん薬との協力作用により創傷面を保護して痔核・裂肛等の痛みや炎症を抑える

主な適応, 用法・用量 痔核に伴う症状緩解 → 1回1個，1日1〜3回

ベレキシブル

錠

チラブルチニブ塩酸塩

抗悪性腫瘍薬 **分子標的薬（チロシンキナーゼ阻害薬/BTK阻害薬）**

リンパ球細胞の増殖に関わる蛋白質（ブルトン型チロシンキナーゼ）の働きを阻害して悪性リンパ腫の増殖を抑える

主な適応, 用法・用量 中枢神経原発リンパ腫等 → 1日1回480mg空腹時

ペレックス

顆粒

非ピリン系感冒薬

運転2（小児用除く）

解熱・鎮痛薬 抗炎症薬 **総合感冒薬**

感冒等の症状である解熱・鎮痛・鼻汁・鼻づまり等を抑える

主な適応, 用法・用量 感冒・上気道炎等 → 1回1g，1日3〜4回

ペロスピロン塩酸塩 ▶▶ ルーラン（抗精神病薬, p.460）

ベロテック

エロゾル

フェノテロール臭化水素酸塩

気管支拡張薬 **β刺激薬（β₂選択性）**

交感神経を刺激（β₂受容体）して気管支を広げる．また抗アレルギー作用や気道線毛運動亢進作用等を現す

主な適応, 用法・用量 気道閉塞障害の寛解等 → 1回2吸入

観察項目 K(↓)，心拍数 **注意すべき副作用** 過度の使用で不整脈，心停止等 **看護のPoint** 短時間型（SABA）

ペングッド

バカンピシリン塩酸塩

抗菌薬 **広範囲ペニシリン系**

細菌の細胞壁合成を阻害して増殖を抑える

主な適応, 用法・用量 細菌感染症等 ➡ 1日500〜1000mg, 分3〜4

ベンコール ➡ ビーマス（便秘治療薬, p.320）

ベンザリン

錠 細粒 運転2

ニトラゼパム

睡眠薬 **ベンゾジアゼピン系睡眠薬（中間作用型）**

脳内のベンゾジアゼピン受容体を介し抑制神経伝達物質（GABA）の作用を強めることにより余剰刺激が遮断され睡眠に導く

主な適応, 用法・用量 不眠症, 麻酔前投薬, 焦点発作等 ➡ 1日5〜15mg

ベンズブロマロン ➡ ユリノーム（高尿酸血症・痛風治療薬, p.429）

ペンタサ

顆粒 徐放錠 坐剤 注腸

メサラジン

腸疾患治療薬 **炎症性腸疾患治療薬**

組織に細胞障害を与える活性酸素が腸の炎症細胞からの放出を抑えて炎症の進展を抑制し腹痛・血便等を改善する

主な適応, 用法・用量 潰瘍性大腸炎, クローン病 ➡ 内：1日1500〜3000mg, 分3. 注腸・坐：1日1個（1g）

観察項目 腎機能（Cr等）, 肝機能（AST・ALT）, アミラーゼ, 過敏症状（発熱・腹痛・下痢・好酸球増多等） 注意すべき副作用 着色尿

ベンダザック ➡ ジルダザック（皮膚科用薬, p.183）

ペンタゾシン ➡ ソセゴン（オピオイド, p.214）

ベンテイビス

吸入液 運転3

イロプロスト

血管拡張薬 **プロスタサイクリン誘導体**

肺から直接吸収され血管拡張作用および血小板凝集抑制作用により肺動脈の収縮・血栓形成を抑制し肺高血圧を改善する

主な適応, 用法・用量 肺動脈性肺高血圧 ➡ 1回2.5〜5μg, 1日6〜9回

📋 配合変化 希釈又は他剤との混合は避ける　📷 観察項目 気管支痙攣，肺水腫，失神，めまい，局所刺激(咳嗽，口腔咽頭不快)，出血，Plt，血圧，脈拍

📖 注意すべき副作用 失神，めまい，出血

ペントキシベリンクエン酸塩 錠

ペントキシベリンクエン酸塩

鎮咳薬 **中枢性鎮咳薬(非麻薬性)**

延髄の咳中枢に作用して咳を抑える

主な適応，用法・用量 感冒，気管支炎等の咳嗽等 → 1日15〜120mg，分2〜3

📖 注意すべき副作用 便秘，口渇，瞳孔調節障害等

ペントシリン 注

ピペラシリンナトリウム

抗菌薬 **広範囲ペニシリン系**

細菌の細胞壁合成を阻害して増殖を抑える

主な適応，用法・用量 細菌感染症等 → 1日2〜4g，分2〜4

ベンリスタ 静注 皮下注

ベリムマブ

免疫調整薬 **全身性エリテマトーデス治療薬**

自己免疫疾患を引き起こすBリンパ球刺激因子に結合して活性を抑制して免疫細胞の活性を抑える

主な適応，用法・用量 全身エリトマトーデス → 注：1回10mg/kg. 皮：1回200mg，1週間隔

📋 配合変化 ブドウ糖液と混合不可　📖 注意すべき副作用 持続する咳や発熱等

ペンレス テープ

リドカイン

麻酔薬 **局所麻酔薬**

末梢神経細胞内にNaイオンが入ると痛みを感じるが，このNaイオンの侵入を阻害して痛みを抑える

主な適応，用法・用量 静脈留置針穿刺時の疼痛緩和等 → 1回1枚

📷 観察項目 心電図，脈拍，血圧，心胸郭比，意識障害，痙攣

ボアラ

デキサメタゾン吉草酸エステル

副腎皮質ステロイド **外用ステロイド剤（ストロング）**

塗布部のステロイド受容体に作用して血管収縮作用と白血球の遊走（活発に動き回る）やヒスタミン等の炎症物質の遊離を阻止して皮膚の炎症症状を改善する

主な適応, 用法・用量 湿疹・皮膚炎群等 → 1日1～数回

ホクナリン

錠 DS テープ

ツロブテロール

気管支拡張薬 **β刺激薬（β2選択性）**

気管支平滑筋の交感神経β2受容体を刺激して気管支を広げる

主な適応, 用法・用量 気道閉塞障害の寛解等 → 内：1回1錠，1日2回．DS：1日0.04mg/kg，分2．テ：1日1回2mg

観察項目 K(↓)，心拍数　　**看護のPoint** 長時間型（LABA）

ボグリボース ▶▶ ベイスン（糖尿病治療薬, p.364）

ボシュリフ

錠

ボスチニブ水和物

抗悪性腫瘍薬 **分子標的薬（チロシンキナーゼ阻害薬/BCR-ABL阻害薬）**

白血病細胞の増殖に必要な異常融合蛋白（チロシンキナーゼ）の働きを抑えることにより癌細胞の増殖を抑える

主な適応, 用法・用量 慢性骨髄性白血病 → 1日1回500mg

観察項目 肝機能，体液貯留，体重，HBV活性化　　**看護のPoint** 重度の下痢

ホスアプレピタント ▶▶ プロイメンド（制吐薬, p.354）

ホスカビル

静注

ホスカルネットナトリウム水和物

毒

抗ウイルス薬 **抗ヘルペス薬（CMV）**

サイトメガロウイルスの核酸合成（DNA）を阻害することにより増殖を抑える

主な適応, 用法・用量 サイトメガロウイルス感染症 → 1回60～120mg/kg

配合変化 希釈は生食・ブドウ糖のみ　**観察項目** 検査値（特に電解質），体温，呼吸状態，血圧，心電図，CK，腎機能　**注意すべき副作用** 腎障害，電解質異常　**看護のPoint** 腎機能検査必要

ホストイン
`静注`

ホスフェニトインナトリウム水和物

抗てんかん薬 **ヒダントイン系(Naチャネル)**

体内でフェニトインとなり中枢神経の発作焦点(発作細胞)からの, てんかん発射の広がりを阻止して発作を抑制する

`主な適応,用法・用量` てんかん発作重積状態等 → 添付文書参照

ホスホマイシンカルシウム ▸▸ **ホスミシン**(抗菌薬, p.385)

ホスホマイシンナトリウム(Na) ▸▸ **ホスミシンS**(抗菌薬, p.385)

ホスミシン
`錠` `DS`

ホスホマイシンカルシウム

抗菌薬 **ホスホマイシン**

細菌の細胞壁の合成を阻害して増殖を抑える

`主な適応,用法・用量` 細菌感染症 等 → 錠:1日2〜3g, 分3〜4. DS:1日40〜120mg/kg, 分3〜4

`観察項目` 投与期間, CRP, WBC, 腎機能, 高血圧, 肝機能, Na, 血管痛, 血液検査(顆粒球減少, 白血球減少, 好酸球)

ホスミシンS
`静注`

ホスホマイシンナトリウム

抗菌薬 **ホスホマイシン**

細菌の細胞壁の合成を阻害して増殖を抑える

`主な適応,用法・用量` 細菌感染症等 → 1日2〜4g, 分2

`観察項目` 肝臓・胆管系障害(AST・ALT), Na, 血管痛 　`注意すべき副作用` 発疹, 下痢, 嘔気, 嘔吐, 腹痛, 食欲不振等

ホスミシンS
`耳科用`

ホスホマイシンナトリウム

耳鼻咽喉科用薬 **抗菌薬**

細菌の細胞壁合成阻害作用により抗菌作用を示し, 外耳・中耳炎等を改善する

`主な適応,用法・用量` 外耳炎, 中耳炎 → 1回10滴, 1日2回

`観察項目` 肝臓・胆管系障害(AST・ALT), Na, 血管痛

ボスミン
アドレナリン

注 外用液

昇圧薬 カテコラミン系

交感神経（αβ受容体）に作用して心臓の収縮力を上げ末梢血管を収縮して血圧を上げる．また気管支拡張作用を示す

主な適応，用法・用量 喘息，低血圧，局所止血等 → 注：1回0.2～1mg．外：添付文書参照

配合変化 キシロカイン，デカドロン，リンデロン，ビソルボンと配合不可

観察項目 心電図，心拍数，呼吸数，血液ガス，血行動態

ホスリボン
リン酸二水素ナトリウム一水和物・無水リン酸水素二ナトリウム

顆粒

骨・Ca代謝薬 経ロリン酸製剤

リンを補充することにより血中で低下しているリン濃度を高めて骨形成障害を改善する

主な適応，用法・用量 低リン血症 → 1日20～40mg/kg

ホスレノール
炭酸ランタン水和物

顆粒 錠

補正製剤 高リン血症治療薬

消化管内のリンと結合してリンの吸収を抑え，血中のリン濃度を下げる

主な適応，用法・用量 腎不全の高リン血症改善 → 1日750mg，分3食直後

ボセンタン ▶▶ トラクリア（血管拡張薬，p.262）

ボチシート ▶▶ 亜鉛華（皮膚科用薬，p.5）

ポテリジオ
モガムリズマブ

静注

抗悪性腫瘍薬 分子標的薬（抗CCR4ヒト化モノクローナル抗体）

癌細胞の表面にあるCCR4受容体に特異的に本剤が結合し，さらにNK（ナチュラルキラー）細胞が結合し癌細胞を破壊する

主な適応，用法・用量 CCR陽性のT細胞白血病リンパ腫等 → 1回1mg/kg，1週間間隔

配合変化 原則単独投与　**観察項目** 重度の皮膚症状，HBV活性化

注意すべき副作用 重度の皮膚障害　**看護のPoint** 激しく振とうしない

ボトックス
A型ボツリヌス毒素

毒 妊婦 運転3 注

骨格筋弛緩薬 A型ボツリヌス毒素製剤

末梢の神経筋接合部の神経伝達を阻害して筋肉を弛緩させて痙攣を抑えたり発汗を抑える

主な適応, 用法・用量 眼瞼・顔面痙攣, 痙性斜頸等→添付文書参照

看護のPoint 次亜塩素酸Naで失活して廃棄する

ボトックスビスタ
A型ボツリヌス毒素

毒 妊婦 運転3 注

骨格筋弛緩薬 A型ボツリヌス毒素製剤

表情じわに注射することで原因となっている筋肉を弛緩(リラックス)させて, しわを目立たなくする

主な適応, 用法・用量 みけん・目尻のしわとり等→添付文書参照

看護のPoint 次亜塩素酸Naで失活して廃棄する

ポートラーザ
ネシツムマブ

静注

抗悪性腫瘍薬 分子標的薬(抗EGFRヒト型モノクローナル抗体)

癌細胞の上皮成長因子受容体(EGFR受容体)に結合して癌細胞増殖のシグナル伝達を阻害し, 増殖を抑制する

主な適応, 用法・用量 扁平上皮非小細胞肺癌→週1回800mg

配合変化 生食のみ使用

ポトレンド ▶▶ ウラリット-U(高尿酸血症・痛風治療薬, p.63)

ボナロン
アレンドロン酸ナトリウム水和物

錠 ゼリー 静注

骨・Ca代謝薬 ビスホスホネート製剤

骨を壊す破骨細胞の活性化を抑制することにより骨吸収(骨が血液中に溶け出す)を抑え骨密度を増やす

主な適応, 用法・用量 骨粗鬆症→内:1日5mg, 又は週35mg. 注:4週1回900μg

配合変化 Ca・Mg含有製剤と混合不可 **注意すべき副作用** 顎骨壊死・顎骨骨髄炎は, 癌患者(特に骨転移患者)や抜歯等, 歯科治療を受けた患者のリスクが高い

ホーネル

ファレカルシトリオール

錠

骨・Ca代謝薬 **活性型ビタミンD₃製剤**

副甲状腺ホルモンの分泌を抑え上昇した血液中のCa濃度を正常にする．また腸管からCa吸収を助けて骨を丈夫にする

主な適応，用法・用量 2次性副甲状腺機能亢進症等 → 1日1回0.3～0.9μg

ボノサップ

ボノプラザンフマル酸塩・アモキシシリン水和物・クラリスロマイシン

シート

酸関連疾患治療薬 **ヘリコバクター・ピロリ除菌薬**

強力な胃酸分泌抑制薬(ボノプラザン)と2種類の抗菌薬(アモキシシリン・クラリスロマイシン)でピロリ菌を除菌する

主な適応，用法・用量 消化管のピロリ菌除菌 → 3剤を同時に1日2回7日間

看護のPoint 一次除菌薬

ボノテオ ▶▶ リカルボン（骨・Ca代謝薬，p.439）

ボノピオン

ボノプラザンフマル酸塩・アモキシシリン水和物・メトロニダゾール

シート 妊婦

酸関連疾患治療薬 **ヘリコバクター・ピロリ除菌薬**

強力な胃酸分泌抑制薬(ボノプラザン)と抗菌薬・抗原虫薬(アモキシシリン・メトロニダゾール)でピロリ菌を除菌する

主な適応，用法・用量 消化管のピロリ菌除菌 → 3剤を同時に1日2回7日間

看護のPoint 二次除菌薬

ポビドリン ▶▶ ユーパスタコーワ（皮膚科用薬，p.427）

ポマリスト

ポマリドミド

カプセル 毒 妊婦 運転2

抗悪性腫瘍薬 **サリドマイド誘導体**

腫瘍細胞に対する殺腫瘍作用や血管新生抑制作用と免疫調節作用により骨髄腫瘍の増殖を抑える

主な適応，用法・用量 多発性骨髄腫 → 1日1回4mg

注意すべき副作用 血栓症の徴候

ホモクロルシクリジン塩酸塩

ホモクロルシクリジン塩酸塩

抗アレルギー薬　抗ヒスタミン薬（第一世代）

ヒスタミンがH₁受容体に結合するのを阻止してアレルギー症状を抑える

主な適応,用法・用量 鼻炎，皮膚炎等→1回10〜20mg，1日3回

ポライビー

静注

ポラツズマブ ベドチン

抗悪性腫瘍薬　分子標的薬（抗CD79bヒト化モノクローナル抗体（ADC））

腫瘍細胞表面（CD79b）に結合して細胞内に取り込まれたのち微小管に結合し細胞分裂を阻害する

主な適応,用法・用量 びまん性大細胞型B細胞リンパ腫→3週に1回1.8mg/kg

配合変化 生食又は5%ブドウ糖液で溶解．他剤と混合不可　**看護のPoint** インラインフィルターを用いて投与する

ポラキス

錠

オキシブチニン塩酸塩

尿路・蓄尿障害治療薬　過活動膀胱治療薬

Ca拮抗作用により膀胱平滑筋を弛緩したり膀胱平滑筋のムスカリン受容体を抑制して膀胱の緊張状態を改善する

主な適応,用法・用量 頻尿，尿意切迫感，尿失禁等→1回2〜3mg，1日3回

注意すべき副作用 口渇，便秘，視調節障害，眠気，めまい

ボラザG

坐剤 軟膏

トリベノシド・リドカイン

痔疾患治療薬　非ステロイド系・その他

抗浮腫作用・循環障害改善作用・表面麻酔作用等により直腸・肛門部の腫れや痛みを抑える

主な適応,用法・用量 痔核・裂肛等の症状寛解等→軟：1日2回．坐：1回1個，1日2回

ポラプレジンク ▶▶ プロマック（酸関連疾患治療薬, p.362）

ポララミン

散 錠 DS シロップ

クロルフェニラミンマレイン酸塩

抗アレルギー薬　抗ヒスタミン薬（第一世代）

ヒスタミンがH₁受容体に結合するのを阻害してアレルギー症状を抑える

主な適応, 用法・用量 鼻炎, 皮膚炎等 → 内：1回2mg, 1日1〜4回. 注：1日1回5mg

注 注意すべき副作用 発疹, 低血圧, 眠気, 口渇

ポリカルボフィルCa ▸▸ **コロネル**(腸疾患治療薬, p.151)

ボリコナゾール ▸▸ **ブイフェンド**(抗真菌薬, p.331)

ポリスチレンスルホン酸Ca ▸▸ **カリメート**(補正製剤, p.115)

ホリゾン ▸▸ **セルシン**(抗不安薬, p.207)

ホーリット
オキシペルチン

散 錠

抗精神病薬 **定型(インドール系)**

脳内の神経伝達物質(ドパミン・ノルアドレナリン)の受容体に作用して不安・緊張等の精神症状を抑える

主な適応, 用法・用量 統合失調症 → 1回20〜80mg, 1日2〜3回

ポリドカスクレロール
ポリドカノール

注 妊婦

止血薬 **静脈瘤硬化薬**

静脈瘤内に注入し圧迫することにより障害された血管内壁同士が付着し線維化して血流遮断が起き静脈瘤を縮小させる

主な適応, 用法・用量 下肢静脈瘤縮小等 → 添付文書参照

ホリナート ▸▸ **ロイコボリン**(抗悪性腫瘍薬, p.474)

ポリフル ▸▸ **コロネル**(腸疾患治療薬, p.151)

ホーリン ▸▸ **エストリール**(女性ホルモン剤, p.71)

ボルタレン
ジクロフェナクナトリウム

ゲル ローション テープ

妊婦

解熱・鎮痛薬 抗炎症薬 **経皮吸収剤(フェニル酢酸系)**

皮膚から吸収され, 痛みや炎症に関わる生理活性物質であるプロスタグランジンの合成を阻害し痛みや炎症を抑える

主な適応, 用法・用量 変形関節症, 筋肉痛等 → ゲ・ロ：1日数回塗布. テ：1日1回

観察項目 肝機能(AST, ALT), 腎機能(Cr) 注意すべき副作用 過敏症

ボルタレン
ジクロフェナクナトリウム

`錠` `坐剤`
`妊婦` `運転2`

解熱・鎮痛薬　抗炎症薬　**酸性(フェニル酢酸系)**

発痛物質(ブラジキニン)を増強するプロスタグランジンの生成を抑えて鎮痛消炎作用を示す

`主な適応, 用法・用量` 各種解熱・鎮痛・消炎等⇒錠:1日75〜100mg,分3. 坐:1回25〜50mg

`観察項目` 肝機能(AST, ALT), 腎機能(Cr)　`注意すべき副作用` 過敏症, 消化管障害, 眠気, めまい, 喘息, 頭痛, 浮腫, 消化管狭窄・閉塞

ボルタレンSR
ジクロフェナクナトリウム

`徐放カプセル`
`妊婦` `運転2`

解熱・鎮痛薬　抗炎症薬　**酸性(フェニル酢酸系)**

発痛物質(ブラジキニン)を増強するプロスタグランジンの生成を抑えて鎮痛消炎作用を示す

`主な適応, 用法・用量` 各種解熱・鎮痛・消炎等⇒1回37.5mg, 1日2回

`観察項目` 肝機能(AST, ALT), 腎機能(Cr)　`注意すべき副作用` 過敏症, 消化管障害, 眠気, めまい, 喘息, 頭痛, 浮腫, 消化管狭窄・閉塞

ボルテゾミブ ▸▸ ベルケイド(抗悪性腫瘍薬, p.378)

ボルトミー ▸▸ タフマックE(健胃消化薬・胃腸機能改善薬, p.229)

ポルトラック
ラクチトール水和物

`原末`

肝疾患治療薬　**高アンモニア血症改善薬**

大腸内で乳酸菌の産生を促進してアンモニアの産生を抑制し消化管からの吸収を抑制する

`主な適応, 用法・用量` 肝硬変時の高アンモニア血症⇒1日18〜36g, 分3

ボルビサール
塩化第二鉄・硫酸亜鉛水和物配合剤

`注`

栄養輸液　**微量元素製剤**

高カロリー静脈栄養輸液に添加し点滴静注する. 亜鉛・鉄・銅・ヨウ素を補給する

`主な適応, 用法・用量` 高カロリー輸液用微量元素補給⇒1日2mL高カロリー輸液に添加

ハ

ボルビックス ▶▶ エレメンミック（栄養輸液，p.86）

ボルヒール
組織接着用
フィブリノゲン加第XIII因子

血液製剤 **組織接着剤**

フィブリノゲンはトロンビン・血液凝固第XIII因子の作用により安定なフィブリン塊となり組織を接着・閉鎖する

主な適応, 用法・用量 組織の接着・閉鎖→10cm²あたりA・B液各1mLを重層又は混合

ボレー ▶▶ メンタックス（抗真菌薬，p.421）

ボンアルファ
軟膏 クリーム ローション
タカルシトール水和物

皮膚科用薬 **角化症・乾癬治療薬（活性型ビタミンD₃製剤）**

ビタミンD受容体に結合し表皮角化細胞の増殖抑制や分化誘導作用により細胞分裂を正常化させて乾癬等を改善する

主な適応, 用法・用量 乾癬，魚鱗癬，角化症等→1日2回

ボンアルファハイ
軟膏 ローション
タカルシトール水和物

皮膚科用薬 **角化症・乾癬治療薬（活性型ビタミンD₃製剤）**

ビタミンD受容体に結合し表皮角化細胞の増殖抑制や分化誘導作用により細胞分裂を正常化させて乾癬を改善する

主な適応, 用法・用量 乾癬→1日1回

📷 **観察項目** 投与4週以内にCa，腎機能（Cr，BUN）を検査 　 **注意すべき副作用** 刺激感・そう痒感・ヒリヒリ感が強い時は使用中止 　 **看護のPoint** 高濃度

ボンゾール
錠
ダナゾール
妊婦

女性生殖器用薬 **子宮内膜症治療薬**

脳下垂体・卵巣・子宮内膜に作用してホルモンの分泌抑制し子宮内膜症や乳腺症の症状を和らげる

主な適応, 用法・用量 子宮内膜症，乳腺症→1日200〜400mg，分2

📷 **観察項目** 肝機能 　 **注意すべき副作用** 足の疼痛，浮腫，頭痛，ざ瘡 　 **看護のPoint** 血栓予防のため禁煙する

ポンタール
メフェナム酸

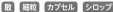

散 細粒 カプセル シロップ

妊婦 運転3

解熱・鎮痛薬　抗炎症薬　**酸性（アントラニル酸系）**

発痛物質（ブラジキニン）を増強するプロスタグランジンの生成を抑えて鎮痛消炎作用を示す

主な適応,用法・用量　各種解熱・鎮痛・消炎等→1回250〜500mg

観察項目　血圧, 肝機能（AST・ALT・γ-GTP）, 腎機能（BUN・Cr）, 血算, 電解質, 尿検査, 呼吸困難　**注意すべき副作用**　過敏症, 消化管障害, 眠気, めまい, 喘息

ボンビバ
イバンドロン酸ナトリウム水和物

錠 静注

妊婦

骨・Ca代謝薬　**ビスホスホネート製剤**

骨を壊す破骨細胞の活性化を抑制することにより, 骨吸収（血液中に溶け出す）を抑え骨密度を増やす

主な適応,用法・用量　骨粗鬆症→内：月1回100mg. 注：月1回1mg

配合変化　Ca・Mg含有製剤と混合不可　**注意すべき副作用**　低Ca血症（筋肉の脱力感等）に注意

ボンベンディ
ボニコグアルファ

静注

血液製剤　**von Willebrand因子**

血液中に欠乏している血液を固める役割の蛋白質〔von Willebrand（フォン・ヴィレブランド）因子〕を補充して出血傾向を抑える

主な適応,用法・用量　von　Willebrand病の出血抑制→40〜80IU/kg

配合変化　原則単独投与

マイオザイム
アルグルコシダーゼアルファ

静注

その他の内分泌・代謝系用薬　**ライソゾーム病治療薬**

糖原病のグリコーゲン代謝異常により組織内に溜まったグリコーゲンを分解しグリコーゲン量を低下させて症状を改善する

主な適応,用法・用量　糖原病2型（ポンペイ病）→1回20mg/kg, 隔週

配合変化　生食で希釈, 他剤との混合回避　**看護のPoint**　メンブランフィルターを用いて投与する

ハ

マ

マイコスポール
ビホナゾール

`クリーム` `外用液`

抗真菌薬　表在性抗真菌薬（イミダゾール系）

真菌の細胞膜の構成成分であるエルゴステロール合成阻害と膜リン脂質に結合して構造・機能に障害を与え増殖を抑える

`主な適応、用法・用量` 白癬，カンジダ，癜風等 ➡ 1日1回

マイザー
ジフルプレドナート

`軟膏` `クリーム`

副腎皮質ステロイド　外用ステロイド剤（ベリーストロング）

塗布部のステロイド受容体に作用して血管収縮作用と白血球の遊走（活発に動き回る）やヒスタミン等の炎症物質の遊離を阻止して皮膚の炎症症状を改善する

`主な適応、用法・用量` 湿疹・皮膚炎群等 ➡ 1日1〜数回

マイスタン
クロバザム

`細粒` `錠`

抗てんかん薬　ベンゾジアゼピン系（GABA受容体）

大脳のベンゾジアゼピン受容体に作用して抑制神経伝達物質（GABA）の作用を強めてんかん発作等を抑える

`主な適応、用法・用量` 各種てんかん等 ➡ 1日10〜30mg，分1〜3

`看護のPoint` 他の抗てんかん薬と併用

マイスリー
ゾルピデム酒石酸塩

`錠`

睡眠薬　非ベンゾジアゼピン系睡眠薬（超短時間作用型）

脳内のベンゾジアゼピン受容体を介し抑制神経伝達物質（GABA）の作用を強めることにより余剰刺激が遮断され睡眠に導く

`主な適応、用法・用量` 不眠症 ➡ 1回5〜10mg

マイテラーゼ
アンベノニウム塩化物

`錠`

自律神経作用薬・神経免疫疾患治療薬　抗コリンエステラーゼ薬

自律神経の神経・筋接合部の神経伝達物質（アセチルコリン）の分解を抑え伝達量を増やして筋肉の収縮力を増強する

`主な適応、用法・用量` 重症筋無力症 ➡ 1日15mg，分3

マイトマイシン
マイトマイシンC

抗悪性腫瘍薬 **抗癌性抗生物質（その他）**

癌細胞のDNAと結合し，DNAの複製を阻害して増殖を抑える

主な適応,用法・用量 各種白血病，各種癌等 ➡ 添付文書参照

マイピリン ▶▶ ミオピン（眼科用薬, p.400）

マイロターグ
ゲムツズマブ オゾガマイシン

抗悪性腫瘍薬 **分子標的薬（抗CD33ヒト化モノクローナル抗体（ADC））**

白血病細胞のCD33抗原に結合し細胞内に取り込まれた後，白血病細胞を殺し増殖を抑制する

主な適応,用法・用量 CD33陽性の急性骨髄性白血病 ➡ 1回9mg/kg

看護のPoint 生食で希釈し遮光投与．インラインフィルターを用いて投与する

マヴィレット
グレカプレビル水和物・ピブレンタスビル

肝疾患治療薬 **抗C型肝炎ウイルス薬（NS5A阻害薬・プロテアーゼ阻害薬）**

C型肝炎ウイルスの複製に必要な2種類の蛋白質合成（NS3A/4A・NS5A）を阻害して増殖を抑える

主な適応,用法・用量 C型肝炎・肝硬変のウイルス血症改善等 ➡ 1日1回3錠

マキサカルシトール（軟膏） ▶▶ オキサロール（皮膚科用薬, p.92）

マキサカルシトール（注） ▶▶ オキサロール（骨・Ca代謝薬, p.92）

マキュエイド
トリアムシノロンアセトニド

眼科用薬 **眼科手術補助剤**

眼内の硝子体に付着させ見やすくして手術をしやすくする．また糖尿病の網膜の炎症や腫れを抑え視力を改善する

主な適応,用法・用量 硝子体可視化，糖尿病黄斑浮腫等 ➡ 添付文書参照

注意すべき副作用 眼内炎，白内障等

マグコロール

内用液

クエン酸マグネシウム

腸管洗浄剤

腸管内への水分移行を促進し腸内容積を増加させ排便を促す

主な適応, 用法・用量 検査前の腸管内容物の排除, 手術時の前処置 → 添付文書参照

観察項目 Mg

マクサルト

錠

リザトリプタン安息香酸塩

片頭痛治療薬 トリプタン系

片頭痛発作時に過度に脳血管拡張させるセロトニンの働きを抑えて血管を収縮させたり炎症物質の放出を抑え片頭痛を抑制する

主な適応, 用法・用量 片頭痛 → 1回10mg

マグセント

注

硫酸マグネシウム水和物・ブドウ糖

女性生殖器用薬 子宮収縮抑制薬

血中のMg増加によりCaとの平行が破れ中枢神経系抑制・骨格筋弛緩・子宮収縮抑制作用により子癇等を抑制する

主な適応, 用法・用量 子宮収縮抑制, 子癇の抑制・治療 → 初回量40mL

配合変化 混注不可多数 観察項目 Mg 注意すべき副作用 熱感, 倦怠感

マグテクト ▸▸ マーロックス(酸関連疾患治療薬, p.399)

マグネゾール

静注

硫酸マグネシウム水和物・ブドウ糖

女性生殖器用薬 子宮収縮抑制薬

血中のMg増加によりCaとの平行が破れ中枢神経系抑制・骨格筋弛緩・子宮収縮抑制作用により子癇を抑制する

主な適応, 用法・用量 子癇の発症抑制・治療 → 初回量40mL

配合変化 混注不可多数 観察項目 Mg

マグミット ▸▸ 酸化マグネシウム(便秘治療薬, p.165)

マスーレッド

モリデュスタットナトリウム

造血薬 **HIF-PH阻害薬**

低酸素状態の時に出てくる低酸素誘導因子を安定化して内因性エリスロポエチン量を増やし赤血球産生を促進する

主な適応, 用法・用量 腎性貧血 → 1日1回25〜75mg

マーズレン配合錠ES

アズレンスルホン酸ナトリウム・L-グルタミン

酸関連疾患治療薬 **胃炎・胃潰瘍治療薬(配合剤)**

胃十二指腸粘膜に作用して潰瘍底の血管新生促進作用により肉芽形成を促進し胃炎・潰瘍に効果を示す

主な適応, 用法・用量 胃・十二指腸潰瘍, 胃炎等 → 添付文書参照

マーズレンS

アズレンスルホン酸ナトリウム・L-グルタミン

酸関連疾患治療薬 **胃炎・胃潰瘍治療薬(配合剤)**

胃十二指腸粘膜に作用して潰瘍底の血管新生促進作用により肉芽形成を促進し胃炎・潰瘍に効果を示す

主な適応, 用法・用量 胃・十二指腸潰瘍, 胃炎等 → 1日1.5〜2g, 分3〜4

マックターゼ ▶▶ タフマックE(健胃消化薬・胃腸機能改善薬, p.229)

マックメット ▶▶ マーロックス(酸関連疾患治療薬, p.399)

マーデュオックス

マキサカルシトール・ベタメタゾン酪酸エステルプロピオン酸エステル

皮膚科用薬 **角化症・乾癬治療薬(活性型ビタミンD₃製剤)**

ビタミンD受容体に結合し表皮角化細胞が異常に分化・増殖すのを抑え正常な速度で増えるようにする. またステロイド剤により痒み等の炎症症状を改善する

主な適応, 用法・用量 乾癬 → 1日1回

📷 観察項目 Ca, 腎機能

マドパー

レボドパ・ベンセラジド塩酸塩

抗パーキンソン病薬 **レボドパ含有製剤**

不足しているドパミンを脳内に移行しやすくし脳内ドパミンを増やして震え・こわばり等のパーキンソン症状を抑える

主な適応, 用法・用量 パーキンソン病，パーキンソン症候群 → 1日1〜6錠，分1〜3

マナミンGA ▶▶ マーズレンS（酸関連疾患治療薬, p.397）

マナミンTM ▶▶ KM（健胃消化薬・胃腸機能改善薬, p.139）

マニジピン塩酸塩 ▶▶ カルスロット（降圧薬, p.116）

マブキャンパス
アレムツズマブ

静注
妊婦 運転3

抗悪性腫瘍薬 **分子標的薬（抗CD52ヒト化モノクローナル抗体）**

癌細胞の表面にあるCD52受容体に特異的に結合し，癌細胞を破壊して増殖を抑える

主な適応, 用法・用量 慢性リンパ性白血病，幹細胞移植の前治療 → 添付文書参照

配合変化 希釈は生食・ブドウ糖のみ **観察項目** HBV活性化

看護のPoint 重篤な血小板減少症や好中球減少症．激しく振とうしない

マブリン
ブスルファン

散

抗悪性腫瘍薬 **アルキル化薬（ナイトロジェンマスタード類）**

癌細胞のDNA合成を阻害して増殖を抑える

主な適応, 用法・用量 慢性骨髄性白血病，真性多血症 → 1日2〜6mg

マプロチリン塩酸塩 ▶▶ ルジオミール（抗うつ薬, p.456）

マーベロン21
デソゲストレル・エチニルエストラジオール

錠
妊婦

経口避妊薬 **低用量ピル**

女性ホルモンの分泌系に作用して排卵抑制と受精卵の着床を抑える．また精子の侵入を抑えて妊娠を防ぐ

主な適応, 用法・用量 避妊 → 1日1錠

注意すべき副作用 血栓症 **看護のPoint** 21錠包装

マーベロン28
デソゲストレル・エチニルエストラジオール

錠
妊婦

経口避妊薬 **低用量ピル**

女性ホルモンの分泌系に作用して排卵抑制と受精卵の着床を抑える．また精子の侵入を抑えて妊娠を防ぐ

主な適応，用法・用量 避妊 → 1日1錠

注意すべき副作用 血栓症　**看護のPoint** 28錠包装内プラセボ7錠

マリキナ ▶▶ PL（解熱・鎮痛薬　抗炎症薬, p.310）

マリゼブ
オマリグリプチン

糖尿病治療薬 **選択的DPP-4阻害薬**

インスリンの分泌を促進する酵素（インクレチン）が分解されるのを抑えて，インスリン分泌を促進して高血糖を下げる

主な適応，用法・用量 2型糖尿病 → 週1回25mg

注意すべき副作用 低血糖（他の糖尿病薬併用時）

マルファ ▶▶ マーロックス（酸関連疾患治療薬, p.399）

マレイン酸クロルフェニラミン
▶▶ クロルフェニラミンマレイン酸塩（抗アレルギー薬, p.138）

マーレッジ ▶▶ マーロックス（酸関連疾患治療薬, p.399）

マーロックス
水酸化アルミニウムゲル・水酸化マグネシウム

顆粒

酸関連疾患治療薬 **酸中和薬**

胃酸を中和したり胃粘膜に付着して潰瘍部を修復する

主な適応，用法・用量 胃十二指腸潰瘍，胃炎等 → 1日1.6〜4.8g，数回に分服

観察項目 腎機能（Al, P, Ca, Al-P等），高Mg血症　**看護のPoint** 用時懸濁

マンニットT ▶▶ マンニトール（利尿薬, p.399）

マンニトール
D-マンニトール

注

利尿薬 **浸透圧利尿薬**

本剤は尿細管で再吸収されないため水の再吸収が抑制され電解質および水の排泄を増加させ頭蓋内圧・眼圧が低下する

主な適応，用法・用量 腎不全予防，脳圧・眼圧下降 → 1回5〜15mL/kg

配合変化 シグマートと配合不可　**観察項目** 水分補給量・排泄量，血圧，電解質，腎機能，浸透圧（血液・尿）

マンニットールS
D-マンニトール

利尿薬 **浸透圧利尿薬**

本剤は尿細管で再吸収されないため水の再吸収が抑制され電解質および水の排泄を増加させ頭蓋内圧・眼圧が低下する

主な適応,用法・用量 腎不全予防，脳圧・眼圧下降 →1回7〜20mL/kg

配合変化 シグマートと配合不可 **観察項目** 水分補給量・排泄量，血圧，電解質，腎機能，浸透圧(血液・尿)

ミオカーム
ピラセタム

抗てんかん薬 **ピロリドン誘導体(グルタミン酸受容体)**

他の抗てんかん薬と併用して脳神経細胞に作用し不随意運動(ミオクローヌス)を抑える

主な適応,用法・用量 ミオクローヌスに対する抗てんかん薬と併用療法 →1回12〜21mL，1日3回

ミオコール
ニトログリセリン

狭心症治療薬 **硝酸薬**

体内で一酸化窒素に分解され血管平滑筋に作用して細胞外へのCaイオン流出を促進し血管を広げる

主な適応,用法・用量 狭心症発作の寛解 →1回1噴霧舌下

注意すべき副作用 使用すると血圧が下がることがある

ミオナール
エペリゾン塩酸塩

骨格筋弛緩薬 **中枢性筋弛緩薬**

中枢神経と血管平滑筋に作用して骨格筋弛緩作用により血管を拡張して筋血流を増やして肩こり等を緩和する

主な適応,用法・用量 腰痛症等の筋緊張状態の改善等 →1日150mg，分3

注意すべき副作用 脱力感，ふらつき，眠気

ミオピン
ネオスチグミン

眼科用薬 **調節機能改善薬**

眼内の毛様体筋に作用してコリンエステラーゼを阻害して神経伝達量を増やしピント調節機能の異常を改善する

主な適応, 用法・用量 眼内の調節機能の改善 → 1回2〜3滴, 1日4回

ミカトリオ

テルミサルタン・アムロジピンベシル酸塩・ヒドロクロロチアジド　妊婦　運転3

降圧薬 配合剤(AII受容体拮抗薬・Ca拮抗薬・利尿薬)

血管平滑筋を弛緩させる薬と血圧を上げるアンジオテンシンIIが受容体に結合するのを阻害する薬と利尿薬により血圧を強力に下げる

主な適応, 用法・用量 高血圧 → 1日1回1錠

注意すべき副作用 起立性低血圧, 血管浮腫, 低血糖(糖尿病患者), 頭痛・動悸・ほてり, むくみ, 歯肉肥厚

ミカファンギンナトリウム(Na) ▶▶ ファンガード(抗真菌薬, p.330)

ミカムロ

テルミサルタン・アムロジピンベシル酸塩　妊婦　運転3

降圧薬 配合剤(AII受容体拮抗薬・Ca拮抗薬)

血管平滑筋を弛緩させる薬と血圧を上げるアンジオテンシンIIが受容体に結合するのを阻害する薬により血圧を強力に下げる

主な適応, 用法・用量 高血圧 → 1日1回1錠

注意すべき副作用 頭痛・動悸・ほてり, 起立性低血圧, 歯肉肥厚, 低血糖(糖尿病患者)

ミカルディス

テルミサルタン　妊婦　運転3

降圧薬 アンジオテンシンII(AII)受容体拮抗薬

血圧を上げるアンジオテンシンIIが受容体に結合するのを抑え血管を広げて血圧を下げる

主な適応, 用法・用量 高血圧 → 1日1回40mg

観察項目 血圧, K, Cr, 血算, 肝機能, 低血圧症状(特に利尿薬併用時)

注意すべき副作用 起立性低血圧, 血管浮腫, 低血糖(糖尿病患者)

ミグシス

ロメリジン塩酸塩　妊婦　運転2

片頭痛治療薬 ピペラジン系

片頭痛の最初の段階の血管収縮を抑制して脳血流量を維持させて片頭痛の発生を抑える

主な適応, 用法・用量 片頭痛 → 1回5mg, 1日2回

看護のPoint 授乳は避ける

ミグリステン

錠

ジメトチアジンメシル酸塩

運転2

片頭痛治療薬 フェノチアジン系

片頭痛の最初の段階でセロトニン放出により血管収縮が起こるが, これを抑制して片頭痛が起こるのを抑える

主な適応, 用法・用量 片頭痛, 緊張性頭痛 → 1日60mg, 分3

ミグリトール ▸▸ セイブル (糖尿病治療薬, p.198)

ミケラン

細粒 錠

カルテオロール塩酸塩

妊婦 運転2

降圧薬 β遮断薬 (β₁非選択性ISA (+))

血管拡張作用と心臓の交感神経β受容体を遮断して心拍数・心拍出量の低下により降圧・抗狭心作用を発揮する

主な適応, 用法・用量 高血圧, 狭心症等 → 1日10〜30mg, 分2〜3

観察項目 脈拍, 血圧, 腎機能 **注意すべき副作用** めまい, ふらつき, 徐脈, 低血圧, 頭痛. 低血糖症状 (動悸等) を隠す

ミケラン

点眼

カルテオロール塩酸塩

眼科用薬 緑内障治療薬 (β遮断薬)

眼内の交感神経β受容体を遮断して眼内への房水 (眼球を満たす体液) 産生を抑制し眼圧を下げる

主な適応, 用法・用量 緑内障, 高眼圧症 → 1回1滴, 1日2回

観察項目 脈拍, 血圧, 腎機能

ミケランLA

徐放カプセル

カルテオロール塩酸塩

妊婦 運転2

降圧薬 β遮断薬 (β₁非選択性ISA (+))

血管拡張作用と心臓の交感神経β受容体を遮断して心拍数・心拍出量の低下により降圧・抗狭心作用を発揮する

主な適応, 用法・用量 高眼圧症 → 1日1回15〜30mg

📷 **観察項目** 脈拍, 血圧, 腎機能

ミケランLA

点眼

カルテオロール塩酸塩

眼科用薬 緑内障治療薬(β遮断薬)

眼内の交感神経β受容体を遮断して眼内への房水(眼球を満たす体液)産生を抑制し眼圧を下げる

主な適応, 用法・用量 緑内障, 高眼圧症 → 1回1滴, 1日1回持続性

ミケルナ

点眼

ラタノプロスト・カルテオロール塩酸塩

眼科用薬 緑内障治療薬(配合剤)

眼内への房水(眼球を満たす体液)産生抑制(β遮断)と眼外への房水流出促進作用(PG:プロスタグランジン)により眼圧を下げる

主な適応, 用法・用量 緑内障, 高眼圧症 → 1日1回1滴

👁 **看護のPoint** 虹彩色素沈着を説明する

ミコナゾール硝酸塩 ▶▶ フロリードD(抗真菌薬, p.363)

ミコフェノール酸モフェチル ▶▶ セルセプト(免疫抑制薬, p.207)

ミコブティン

カプセル

リファブチン

抗結核薬

結核菌を含む抗酸菌の核酸合成(DNA・RNA)を阻害することにより増殖を抑える

主な適応, 用法・用量 結核症, 抗酸菌症等 → 1日1回150〜450mg

📋 **注意すべき副作用** 尿・糞・唾液・痰・汗等が橙赤色

ミコンビ

錠

テルミサルタン・ヒドロクロロチアジド

降圧薬 配合剤(AII受容体拮抗薬・利尿薬)

血圧を上げるアンジオテンシンIIが受容体に結合するのを抑えて血圧を下げる薬と利尿薬により強力に血圧を下げる

主な適応, 用法・用量 高血圧 → 1日1回1錠

マ

ミゾリビン ▸▸ ブレディニン（免疫抑制薬, p.352）

ミダゾラム ▸▸ ドルミカム（麻酔薬, p.268）

ミダフレッサ
ミダゾラム

`静注`
`運転2`

抗てんかん薬　ベンゾジアゼピン系（GABA受容体）
大脳のベンゾジアゼピン受容体に作用して抑制神経伝達物質（GABA）の作用を強めててんかん発作等を抑える

- **主な適応, 用法・用量** てんかん重積状態 ➡ 0.1〜0.15mg/kg開始
- **配合変化** アルカリ性注射と混合回避

ミチグリニドCa ▸▸ グルファスト（糖尿病治療薬, p.133）

ミティキュア
アレルゲンエキス（ダニ）

`舌下錠`

抗アレルギー薬　アレルゲン免疫療法薬
少量ずつダニ抗原に慣らしてアレルギー性鼻炎を抑える

- **主な適応, 用法・用量** ダニ抗原によるアレルギー鼻炎に対する減感作療法 ➡ 1日1回1錠（3300JAU）1週間後（10000JAU）に増量継続
- **観察項目** アナフィラキシー，口腔浮腫，咽頭浮腫，悪心，消化不良
- **看護のPoint** 減感作療法. 舌下で1分間保持後に飲み込む

ミドドリン塩酸塩 ▸▸ メトリジン（昇圧薬, p.418）

ミドリンM
トロピカミド

`点眼`
`運転2`

眼科用薬　散瞳薬（副交感神経抑制薬）
副交感神経支配の瞳孔括約筋を弛緩させ散瞳させる. また毛様体筋を弛緩させて調節麻痺を示す

- **主な適応, 用法・用量** 診断治療の散瞳と調節麻痺 ➡ 散瞳1日1回1〜2滴. 調節麻痺1回1滴，1日2〜3回
- **看護のPoint** 保存剤なし

ミドリンP
トロピカミド・フェニレフリン塩酸塩

`点眼`
`運転2`

眼科用薬　散瞳薬（配合剤）

副交感神経支配の瞳孔括約筋を弛緩させ散瞳させる．また毛様体筋を弛緩させて調節麻痺を示す

主な適応，用法・用量 診断治療の散瞳と調節麻痺 ➡ 散瞳1日1回1～2滴．調節麻痺1回1滴，1日2～3回

📷 **看護のPoint** 保存剤あり

ミドレフリンP ►► ミドリンP（眼科用薬，p.404）

ミニトロ ►► ニトロダームTTS（狭心症治療薬，p.277）

ミニプレス
プラゾシン塩酸塩

前立腺肥大症・排尿障害治療薬 **α₁遮断薬**

α受容体遮断作用により血管を広げて血圧を下げたり，尿道および前立腺部の尿道を広げ排尿障害を改善する

主な適応，用法・用量 前立腺肥大に伴う排尿障害，高血圧 ➡ 1日1.5～6mg，分2～3

📷 **観察項目** 血圧（立位・坐位） ⚠️ **注意すべき副作用** 急激な血圧低下による失神・意識障害の前駆症状としてめまい・脱力感・発汗・動悸等

ミニリンメルト
デスモプレシン塩酸塩水和物

その他のホルモン剤 **下垂体後葉ホルモン**

腎集合管細胞のバソプレシン受容体に作用して尿の再吸収を促進し大量の排尿を抑制する

主な適応，用法・用量 尿崩症，夜尿症等 ➡ 1回50～120μg，1日1～3回

ミネブロ
エサキセレノン

降圧薬 **ミネラルコルチコイド受容体拮抗薬**

遠位尿細管でアルドステロンと拮抗してNa・水の排泄促進とKの排泄を抑制して体内の余分な水分を排泄する

主な適応，用法・用量 高血圧症 ➡ 1日1回2.5mg

📷 **観察項目** K ⚠️ **注意すべき副作用** 高K血症（体のしびれ，体に力が入らない，悪心）

ミネラミック ►► エレメンミック（栄養輸液，p.86）

ミネリック-5 ►► エレメンミック（栄養輸液，p.86）

マ

ミノアレ
トリメタジオン

散
妊婦 運転2

抗てんかん薬 オキサゾリジン系（その他）

中枢神経に作用して神経細胞の興奮を抑制することにより，てんかんの小発作・小型運動発作等を抑える

> 主な適応，用法・用量 てんかん小発作，運動発作等 ➡ 1日1g，分3
> 看護のPoint 羞明が特徴的

ミノサイクリン塩酸塩 ▶▶ ミノマイシン（抗菌薬，p.406）

ミノドロン酸 ▶▶ リカルボン（骨・Ca代謝薬，p.439）

ミノマイシン
ミノサイクリン塩酸塩

顆粒 錠 カプセル 静注
運転2

抗菌薬 テトラサイクリン系

細菌の蛋白合成を阻害して増殖を抑制する

> 主な適応，用法・用量 細菌感染症等 ➡ 1回100～200mg，1日1～2回
> 観察項目 投与期間，CRP，WBC，胃腸障害，血液検査，肝機能，急性腎不全，間質性腎炎，間質性肺炎 注意すべき副作用 腹痛，悪心，食欲不振，めまい感．尿が黄褐～茶褐色，緑，青に変色したという報告あり 看護のPoint 歯の着色，尿の変色有り

ミヤBM
酪酸菌製剤

細粒 錠

腸疾患治療薬 整腸薬（酪酸菌製剤）

腸管内で発芽・増殖して酪酸・酢酸を産生し有害病原菌を抑制し有用菌を保持して腸内細菌叢のバランスを改善する

> 主な適応，用法・用量 腸内菌叢の異常を改善 ➡ 1日3～6錠（1.5～3g），分3
> 配合変化 アミノフィリン，イソニアジドにより着色

ミラクリッド
ウリナスタチン

注

膵臓疾患治療薬 蛋白分解酵素阻害薬

膵臓の蛋白分解酵素を阻害して膵炎等を抑える．また心筋に作用してショック時の循環不全を改善する

> 主な適応，用法・用量 急性膵炎，急性循環不全等 ➡ 1回2.5～10万単位，1日1～3回
> 配合変化 ガベキサート・グロブリン製剤との混注回避

ミラペックスLA

プラミペキソール塩酸塩水和物

抗パーキンソン病薬　**ドパミン作動薬（DA）（非麦角系）**

脳内で不足するドパミンの受容体を刺激して，震え・こわばり・足の不快感等の症状を改善する

主な適応，用法・用量 パーキンソン病→1日1回0.375〜4.5mg（徐放性）

看護のPoint 羞明が特徴的

ミリス

ニトログリセリン

狭心症治療薬　**硝酸薬**

体内で一酸化窒素に分解され血管平滑筋に作用して細胞外へのCaイオン流出を促進し血管を広げる

主な適応，用法・用量 狭心症，急性心不全→1回1枚，1日2回

注意すべき副作用 頭痛，起立時のめまい

ミリスロール

ニトログリセリン

狭心症治療薬　**硝酸薬**

体内で一酸化窒素に分解され血管平滑筋に作用して細胞外へのCaイオン流出を促進し血管を広げる

主な適応，用法・用量 術中低血圧維持，急性心不全等→0.05〜5μg/kg/分，添付文書参照

配合変化 pH10以上のアルカリ液・アスコルビン酸と溶解しない　観察項目注：血圧，心拍数

ミリダシン

プログルメタシンマレイン酸塩

解熱・鎮痛薬　抗炎症薬　**酸性（インドール酢酸系）**

発痛物質（ブラジキニン）を増強するプロスタグランジンの合成を阻害して鎮痛消炎作用を示す

主な適応，用法・用量 各種鎮痛・消炎等→1回90mg，1日3回食直後

ミリプラ

ミリプラチン水和物

抗悪性腫瘍薬　**白金製剤**

肝動脈からカテーテルにより投与．肝細胞癌のDNAに結合し，DNA合成を阻害して増殖を抑える

> **主な適応,用法・用量** 肝臓癌の肝動脈塞栓療法 → 1日1回70mg（3.5mL）

ミルセラ

エポエチンベータペゴル

造血薬　エリスロポエチン製剤

骨髄の赤血球前駆細胞に作用して赤血球の分化・増殖促進作用により赤血球産生を促進する

> **主な適応,用法・用量** 腎性貧血 → 添付文書参照
>
> **配合変化** 原則単独投与

ミルタザピン ▸▸ **リフレックス**（抗うつ薬, p.447）

ミルタックス ▸▸ **モーラス**（解熱・鎮痛薬　抗炎症薬, p.424）

ミルナシプラン塩酸塩 ▸▸ **トレドミン**（抗うつ薬, p.269）

ミルマグ

水酸化マグネシウム

便秘治療薬　塩類下剤

胃内の胃酸を中和して制酸作用を示す．また腸内壁から水分を奪い腸管内容物を軟化し緩下作用を示す

> **主な適応,用法・用量** 各疾患の制酸剤，便秘等 → 1日0.9～2.4g，数回に分服
>
> **観察項目** 腎機能，Mg

ミルラクト 細粒

チラクターゼ

腸疾患治療薬　止瀉薬（乳糖分解酵素薬）

乳糖不耐症の消化管内にある乳糖（二糖類）をガラクトース・グルコース（単糖類）に加水分解して消化吸収を改善する

> **主な適応,用法・用量** 乳糖不耐による消化不良・下痢の改善 → 1回0.25～1g

ミルリノン ▸▸ **ミルリーラ**（心不全治療薬, p.409）

ミルリーラ 注

ミルリノン

心不全治療薬 **ホスホジエステラーゼ3阻害薬**

心筋細胞内のCa濃度を上げるホスホジエステラーゼ3を阻害して心筋収縮力を増強したり血管を広げて心不全を改善する

主な適応, 用法・用量 急性心不全 → 50μg/kgから開始

配合変化 強力ネオミノファーゲンシー, グルタチオン, スルペラゾン, ソル・コーテフ, ソルダクトン, チエナム, 水溶性プレドニン, ペントシリン, ラシックスと配合不可

観察項目 血圧, 血行動態, 腎機能, K, 心電図(心室性不整脈)

ミレーナ 外用

妊婦

レボノルゲストレル

女性ホルモン剤 **レボノルゲストレル放出子宮内避妊システム**

黄体ホルモンを持続的に放出させ子宮内膜への受精卵の着床防止や精子を入りにくくさせる作用を持つ

主な適応, 用法・用量 避妊, 過多月経, 月経困難症 → 子宮内に1個

看護のPoint 装着後5年以内に交換する

ミンクリア 内用散布液

l-メントール

鎮痙薬 **消化管運動抑制薬**

胃粘膜上皮細胞にCaイオンが流入するのを遮断して平滑筋を弛緩させて胃の蠕動運動を抑制する

主な適応, 用法・用量 胃内視鏡時の蠕動運動抑制 → 20mL散布

ムコサール ▶▶ ムコソルバン(去痰薬, p.410)

ムコスタ 顆粒 錠

レバミピド

酸関連疾患治療薬 **胃炎・胃潰瘍治療薬(粘膜保護)**

胃粘液分泌促進作用と胃粘膜血流量増加作用等により胃粘膜の傷害を抑制する

主な適応, 用法・用量 胃潰瘍, 胃粘膜病変等 → 1回100mg(1錠・0.5g), 1日3回

観察項目 肝機能, 血算(白血球, 血小板)

ムコスタ

点眼

レバミピド

眼科用薬 **ドライアイ治療薬**

結膜・角膜上皮細胞のムチン量(粘液)を増やす. また角膜上皮細胞の増殖を促進し角膜の上皮障害を改善する

主な適応, 用法・用量 ドライアイ→1回1滴, 1日4回

観察項目 肝機能, 血算(白血球, 血小板)

ムコソルバン

錠 シロップ DS 内用液

アンブロキソール塩酸塩

去痰薬 **気道潤滑薬**

肺表面活性物質や気道分泌液の分泌量を増やし線毛運動を亢進して痰を出しやすくする. また副鼻腔炎の排膿を促進する

主な適応, 用法・用量 各種去痰, 副鼻腔炎の排膿等→1回1錠(2mL), 1日3回

注意すべき副作用 目の充血やまぶたの腫れ, 発疹, 血圧低下等

ムコソルバンL

徐放錠

アンブロキソール塩酸塩

去痰薬 **気道潤滑薬**

肺表面活性物質や気道分泌液の分泌量を増やし線毛運動を亢進して痰を出しやすくする. また副鼻腔炎の排膿を促進する

主な適応, 用法・用量 各種去痰, 副鼻腔炎の排膿等→1日1回1錠(45mg)

注意すべき副作用 目の充血やまぶたの腫れ, 発疹, 血圧低下等

ムコダイン

錠 シロップ DS

L-カルボシステイン

去痰薬 **気道粘膜修復薬**

気道粘液・粘膜のバランスを改善し痰・鼻水を出しやすくする. また副鼻腔炎・中耳炎等の膿を出しやすくする

主な適応, 用法・用量 各種去痰, 副鼻腔炎の排膿等→1回500mg, 1日3回

注意すべき副作用 目の充血やまぶたの腫れ, 発疹等の過敏症

ムコティア ▶▶ ムコファジン(眼科用薬, p.411)

ムコファジン

点眼

フラビンアデニンジヌクレオチドナトリウム・コンドロイチン硫酸ナトリウム

眼科用薬　**角膜疾患用薬（角膜保護作用）**

ビタミンB₂による角膜上皮創傷の治癒促進と，角膜上皮の乾燥予防効果を併せ持ち角膜を保護する

主な適応、用法・用量 ビタミンB₂欠乏症，角膜保護 ➡1回1～2滴，1日3～6回

ムコフィリン

吸入液

アセチルシステイン

去痰薬　**気道粘液溶解薬**

痰中のムコ蛋白（急性炎症物質）を分解して痰の粘度を低下させて痰を排出しやすくする

主な適応、用法・用量 各種去痰，各種前処置等 ➡1回1/2～2包（1～4mL）

観察項目 皮膚症状，消化器症状，肝機能，腎機能

ムコブロチン ➡ フスコデ（鎮咳薬, p.338）

無水エタノール

注

エタノール

抗悪性腫瘍薬

エタノールが投与部位の水分を奪い蛋白質を凝固させることにより癌細胞を死滅させる

主な適応、用法・用量 肝細胞癌注入療法 ➡1日10mL以内

ムーベン ➡ ニフレック（腸管洗浄剤, p.279）

ムルプレタ

錠

ルストロンボパグ

造血薬　**トロンボポエチン受容体作動薬**

トロンボポエチン受容体に作用して巨核球および骨髄前駆細胞の増殖・分化を促進して血小板を増加させる

主な適応、用法・用量 慢性肝疾患の血小板減少症 ➡1日1回3mg，7日間

マ

ムンデシン
フォロデシン塩酸塩

抗悪性腫瘍薬 **PNP阻害薬**

ヒトT細胞の増殖に関与するプリンヌクレオシドホスホリラーゼ（PNP）を阻害してリンパ球由来T細胞の増殖を抑制する

主な適応,用法・用量 末梢性T細胞リンパ腫 →1回300mg, 1日2回

メイアクトMS 細粒 錠
セフジトレン ピボキシル

抗菌薬 **セフェム系（第三世代・経口剤）**

細菌の細胞壁合成を阻害して増殖を抑える

主な適応,用法・用量 細菌感染症等 →1回100mg, 1日3回

メイスパン ▸▸ ユーパスタコーワ（皮膚科用薬, p.427）

メイセリン 静注
セフミノクスナトリウム水和物

抗菌薬 **セフェム系（第三世代・注射剤）**

細菌の細胞壁合成を阻害して増殖を抑える

主な適応,用法・用量 細菌感染症等 →1日2g, 分2

メイラックス 細粒 錠

ロフラゼプ酸エチル

抗不安薬 **ベンゾジアゼピン系抗不安薬（超長時間作用型）**

脳内のベンゾジアゼピン受容体を介して抑制神経伝達物質（GABA）の作用を強めることにより不安や緊張等を和らげる

主な適応,用法・用量 不安，緊張，抑うつ，睡眠障害等 →1日2mg, 分1〜2

メイロン 静注
炭酸水素ナトリウム

電解質輸液・補正製剤 **補正用製剤（アルカリ化剤）**

体内で炭酸イオンとなりアルカリ化剤として働き体液の酸性を是正する，また薬物排泄促進作用と鎮暈作用を示す

主な適応,用法・用量 アシドーシス，めまい，薬物中毒等 →添付文書参照

配合変化 Ca製剤との混合回避 **観察項目** Na貯留 **注意すべき副作用** 便秘

メインテート
ビソプロロールフマル酸塩

妊婦 運転3

降圧薬 β遮断薬（β₁選択性ISA(−)）

交感神経のβ受容体遮断作用により心臓の働きを抑えて抗狭心症作用と降圧作用を発揮する

主な適応, 用法・用量 高血圧, 狭心症, 心房細動等 ➡ 1日1回0.625〜5mg

注意すべき副作用 めまい, 徐脈, 低血圧, 四肢冷感, 低血糖症状（動悸等）を隠す

メキシチール
メキシレチン塩酸塩

カプセル 静注

運転2（内）

不整脈治療薬 Naチャネル遮断薬（Ib群）

心筋の電気信号（活動電位：Na）を抑制し不整脈を抑える. また神経細胞の活動電位を抑制して糖尿病の痛み・しびれ等を抑える

主な適応, 用法・用量 （内・注）不整脈（内）糖尿病神経障害 ➡ 内：1日300mg, 分3. 注：1回1管（125mg）希釈

配合変化 注：ソルダクトン, ヘパリン, ラシックス, セファメジン, フェノバール, ビタシミン, メイロン, ソル・コーテフと配合不可 **観察項目** 心電図, 脈拍, 血圧, 心胸郭比, 意識障害, 痙攣 **注意すべき副作用** 激しい腹痛・嘔気・嘔吐, 皮膚黄染, 発熱, 発疹

メキシレチン塩酸塩 ▸▸ メキシチール（不整脈治療薬, p.413）

メキタジン ▸▸ ゼスラン（抗アレルギー薬, p.200）

メキニスト
トラメチニブジメチルスルホキシド付加物

錠

抗悪性腫瘍薬 分子標的薬（セリン・スレオニンキナーゼ阻害薬/MEK阻害薬）

癌細胞が増殖に必要な蛋白（MEKキナーゼ）の働きを阻害して増殖を抑える

主な適応, 用法・用量 BRAF遺伝子変異の悪性黒色腫・非小細胞肺癌 ➡ 1日1回2mg 空腹時

メクトビ
ビニメチニブ

錠

抗悪性腫瘍薬 分子標的薬（セリン・スレオニンキナーゼ阻害薬/MEK阻害薬）

癌細胞が増殖に必要な蛋白（MEKキナーゼ）の働きを阻害して増殖を抑える

主な適応, 用法・用量 BRAF遺伝子変異の悪性黒色腫等 ➡ 1回45mg, 1日2回

👁 **看護のPoint** ビラフトビと併用

メサデルム

`軟膏` `クリーム` `ローション`

デキサメタゾンプロピオン酸エステル

副腎皮質ステロイド **外用ステロイド剤(ストロング)**

塗布部のステロイド受容体に作用して血管収縮作用と白血球の遊走(活発に動き回る)やヒスタミン等の炎症物質の遊離を阻止して皮膚の炎症症状を改善する

主な適応, 用法・用量 湿疹・皮膚炎群等 ➡ 1日1～数回

メサペイン

`錠`

メサドン塩酸塩

`麻`

オピオイド **合成オピオイド**

痛みを伝える神経組織(NMDA受容体)や中枢神経系の痛覚中枢(オピオイド受容体)に作用して痛みを強力に抑える

主な適応, 用法・用量 各種癌性疼痛の鎮痛等 ➡ 1回5～15mg, 1日3回

👁 **観察項目** 鎮痛効果, 呼吸回数, QT延長がないこと

メサラジン(顆粒・徐放錠・注腸) ▶▶ ペンタサ(腸疾患治療薬, p.382)

メサラジン(腸溶錠) ▶▶ アサコール(腸疾患治療薬, p.10)

メジコン

`散` `錠` `シロップ`

デキストロメトルファン臭化水素酸塩水和物

鎮咳薬 **中枢性鎮咳薬(非麻薬性)**

延髄にある咳中枢に直接作用し咳反射を抑制する. また気管支腺細胞に作用して気道分泌物を促進・液化して痰を切る

主な適応, 用法・用量 感冒・上気道炎を伴う咳嗽等 ➡ 内:1回15～30mg, 1日1～4回. シロップ:1日18～24mL, 分3～4

✏️ **配合変化** ヨウ化K, 炭酸水素Na, アンモニア・ウイキョウ精との配合は避ける

⚠ **注意すべき副作用** 眠気, 発疹等の過敏症

メシル酸ペルゴリド ▶▶ ペルマックス(抗パーキンソン病薬, p.380)

メスチノン

`錠`

ピリドスチグミン臭化物

自律神経作用薬・神経免疫疾患治療薬 **抗コリンエステラーゼ薬**

自律神経の神経・筋接合部の神経伝達物質(アセチルコリン)の分解を抑え伝達量を増やして筋肉の収縮力を増す

主な適応, 用法・用量 重症筋無力症 → 1日3錠, 分3

メーゼント

シポニモド フマル酸

多発性硬化症治療薬

神経炎を引き起こすリンパ節からのリンパ球産生を抑えて自己免疫反応による神経炎等の再発・進行を抑える

主な適応, 用法・用量 2次性進行型多発性硬化症 → 1日1回0.25〜2mg

注意すべき副作用 徐脈性不整脈(服用初期), リンパ球減少, 黄斑浮腫

メソトレキセート

メトトレキサート 錠 注 静注 妊婦

抗悪性腫瘍薬 **代謝拮抗薬(葉酸代謝拮抗薬)**

癌細胞の核酸(DNA)合成に必要な活性型葉酸を作る酵素を阻害して増殖を抑制する

主な適応, 用法・用量 白血病, 乳癌, 肉腫等 → 添付文書参照

注意すべき副作用 発熱, 空咳, 息切れ等

マ

メタクト

ピオグリタゾン塩酸塩・メトホルミン塩酸塩 錠 妊婦

糖尿病治療薬 **配合剤(チアゾリジン薬・ビグアナイド薬)**

インスリンの働きを高める薬(チアゾリジン薬)と肝臓で糖が作られるのを抑える薬(ビグアナイド薬)の合剤で高血糖を改善する

主な適応, 用法・用量 2型糖尿病 → 1日1回1錠

メタコリマイシン ▶▶ コリマイシン(抗菌薬, p.149)

メダゼパム ▶▶ レスミット(抗不安薬, p.466)

メタライト

塩酸トリエンチン カプセル

その他の内分泌・代謝系用薬 **金属代謝異常症治療薬**

体内で銅が蓄積して起こるウイルソン病患者の血液中で銅とキレートを作り尿中排泄を促進する

主な適応, 用法・用量 D-ペニシラミン不耐性のウイルソン病 → 1日6カプセル, 食前空腹時

メタルカプターゼ

ペニシラミン

カプセル **妊婦**

抗リウマチ薬 **csDMARD（従来型DMARD）**

免疫調節作用により関節リウマチの痛み・こわばりを抑える．また銅・水銀・鉛と結合して体外へ排出する

主な適応，用法・用量 関節リウマチ，ウイルソン病等 ➡ 1日100～1400mg，1日1～数回空腹時

観察項目 血液障害，腎機能障害に注意

メチエフ

dl-メチルエフェドリン塩酸塩

散 **注**

気管支拡張薬 **β刺激薬（非選択性）**

交感神経（α・β受容体）を刺激して気管支を広げる．また中枢性鎮咳作用や抗ヒスタミン作用を示す

主な適応，用法・用量 各種咳嗽，蕁麻疹，湿疹等 ➡ 内：1回25～50mg，1日3回．注：1回40mg

観察項目 K（↓），心拍数

メチルエフェドリン ▸▸ **メチエフ**（気管支拡張薬，p.416）

メチルエルゴメトリン

メチルエルゴメトリンマレイン酸塩

錠 **注** **妊婦**

女性生殖器用薬 **子宮収縮薬**

子宮平滑筋に作用して子宮を収縮させる．また子宮血管を圧迫して止血効果を発現する

主な適応，用法・用量 子宮収縮促進と出血予防等 ➡ 内：1回0.125～0.25mg，1日2～4回．注：1回0.1～0.2mg

観察項目 脈拍，血圧 **注意すべき副作用** 胸部圧迫感，頭痛，発疹，血圧低下等 **看護のPoint** 静注は血圧に注意しながら徐々に実施（特に麻酔薬，昇圧薬の併用時）

メチルエルゴメトリンマレイン酸塩
▸▸ **メチルエルゴメトリン**（女性生殖器用薬，p.416）

メチルジゴキシン ▸▸ **ラニラピッド**（心不全治療薬，p.434）

メチルドパ ▸▸ **アルドメット**（降圧薬，p.37）

メディトランス ▸▸ **ニトロダームTTS**（狭心症治療薬，p.277）

メテバニール

オキシメテバノール

鎮咳薬　**中枢性鎮咳薬（麻薬性）**

延髄の咳中枢に作用して強い咳を確実に抑える

主な適応，用法・用量 呼吸器疾患を伴う咳嗽等→1日3錠，分3

注意すべき副作用 眠気・めまい，急な減量や中止で退薬症状（あくび，発汗，嘔吐，頭痛，不眠等）

メトアナ

アナグリプチン・メトホルミン塩酸塩

糖尿病治療薬　**配合剤（選択的DPP-4阻害薬・ビグアナイド薬）**

インスリンの分泌を促進する薬（DPP-4阻害薬）と肝臓で糖が作られるのを抑制する薬（ビグアナイド薬）の合剤で高血糖を改善する

主な適応，用法・用量 2型糖尿病→1回1錠，1日2回

メトグルコ

メトホルミン塩酸塩

糖尿病治療薬　**ビグアナイド（BG）薬**

筋肉等での糖利用を促進したり肝臓で糖が作られるのを抑制して血液中の糖を下げる

主な適応，用法・用量 2型糖尿病→1日500～1500mg，分2～3

観察項目 乳酸値，下痢，嘔吐等の消化器症状，血糖　**注意すべき副作用** 消化器症状，低血糖（他の糖尿病薬併用時）

マ

メトクロプラミド ▸▸ プリンペラン（健胃消化薬・胃腸機能改善薬，p.345）

メトトレキサート ▸▸ リウマトレックス（抗リウマチ薬，p.439）

メトピロン

メチラポン

その他の内分泌・代謝系用薬　**副腎皮質ホルモン合成阻害薬**

副腎皮質ホルモンの生合成酵素を阻害して過剰症状（ムーンフェイス等）を抑える．また下垂体検査（ACTH）に使用する

主な適応，用法・用量 下垂体分泌検査，クッシング症候群→1回250～1000mg，1日1～6回

メトプロロール酒石酸塩 ▸▸ セロケン（降圧薬，p.212）

メトホルミン塩酸塩 ▸▸ メトグルコ（糖尿病治療薬，p.417）

メトリジン

ミドドリン塩酸塩

`錠`

昇圧薬 **低血圧治療薬**

血管平滑筋の交感神経（α受容体）を刺激して末梢血管を収縮させて血圧を上げる

- **主な適応, 用法・用量** 本態性・起立性低血圧 ➡ 1日4mg, 分2
- **観察項目** 血圧, 腎機能, 肝機能

メドレニック ➡ エレメンミック（栄養輸液, p.86）

メトレレプチン

メトレレプチン

`皮下注`
`運転3`

その他の内分泌・代謝系用薬 **ヒトレプチン製剤**

糖や脂質代謝に重要な役割をするレプチンを補充して糖や脂質代謝を亢進させて脂肪萎縮を抑える

- **主な適応, 用法・用量** 脂肪萎縮症 ➡ 男性：1日1回0.02〜0.04mg/kg. 女性：18歳未満1日1回0.03〜0.06mg/kg. 女性：18歳以上1日1回0.04〜0.08mg/kg
- **看護のPoint** 低血糖時の対処を説明する

メドロキシプロゲステロン酢酸エステル（錠2.5mg, 5mg）
➡ ヒスロン（女性ホルモン剤, p.315）

メドロキシプロゲステロン酢酸エステル（錠200mg）
➡ ヒスロンH（抗悪性腫瘍薬, p.315）

メドロール

メチルプレドニゾロン

`錠`

副腎皮質ステロイド **プレドニゾロン系**

抗炎症作用, 抗アレルギー作用, 免疫抑制作用など広範囲にわたる代謝作用を示す

- **主な適応, 用法・用量** 副腎皮質機能不全等 ➡ 1日4〜48mg, 分1〜4

メナテトレノン ➡ グラケー（ビタミン剤, p.126）

メネシット

レボドパ・カルビドパ水和物

`錠`
`運転2`

抗パーキンソン病薬 **レボドパ含有製剤**

不足しているドパミンを脳内に移行しやすくし脳内ドパミンを増やして震え・こわばり等のパーキンソン症状を抑える

主な適応, 用法・用量 パーキンソン病, パーキンソン症候群 ➡ 1回100〜250mg, 1日3回

メノエイドコンビ

エストラジオール・酢酸ノルエチステロン

女性ホルモン剤 **卵胞ホルモン・黄体ホルモン配合剤**

卵胞・黄体ホルモンを経皮的に補い両者の協調作用により更年期障害等(hot flush等)の症状を改善する

主な適応, 用法・用量 更年期障害のホットフラッシュ等 ➡ 1枚を3〜4日毎に下腹部貼付

看護のPoint 血栓症発現に注意

メバロチン

プラバスタチンナトリウム

脂質異常症治療薬 **HMG-CoA還元酵素阻害薬(スタチン)**

肝臓や小腸でのコレステロール合成酵素(HMG-CoA還元酵素)を阻害して血液中のコレステロール量を下げる

主な適応, 用法・用量 高脂血症・家族性高コレステロール血症 ➡ 1日10mg, 分1〜2

観察項目 腎機能, 筋肉痛, CK, 尿, 肝機能 **注意すべき副作用** 横紋筋融解症

メプチン

プロカテロール塩酸塩水和物

気管支拡張薬 **β刺激薬(β₂選択性)**

気管支平滑筋の交感神経β₂受容体を刺激して気管支を広げる. また肥満細胞からのヒスタミン遊離を抑制する

主な適応, 用法・用量 気道閉塞障害の寛解等 ➡ 内:1回50μg, 1日1〜2回. 液:1回30〜50μg(0.3〜0.5mL). 吸入:1回20μg(2吸入)

観察項目 K(↓), 心拍数, ショック, アナフィラキシー **注意すべき副作用** 吸入 過度の使用で不整脈, 心停止等 **看護のPoint** 短時間型(SABA)

メフルシド ➡ バイカロン(利尿薬, p.292)

メペンゾラート臭化物 ➡ トランコロン(腸疾患治療薬, p.265)

メベンダゾール

メベンダゾール

抗蟯虫薬

腸内の虫体に特異的親和性を示し細胞内のグルコース取り込み阻害・グリコーゲンの枯渇・ATP合成抑制により死滅させる

主な適応, 用法・用量 鞭虫の駆除 → 1回100mg, 1日2回

メマリー

メマンチン塩酸塩

抗認知症薬

アルツハイマー型認知症は脳内のグルタミン酸受容体が過剰に活性化することが原因といわれるが, この受容体を阻害し過剰活性を抑える

主な適応, 用法・用量 アルツハイマー認知症状の進行抑制 → 1日1回5～20mg

観察項目 認知機能, 心電図, 血算, 肝機能, 腎機能, 消化器症状, 横紋筋融解症, 精神症状, 眠気, めまい, 頭痛, 痙攣 **看護のPoint** 低用量より開始

メマンチン塩酸塩 ▶▶ メマリー(抗認知症薬, p.420)

メラトベル

メラトニン

小児用顆粒

睡眠薬 メラトニン受容体作動薬

睡眠に関わるメラトニン受容体に作用して睡眠と覚醒のリズムを整えて寝付きやすくする

主な適応, 用法・用量 小児期神経発達症の入眠障害 → 1日1回1mg(小児). 寝る前

観察項目 肝機能, PRL **注意すべき副作用** 傾眠, 頭痛

メリスロン

ベタヒスチンメシル酸塩

錠

耳鼻咽喉科用薬 抗めまい薬

脳血管・内耳毛細血管を拡張させて循環血流を増やし回転性のめまい等を抑える

主な適応, 用法・用量 メニエル病, めまい等 → 1回6～12mg, 1日3回

メルカゾール

チアマゾール

錠 注

甲状腺疾患治療薬 抗甲状腺薬

甲状腺に作用して甲状腺ホルモンの合成に必要な酵素(ペルオキシダーゼ)の働きを阻害して甲状腺ホルモンの過剰分泌を抑える

主な適応, 用法・用量 甲状腺機能亢進症 → 1日30mg, 分3～4

📷 観察項目 血算（特に血小板），肝機能　▥ 注意すべき副作用 発熱，倦怠感，咽頭痛，尿濃染

メレックス
メキサゾラム

細粒 錠

抗不安薬　ベンゾジアゼピン系抗不安薬（長時間作用型）

脳内のベンゾジアゼピン受容体を介して抑制神経伝達物質（GABA）の作用を強めることにより不安や緊張等を和らげる

主な適応,用法・用量 不安，緊張，睡眠障害等 ➡1日1.5〜3mg，分3

メロキシカム ▸▸ モービック（解熱・鎮痛薬　炎症症状，p.423）

メロペネム ▸▸ メロペン（抗菌薬，p.421）

メロペン
メロペネム水和物

点滴用

抗菌薬　カルバペネム系（注射剤）

細菌の細胞壁合成を阻害して増殖を抑える

主な適応,用法・用量 細菌感染症等（緑膿菌に強い）➡1日0.5〜6g，分2〜3
📷 観察項目 発熱，CRP，WBC，肝機能，腎機能，骨髄抑制，痙攣，静脈炎，投与期間　▥ 注意すべき副作用 下痢，発疹

メンタックス
ブテナフィン塩酸塩

クリーム 外用液 スプレー

抗真菌薬　表在性抗真菌薬（その他）

真菌の細胞膜（エルゴステロール）合成阻害作用により増殖を抑える

主な適応,用法・用量 白癬，癜風 ➡1日1回

メンドン
クロラゼプ酸二カリウム

カプセル

抗不安薬　ベンゾジアゼピン系抗不安薬（長時間作用型）

脳内のベンゾジアゼピン受容体を介して抑制神経伝達物質（GABA）の作用を強めることにより不安や緊張等を和らげる

主な適応,用法・用量 不安，緊張，抑うつ等 ➡1日2〜4カプセル，分2〜4

モイゼルト
ジファミラスト
軟膏

皮膚科用薬 **ホスホジエステラーゼ4阻害薬**

炎症を起こす免疫細胞内に存在するホスホジエステラーゼ4(PDE4)の働きを阻害して皮膚の炎症を抑える

主な適応, 用法・用量 アトピー性皮膚炎 ➡ 1日2回

モキシフロキサシン ▶▶ ベガモックス(眼科用薬, p.365)

モサプリドクエン酸塩 ▶▶ ガスモチン(健胃消化薬・胃腸機能改善薬, p.108)

モゾビル
プレリキサホル
皮下注

 妊婦

造血薬 **CXCR4受容体阻害薬**

癌大量化学療法前に造血幹細胞と結合し骨髄への生着を阻害し末梢血中の造血幹細胞を遊離させ採取する

主な適応, 用法・用量 自家末梢血幹細胞移植の為の造血幹細胞の末梢血への動員 ➡ 1日1回0.24mg/kg

モディオダール
モダフィニル
錠

抗精神病薬 **ナルコレプシー治療薬**

覚醒を促進するといわれる脳内視床下部ヒスタミン作動系神経系に作用して過度な眠気を改善する

主な適応, 用法・用量 日中の過度な眠気を改善 ➡ 1日1回200mg

看護のPoint 覚醒効果あり夕刻以降服用避ける

モニラック ▶▶ ラクツロース(肝疾患治療薬, p.431)

モノフィリン
プロキシフィリン
  注

気管支拡張薬 **キサンチン誘導体**

気管支平滑筋のホスホジエステラーゼ阻害作用により気管支を広げて喘息症状を改善したり強心・利尿作用を示す

主な適応, 用法・用量 喘息, 気管支炎, 心不全等 ➡ 1日200～300mg, 分2～3

モーバー
アクタリット

錠 / 妊婦

抗リウマチ薬　csDMARD（従来型DMARD）

関節滑膜細胞等に免疫細胞が作用するのを抑制して関節の腫れや痛み等を抑える

主な適応, 用法・用量 関節リウマチ→1回100mg, 1日3回

モビコール
マクロゴール4000・ナトリウム・カリウム配合剤

内用剤

便秘治療薬　ポリエチレングリコール製剤

高い浸透圧上昇効果により腸管内の水分量を増加させ便の軟化・容積増大により蠕動運動等を促進し排便を促す

主な適応, 用法・用量 慢性便秘→LD：1日1回2包. HD：1日1回1包

注意すべき副作用 下痢, 腹痛

モービック
メロキシカム

錠 / 妊婦 / 運転2

解熱・鎮痛薬　抗炎症薬　酸性（オキシカム系）

発痛物質（ブラジキニン）を増強するプロスタグランジンの合成を阻害して鎮痛消炎作用を示す

主な適応, 用法・用量 各種鎮痛・消炎等→1日1回10mg

観察項目 血圧, 肝機能（AST・ALT・γ-GTP）, 腎機能（BUN・Cr）, 血算, 電解質, 尿検査, 便潜血検査　**注意すべき副作用** 過敏症, 消化管障害, 眠気, めまい, 喘息

モビプレップ
ナトリウム・カリウム・アスコルビン酸配合剤

液

腸管洗浄剤

腸管内への水分移行を促進し腸内容積を増加させ腸管洗浄効果と排便を促す

主な適応, 用法・用量 検査前の腸管内容物排除→1袋を水2Lに溶解

看護のPoint インスリン・経口血糖降下薬投与患者の投与時間に注意

モメタゾン ▶▶ ナゾネックス（耳鼻咽喉科用薬, p.273）

モメタゾンフランカルボン酸エステル ▶▶ フルメタ（副腎皮質ステロイド, p.350）

モーラス
ケトプロフェン

`パップ` `テープ`

`妊婦`

解熱・鎮痛薬　抗炎症薬　**経皮吸収剤（プロピオン酸系）**

皮膚から吸収され，痛みや炎症に関わる生理活性物質であるプロスタグランジンの合成を阻害し痛みや炎症を抑える

主な適応, 用法・用量 変形関節症，筋肉痛等 → パップ：1日2回．テープ・パップXR：1日1回

観察項目 やむを得ず妊婦（妊娠後期以外）に用いる場合は，胎児の動脈管収縮や羊水量に注意　**注意すべき副作用** 〔テープ〕消化性潰瘍　**看護のPoint** 塗布部遮光

モリヘパミン
肝不全用アミノ酸製剤

`静注`

栄養輸液　**肝不全用アミノ酸輸液製剤**

慢性肝障害時の脳内アミン代謝異常を改善して肝性脳症を改善する

主な適応, 用法・用量 肝障害時の脳症改善 → 1回500mL

モルヒネ塩酸塩
モルヒネ塩酸塩水和物

`末` `錠` `注`

`毒` `(末)` `麻`

オピオイド　**モルヒネ製剤**

中枢神経系の痛覚中枢（オピオイド受容体）に作用して痛みを強力に抑える．また内服では咳や腸の蠕動運動を抑える

主な適応, 用法・用量 激しい痛み・鎮咳・下痢等 → 内：1回5〜10mg，1日15mg．注：添付文書参照

観察項目 鎮痛効果，呼吸回数　**注意すべき副作用** 呼吸抑制，錯乱，せん妄，悪心，嘔吐，便秘，口渇，発汗，傾眠，尿閉，そう痒感

モルヒネ硫酸塩水和物 ▶▶ **MSコンチン**（オピオイド，p.81）

モンテルカスト ▶▶ **シングレア**（気管支喘息治療薬，p.184）

ヤクバン ▶▶ **アドフィード**（解熱・鎮痛薬　抗炎症薬，p.22）

薬用炭
薬用炭

`末`

解毒薬・中和薬　**吸着剤**

下痢症の消化管内異常発酵による生成ガスの吸着，自家中毒・薬物中毒における有害物の吸着・解毒をする

主な適応, 用法・用量 中毒による吸着・解毒等 → 1日2〜20g，数回に分服

ヤーズ

🔲錠 🔲妊婦

ドロスピレノン・エチニルエストラジオール

女性ホルモン剤 卵胞ホルモン・黄体ホルモン配合剤

卵胞・黄体ホルモンを補充し排卵抑制や子宮内膜の増殖を抑えてプロスタグランジン産生を抑制し月経時の下腹部痛や腰痛等を抑える

主な適応, 用法・用量 月経困難症 → 1日1錠, 淡赤色から開始して28日間内服
観察項目 K上昇に注意 **注意すべき副作用** 血栓症, 頭痛(投与初期)

ヤーズフレックス

🔲錠 🔲妊婦

ドロスピレノン・エチニルエストラジオール

女性ホルモン剤 卵胞ホルモン・黄体ホルモン配合剤

卵胞・黄体ホルモンを補充し排卵抑制や子宮内膜の増殖を抑えてプロスタグランジン産生を抑制し月経時の下腹部痛や腰痛等を抑える

主な適応, 用法・用量 月経困難症, 子宮内膜症の疼痛 → 1日1錠
観察項目 K上昇に注意 **注意すべき副作用** 血栓症, 頭痛(投与初期)

ヤスラミン ▸▸ カシワドール(解熱・鎮痛薬 抗炎症薬, p.107)

ヤーボイ

🔲静注

イピリムマブ

抗悪性腫瘍薬 分子標的薬(抗CTLA4ヒト型モノクローナル抗体)

癌細胞と免疫細胞の結合を阻害して免疫回避を抑制し, 免疫細胞に癌細胞を攻撃させて増殖を抑える

主な適応, 用法・用量 悪性黒色腫, 腎・結腸・直腸癌等 → 1回1〜3mg/kg. 添付文書参照
配合変化 生食・ブドウ糖で希釈 **看護のPoint** インラインフィルターを用いて投与する

uFSH

🔲注 🔲妊婦

ヒト下垂体性性腺刺激ホルモン

その他のホルモン剤 性腺刺激ホルモン(ゴナドトロピン)

卵巣にある卵細胞を刺激して成熟を促進する. また胚の質を高め子宮内膜の受容性を高める

主な適応, 用法・用量 無月経の排卵誘発等 → 排卵誘発:1日75〜150単位. 生殖:1日1回150又は225単位

ユーエフティ

カプセル

テガフール・ウラシル

妊婦

抗悪性腫瘍薬 代謝拮抗薬（ピリミジン代謝拮抗薬）

癌細胞のDNA・RNA合成阻害作用をもつ薬と，その薬を分解しようとする酵素を
阻害する薬により効果を増強した配合剤

主な適応，用法・用量 各種悪性腫瘍等 → 1日300〜600mg，分2〜3

 看護のPoint 下痢，肝障害に注意

ユーエフティE

顆粒

テガフール・ウラシル

妊婦

抗悪性腫瘍薬 代謝拮抗薬（ピリミジン代謝拮抗薬）

癌細胞のDNA・RNA合成阻害作用をもつ薬と，その薬を分解しようとする酵素を
阻害する薬により効果を増強した配合剤

主な適応，用法・用量 各種悪性腫瘍等 → 1日300〜600mg，分2〜3

ユーシオン-S ▶▶ ユナシン-S（抗菌薬，p.426）

ユーゼル ▶▶ ロイコボリン（抗悪性腫瘍薬，p.474）

ユナシン

細粒 錠

スルタミシリントシル酸塩水和物

抗菌薬 ペニシリン系（β-ラクタマーゼ阻害薬化合）

細菌の細胞壁合成阻害作用と薬を分解する酵素を阻害することにより効果を高め
た

主な適応，用法・用量 細菌感染症等 → 1回375mg，1日2〜3回

ユナシン-S

静注

アンピシリンナトリウム・スルバクタムナトリウム

抗菌薬 ペニシリン系（β-ラクタマーゼ阻害薬配合）

細菌の細胞壁合成阻害作用と薬を分解する酵素を阻害することでより効果を高め
た

主な適応，用法・用量 細菌感染症等 → 1回1.5〜3g，1日2回

 配合変化 アミノグリコシド系と混注不可

ユナスピン ▶▶ ユナシン-S（抗菌薬，p.426）

ユニコン ▶▶ ユニフィルLA（気管支拡張薬，p.427）

ユニシア

カンデサルタンシレキセチル・アムロジピンベシル酸塩

`錠` `妊婦` `運転3`

降圧薬 **配合剤（AII受容体拮抗薬・Ca拮抗薬）**

血管平滑筋を弛緩させる薬と血圧を上げるアンジオテンシンIIが受容体に結合するのを阻害する薬により血圧を強力に下げる

`主な適応，用法・用量` 高血圧 → 1日1回1錠，朝食後

`注意すべき副作用` 頭痛・動悸・ほてり，起立性低血圧，歯肉肥厚，低血糖（糖尿病患者）

ユニタルク

`胸腔内注`

滅菌調整タルク

抗悪性腫瘍薬

胸腔内に炎症を起こし胸膜を癒着させ胸水の貯留スペースをなくし悪性胸水の貯留を抑制する

`主な適応，用法・用量` 悪性胸水の再貯留抑制 → 4gを生食50mLで溶解して胸膜腔内へ

ユニツキシン

`静注`

ジヌツキシマブ

抗悪性腫瘍薬 **分子標的薬（抗GD2キメラモノクローナル抗体）**

神経芽細胞腫の細胞膜上（ジシアロガングリオシド：GD2）に結合して癌細胞に障害を引き起こし癌細胞の増殖を抑える

`主な適応，用法・用量` 多発性骨髄腫 → 1日1回17.5mg/m^2

`看護のPoint` 静かに転倒混和し振らない

ユニフィルLA

`徐放錠`

テオフィリン

気管支拡張薬 **キサンチン誘導体**

気管支平滑筋のホスホジエステラーゼ阻害作用により気管支を広げたり呼吸中枢を刺激して喘息症状を改善する

`主な適応，用法・用量` 喘息，気管支炎，肺気腫等 → 1日1回400mg，持続性

ユーパスタコーワ

`軟膏`

精製白糖・ポビドンヨード

皮膚科用薬 **褥瘡・皮膚潰瘍治療薬**

ヤ

白糖の肉芽形成・表皮再生促進作用とポビドンヨードの殺菌作用により創傷の治癒を促進する

主な適応, 用法・用量 褥瘡, 皮膚潰瘍 → 1日1～2回

配合変化 他剤と混合して使用しない

ユビデカレノン ▸▸ ノイキノン（心不全治療薬, p.286）

ユプリズナ 静注
イネビリズマブ

視神経脊髄炎スペクトラム障害

視神経脊髄炎の原因となるB細胞のCD19に結合しCD19陽性B細胞を減少させて中枢神経障害を抑える

主な適応, 用法・用量 視神経脊髄炎スペクトラム障害の再発予防 → 1回300mg

観察項目 infusion reactionに注意　**看護のPoint** 激しく振とうしない

ユベラ 錠
トコフェロール酢酸エステル

ビタミン剤　ビタミンE製剤

ビタミンE欠乏による脂質の増加抑制作用と末梢循環障害改善作用, 血管の透過性や抵抗性を改善する

主な適応, 用法・用量 ビタミンE欠乏, 循環障害等 → 1回50～100mg, 1日2～3回

ユベラN カプセル 軟カプセル
トコフェロールニコチン酸エステル

脂質異常症治療薬　ニコチン酸誘導体

コレステロールの代謝回転を速めコレステロール値を低下させる. また末梢血管の血流を改善して高血圧の随伴症状を改善する

主な適応, 用法・用量 高血圧・高脂血症・末梢循環障害等 → 1日300～600mg, 分3

ユリス 錠
ドチヌラド

高尿酸血症・痛風治療薬　尿酸降下薬（尿酸排泄促進）

腎臓において尿酸の再吸収に関与するトランスポーター（URAT1）を阻害し尿酸を排泄促進して血中の尿酸値を下げる

主な適応, 用法・用量 痛風, 高尿酸血症 → 1日1回0.5～2mg

観察項目 肝機能

ユリノーム
ベンズブロマロン

錠 / 妊婦

高尿酸血症・痛風治療薬 **尿酸降下薬（尿酸排泄促進）**

腎尿細管で尿酸の血液中への再吸収を抑える．また尿酸の尿中排泄を促進して高尿酸血症等を改善する

主な適応, 用法・用量 痛風, 高尿酸血症 → 1日25〜150mg, 分1〜3
観察項目 肝機能 **注意すべき副作用** 食欲不振, 全身倦怠感, 尿濃染等

ユリーフ
シロドシン

錠 /

前立腺肥大症・排尿障害治療薬 **α₁遮断**

尿道および前立腺部の交感神経（α受容体）を遮断して尿道を広げて前立腺肥大に伴う排尿障害を改善する

主な適応, 用法・用量 前立腺肥大に伴う排尿障害 → 1回4mg, 1日2回
観察項目 AST（↑）, ALT（↑）, 血圧 **注意すべき副作用** 立ちくらみやめまい（特に使用初期）．術中虹彩緊張低下症候群

ユルトミリス
ラブリズマブ

静注

ヘモグロビン尿症治療薬

免疫系蛋白質（補体C5）に結合して働きを抑え血管内で赤血球が壊されたり，血管内の細胞が障害されるのを防ぐ

主な適応, 用法・用量 発作性夜間ヘモグロビン尿症, 溶血性尿毒症症候群 → 1回300〜3600mg
配合変化 原則単独投与 **看護のPoint** 激しく振とうしない

ユーロジン
エスタゾラム

散 錠 /

睡眠薬 **ベンゾジアゼピン系睡眠薬（中間作用型）**

脳内のベンゾジアゼピン受容体を介し抑制神経伝達物質（GABA）の作用を強めることにより余剰刺激が遮断され睡眠に導く

主な適応, 用法・用量 不眠症, 麻酔前投薬 → 1回1〜4mg

ヨウ化カリウム
ヨウ化カリウム

末 丸 ゼリー

甲状腺疾患治療薬 **ヨウ素**

ヨウ素を遊離して甲状腺刺激ホルモンの作用を弱める，気管支粘膜分泌促進作用により痰を切る，また放射性ヨウ素の吸収を抑制する

主な適応, 用法・用量 甲状腺腫，気管支炎，被爆予防等 ➡ 添付文書参照

ヨウレチン
散 錠

ヨウ素レシチン

甲状腺疾患治療薬 ヨウ素

ヨウ素が甲状腺に取り込まれて甲状腺ホルモンの合成を促進する．また網膜組織の新陳代謝を亢進し硝子体出血等を抑える

主な適応, 用法・用量 甲状腺腫，硝子体出血，気管喘息等 ➡ 1日300〜600μg，分2〜3

ヨーデルS ➡ アジャストAコーワ(便秘治療薬, p.11)

ヨードコート ➡ カデックス(皮膚科用薬, p.110)

ヨンデリス
静注

トラベクテジン
毒 妊婦

抗悪性腫瘍薬 アルキル化薬(その他)

癌細胞DNAの副溝部(小さい溝)に結合しDNA修復を阻害して癌細胞の増殖を抑制する

主な適応, 用法・用量 悪性軟部腫瘍 ➡ 1回1.2mg/m^2，24時間かけて

配合変化 他の薬剤と混注しない

ライアットMIBG-I131
静注

3-ヨードベンジルグアニジン(131I)
妊婦

抗悪性腫瘍薬

腫瘍細胞に取り込まれてベータ線を出して腫瘍細胞に障害を与え増殖を抑える

主な適応, 用法・用量 褐色細胞腫・パラガングリオーマ ➡ 1回5.55〜7.4GBq，1時間かけて

ライザケア
輸液

L-リシン塩酸塩・L-アルギニン塩酸塩

抗悪性腫瘍薬 腎被曝低減剤

ルテラ(ルテチウムオキソドトレオチド)の腎臓での再吸収を競合的に阻害して腎被曝を低減する

ライトゲン ►► フスコデ（鎮咳薬, p.338）

主な適応, 用法・用量 ルテチウムオキソドレオチドによる腎被曝の低減 → 1回1000mL，4時間かけて投与

看護のPoint ルタテラの投与30分前より本剤を投与

ラキソベロン

錠　内用液

ピコスルファートナトリウム水和物

便秘治療薬 **腸刺激性下剤**

大腸内の細菌で分解され大腸の蠕動運動を亢進させる．また腸の水分吸収を抑制して緩下作用を示す

主な適応, 用法・用量 便秘症，排便促進等 → 下剤：1日1回10〜15滴（2〜3錠）．検査：20mL

注意すべき副作用 腹痛

ラクツロース

シロップ　ゼリー

ラクツロース

肝疾患治療薬 **高アンモニア血症改善薬**

乳酸菌産生を促進して腸管内のアンモニアの産生を抑制する．また下部消化管では浸透圧作用により排便を促す

主な適応, 用法・用量 高アンモニア血症，排便の促進等 → シ：1日30〜60mL，分2〜3．ゼ：1日48.1〜96.2g，分2〜3

ラクティオン ►► イドメシン（解熱・鎮痛薬　抗炎症薬, p.50）

ラクトミン ►► ビオフェルミン（腸疾患治療薬, p.311）

ラグノスNF

経口ゼリー

ラクツロース

肝疾患治療薬 **高アンモニア血症改善薬**

乳酸菌産生を促進して腸管内のアンモニアの産生を抑制する．また下部消化管では浸透圧作用により排便を促す

主な適応, 用法・用量 慢性便秘症，高アンモニア血症等 → 1回12〜36g（1〜3包），1日2回

ヤ

ラ

ラクリミン

`点眼`

オキシブプロカイン塩酸塩

眼科用薬 **流涙症治療薬**

局所麻酔作用により結膜・角膜の刺激による過剰な涙液の分泌を抑制する

`主な適応，用法・用量` 分泌性流涙症 → 1回1〜2滴，1日2〜5回

ラコールNF

`経腸用液` `経腸用半固形剤`

経腸成分栄養剤

経腸栄養剤 **半消化態栄養剤**

腸管より消化吸収される半消化態の経腸栄養剤

`主な適応，用法・用量` 経口摂取困難な経管栄養補給 → 液（半固形）：1日1200〜2000mL（1200〜2000g），数回に分けて投与

ラジカット

`注` `静注`

エダラボン

脳循環・代謝改善薬 **脳保護薬**

脳血管や神経細胞に酸化的傷害を起こす活性酸素（フリーラジカル）を消去して脳や神経細胞を酸化的障害から守る

`主な適応，用法・用量` 脳梗塞，筋萎縮性側索硬化症等 → 1回30〜60mg，1日1〜2回 `配合変化` 高カロリー輸液，アミノ酸製剤との混合又は同一経路からの点滴はしない．ホリゾン，アレビアチン，ソルダクトンと混合しない `観察項目` 腎機能，肝機能，血算，発疹，横紋筋融解症（CK，筋肉痛，脱力感，ミオグロビン），肺障害（咳嗽，発熱，呼吸困難） `看護のPoint` 脳梗塞発症後24時間以内に使用

ラシックス

`錠` `注`

フロセミド

利尿薬 **ループ利尿薬**

腎尿細管に作用してNa・Clの再吸収を抑え尿量を増加させむくみを抑える．また循環血流量を減少させて高血圧を抑える

`主な適応，用法・用量` 高血圧，浮腫 等 → 内：1日1回40〜80mg．注：1回20〜40mg `配合変化` 注：サイレース，タガメット，ドルミカム，ペルサンチン，モダシン，ソルダクトン，タンボコール，ハンプ，ヘルベッサー，アスペノン，イノバン，ミルリーラ，メキシチールと配合不可 `観察項目` 体重，水分補給量・排泄量，血圧，電解質，尿酸値，腎機能 `注意すべき副作用` ふらつき，めまい

ラジレス
アリスキレンフマル酸塩

降圧薬 **直接的レニン阻害薬**

血圧上昇に重要な役割をするレニンを直接阻害して血圧を下げる

主な適応, 用法・用量 高血圧 → 1日1回150mg

観察項目 血圧, K, Cr, 肝機能, 腎機能　**注意すべき副作用** 血管浮腫, 低血圧

ラステット ⇒ ベプシド（抗悪性腫瘍薬, p.374）

ラスビック
ラスクフロキサシン塩酸塩

抗菌薬 **ニューキノロン系**

細菌のDNA複製を阻害して増殖を抑える

主な適応, 用法・用量 細菌感染症等 → 錠：1日1回75mg. 注：1日1回150〜300mg

ラスリテック
ラスブリカーゼ

静注

高尿酸血症・痛風治療薬 **尿酸降下薬（尿酸分解）**

化学療法に伴う高尿酸血症の尿酸を酸化分解して血中尿酸値を低下させる

主な適応, 用法・用量 癌化学療法に伴う高尿酸血症 → 1日1回0.2mg/kg

配合変化 希釈にブドウ糖使用不可　**観察項目** チアノーゼ症状

注意すべき副作用 貧血　**看護のPoint** 激しく振とうしない

ラタチモ ⇒ ザラカム（眼科用薬, p.162）

ラタノプロスト ⇒ キサラタン（眼科用薬, p.121）

ラックビー
ビフィズス菌製剤

微粒N　錠

腸疾患治療薬 **整腸薬（乳酸菌製剤）**

腸内にビフィズス菌優勢の菌叢を形成し腸内発酵を促進し産生された乳酸・酢酸により有害菌の発育を抑制する

主な適応, 用法・用量 腸内菌叢の異常を改善 → 1日3〜6g（3〜6錠）, 分3

ラックビーR

耐性乳酸菌製剤

腸疾患治療薬 整腸薬(耐性乳酸菌製剤)

抗菌薬存在下においても増殖し乳酸・酢酸を産生することにより腸内菌叢の異常を改善して整腸作用を現す

主な適応, 用法・用量 抗菌薬投与時の腸内細菌叢の異常を改善 → 1日3g, 分3

ラツーダ

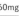

ルラシドン塩酸塩

抗精神病薬 非定型(SDA)

脳内の神経伝達物質(ドパミン・セロトニン)が受容体に結合するのを阻害して不安や緊張・意欲低下等を抑える

主な適応, 用法・用量 統合失調症, 双極性障害によるうつ症状 → 1日1回20～60mg

ラニラピッド

メチルジゴキシン

心不全治療薬 ジギタリス強心配糖体

心筋細胞内のCaイオン濃度を高めて心筋収縮力を増強する. また迷走神経興奮作用等により心拍数を減少させる

主な適応, 用法・用量 うっ血性心不全, 頻脈・頻拍等 → 初回0.2～0.3mg. 1日0.1～0.2mg維持量

観察項目 心電図, 消化器症状, K, 腎機能

ラノコナゾール ▶ アスタット(抗真菌薬, p.12)

ラバミコム ▶ エプジコム(抗HIV薬, p.78)

ラパリムス

シロリムス

抗悪性腫瘍薬 分子標的薬(セリン・スレオニンキナーゼ阻害薬/mTOR阻害薬)

癌細胞の増殖に必要な蛋白(mTOR)を阻害してリンパ脈管筋腫細胞の増殖と転移を抑制する

主な適応, 用法・用量 リンパ脈管筋腫症 → 1日1回1～2mg

ラパリムス

ゲル

シロリムス

皮膚科用薬 **結節性硬化症皮膚病変治療薬**

結節性硬化症で恒常的に活性化している蛋白(mTOR)を阻害して結節性硬化症に伴う皮膚炎の増殖を抑制する

主な適応, 用法・用量 結節性硬化症に伴う皮膚炎 → 1日2回塗布

ラピアクタ

静注

ペラミビル水和物

抗ウイルス薬 **抗インフルエンザ薬(ノイラミニダーゼ阻害薬)**

インフルエンザウイルスが感染細胞内で増殖した後, この増殖細胞から他の細胞に飛び出すための酵素(ノイラミニダーゼ)を阻害して増殖を抑える

主な適応, 用法・用量 A・B型インフルエンザ → 1日1回300〜600mg

 観察項目 白血球, 好中球 **注意すべき副作用** 異常行動 **看護のPoint** 異常行動注意

ラフェンタ

テープ

フェンタニル

オピオイド **合成オピオイド**

経皮より吸収し中枢神経の痛覚中枢(オピオイド受容体)に作用して痛みを強力に抑える

主な適応, 用法・用量 各種癌性疼痛等 → 3日に1回貼付

ラフチジン ▶ **プロテカジン**(酸関連疾患治療薬, p.358)

ラベキュア

シート

ラベプラゾールナトリウム・アモキシシリン水和物・クラリスロマイシン

酸関連疾患治療薬 **ヘリコバクター・ピロリ除菌薬**

強力な胃酸分泌抑制薬(パリエット)と2種類の抗菌薬(サワシリン・クラリス)でピロリ菌を除菌する

主な適応, 用法・用量 消化管のピロリ菌除菌 → 3剤を同時に1日2回7日間

ラベタロール塩酸塩 ▶ **トランデート**(降圧薬, p.265)

ラベファイン

`シート`

ラベプラゾールナトリウム・アモキシシリン水和物・メトロニダゾール `妊婦`

酸関連疾患治療薬 **ヘリコバクター・ピロリ除菌薬**

強力な胃酸分泌抑制薬（パリエット）と抗菌薬・抗原虫薬（サワシリン・フラジール）でピロリ菌を除菌する

`主な適応，用法・用量` 消化管のピロリ菌除菌 1次除菌失敗時の2次除菌薬 ➡ 3剤を同時に1日2回7日間

ラベプラゾールナトリウム（Na・Na塩）▶▶ パリエット（酸関連疾患治療薬，p.305）

ラベルフィーユ21

`錠`

エチニルエストラジオール・レボノルゲストレル `妊婦`

経口避妊薬 **低用量ピル**

女性ホルモンの分泌系に作用して排卵・受精卵の着床・精子の侵入を抑えて妊娠を防ぐ

`主な適応，用法・用量` 避妊 ➡ 1日1錠（赤色錠より開始）．21錠包装，実薬のみ

`注意すべき副作用` 血栓症

ラベルフィーユ28

`錠`

エチニルエストラジオール・レボノルゲストレル `妊婦`

経口避妊薬 **低用量ピル**

女性ホルモンの分泌系に作用して排卵・受精卵の着床・精子の侵入を抑えて妊娠を防ぐ

`主な適応，用法・用量` 避妊 ➡ 1日1錠（赤色錠より開始）．28錠包装，7錠偽薬

`注意すべき副作用` 血栓症

ラボナ

`錠`

ペントバルビタールカルシウム `運転2`

睡眠薬 **バルビツール酸系睡眠薬（短時間作用型）**

脳内のバルビツール結合部位に結合し抑制神経伝達物質（GABA）の作用を増強して覚醒機能を抑え睡眠を持続させる

`主な適応，用法・用量` 不眠，鎮静，麻酔前投与等 ➡ 1回25〜200mg

ラマトロバン

`錠`

ラマトロバン

抗アレルギー薬 **トロンボキサンA$_2$受容体拮抗薬**

鼻粘膜血管の血管透過性亢進を引き起こす生理活性物質（トロンボキサンA$_2$）が受容体に結合するのを阻害してアレルギー症状を抑える

主な適応、用法・用量 アレルギー性鼻炎 → 1回75mg，1日2回

ラミクタール
ラモトリギン

錠

抗てんかん薬 **トリアジン系（Naチャネル）**

脳内の神経膜安定化作用（電気的）と興奮性神経伝達物質（グルタミン酸）の遊離を抑制して，てんかん発作を抑える

主な適応、用法・用量 てんかん部分発作等 → 1日25〜400mg

ラミシール
テルビナフィン塩酸塩

錠 クリーム 外用液 スプレー

抗真菌薬 **深在性・表在性抗真菌薬（アリルアミン系）**

真菌細胞の細胞膜合成を阻害して増殖を抑える

主な適応、用法・用量 皮膚真菌症等 → 内：1日1回125mg，外：1日1回

観察項目 検査値

ラモセトロン塩酸塩 ▸▸ **ナゼア**（制吐薬，p.272）

ラモトリギン ▸▸ **ラミクタール**（抗てんかん薬，p.437）

ラリキシン ▸▸ **ケフレックス**（抗菌薬，p.142）

ラロキシフェン塩酸塩 ▸▸ **エビスタ**（骨・Ca代謝薬，p.75）

ランソプラゾール ▸▸ **タケプロン**（酸関連疾患治療薬，p.226）

ランダ
シスプラチン

注 毒 妊婦

抗悪性腫瘍薬 **白金製剤**

癌細胞のDNAと結合し，DNA合成を阻害して増殖を抑える

主な適応、用法・用量 各種癌 → 添付文書参照

配合変化 アミノ酸・乳酸Na輸液との混注回避

ランツジール
アセメタシン

錠 妊婦

解熱・鎮痛薬 抗炎症薬 **酸性（インドール酢酸系）**

発痛物質（ブラジキニン）を増強するプロスタグランジンの合成を阻害して解熱鎮痛消炎作用を示す．インドメタシンのプロドラッグ

主な適応,用法・用量 各種解熱・鎮痛・消炎等 ➡ 1回30mg，1日3〜4回

ランデル
エホニジピン塩酸塩エタノール付加物

錠

妊婦 **運転3**

降圧薬 Ca拮抗薬（ジヒドロピリジン系）
血管平滑筋へのCaイオンの流入を阻害して末梢血管や冠血管を広げ血圧を下げたり心臓の負担を軽減する

主な適応,用法・用量 高血圧，狭心症 ➡ 1日20〜40mg，分1〜2

注意すべき副作用 頭痛・動悸・ほてり，歯肉肥厚

ランドセン ▶▶ リボトリール（抗てんかん薬，p.448）

ランプレン
クロファジミン

カプセル

運転2

皮膚科用薬 ハンセン病治療薬
ライ菌のDNAに結合して複製を阻害する．また酵素（ライソゾーム）を活性化してハンセン病の炎症症状を抑える

主な適応,用法・用量 ハンセン病 ➡ 1日1回50mg又は100〜300mgを週1〜3回食直後

看護のPoint 可逆的な皮膚着色あり

ランマーク
デノスマブ

皮下注

妊婦

骨・Ca代謝薬 ヒト型抗RANKLモノクローナル抗体
破骨細胞表面のRANKL受容体に結合して破骨細胞の骨吸収（骨が血液に溶け出す）を抑制し，癌による骨病変の進展を抑える

主な適応,用法・用量 癌骨転移，多発性骨髄腫等 ➡ 1回120mg，週1回又は4週1回

注意すべき副作用 顎骨壊死・顎骨骨髄炎は，癌患者（特に骨転移患者）や抜歯等，歯科治療を受けた患者のリスクが高い

リアルダ
メサラジン

腸溶錠

腸疾患治療薬 炎症性腸疾患治療薬
組織に細胞障害を与える活性酸素が腸の炎症細胞からの放出を抑えて炎症の進展を抑制し腹痛・血便等を改善する

🈲 **主な適応, 用法・用量** 潰瘍性大腸炎 ➡ 1日1回2400〜4800mg

📷 **観察項目** 腎機能（Cr等），肝機能（AST・ALT），アミラーゼ，過敏症状（発熱・腹痛・下痢・好酸球増多等）　🈲 **注意すべき副作用** 着色尿

リウマトレックス
メトトレキサート

`カプセル`　`妊婦`

抗リウマチ薬 **csDMARD（従来型DMARD）**

免疫をつかさどるリンパ球や免疫細胞の働きを抑えて関節の滑膜病変を沈静化することにより関節の腫れや痛みを抑える

🈲 **主な適応, 用法・用量** 関節リウマチ，若年関節炎 ➡ 添付文書参照

🈲 **注意すべき副作用** 発熱，空咳，息切れ等

リオナ
クエン酸第二鉄水和物

`錠`

補正製剤 **高リン血症治療薬**

消化管内のリンと鉄が結合して腸管からの吸収を抑えて血中のリン濃度を下げる

🈲 **主な適応, 用法・用量** 腎不全の高リン血症改善 ➡ 1回500mg，1日1〜3回食直後

🈲 **注意すべき副作用** 黒色便

リオベル
アログリプチン安息香酸塩・ピオグリタゾン塩酸塩

`錠`　`妊婦`

糖尿病治療薬 **配合剤（選択的DPP-4阻害薬・チアゾリジン薬）**

インスリンの働きを高める作用薬（チアゾリジン薬）とインスリンの分解を抑制する薬（DPP-4阻害薬）との合剤で高血糖を改善する

🈲 **主な適応, 用法・用量** 2型糖尿病 ➡ 1日1回1錠

リオレサール ▶ **ギャバロン**（骨格筋弛緩薬, p.122）

リカルボン
ミノドロン酸水和物

`錠`　`妊婦`

骨・Ca代謝薬 **ビスホスホネート製剤**

骨を壊す破骨細胞の活性化を抑制することにより，骨吸収（血液中に溶け出す）を抑え骨密度を増やす

🈲 **主な適応, 用法・用量** 骨粗鬆症 ➡ 1日1回1mg．又は4週1回50mg

🈲 **注意すべき副作用** 顎骨壊死・顎骨骨髄炎は，癌患者（特に骨転移患者）や抜歯等，歯科治療を受けた患者のリスクが高い

ラ

リキスミア
リキシセナチド

`皮下注`

`運転3`

糖尿病治療薬 **GLP-1受容体作動薬**

> 高血糖値時に膵臓のβ細胞を刺激してインスリン分泌を促進させるホルモン(GLP-1)を注射で補充してインスリン分泌を促進させる

主な適応, 用法・用量 2型糖尿病 → 1日1回10〜20μg(食前1時間以内)

観察項目 血糖, 肝機能, 腎機能, 胃腸障害, 急性膵炎の初期症状

注意すべき副作用 低血糖　**看護のPoint** 30日以内に使用

リクシアナ
エドキサバントシル酸塩水和物

`錠`

抗血栓薬 **抗凝固薬(経口・直接Xa阻害薬)**

> 血液凝固に必要な血液凝固第X因子を阻害することにより血管内で血液が固まるのを抑制する

主な適応, 用法・用量 静脈血栓の発症抑制等 → 1日1回30〜60mg

観察項目 腎機能(Ccr), P糖蛋白阻害・誘導薬併用の有無, 出血症状(鼻, 皮下, 創傷, 血尿等), 貧血徴候(Hb), 肝機能(ALT, AST等)　**注意すべき副作用** 出血症状

リクラスト
ゾレドロン酸水和物

`静注`

`妊婦`

骨・Ca代謝薬 **ビスホスホネート製剤**

> 骨を壊す破骨細胞の機能喪失と細胞死誘導により, 骨吸収(血液中へ溶け出す)を抑制する

主な適応, 用法・用量 骨粗鬆症 → 年1回5mg, 15分以上かけて点滴

配合変化 Ca・Mg含有製剤と混合しない　**注意すべき副作用** 顎骨壊死・顎骨骨髄炎は, 癌患者(特に骨転移患者)や抜歯等, 歯科治療を受けた患者のリスクが高い　**看護のPoint** 開始後早期に一過性の疲労, 発熱, 悪寒, 筋肉痛, 関節痛等が発現する

リコモジュリン
トロンボモデュリンアルファ

`静注`

`妊婦`

抗血栓薬 **抗凝固薬(抗トロンビン)**

> 抗血液凝固作用を持つプロテインCを活性化してトロンビン生成を抑制し血管内で血液が固まるのを抑える

主な適応, 用法・用量 血管内血液凝固症(DIC) → 1日1回380U/kg

観察項目 出血徴候, 血小板数(5万未満出血リスク↑), 凝固・線溶系マーカー, プロテインC(10%以下効果↓), 肝機能(AST・ALT)

リサイオ
`静注` `妊婦`

チオテパ

抗悪性腫瘍薬 **アルキル化薬（その他）**

本剤で癌細胞のDNA合成阻害作用により破壊的な前治療をし癌細胞を根絶し、正常な自己造血幹細胞を移植する

主な適応、用法・用量 造血幹細胞移植の前治療→1日1回5mg/kg．又は1日1回200mg/m²

配合変化 他剤と混注しない　**看護のPoint** 強い骨髄抑制

リザトリプタン ▶▶ マクサルト（片頭痛治療薬, p.396）

リザベン
`細粒` `カプセル` `DS` `妊婦`

トラニラスト

気管支喘息治療薬 **メディエーター遊離抑制薬**

肥満細胞から化学伝達物質（ヒスタミン等）の放出を抑えアレルギー症状を改善する．またコラーゲン合成を抑制してケロイドを改善する

主な適応、用法・用量 気管支喘息、鼻炎、ケロイド等→1回100mg、1日3回

観察項目 血算（特に好酸球）、肝機能、Cr　**注意すべき副作用** 頻尿、排尿痛、血尿等の膀胱炎様症状

リザベン
`点眼`

トラニラスト

眼科用薬 **アレルギー性結膜炎治療薬**

肥満細胞から化学伝達物質（ヒスタミン・ロイコトリエン等）の遊離を抑制して結膜炎を抑える

主な適応、用法・用量 アレルギー性結膜炎→1回1～2滴、1日4回

観察項目 血算（特に好酸球）、肝機能、Cr

ラ

リシノプリル ▶▶ ロンゲス（降圧薬, p.483）

リスパダール
`細粒` `錠` `内用液`

リスペリドン

抗精神病薬 **非定型（SDA）**

脳内の神経伝達物質（ドパミン・セロトニン）の受容体を遮断して幻覚・妄想・引きこもり等の精神症状を抑える

主な適応、用法・用量 統合失調症、自閉スペクトラム症→1日2～6mg、分2

📷 観察項目 精神症状，悪性症候群，血中プロラクチン，錐体外路症状，体重変動，血糖，血算，肝機能，心電図，便秘，SIADH，血栓塞栓症，眠気
Ⅲ 注意すべき副作用 眠気

リスパダールコンスタ
リスペリドン

筋注

運転2

抗精神病薬 **非定型(SDA)**

脳内の神経伝達物質（ドパミン・セロトニン）の受容体を遮断して幻覚・妄想・引きこもり等の精神症状を抑える

主な適応，用法・用量 統合失調症，自閉スペクトラム症 → 1回25mg，2週間隔
📷 観察項目 精神症状，悪性症候群，血中プロラクチン，錐体外路症状，体重変動，血糖，血算，肝機能，心電図，便秘，SIADH，血栓塞栓症，眠気
Ⅲ 注意すべき副作用 眠気

リスペリドン ▸▸ リスパダール(抗精神病薬, p.441)

リスミー
リルマザホン塩酸塩水和物

錠

運転2

睡眠薬 **ベンゾジアゼピン系睡眠薬(短時間作用型)**

脳内のベンゾジアゼピン受容体を介し抑制神経伝達物質(GABA)の作用を強めることにより余剰刺激が遮断し睡眠に導く

主な適応，用法・用量 不眠症，麻酔前投薬 → 1回1〜2mg

リズミック
アメジニウムメチル硫酸塩

錠

昇圧薬 **低血圧治療薬**

交感神経を刺激して末梢血管抵抗の増強および心拍出量の増強作用により血圧を上げる

主な適応，用法・用量 低血圧，透析時の血圧低下 → 1日10〜20mg
📷 観察項目 血圧，心電図

リスモダン
ジソピラミド

カプセル

運転3

不整脈治療薬 **Naチャネル遮断薬(Ia群)**

心筋の電気信号（活動電位：Na）を抑制し，不応期を延長して各種不整脈の発生を抑制する

主な適応, 用法・用量 期外収縮, 頻脈, 心房細動 → 1回100mg, 1日3回

📷 **観察項目** 心電図, 脈拍, 血圧, 尿量, 心胸郭比, 血算, 腎機能値, 低血糖症状, 抗コリン症状(口渇, 便秘, 尿閉等) 🈲 **注意すべき副作用** 尿閉, 口渇, 低血糖症状

リスモダンR

ジソピラミドリン酸塩

`徐放錠`

不整脈治療薬 **Naチャネル遮断薬(Ia群)**

心筋の電気信号(活動電位：Na)を抑制し, 不応期を延長して各種不整脈の発生を抑制する

主な適応, 用法・用量 頻脈性不整脈 → 1回150mg, 1日2回

📷 **観察項目** 心電図, 脈拍, 血圧, 尿量, 心胸郭比, 血算, 腎機能値, 低血糖症状, 抗コリン症状(口渇, 便秘, 尿閉等) 🈲 **注意すべき副作用** 尿閉, 口渇, 低血糖症状

リスモダンP

ジソピラミドリン酸塩

`静注`

不整脈治療薬 **Naチャネル遮断薬(Ia群)**

心筋の電気信号(活動電位：Na)を抑制し, 不応期を延長して各種不整脈の発生を抑制する

主な適応, 用法・用量 期外収縮, 頻脈, 心房細動・粗動 → 1回50～100mg

💉 **配合変化** 注：アレビアチン, ソルダクトンと配合不可 📷 **観察項目** 心電図, 脈拍, 血圧, 尿量, 心胸郭比, 血算, 腎機能, 低血糖症状, 抗コリン症状(口渇, 便秘, 尿閉等) 🈲 **注意すべき副作用** 尿閉, 口渇, 低血糖症状

リズモンTG ▸▸ チモプトールXE(眼科用薬, p.238)

リーゼ

クロチアゼパム

`顆粒` `錠`

抗不安薬 **ベンゾジアゼピン系抗不安薬(短時間作用型)**

脳内のベンゾジアゼピン受容体を介して抑制神経伝達物質(GABA)の作用を強めることにより不安や緊張等を和らげる

主な適応, 用法・用量 不安, 睡眠障害, 麻酔前投与等 → 1日15～30mg, 分3. 麻酔前：1回10～15mg

リセドロン酸ナトリウム(Na) ▸▸ ベネット(骨・Ca代謝薬, p.372)

リーダイ ▸▸ フェロベリン(腸疾患治療薬, p.335)

リタリン

メチルフェニデート塩酸塩

[錠]

[運転2]

抗精神病薬 ナルコレプシー治療薬

脳内の神経伝達物質（ドパミン・ノルアドレナリン）の再取り込みを阻害し中枢神経を刺激して睡眠発作等を抑える

主な適応、用法・用量 ナルコレプシー（居眠り病）→1日1回20〜60mg, 分1〜2. 夕刻以降の服用は避ける

観察項目 精神症状, 心電図, 甲状腺機能, 幻覚妄想状態, 興奮, 痙攣, 発熱, 食欲減退, 体重増加の抑制や成長遅延 **注意すべき副作用** 作用消失後の眠気や倦怠感等, 不眠, 不安, 動悸, 頭痛

リタロクス ▸▸ **マーロックス**（酸関連疾患治療薬, p.399）

リツキサン

リツキシマブ

[静注]

抗悪性腫瘍薬 分子標的薬（抗CD20キメラ型モノクローナル抗体）

癌細胞のリンパ球表面にあるCD20受容体に特異的に結合して癌細胞を破壊して増殖を抑える

主な適応、用法・用量 CD20陽性B細胞性非ホジキンリンパ腫等 → 添付文書参照

配合変化 希釈液は生食・ブドウ糖のみ **看護のPoint** 激しく振とうしない

リツキシマブBS ▸▸ **リツキサン**（抗悪性腫瘍薬, p.444）

リックル ▸▸ **リーバクト**（栄養剤, p.445）

リティンパ

トラフェルミン

[耳科用]

耳鼻咽喉科用薬 鼓膜穿孔治療薬

鼓膜の上皮層に作用して内皮細胞の分化促進と上皮下結合組織の迅速な増殖を促進して破れた鼓膜を再生する

主な適応、用法・用量 鼓膜穿孔 → 100μg/mL鼓膜穿孔部に留置

リドカイン（テープ） ▸▸ **ペンレス**（麻酔薬, p.383）

リドカイン（静注） ▸▸ **キシロカイン**（不整脈治療薬, p.121）

リトドリン塩酸塩 ▸▸ **ウテメリン**（女性生殖器用薬, p.62）

リドメックス

プレドニゾロン吉草酸エステル酢酸エステル

副腎皮質ステロイド **外用ステロイド剤（ミディアム）**

塗布部のステロイド受容体に作用して血管収縮作用と白血球の遊走（活発に動き回る）やヒスタミン等の炎症物質の遊離を阻止して皮膚の炎症症状を改善する

主な適応, 用法・用量 湿疹・皮膚炎群等 → 1日1〜数回

リネゾリド ▸▸ **ザイボックス**（抗菌薬, p.156）

リノロサール ▸▸ **リンデロン**（副腎皮質ステロイド, p.454）

リノロサール ▸▸ **リンデロン**（眼科用薬・耳鼻咽喉科用薬, p.454）

リバオール

散　錠

ジクロロ酢酸ジイソプロピルアミン

肝疾患治療薬 **肝機能改善薬**

肝臓の核酸合成を促進して肝再生のDNA・蛋白を増加させ肝臓を再生する. また脂肪肝を抑制して肝機能を改善する

主な適応, 用法・用量 肝機能の改善等 → 1日20〜60mg, 分2〜3

リーバクト

イソロイシン・ロイシン・バリン

栄養剤 **肝不全用アミノ酸輸液製剤**

分岐鎖アミノ酸を用いて肝硬変時のアルブミン合成を促進して血中のアルブミン濃度を上げて低アルブミン血症を改善する

主な適応, 用法・用量 低アルブミン血症の改善 → 1回1包（1個）, 1日3回

リパクレオン

パンクレリパーゼ

膵臓疾患治療薬 **膵酵素補充薬**

豚の膵臓酵素を用いて主に十二指腸で脂肪および蛋白質の消化吸収を助ける

主な適応, 用法・用量 膵消化酵素不全症 → 1回600mg, 1日3回食直後

リバスタッチ

パッチ

リバスチグミン

抗認知症薬

ラ

> アルツハイマー型認知症は脳内のコリン作動神経が障害されるが，この神経伝達物質（アセチルコリン）の分解を抑えて神経を活性化する

主な適応，用法・用量 アルツハイマー型認知症状の進行抑制 → 1日1回4.5〜18mg

観察項目 認知機能，心電図，血算，肝機能，消化器症状，体重，皮膚症状，痙攣，精神症状　**看護のPoint** 低用量より開始

リバスチグミン ▸▸ リバスタッチ（抗認知症薬，p.445）

リバロ
ピタバスタチンカルシウム

`錠`
`妊婦`

脂質異常症治療薬 **HMG-CoA還元酵素阻害薬（スタチン）**

> 肝臓のコレステロール合成酵素（HMG-CoA還元酵素）を阻害して血液中のコレステロール量を下げる

主な適応，用法・用量 家族性・高コレステロール血症（強力）→ 1日1回1〜2mg

観察項目 腎機能，筋肉痛，CK，尿，肝機能　注意すべき副作用 横紋筋融解症

リピディル
フェノフィブラート

`錠`
`妊婦`

脂質異常症治療薬 **フィブラート系薬**

> 肝臓の脂質代謝を調節する受容体に作用しトリグリセリド（TG）や血清コレステロールを低下させるとともに血清HDLを上昇させる

主な適応，用法・用量 高脂血症 → 1日1回106.6〜160mg

観察項目 腎機能，筋肉痛，CK，尿　注意すべき副作用 横紋筋融解症

リピトール
アトルバスタチンカルシウム水和物

`錠`
`妊婦`

脂質異常症治療薬 **HMG-CoA還元酵素阻害薬（スタチン）**

> 肝臓のコレステロール合成酵素（HMG-CoA還元酵素）を阻害して血液中のコレステロール量を下げる

主な適応，用法・用量 家族性・高コレステロール血症 → 1日1回10mg

観察項目 腎機能，筋肉痛，CK，尿，肝機能　注意すべき副作用 横紋筋融解症

リファジン
リファンピシン

`カプセル`

抗結核薬

結核菌の核酸合成を阻害することにより増殖を抑える

主な適応, 用法・用量 結核症，ハンセン病，抗酸菌症→1日1回450mg，又は1回600mgを1カ月に1〜2回

注意すべき副作用 橙赤色の尿・便

リファンピシン ▶▶ リファジン（抗結核薬, p.446）

リフキシマ （錠）
リファキシミン

肝疾患治療薬 **高アンモニア血症改善薬**

抗菌薬である本剤は腸管内のアンモニア産生菌に作用してアンモニアの産生量を減らし血中アンモニア濃度を低下させる

主な適応, 用法・用量 肝性脳症の高アンモニア血症→1回400mg，1日3回

注意すべき副作用 偽膜性大腸炎を含む便通異常

リプル （注）（妊婦）
アルプロスタジル

血管拡張薬 **プロスタグランジンE₁製剤**

プロスタグランジンの血管拡張作用に基づく血流増加作用および血小板凝集抑制作用により血流を改善する

主な適応, 用法・用量 動脈閉塞等の血行障害改善等→1日1回5〜10μg

観察項目 動脈圧，呼吸数，心拍数，体温，注射部位痛

リプレガル （静注）
アガルシダーゼアルファ

その他の内分泌・代謝系用薬 **ライソゾーム病治療薬**

ファブリー病の内皮細胞および実質細胞中に蓄積する糖脂質（セラミドトリヘキソシド）を分解する酵素を補充して症状を抑える

主な適応, 用法・用量 ファブリー病→1回0.2mg/kg，隔週

配合変化 生食で希釈，他剤と混合回避

リフレックス （錠）
ミルタザピン

抗うつ薬 **NaSSA**

脳内神経伝達物質（ノルアドレナリン・セロトニン）の神経終末への放出を促進して伝達量を増やし，うつ症状等を改善する

主な適応, 用法・用量 うつ病・うつ状態 → 1日1回15〜30mg

観察項目 うつ症状，賦活症候群，中断症候群，セロトニン症候群，痙攣，黄疸，肝機能，腎機能，SIADH，心電図，血算，体重変動，血圧変動，緑内障

注意すべき副作用 傾眠，倦怠感，口渇，排尿困難，皮膚症状

リベルサス

セマグルチド

糖尿病治療薬 **GLP-1受容体作動薬**

高血糖時に膵臓のβ細胞を刺激してインスリン分泌を促進させるホルモン(GLP-1)を注射で補充してインスリン分泌を促進させる

主な適応, 用法・用量 2型糖尿病 → 1日1回3〜7mg

観察項目 血糖，胃腸障害，急性膵炎の初期症状(嘔吐を伴う持続的な腹痛)

リボスチン

レボカバスチン塩酸塩

眼科用薬・耳鼻咽喉科用薬 **抗アレルギー薬**

眼内肥満細胞からの化学伝達物質(ヒスタミン)がH₁受容体に結合するのを阻害してアレルギー症状を抑える

主な適応, 用法・用量 眼：アレルギー性結膜炎．鼻：アレルギー性鼻炎 → 眼：1回1〜2滴，1日4回．鼻：1回2噴霧，1日4回

注意すべき副作用 鼻：眠気 **看護のPoint** 眼：用時振とう

リボトリール

クロナゼパム

抗てんかん薬 **ベンゾジアゼピン系(GABA受容体)**

大脳のベンゾジアゼピン受容体に作用して抑制神経伝達物質(GABA)の作用を強めてんかん発作等を抑える

主な適応, 用法・用量 てんかんの小型・精神運動発作等 → 1日0.5〜6mg, 分1〜3

注意すべき副作用 眠気，ふらつきに注意

リポバス

シンバスタチン

脂質異常症治療薬 **HMG-CoA還元酵素阻害薬(スタチン)**

肝臓のコレステロール合成酵素(HMG-CoA還元酵素)を阻害して血液中のコレステロール量を下げる

主な適応, 用法・用量 高脂血症・家族性高コレステロール血症 → 1日1回5mg

📷 観察項目 腎機能，筋肉痛，CK，尿，肝機能　⚠ 注意すべき副作用 横紋筋融解症

リーマス
炭酸リチウム

抗精神病薬 **気分安定薬**

作用機序は不明であるが，中枢神経に複合的に作用して感情・気分を安定化させて躁状態を抑える

📋 主な適応, 用法・用量 躁病，躁うつ病の躁状態 →1日400〜1200mg，分2〜3
📷 観察項目 躁状態，腎機能，甲状腺機能，副甲状腺機能，心電図，体重増加，脳波，悪性症候群，認知症様症状，血中濃度
⚠ 注意すべき副作用 振戦，消化器症状（吐き気，食欲不振等），脱水，多飲多尿，軟便

リマチル 錠
ブシラミン

抗リウマチ薬 **csDMARD（従来型DMARD）**

免疫細胞の働きを抑える．また関節破壊作用のある関節滑膜細胞の増殖を抑えて関節の炎症症状を抑える

📋 主な適応, 用法・用量 関節リウマチ →1回100mg，1日3回
📷 観察項目 蛋白尿，ネフローゼ，血液，腎機能　📗 看護のPoint 副作用として皮疹・膜性腎炎

リマプロストアルファデクス ►► オパルモン（血管拡張薬，p.98）

リムパーザ 錠
オラパリブ

抗悪性腫瘍薬 **分子標的薬（PARP阻害薬）**

癌細胞のDNAを修復する酵素（PARP）の働きを抑制して癌細胞を細胞死させて増殖を抑える

📋 主な適応, 用法・用量 BRCA遺伝子陽性の卵巣・乳・前立腺・膵癌等の維持療法 →1回300mg，1日2回

リメタゾン 静注
デキサメタゾンパルミチン酸エステル

副腎皮質ステロイド **フッ素付加**

ラ

炎症巣に取り込まれた後，エステラーゼ様の酵素により加水分解され抗炎症効果を発揮する

主な適応，用法・用量 関節リウマチ ➡ 2週に1回2.5mg

リュウアト ▸▸ 日点アトロピン（眼科用薬，p.276）

硫酸アトロピン 末

アトロピン硫酸塩水和物

酸関連疾患治療薬 **鎮痙薬（抗コリン）**

副交感神経に作用して胃酸の分泌液を抑える．また胃腸管運動亢進を抑制して内臓の疼痛等を抑える

主な適応，用法・用量 内臓の痙攣性疼痛等 ➡ 1日0.5〜1.5mg，分3

注意すべき副作用 視調節障害，散瞳

硫酸カナマイシン 注

カナマイシン硫酸塩

抗菌薬 **アミノグリコシド系**

細菌の蛋白合成を阻害して増殖を抑える．結核菌に効果

主な適応，用法・用量 細菌感染症等 ➡ 1日1〜2g，分1〜2

観察項目 腎機能，第8脳神経障害 **注意すべき副作用** 難聴，潰瘍，経口摂取の不良な患者又は非経口栄養の患者，全身状態の悪い患者ではビタミンK欠乏症状

硫酸ストレプトマイシン 注

ストレプトマイシン硫酸塩

抗菌薬 **アミノグリコシド系**

細菌の蛋白合成を阻害して増殖を抑える．結核菌に効果

主な適応，用法・用量 細菌感染症等 ➡ 1日0.75〜2g

観察項目 腎機能，肝機能，第8脳神経障害 **注意すべき副作用** 注射局所の疼痛，めまいや耳鳴り

硫酸ポリミキシンB 散 錠

ポリミキシンB硫酸塩

抗菌薬 **ポリペプチド系**

細菌の細胞膜に障害を与え増殖を抑える．腸管から吸収されない

主な適応, 用法・用量 白血病治療中の腸内殺菌等 → 内：1日300万単位，分3．その他：1回50万単位

観察項目 投与期間，WBC，CRP，腸管障害，腎機能

注意すべき副作用 発疹，そう痒感，悪心・嘔吐，食欲不振，下痢，呼吸麻痺

硫酸マグネシウム　末
硫酸マグネシウム水和物

便秘治療薬　**塩類下剤**

腸壁から水分を奪い腸管内に水分を貯留し腸管内容物を軟化して排便を促進する

主な適応, 用法・用量 便秘，胆石症等 → 1回5〜15g

配合変化 サルファ剤・アルカリ・炭酸塩と配合不可　**観察項目** Mg

硫酸Mg補正液　注
硫酸マグネシウム水和物

補正製剤　**マグネシウム製剤**

電解質補液のマグネシウムの補正

主な適応, 用法・用量 マグネシウム補正等 → 添付文書参照

観察項目 Mg

リュープリン　注　妊婦
リュープロレリン酢酸塩

抗悪性腫瘍薬　**LH-RHアゴニスト**

脳下垂体に作用して卵巣・精巣からの女・男性ホルモン(エストラジオール・テストステロン)の分泌を抑えて子宮内膜症等の増殖を抑える

主な適応, 用法・用量 思春期早発症，子宮筋腫・内膜症等 → 添付文書参照

注意すべき副作用 抗エストロゲン作用によるほてり，脱力感，吐き気，月経異常，前立腺症状の増悪等

リュープリンSR・PRO　注　妊婦
リュープロレリン酢酸塩

抗悪性腫瘍薬　**LH-RHアゴニスト**

脳下垂体に作用して卵巣・精巣からの女・男性ホルモン(エストラジオール・テストステロン)の分泌を抑えて乳癌・前立腺癌等の増殖を抑える

主な適応, 用法・用量 前立腺癌，閉経後の乳癌等 → (SR)12週1回11.25mg，(PRO)24週1回22.5mg

注意すべき副作用 抗エストロゲン作用によるほてり，脱力感，吐き気，月経異常，前立腺症状の増悪等　**看護のPoint** SRは12週1回，PROは24週1回

リュープロレリン酢酸塩 ▶▶ リュープリン(抗悪性腫瘍薬, p.451)

リリカ
プレガバリン

錠 カプセル

解熱・鎮痛薬 抗炎症薬 Ca²⁺チャネルα₂δリガンド

Caイオン電位依存性末梢神経終末ではCaイオンが流入することにより痛みを感じるが、このCaイオンの流入を抑え痛みを抑える

主な適応、用法・用量 神経障害性疼痛、線維筋痛症 ➡ 1日150〜450mg、分2

観察項目 肝機能(AST・ALT・γ-GTP)、心肺機能、CK、腎機能(BUN、Cr)、血糖、視力、離脱症状 **注意すべき副作用** めまい、傾眠、意識消失、悪心、頭痛、肥満 **看護のPoint** 中止する場合は徐々に減量

リルゾール ▶▶ リルテック(筋萎縮性側索硬化症治療薬, p.452)

リルテック
リルゾール

錠

妊婦

筋萎縮性側索硬化症治療薬

神経細胞に障害を与えるグルタミン酸等の働きを抑えて神経細胞を保護して筋力の低下等を抑制する

主な適応、用法・用量 筋萎縮性側索硬化症(ALS)の治療・進展抑制 ➡ 1回1錠、1日2回

リルマザホン塩酸塩 ▶▶ リスミー(睡眠薬, p.442)

リレンザ
ザナミビル水和物

吸入

抗ウイルス薬 抗インフルエンザ薬(ノイラミニダーゼ阻害薬)

インフルエンザウイルスが感染細胞内で増殖した後、この増殖細胞から他の細胞に飛び出すための酵素(ノイラミニダーゼ)を阻害して増殖を抑える

主な適応、用法・用量 A・B型インフルエンザ ➡ 治療:1回10mg、1日2回。予防:1回10mg、1日1回

観察項目 口腔咽頭浮腫、呼吸状態、精神神経症状 **注意すべき副作用** 精神神経症状、異常行動 **看護のPoint** 異常行動注意

リンヴォック
ウパダシチニブ水和物

錠

妊婦

抗リウマチ薬 tsDMARD(分子標的型DMARD)

炎症や免疫に関係するヤヌスキナーゼ(JAK)という酵素を阻害して免疫細胞の活動を抑え関節の腫れや痛みを抑える

主な適応, 用法・用量 関節リウマチ→1日1回7.5〜45mg

看護のPoint JAK阻害薬

リンコシン

カプセル 注

リンコマイシン塩酸塩水和物

抗菌薬 リンコマイシン系

細菌の蛋白合成を阻害して増殖を抑制する

主な適応, 用法・用量 細菌感染症等→カ:1回1.5〜2g, 分3〜4. 注:1回300〜600mg, 1日2〜3回

観察項目 投与期間, CRP, WBC, 白血球増多, 無顆粒球症, 再生不良性貧血, 汎血球減少症, 血小板減少性紫斑病, 間質性肺炎, PIE症候群, 電解質失調

注意すべき副作用 発熱, 腹痛, 粘液・血液便を伴う激ばい下痢

リンコマイシン塩酸塩 ► リンコシン(抗菌薬, p.453)

リン酸コデイン ► コデインリン酸塩(鎮咳薬, p.145)

リン酸ジヒドロコデイン ► ジヒドロコデインリン酸塩(鎮咳薬, p.175)

リン酸水素カルシウム

末

リン酸水素カルシウム水和物

骨・Ca代謝薬 Ca製剤

Caとリンの双方が必要な時に補給源として用いる

主な適応, 用法・用量 くる病, 骨粗鬆症, 骨軟化症等→1日3g, 分3

ラ

リン酸Na補正液

注

リン酸水素ナトリウム水和物・リン酸二水素ナトリウム水和物

電解質輸液・補正製剤 補正用製剤(リン製剤)

電解質補正液のリン補正

主な適応, 用法・用量 リンの補正→添付文書参照

リン酸2カリウム

注

リン酸二カリウム

電解質輸液・補正製剤 補正用製剤(K製剤)

電解質補正液のリン補正

主な適応, 用法・用量 リンの補正→添付文書参照

リンスパッド 静注

乾燥濃縮人α1-プロテイナーゼ阻害薬

α1-アンチトリプシン欠乏症治療薬

慢性閉塞性肺疾患（COPD）のうちアンチトリプシン欠乏患者に対してアンチトリプシンを補充して肺気腫の発生・悪化を抑制する

主な適応, 用法・用量 重症α1アンチトリプシン欠乏症 → 週1回60mg/kg
配合変化 他剤とは配合しない　　**観察項目** 発疹等の過敏症
看護のPoint 激しく振とうしない

リンゼス 錠

リナクロチド

腸疾患治療薬　**過敏性腸症候群治療薬**

腸管上皮細胞に作用して水分分泌と腸管輸送を促進して排便を促進する. また大腸の痛覚過敏も改善する

主な適応, 用法・用量 便秘型過敏性腸症候群，慢性便秘 → 1日1回0.5mg，食前
注意すべき副作用 下痢，腹痛

リンデロン 散 錠 シロップ 注 坐剤

ベタメタゾン

副腎皮質ステロイド　**フッ素付加**

ステロイド受容体に結合し炎症やアレルギー症状を改善したり免疫を抑制するなど様々な働きがあり, 多くの病気に用いられる

主な適応, 用法・用量 副腎皮質機能不全等 → 添付文書参照

リンデロン 点眼 点鼻 点耳

ベタメタゾン

眼科用薬・耳鼻咽喉科用薬　**副腎皮質ステロイド（フッ素付加）**

糖質コルチコイド受容体に作用して強力な抗炎症・抗アレルギー作用により眼・鼻・耳部の炎症を抑える

主な適応, 用法・用量 眼・耳・鼻部の炎症疾患等 → 眼：1回1〜2滴，1日3〜4回．
耳鼻：1日1〜数回

リンデロンA 点眼 点鼻

フラジオマイシン硫酸塩・ベタメタゾンリン酸エステルナトリウム

眼科用薬・耳鼻咽喉科用薬　**抗炎症薬（抗菌薬配合）**

炎症を抑える作用と抗生物質の抗菌作用により目・鼻の痒み腫れなどの症状を改善する

主な適応, 用法・用量 眼・鼻部の炎症疾患等 ➡ 眼：1回1〜2滴, 1日1〜数回. 鼻：1日1〜数回

リンデロンA

眼・耳科用軟膏

フラジオマイシン硫酸塩・ベタメタゾンリン酸エステルナトリウム

眼科用薬・耳鼻咽喉科用薬 **抗炎症薬(抗菌薬配合)**

炎症を抑える作用と抗生物質の抗菌作用により目・耳の痒み腫れなどの症状を改善する

主な適応, 用法・用量 眼・耳部の炎症疾患等 ➡ 1日1〜数回

リンデロン-DP

軟膏 **クリーム** **ゾル**

ベタメタゾン

副腎皮質ステロイド **フッ素付加**

塗布部のステロイド受容体に作用して血管収縮作用と白血球の遊走(活発に動き回る)やヒスタミン等の炎症物質の遊離を阻止して皮膚の炎症状を改善する

主な適応, 用法・用量 湿疹・皮膚炎群等 ➡ 1日1〜数回

リンデロン-V

軟膏 **クリーム**

ベタメタゾン

副腎皮質ステロイド **フッ素付加**

塗布部のステロイド受容体に作用して血管収縮作用と白血球の遊走(活発に動き回る)やヒスタミン等の炎症物質の遊離を阻止して皮膚の炎症状を改善する

主な適応, 用法・用量 湿疹・皮膚炎群等 ➡ 1日1〜数回

ラ

リンデロン-VG

軟膏 **クリーム** **ローション**

ベタメタゾン吉草酸エステル・ゲンタマイシン硫酸塩

副腎皮質ステロイド **外用ステロイド剤(ストロング)**

炎症を抑える副腎皮質ホルモン剤と抗生物質の配合により皮膚の痒み・腫れ等を抑える

主な適応, 用法・用量 感染を併発する皮膚炎群等 ➡ 1日1〜数回

リンラキサー

錠

クロルフェネシンカルバミン酸エステル

運転
2

骨格筋弛緩薬 **中枢性筋弛緩薬**

脊髄の多シナプス反射経路に介在する神経細胞等を抑制して筋肉の異常な緊張を緩和する

主な適応,用法・用量 腰背痛等の有痛性痙縮等 ➡ 1回250mg,1日3回

ル・エストロジェル

ゲル

妊婦

エストラジオール

女性ホルモン剤 **卵胞ホルモン（エストロゲン）**

女性生殖器の発育維持に不足している女性ホルモン（卵胞ホルモン）を補充する

主な適応,用法・用量 更年期障害等（ホットフラッシュ等）➡ 1日1回1〜10プッシュ

ルゲオン ▶▶ **クロモグリク酸Na**（耳鼻咽喉科用薬,p.137）

ルコナック

爪外用液

ルリコナゾール

抗真菌薬 **表在性抗真菌薬（イミダゾール系）**

真菌の細胞膜（エルゴステロール）合成を阻害して増殖を抑える

主な適応,用法・用量 爪白癬 ➡ 1日1回

ルジオミール

錠

運転2

マプロチリン塩酸塩

抗うつ薬 **四環系**

脳内神経伝達物質（ノルアドレナリン）の神経終末での再取り込みを阻害して伝達量を増やし,うつ症状等を改善する

主な適応,用法・用量 うつ病,うつ状態 ➡ 1日30〜75mg,分2〜3

ルシドリール

錠

メクロフェノキサート塩酸塩

脳循環・代謝改善薬

脳代謝を促進して中枢神経賦活作用と抗低酸素作用により頭部外傷による意識障害やめまいを改善する

主な適応,用法・用量 頭部外傷によるめまい等 ➡ 1回100〜300mg,1日3回

ルセフィ

錠 フィルム

運転3

ルセオグリフロジン水和物

糖尿病治療薬 **選択的SGLT2阻害薬**

腎臓で尿中の糖を再吸収する酵素(SGLT2)の働きを抑制して過剰な糖を尿中に排泄して高血糖を抑える

主な適応, 用法・用量 2型糖尿病→1日1回2.5mg

観察項目 血糖, 皮膚症状, 多尿, 口渇, 脱水 **注意すべき副作用** 低血糖, 水分補給

ルセンティス

ラニビズマブ

眼科用薬 **加齢黄斑変性治療薬**

眼内網膜の血管内皮増殖因子(VEGF)と結合して病的な血管新生や血管漏出の発生を抑制して黄斑浮腫等を改善する

主な適応, 用法・用量 加齢黄斑変性症, 黄斑浮腫等→1カ月毎1回0.5mg(0.05mL)

注意すべき副作用 眼痛, 眼脂, 視力低下

ルタテラ
静注

妊婦

ルテチウムオキソドトレオチド(^{177}Lu)

抗悪性腫瘍薬 **ソマトスタチンアナログ**

ソマトスタチン受容体をもつ腫瘍に取り込まれベータ線(放射線)を放出して腫瘍細胞の増殖を抑える

主な適応, 用法・用量 ソマトスタチン受容体陽性の神経内分泌腫瘍→1回7.4GBq, 8週間隔

ルティナス
膣錠

プロゲステロン

女性ホルモン剤 **黄体ホルモン(プロゲストーゲン)**

黄体ホルモンを補充して子宮内膜を増殖期から分泌期に移行させ胚受容能を高めて妊娠を維持するように作用する

主な適応, 用法・用量 生殖補助医療における黄体補充→1回100mg, 1日2〜3回

ルテウム
膣用坐剤

プロゲステロン

女性ホルモン剤 **黄体ホルモン(プロゲストーゲン)**

黄体ホルモンを補充して子宮内膜を増殖期から分泌期に移行させ胚受容能を高めて妊娠を維持するように作用する

主な適応, 用法・用量 生殖補助医療における黄体補充→1回400mg, 1日2回

ラ

ルテスデポー

ヒドロキシプロゲステロンカプロン酸エステル・エストラジオール安息香酸エステル

女性ホルモン剤 **卵胞ホルモン・黄体ホルモン配合剤**

> 卵胞・黄体ホルモンを補充し両者の協調作用により機能性子宮出血を抑制する

主な適応, 用法・用量 機能性子宮出血 ➡ 1回1mL

ルトラール

錠

クロルマジノン酢酸エステル

女性ホルモン剤 **黄体ホルモン（プロゲストーゲン）**

> 子宮内膜に結合し黄体ホルモン作用を発揮して子宮内膜を増やし受精卵が着床しやすくする

主な適応, 用法・用量 無月経, 月経異常, 不妊等 ➡ 1日2〜12mg, 分1〜3

ルナベル

錠 妊婦

ノルエチステロン・エチニルエストラジオール

女性ホルモン剤 **卵胞ホルモン・黄体ホルモン配合剤**

> 排卵抑制・子宮内膜増殖抑制作用によりプロスタグランジン産生を抑制して子宮平滑筋収縮を抑えて下腹部痛等を改善する

主な適応, 用法・用量 月経困難症 ➡ 1日1錠

注意すべき副作用 血栓症

ルネスタ

錠

エスゾピクロン

睡眠薬 **非ベンゾジアゼピン系睡眠薬（超短時間作用型）**

> 脳内のベンゾジアゼピン受容体を介し抑制神経伝達物質（GABA）の作用を強めることにより余剰刺激が遮断され睡眠に導く

主な適応, 用法・用量 不眠症 ➡ 1回2mg, 眠前. 食中・食直後の服用避ける

観察項目 肝機能, 腎機能, 依存, 離脱症状, 興奮, 錯乱, 呼吸状態

注意すべき副作用 一過性前向性健忘, 眠気, ふらつき, 頭重感, 味覚障害

ルパフィン

錠

ルパタジンフマル酸塩

抗アレルギー薬 **抗ヒスタミン薬（第二世代）**

> アレルギーを起こすヒスタミン受容体拮抗作用と炎症等に関係する血小板活性化因子受容体を抑えてアレルギー症状を改善する

主な適応, 用法・用量 鼻炎, 蕁麻疹, 皮膚炎等 ➡ 1日1回10mg

👁‍🗨観察項目 ショック，アナフィラキシー，てんかん，痙攣，肝機能障害

ルピアール ▶▶ ワコビタール（抗てんかん薬，p.484）

ルプラック

トラセミド

利尿薬 **ループ利尿薬**

腎尿細管に作用してNa・Clの再吸収を抑制して尿量増加させて各種浮腫を抑える

主な適応, 用法・用量 心性・腎性・肝性浮腫 → 1日1回4〜8mg

👁‍🗨看護のPoint 血清K上昇に注意

ルボックス

フルボキサミンマレイン酸塩

抗うつ薬 **選択式セロトニン再取り込み阻害薬（SSRI）**

脳内神経伝達物質（セロトニン）の神経終末での再取り込みを阻害して伝達量を増やして，うつ・パニック症状等を改善する

主な適応, 用法・用量 うつ病，強迫性・社会不安障害 → 1日50〜150mg，分2

ルミガン

ビマトプロスト

眼科用薬 **緑内障治療薬（プロスタマイド誘導体）**

眼内から眼外への房水（眼球を満たす体液）流出を促進して眼圧を下げる．虹彩色素沈着あり

主な適応, 用法・用量 緑内障，高眼圧症 → 1日1回1滴

👁‍🗨観察項目 虹彩や眼瞼への色素過剰　👁‍🗨看護のPoint 眼局所に色素沈着することがある

ルミセフ

ブロダルマブ

皮膚科用薬 **角化症・乾癬治療薬**

炎症反応を促進する物質（インターロイキン17）の受容体と結合して活性を阻害して免疫反応を抑える

主な適応, 用法・用量 各種乾癬等 → 1回210mg

ルーラン
ペロスピロン塩酸塩水和物

抗精神病薬 **非定型(SDA)**

脳内の神経伝達物質(ドパミン・セロトニン)の受容体を遮断して不安・緊張等の精神症状を抑える

主な適応,用法・用量 統合失調症 → 1日12〜48mg,分3

ルリクールVG ➡ リンデロン-VG(副腎皮質ステロイド, p.455)

ルリコン
ルリコナゾール

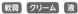

抗真菌薬 **表在性抗真菌薬(イミダゾール系)**

真菌の細胞膜(エルゴステロール)合成を阻害して増殖を抑える

主な適応,用法・用量 白癬,カンジダ,癜風 → 1日1回

ルリッド
ロキシスロマイシン

抗菌薬 **マクロライド系(14員環代謝改善型)**

細菌の蛋白合成を阻害して増殖を抑える

主な適応,用法・用量 細菌感染症等 → 1回150mg,分2
観察項目 CRP,投与期間,肝機能,黄疸,腎機能,心電図検査(QT延長,心室性頻脈),PIE症候群・間質性肺炎(胸部X線異常,好酸球増多)
注意すべき副作用 腹痛,下痢,間質性肺炎(発熱,咳嗽,呼吸困難)

レイアタッツ
アタザナビル硫酸塩

抗HIV薬 **プロテアーゼ阻害薬**

HIVウイルスの増殖に必要な酵素(プロテアーゼ)を阻害して増殖を抑える

主な適応,用法・用量 HIV-1感染症 → 1日1回300〜400mg.他剤(リトナビル)と併用
観察項目 ALT・AST,血糖,出血,尿路結石,高脂血症,Bil,皮膚症状,消化器症状,心電図

レカルブリオ
イミペネム水和物・シラスタチンナトリウム・レレバクタム水和物

抗菌薬 **カルバペネム系(β-ラクタマーゼ阻害薬配合)**

細菌の細胞壁合成を阻害して増殖を抑える

主な適応, 用法・用量 細菌感染症等，カルバペネム系に耐性をもつ菌に限る➡1日4回，1回1.25g

観察項目 痙攣，意識障害，肝機能，気管支痙攣，汎血球減少症，腎機能，高血糖等

レキサルティ
ブレクスピプラゾール

錠
運転2

抗精神病薬 **非定型（SDAM）**

脳内の神経伝達物質(セロトニン・ドパミン等)受容体に作用して不安・緊張などの症状を改善する

主な適応, 用法・用量 統合失調症➡1日1回1〜2mg

観察項目 精神症状，悪性症候群，錐体外路症状，血糖，横紋筋融解症，血算，痙攣，血栓塞栓症

レキソタン
ブロマゼパム

細粒 錠
運転2

抗不安薬 **ベンゾジアゼピン系抗不安薬（中間作用型）**

脳内のベンゾジアゼピン受容体を介して抑制神経伝達物質(GABA)の作用を強めることにより不安や緊張等を和らげる

主な適応, 用法・用量 不安，睡眠障害，術前投与等➡1日3〜15mg，分2〜3. 術前：1回5mg

レギチーン
フェントラミンメシル酸塩

注
運転3

降圧薬 **α遮断薬**

褐色細胞腫の診断や血圧上昇に対して交感神経α受容体遮断作用と血管拡張作用により血圧を下げる

主な適応, 用法・用量 褐色細胞腫の診断・血圧調整➡1回5mg

レキップ
ロピニロール塩酸塩

錠
妊婦 運転1

抗パーキンソン病薬 **ドパミン作動薬（DA）（非麦角系）**

脳内で不足するドパミンの受容体を刺激して，震え・こわばり等のパーキンソン病症状を改善する

主な適応, 用法・用量 パーキンソン病➡1日0.75〜9mg

注意すべき副作用 眠気

レキップCR

徐放錠

妊婦 運転 1

ロピニロール塩酸塩

抗パーキンソン病薬 ドパミン作動薬(DA)(非麦角系)

脳内のドパミン受容体を刺激して，震え・こわばり等のパーキンソン病症状を改善する

主な適応, 用法・用量 パーキンソン病 → 1日1回2〜16mg

レクサプロ

錠

運転 3

エスシタロプラムシュウ酸塩

抗うつ薬 選択式セロトニン再取り込み阻害薬(SSRI)

脳内神経伝達物質(セロトニン)の神経終末での再取り込みを阻害して伝達量を増やして，うつ・パニック症状等を改善する

主な適応, 用法・用量 うつ病，うつ状態，社会不安障害 → 1日1回10mg夕食後

観察項目 うつ症状，賦活症候群，中断症候群，セロトニン症候群，SIADH，心電図，血算，出血，痙攣 **注意すべき副作用** 悪心・嘔吐，傾眠，不眠，下痢，性機能障害

看護のPoint 心疾患に使用注意

レクシヴァ

錠

ホスアンプレナビルカルシウム水和物

抗HIV薬 プロテアーゼ阻害薬

HIVウイルスの増殖に必要な酵素(プロテアーゼ)を阻害して増殖を抑える

主な適応, 用法・用量 HIV感染症 → 1回700〜1400mg，1日1〜2回．リトナビルと併用

観察項目 体温，皮膚症状，血糖，出血傾向，CK **看護のPoint** 食事の影響受けない

レクタブル

注腸フォーム

ブデソニド

腸疾患治療薬 炎症性腸疾患治療薬

大腸の副腎皮質ステロイド受容体に結合し抗炎症作用により大腸の炎症症状を抑える

主な適応, 用法・用量 潰瘍性大腸炎 → 1回1プッシュ，1日2回

観察項目 肝機能，B型肝炎ウイルス **注意すべき副作用** クッシング様症状(ざ瘡，満月様顔貌等)，便秘

レクチゾール ▶▶ プロトゲン（皮膚科用薬, p.359）

レグテクト
アカンプロサートカルシウム

腸溶錠

解毒薬・中和薬 **抗酒薬**

中枢神経系に作用してアルコール衣存で亢進した神経活動（グルタミン酸作動神経）を抑制して飲酒欲求を抑える

主な適応, 用法・用量 アルコール依存症の断酒維持の補助薬 → 1回666mg, 1日3回
観察項目 Cr, 精神神経症状, 顔色, 血圧, 心拍, 呼吸, ALT・AST

レグナイト
ガバペンチン エナカルビル

錠

レストレスレッグス症候群治療薬

神経節に作用してCaイオンの流入を抑制して興奮性神経系を抑えて脚の異常感覚等を抑える

主な適応, 用法・用量 レストレスレッグス症候群 → 1日1回600mg, 夕食
観察項目 周期性四肢運動, 腎機能, 肝機能, 体重, 横紋筋融解症（CK, 筋肉痛, 脱力感, ミオグロビン等） **注意すべき副作用** 眠気, めまい

レグパラ
シナカルセト塩酸塩

錠

骨・Ca代謝薬 **Ca受容体刺激薬**

副甲状腺細胞のCa受容体に作用して副甲状腺ホルモン（PTH）の分泌を抑制して血中Ca濃度を低下させる

主な適応, 用法・用量 2次性副甲状腺機能亢進症等 → 1回25〜75mg, 1日1〜2回
注意すべき副作用 低Ca血症

ラ

レコベル
ホリトロピンデルタ

皮下注
妊婦

その他のホルモン剤 **性腺刺激ホルモン（ゴナドトロピン）**

卵巣の卵巣ホルモン受容体に結合してエストロゲンの合成を促進し卵巣の発育・成熟を促進する

主な適応, 用法・用量 調節卵巣刺激 → 1日1回皮下注. 添付文書参照
注意すべき副作用 卵巣過剰刺激症候群（OHSS）の初期症状（お腹が張る, 下腹部の強い痛み, 悪心・嘔吐, 急激な体重増加, 尿量の減少）が認められたら場合, 投与を中止

レザフィリン

注

タラポルフィンナトリウム

抗悪性腫瘍薬 **光線力学療法用剤**

本剤を投与して腫瘍細胞に集合させた後，レーザー光線と反応させて腫瘍細胞を壊死させる

主な適応, 用法・用量 肺癌，脳腫瘍等 → 1回40mg/m²

配合変化 原則単独投与

レザルタス

錠

オルメサルタンメドキソミル・アゼルニジピン

妊婦 運転3

降圧薬 **配合剤（AII受容体拮抗薬・Ca拮抗薬）**

血管平滑筋を弛緩させる薬と血圧を上げるアンジオテンシンIIが受容体に結合するのを阻害する薬により血圧を強力に下げる

主な適応, 用法・用量 高血圧 → 1日1回1錠，朝食後

観察項目 血圧，K，Cr，血算，肝機能，低血圧症状や動悸.特に利尿薬併用時(血圧)，スピロノラクトン，エプレレノン併用時(K) **注意すべき副作用** 頭痛・動悸・ほてり，起立性低血圧，歯肉肥厚，低血糖(糖尿病患者)

レスカルミン

注

ジフェンヒドラミン塩酸塩・臭化カルシウム

運転2

抗アレルギー薬 **抗ヒスタミン薬（第一世代配合剤）**

ヒスタミンがH₁受容体に結合するのを阻害して痒みや炎症等のアレルギー症状を抑える

主な適応, 用法・用量 アレルギー性鼻炎 → 1日1回5mL

注意すべき副作用 抗コリン作用や中枢神経抑制作用(眠気等)

看護のPoint 眠気有

レスキュラ

点眼

イソプロピル ウノプロストン

眼科用薬 **緑内障治療薬（イオンチャネル開口薬）**

イオンチャネルを開けて眼内から眼外への房水(眼球を満たす体液)流出を促進して眼圧を下げる

主な適応, 用法・用量 緑内障，高眼圧症 → 1回1滴，1日2回

注意すべき副作用 色素沈着

レスタミンコーワ
クリーム

ジフェンヒドラミン

抗アレルギー薬　**抗ヒスタミン薬（第一世代）**

ヒスタミンがH₁受容体に結合するのを阻害して痒みや炎症等のアレルギー症状を抑える

主な適応，用法・用量 蕁麻疹，皮膚炎，虫さされ等 ➡ 1日数回

レスタミンコーワ
錠

ジフェンヒドラミン塩酸塩

抗アレルギー薬　**抗ヒスタミン薬（第一世代）**

ヒスタミンがH₁受容体に結合するのを阻害して痒みや炎症等のアレルギー症状を抑える

主な適応，用法・用量 蕁麻疹，皮膚炎，鼻炎等 ➡ 1回30～50mg，1日2～3回

注意すべき副作用 発疹，動悸，頭痛，眠気，口渇

レスピア
経口液　静注

無水カフェイン

呼吸障害治療薬　**キサンチン誘導体**

延髄の呼吸中枢系に対する興奮作用と肺呼吸気誘発反射の増強作用により呼吸機能を改善する

主な適応，用法・用量 早産・低出生体重児の原発性無呼吸 ➡ 初回20mg/kg以後5mg/kg

配合変化 フロセミド・ピペラシリン・バンコマイシンと配合不可　**観察項目** 嘔吐，振戦，痙攣，頻呼吸，頻脈など

レスプレン
錠

エプラジノン塩酸塩

鎮咳薬・去痰薬　**気道分泌促進薬**

延髄の咳中枢に作用して咳を抑える．また気管支粘液を溶解して粘度を下げて痰を切れやすくする

主な適応，用法・用量 上気道炎・気管支炎等の鎮咳去痰 ➡ 1日60～90mg，分3

レスポリックス ➡ **コランチル**（酸関連疾患治療薬，p.148）

ラ

レスミット
メダゼパム

錠 運転2

抗不安薬　ベンゾジアゼピン系抗不安薬（長時間作用型）

脳内のベンゾジアゼピン受容体を介して抑制神経伝達物質（GABA）の作用を強めることにより不安や緊張等を和らげる

主な適応, 用法・用量 神経症・心身症等の不安・緊張等 ➡ 1日10～30mg

レスリン
トラゾドン塩酸塩

錠 運転2

抗うつ薬　トリアゾロピリジン系

脳内神経伝達物質（セロトニン）の神経終末での再取り込み阻害作用等により伝達量を増やし，うつ・不安症状等を改善する

主な適応, 用法・用量 うつ病，うつ状態 ➡ 1日75～100mg，1～数回に分服

観察項目 うつ症状，賦活症候群，中断症候群，悪性症候群，肝機能，血算，心電図，セロトニン症候群，痙攣　**注意すべき副作用** 眠気，めまい・ふらつき，鎮静，頭痛，倦怠感，起立性低血圧，持続性勃起

レダコート
トリアムシノロン

錠

副腎皮質ステロイド　フッ素付加

ステロイド受容体に結合し炎症やアレルギー症状を改善したり免疫を抑制するなど様々な働きがあり，多くの病気に用いられる

主な適応, 用法・用量 副腎皮質機能不全等 ➡ 1日4～48mg，分1～4

レダコート
トリアムシノロンアセトニド

軟膏 クリーム

副腎皮質ステロイド　外用ステロイド剤

塗布部のステロイド受容体に作用して血管収縮作用と白血球の遊走（活発に動き回る）やヒスタミン等の炎症物質の遊離を阻止して皮膚の炎症症状を改善する

主な適応, 用法・用量 湿疹・皮膚炎群等 ➡ 1日2～3回適量

レダマイシン
デメチルクロルテトラサイクリン塩酸塩

カプセル

抗菌薬　テトラサイクリン系

細菌の蛋白合成を阻害して増殖を抑制する

主な適応, 用法・用量 細菌感染症等 ➡ 1日450～600mg，分2～4

レトロゾール ▸▸ フェマーラ(抗悪性腫瘍薬, p.334)

レトロビル カプセル

ジドブジン

抗HIV薬 **ヌクレオシド系逆転写酵素阻害薬**

ヒト免疫不全ウイルス(HIV)の増殖に必要な逆転写酵素を阻害してHIVウイルスの増殖を抑える

主な適応, 用法・用量 HIV感染症 → 1日500〜600mg, 分2〜6

観察項目 検査値, 意識状態

レナジェル ▸▸ フォスブロック(補正製剤, p.337)

レナデックス 錠

デキサメタゾン

抗悪性腫瘍薬 **多発性骨髄腫治療副腎皮質ステロイド**

副腎皮質ホルモン剤とレナリドミド(レブラミド)との協力作用により骨髄腫細胞が壊れるのを誘導して骨髄腫細胞が増殖するのを抑える

主な適応, 用法・用量 多発性骨髄腫 → 1日1回40mg, 4日間. レブラミドと併用

看護のPoint レブラミドの効果を高める

レナルチン 腸溶錠

肝臓加水分解物

肝疾患治療薬 **肝機能改善薬(肝臓加水分解物)**

肝臓で必須アミノ酸や核酸等を補給して肝細胞を活性化させて肝細胞の再生を促進する

主な適応, 用法・用量 慢性肝疾患の肝機能改善 → 1回200mg, 1日3回

レニベース 錠

エナラプリルマレイン酸塩

降圧薬 **アンジオテンシン変換酵素(ACE)阻害薬**

血管を収縮して血圧を上げるアンジオテンシンIIを生成させる酵素(アンジオテンシン変換酵素)の働きを阻害し血圧を下げる

主な適応, 用法・用量 高血圧, 心不全等 → 1日1回5〜10mg

レパグリニド ▸▸ シュアポスト(糖尿病治療薬, p.181)

ラ

レパーサ

皮下注

エボロクマブ

脂質異常症治療薬　**抗PCSK9モノクローナル抗体**

肝臓での低比重リポ蛋白（LDL）と結合する受容体の分解を抑えてLDLの結合を増加させ，血液中のLDLコレステロールを低下させる

主な適応，用法・用量 高コレステロール血症（HMG-CoA還元酵素阻害薬併用）→
2週に1回140mg．4週に1回420mg

レバチオ

シルデナフィルクエン酸塩

血管拡張薬　**ホスホジエステラーゼ5阻害薬**

血管平滑筋を弛緩させるcGMPを分解する酵素（ホスホジエステラーゼ5）の働きを抑えて肺血管平滑筋を弛緩させる

主な適応，用法・用量 肺動脈性肺高血圧→1回20mg，1日3回

観察項目 肝機能，6分間歩行距離　**注意すべき副作用** 頭痛，ほてり，めまい，
視力低下，聴覚低下

レバミピド ►► ムコスタ（酸関連疾患治療薬，p.409）

レビトラ

バルデナフィル塩酸塩水和物

勃起不全治療薬

陰茎海綿体のホスホジエステラーゼを阻害して陰茎海綿体平滑筋を弛緩させ陰茎への血流増加により勃起を起こさせる

主な適応，用法・用量 勃起不全→1日1回10mg．1時間前に服用

観察項目 心血管系障害，肝機能障害を有する患者には必要に応じて心電図検査を実施することが望ましい　**注意すべき副作用** 4時間以上痛みを伴う勃起が続く場合や急激な視力低下で現れた場合，服用を中止

レフィキシア

静注

ノナコグベータペゴル

血液製剤　**血液凝固第IX因子**

血液凝固第IX因子欠乏患者に対し血漿中の血液凝固第IX因子を補い，その出血傾向を抑制する

主な適応，用法・用量 血液凝固第IX因子欠乏患者の出血抑制→40〜80IU/kg
配合変化 原則単独投与

レブコビ 筋注

エラペグアデマーゼ

その他の内分泌・代謝系用薬　ADA欠損症治療薬

アデノシンデアミナーゼ欠損により重篤な免疫不全を起こすが，本剤はこの酵素を補充して免疫機能を改善させる

主な適応，用法・用量 アデノシンデアミナーゼ欠損症 → 週1回0.2mg/kg

配合変化 原則単独投与

レブラミド カプセル

レナリドミド水和物

抗悪性腫瘍薬　サリドマイド誘導体

腫瘍細胞に対する殺腫瘍作用や血管新生抑制作用と免疫調節作用により骨髄腫瘍の増殖を抑える

主な適応，用法・用量 多発性骨髄腫，骨異形成等 → 1日1回10〜25mg

注意すべき副作用 血栓症の徴候

レプリントン ▶▶ メネシット(抗パーキンソン病薬，p.418)

レベチラセタム ▶▶ イーケプラ(抗てんかん薬，p.46)

レベスティブ 皮下注

テデュグルチド

腸疾患治療薬　短腸症候群治療薬

腸管の修復・保護に働くGLP-2受容体に結合して短腸症の栄養吸収と腸粘膜の修復・保護をする

主な適応，用法・用量 短腸症候群 → 1日1回0.05mg/kg

観察項目 大腸ポリープ，胃・小腸・肝胆道系・膵臓へのポリープ・増殖性変化，肝機能(Bil，AL-P等)，膵機能(リパーゼ，アミラーゼ等)　**注意すべき副作用** 血便，腹痛，体液貯留

レペタン 注 坐剤

ブプレノルフィン塩酸塩

オピオイド　半合成オピオイド(非麻薬性)

麻薬と同様に中枢神経系の痛覚中枢(オピオイド受容体)に作用して痛み等を強力に抑える

主な適応，用法・用量 鎮痛，各種癌，麻酔補助等 → 注：1回0.2〜0.3mg. 坐：1回0.2〜0.4mg

🧪 **配合変化** 注：バルビタール系と混注回避　👁 **観察項目** 鎮痛効果，呼吸回数
📙 **注意すべき副作用** 悪心，嘔吐，めまい，ふらつき，頭痛，発汗，傾眠，口喝，尿閉

レベトール

`カプセル`

リバビリン

肝疾患治療薬　抗C型肝炎ウイルス薬

C型肝炎ウイルス遺伝子(RNA)の突然変異を誘導し遺伝子を不安定化させウイルスの増殖を抑える

🔴 **主な適応，用法・用量** C型慢性肝炎等 ➡ 1日600〜1000mg，分2
👁 **観察項目** 定期的な骨髄機能・腎機能モニタリングと用量調整が必要
📙 **注意すべき副作用** 催奇形性，溶血性貧血　 **看護のPoint** インターフェロンと併用

レベニン

`散` `錠`

耐性乳酸菌製剤

腸疾患治療薬　整腸薬(耐性乳酸菌製剤)

抗菌薬存在下においても増殖し乳酸等を産生することにより腸内菌叢の異常を改善して整腸作用を現す

🔴 **主な適応，用法・用量** 抗菌薬投与時の腸内細菌叢の異常を改善 ➡ 1日3〜6g(3〜6錠)，分3

レベニンS ▶▶ **ビオスミン**(腸疾患治療薬，p.310)

レボカバスチン ▶▶ **リボスチン**(眼科用薬，p.448)

レボカバスチン塩酸塩 ▶▶ **リボスチン**(耳鼻咽喉科用薬，p.448)

レボカルニチン塩化物

`錠`

レボカルニチン

その他の内分泌・代謝系用薬　カルニチン欠乏是正作用薬

ビタミン様物質であるカルニチンを補給して筋肉細胞の代謝を促進し筋肉壊死等を抑制する

🔴 **主な適応，用法・用量** カルニチン欠乏症 ➡ 1日1.8〜3.6g，分3

レボセチリジン塩酸塩 ▶▶ **ザイザル**(抗アレルギー薬，p.154)

レボチロキシンNa ▶▶ **チラーヂンS**(甲状腺疾患治療薬，p.238)

レボトミン ▶▶ **ヒルナミン**(抗精神病薬，p.325)

レボブノロール塩酸塩 [点眼]

レボブノロール塩酸塩

眼科用薬 **緑内障治療薬（β遮断薬）**

眼内の交感神経α・β受容体を遮断して眼内への房水（眼球を満たす体液）産生を抑制し眼圧を下げる

主な適応，用法・用量 緑内障，高眼圧症 ➡ 1日1回1滴（持続性）

レボフロキサシン（細粒，錠，静注）▶▶ クラビット（抗菌薬, p.128）

レボフロキサシン（点眼）▶▶ クラビット（眼科用薬, p.128）

レボホリナート ▶▶ アイソボリン（抗悪性腫瘍薬, p.3）

レボメプロマジン ▶▶ ヒルナミン（抗精神病薬, p.325）

レボレード [錠]

エルトロンボパグ オラミン

造血薬 **トロンボポエチン受容体作動薬**

トロンボポエチン受容体に作用して巨核球および骨髄前駆細胞の増殖・分化を促進して血小板等を増加させる

主な適応，用法・用量 血小板減少性紫斑病，再生不良性貧血 ➡ 1日12.5〜75mg，空腹時

看護のPoint 内服前後4時間に乳製品・制酸剤・多価陽イオンを含む製剤の内服は避ける

レミカット [徐放カプセル]

エメダスチンフマル酸塩

抗アレルギー薬 **抗ヒスタミン薬（第二世代）**

遅発性アレルギーの原因となる好酸球の遊走を抑制する。またヒスタミンがH_1受容体に結合するのを阻害してアレルギー症状を抑える

主な適応，用法・用量 鼻炎，蕁麻疹，皮膚炎等 ➡ 1回1〜2mg，1日2回

レミケード [静注]

インフリキシマブ

抗リウマチ薬 **bDMARD（生物学的製剤）**

炎症や痛みに関係する炎症物質（TNFα）が体内で異常に増えるのを抑えて炎症や痛みを改善する

主な適応，用法・用量 リウマチ，クローン病，ベーチェット病，乾癬等 ➡ 1回3〜5mg/kg，添付文書参照

ラ

📝 配合変化 生食で希釈　🈲 注意すべき副作用　発熱，咳，痰等
👁 看護のPoint　インラインフィルターを用いて投与する

レミゲン ▸▸ 強力ネオミノファーゲンシー（肝疾患治療薬, p.124）

レミッチ　　　　　　　　　　　　　錠 カプセル
ナルフラフィン塩酸塩

皮膚科用薬　**経口そう痒症改善薬**

痒みを抑制するオピオイド受容体（κ：カッパ）に作用して既存の抗アレルギー薬で効かない透析患者の痒みを抑える

主な適応, 用法・用量　透析・慢性腎不全患者のそう痒症 → 1日1回2.5μg
🈲 注意すべき副作用　眠気，めまい，不眠

レミトロ　　　　　　　　　　　　　静注
デニロイキン ジフチトクス

抗悪性腫瘍薬　**インターロイキン-2製剤**

悪性腫瘍に特異的に結合して腫瘍細胞の蛋白質合成を阻害するジフテリア毒素により増殖を抑える

主な適応, 用法・用量　T細胞性リンパ腫 → 1日1回9μg/kg
👁 看護のPoint　フィルター使用禁止

レミニール　　　　　　　　　　　　錠 内用液
ガランタミン臭化水素酸塩

抗認知症薬

アルツハイマー型認知症は脳内のコリン作動神経が障害されるが，この神経伝達物質（アセチルコリン）の分解を抑えて神経を活性化する

主な適応, 用法・用量　アルツハイマー型認知症状の進行抑制 → 1回4〜8mg, 1日2回
👁 観察項目　認知機能，心電図，血算，肝機能，腎機能，錐体外路症状，消化器症状，横紋筋融解症（CK，筋肉痛，脱力感，ミオグロビン），体重，皮膚症状
👁 看護のPoint　悪心，嘔吐，食欲低下等

レメロン ▸▸ リフレックス（抗うつ薬, p.447）

レラキシン ▸▸ スキサメトニウム（骨格筋弛緩薬, p.187）

レリフェン
ナブメトン

解熱・鎮痛薬　抗炎症薬 **酸性（ナフタレン系）**

発痛物質（ブラジキニン）を増強するプロスタグランジンの合成を阻害して鎮痛消炎作用を示す

主な適応, 用法・用量 各種鎮痛・消炎等 → 1日1回800mg

レルパックス
エレトリプタン臭化水素酸塩

片頭痛治療薬 **トリプタン系**

片頭痛発作時に過度に脳血管を拡張させるセロトニンの働きを抑えて血管を収縮させたり炎症物質の放出を抑え片頭痛を抑制する

主な適応, 用法・用量 片頭痛（即効性）→ 1回20mg

レルベア
ビランテロールトリフェニル酢酸塩・フルチカゾンフランカルボン酸エステル

気管支喘息治療薬 **β刺激薬・吸入ステロイド配合剤**

β刺激薬の交感神経刺激作用と副腎皮質ホルモンの抗炎症作用により気管支を広げ炎症を抑えて喘息症状等を改善する

主な適応, 用法・用量 気管支喘息, 肺気腫等 → 1日1回1吸入

 注意すべき副作用 過度の使用で不整脈, 心停止等

レルミナ
レルゴリクス

女性生殖器用薬 **子宮筋腫治療薬**

下垂体の性腺刺激ホルモン放出ホルモンの働きを抑制して黄体形成・卵胞刺激ホルモンの分泌を抑えて女性ホルモン濃度を低下させる

主な適応, 用法・用量 子宮筋腫の過多月経・下腹痛等 → 1日1回40mg食前

 観察項目 骨塩量, 肝機能　**注意すべき副作用** 更年期障害様のうつ状態, ほてり, 不正出血　**看護のPoint** 投与は6カ月以内

レンドルミン
ブロチゾラム

睡眠薬 **ベンゾジアゼピン系睡眠薬（短時間作用型）**

脳内のベンゾジアゼピン受容体を介し抑制神経伝達物質（GABA）の作用を強めることにより余剰刺激を遮断し睡眠に導く

主な適応, 用法・用量 不眠症, 麻酔前投薬 → 1回0.25mg. 術前：1回0.5mg

レンビマ
レンバチニブメシル酸塩

 カプセル

妊婦

抗悪性腫瘍薬 **分子標的薬(マルチキナーゼ阻害薬)**

癌細胞が増殖に必要な血管内皮増殖因子受容体等(VEGFR等)に結合し, 腫瘍の血管新生等を阻害して増殖を抑える

主な適応, 用法・用量 甲状腺・肝細胞癌 → 1日1回8〜24mg

ロイケリン
メルカプトプリン水和物

 散

抗悪性腫瘍薬 **代謝拮抗薬(プリン代謝拮抗薬)**

白血病細胞の核酸合成(DNA・RNA)を阻害して増殖を抑える

主な適応, 用法・用量 急性・慢性白血病 → 1日2〜3mg/kg

ロイコボリン
ホリナートカルシウム

錠 注

妊婦 (錠25mg)

抗悪性腫瘍薬

抗悪性腫瘍薬(デカフール・ウラシル等)の作用を増強する(錠25mg). また葉酸拮抗薬(メトトレキサート)の毒性を軽減する(錠5mg・注).

主な適応, 用法・用量 抗悪性腫瘍薬の効果増強と毒性軽減 → 1回10〜25mg

ロイコン
アデニン

 錠 注

造血薬 **白血球減少抑制薬**

骨髄細胞の核酸(DNA等)に取り込まれて核酸合成に利用され白血球を増やす

主な適応, 用法・用量 放射線・薬物による白血球減少 → 内：1日20〜60mg. 注：1日10〜120mg

ロイスタチン
クラドリビン

 注

妊婦

抗悪性腫瘍薬 **代謝拮抗薬(プリン代謝拮抗薬)**

癌細胞に取り込まれリン酸化を受けDNA合成阻害とDNA鎖再結合を阻害することにより増殖を抑える

主な適応, 用法・用量 ヘアリーセル白血病, リンパ腫等 → 1日0.09〜0.12mg/kg

ロイナーゼ
L-アスパラギナーゼ

抗悪性腫瘍薬 **抗悪性腫瘍酵素剤**

癌細胞は血中のL-アスパラギンを取り入れて蛋白合成を促進するが，これを枯渇させ腫瘍細胞の増殖を抑える

主な適応, 用法・用量 急性白血病，リンパ腫 ➡ 添付文書参照

配合変化 生食での溶解不可

ロカルトロール カプセル 注
カルシトリオール

骨・Ca代謝薬 **活性型ビタミンD₃製剤**

肝臓で代謝され活性型ビタミンD₃となり，腸管からのCa吸収促進と骨形成を促進して骨密度を増やす

主な適応, 用法・用量 骨粗鬆症，腎不全，くる病等 ➡ 1日0.25〜2μg，分1〜2

ローガン 錠
アモスラロール塩酸塩 妊婦 運3

降圧薬 **αβ遮断薬**

交感神経のβ受容体遮断作用により心臓の過剰な働きを抑える．またα受容体遮断作用により血管を広げ血圧を下げる

主な適応, 用法・用量 高血圧，褐色細胞腫の高血圧 ➡ 1日20〜60mg，分2

ロキサチジン酢酸エステル塩酸塩 ➡➡ **アルタット**(酸関連疾患治療薬, p.37)

ロキシスロマイシン ➡➡ **ルリッド**(抗菌薬, p.460)

ロキシーン 注
プリジノールメシル酸塩 運2

骨格筋弛緩薬 **中枢性筋弛緩薬**

中枢神経および末梢神経に作用して骨格筋の収縮を抑制して痛みや痙攣等を抑える

主な適応, 用法・用量 運動器疾患の有痛性痙縮 ➡ 1日1回2mg

ロキソニン ゲル パップ テープ
ロキソプロフェンナトリウム水和物

解熱・鎮痛薬 抗炎症薬 **経皮吸収剤(プロピオン酸系)**

皮膚から吸収され，痛みや炎症に関わる生理活性物質であるプロスタグランジンの合成を阻害し痛みや炎症を抑える

ラ

主な適応, 用法・用量 変形関節症, 筋肉痛等 → パップ・テープ：1日1回. ゲル：1
日数回

📷 **観察項目** ショック, アナフィラキシー（血圧低下, 蕁麻疹, 喉頭浮腫, 呼吸困難）

ロキソニン 　　　　　　　　　　　　　　　　細粒　錠

ロキソプロフェンナトリウム水和物

解熱・鎮痛薬　抗炎症薬　**酸性（プロピオン酸系）**

発痛物質（ブラジキニン）を増強するプロスタグランジンの合成を阻害して解熱鎮
痛消炎作用を示す

主な適応, 用法・用量 各種解熱・鎮痛・消炎等 → 1回60mg, 1日3回. 頓：1回60
〜120mg

📷 **観察項目** ショック, アナフィラキシー（血圧低下, 蕁麻疹, 喉頭浮腫, 呼吸困難）
　🈁 **注意すべき副作用** 過敏症, 消化管障害, 眠気, めまい, 喘息, 筋肉痛

ロキソプロフェン(Na) ➤➤ **ロキソニン**（解熱・鎮痛薬　抗炎症薬, p.475, 476）

ロキソプロフェンナトリウム(Na)
　➤➤ **ロキソニン**（解熱・鎮痛薬　抗炎症薬, p.475, 476）

ロクロニウム臭化物 ➤➤ **エスラックス**（骨格筋弛緩薬, p.72）

ロケルマ 　　　　　　　　　　　　　　　　懸濁用散

ジルコニウムシクロケイ酸ナトリウム水和物

補正製剤　**高K血症治療薬（経口）**

腸内に存在するKをH・Naと交換して高くなったKを糞便中に排出させて血清Kの
上昇を抑える

主な適応, 用法・用量 高カリウム血症 → 1回10g, 1日3回, 2日間. 以降1回5g, 1
日1回

ロコア 　　　　　　　　　　　　　　　　　　テープ

エスフルルビプロフェン・ハッカ油

解熱・鎮痛薬　抗炎症薬　**経皮吸収剤（プロピオン酸系）**

皮膚から吸収され, 痛みや炎症に関わる生理活性物質であるプロスタグランジン
の合成を阻害し痛みや炎症を抑える

主な適応, 用法・用量 変形関節症の鎮痛・消炎 → 1日1回

📷 **観察項目** 尿検査, 肝機能(AST・ALT・γ-GTP), 腎機能(BUN・Cr), 血算,
電解質　🈁 **注意すべき副作用** 過度の体温下降, 虚脱, 四肢冷却

ロコイド
軟膏 クリーム
ヒドロコルチゾン酪酸エステル

副腎皮質ステロイド　外用ステロイド剤(ミディアム)

塗布部のステロイド受容体に作用して血管収縮作用と白血球の遊走(活発に動き回る)やヒスタミン等の炎症物質の遊離を阻止して皮膚の炎症症状を改善する

主な適応, 用法・用量 湿疹・皮膚炎群等 ➡ 1日1〜数回

ローコール
錠 妊婦
フルバスタチンナトリウム

脂質異常症治療薬　HMG-CoA還元酵素阻害薬(スタチン)

肝臓のコレステロール合成酵素(HMG-CoA還元酵素)を阻害して血液中のコレステロール量を下げる

主な適応, 用法・用量 家族性・高コレステロール血症 ➡ 1日1回20〜30mg

観察項目 腎機能, 筋肉痛, CK, 尿, 肝機能　**注意すべき副作用** 横紋筋融解症

ロコルナール
錠
トラピジル

狭心症治療薬　冠血管拡張薬

冠動脈の血管を広げて心筋血流を改善する。また血小板凝集促進酵素を阻害して血小板凝集を抑制する

主な適応, 用法・用量 狭心症 ➡ 1回100mg, 1日3回

ロサルタンカリウム ▶▶ ニューロタン(降圧薬, p.280)

ロサルタンK ▶▶ ニューロタン(降圧薬, p.280)

ロサルヒド ▶▶ プレミネント(降圧薬, p.353)

ロスーゼット
錠 妊婦
エゼチミブ・ロスバスタチンカルシウム

脂質異常症治療薬　小腸コレステロールトランスポーター阻害薬・HMG-CoA還元酵素阻害薬配合剤

小腸からのコレステロール吸収阻害薬と肝臓でのコレステロール合成阻害薬により血中コレステロールを低下させる

主な適応, 用法・用量 家族性・高コレステロール血症 ➡ 1日1回1錠

ラ

ロスバスタチン ▸▸ クレストール（脂質異常症治療薬, p.134）

ロズリートレク
`カプセル`

エヌトレクチニブ

抗悪性腫瘍薬 **分子標的薬（チロシンキナーゼ阻害薬/TRK阻害薬）**

癌細胞が増殖に必要な蛋白（チロシンキナーゼ）の働きを抑えて癌細胞の増殖を抑制する

`主な適応, 用法・用量` NTRK融合遺伝子陽性非小細胞肺癌 ➡ 1日1回600mg

ロゼウス ▸▸ ナベルビン（抗悪性腫瘍薬, p.274）

ロゼックス
`ゲル`

メトロニダゾール
`妊婦`

皮膚科用薬 **癌性皮膚潰瘍臭改善薬**

癌性皮膚潰瘍部位において臭気物質を発生させる菌に対して抗菌作用を示し潰瘍異臭の軽減をはかる

`主な適応, 用法・用量` 皮膚癌臭気の軽減, 酒さ ➡ 1日1〜2回
`看護のPoint` 紫外線曝露を避ける

ロセフィン
`静注`

セフトリアキソンナトリウム水和物

抗菌薬 **セフェム系（第三世代・注射剤）**

細菌の細胞壁合成を阻害して増殖を抑える

`主な適応, 用法・用量` 細菌感染症等 ➡ 1日1〜2g, 分1〜2
`配合変化` Ca含有製剤と混注不可

ロゼレム
`錠`

ラメルテオン
`運転 2`

睡眠薬 **メラトニン受容体作動薬**

睡眠に関わるメラトニン受容体に作用して睡眠と覚醒のリズムを整えて寝付きやすくする

`主な適応, 用法・用量` 不眠による入眠困難の改善 ➡ 1回8mg, 眠前
`観察項目` 肝機能, PRL `注意すべき副作用` 傾眠, 頭痛

ロートエキス
ロートエキス

酸関連疾患治療薬　鎮痙薬(抗コリン)

> 副交感神経に作用して胃酸分泌抑制と胃腸運動を抑制する. また弱い局所麻酔作用により腹痛を抑える

主な適応, 用法・用量 胃炎, 胃酸過多, 消化性潰瘍, 痙攣性便秘→1日20〜90mg, 分2〜3

観察項目 抗コリン作用(口渇, 便秘, 尿閉等)　**注意すべき副作用** 視調節障害

ロドピン
ゾテピン

細粒 錠　運転2

抗精神病薬　定型(チエピン系)

> 脳内の気持ちや感情に影響する神経伝達物質(ドパミン・セロトニン)受容体に作用して不安・緊張等の精神症状を抑える

主な適応, 用法・用量 統合失調症→1日75〜150mg, 分割

観察項目 精神症状, 悪性症候群, 痙攣, 錐体外路症状, 抗コリン作用, 脳波異常, 血算, 心電図, SIADH, 血栓塞栓症　**注意すべき副作用** 眠気, ふらつき

ロトリガ
オメガ-3脂肪酸エチル

カプセル

脂質異常症治療薬　EPA

> 肝臓からのトリグリセリド(TG)分泌抑制と脂肪酸・トリグリセリド合成経路の酵素活性を低下させ血液中の脂質を低下させる

主な適応, 用法・用量 高脂血症→1日1回2g食直後

観察項目 出血

ラ

ロナスタット ▸▸ フサン(膵臓疾患治療薬, p.337)

ロナセン
ブロナンセリン

抗精神病薬　非定型(DSA)

> 脳内の神経伝達物質受容体(ドパミン・セロトニン)を遮断して幻覚・妄想等の陽性症状を抑える

主な適応, 用法・用量 統合失調症→内:1日8〜16mg, 分2. テ:1日1回40mg

🔲 **観察項目** 精神症状，錐体外路症状，プロラクチン，血算，肝機能，心電図，不安感，焦燥感，易刺激性 🔲 **看護のPoint** 貼付部は直射日光を避ける

ロナプリーブ

カシリビマブ・イムデビマブ

注セット

抗ウイルス薬 **抗SARS-CoV-2薬**

ウイルスのスパイク蛋白質の異なる受容体に結合してウイルスの細胞内侵入を阻止して増殖を抑制する

主な適応, 用法・用量 SARS-CoV-2(COVID19)による感染症→添付文書参照
🔲 **観察項目** 皮膚症状，消化器症状，呼吸，血圧，意識状態，体温
🔲 **看護のPoint** 投与時は0.2μmインラインフィルターを通して独立したラインで投与

ロバキシン

メトカルバモール

顆粒

骨格筋弛緩薬 **中枢性筋弛緩薬**

脊髄や脳幹の神経伝導を遮断して筋肉の異常な緊張・痙攣を抑えて痛みを和らげる

主な適応, 用法・用量 運動器疾患の有痛性痙縮→1日1.5〜2.25g，分3

ロピオン

フルルビプロフェンアキセチル

注

解熱・鎮痛薬 抗炎症薬 **酸性（プロピオン酸系）**

発痛物質（ブラジキニン）を増強するプロスタグランジンの合成を阻害して鎮痛作用を示す

主な適応, 用法・用量 癌・術後の鎮痛→1回50mg緩徐
🔲 **注意すべき副作用** 過敏症，消化管障害，眠気，めまい，喘息，発疹

ロピニロール ▸▸ **レキップ**（抗パーキンソン病薬，p.461）

ロフラゼプ酸エチル ▸▸ **メイラックス**（抗不安薬，p.412）

ロプレソール ▸▸ **セロケン**（降圧薬，p.212）

ロプレソールSR ▸▸ **セロケンL**（降圧薬，p.212）

ローブレナ

ロルラチニブ

錠

抗悪性腫瘍薬 **分子標的薬（チロシンキナーゼ阻害薬/ALK阻害薬）**

肺癌の原因となる異常蛋白を作るALK融合蛋白質の働きを抑えて癌細胞の増殖を抑える

主な適応, 用法・用量 ALK融合遺伝子陽性の非小細胞肺癌 → 1日1回100mg

注意すべき副作用 肝機能異常, QT延長, 認知障害等

ローヘパ

パルナパリンナトリウム

透析用

妊婦

抗血栓薬 **抗凝固薬(低分子ヘパリン)**

血液凝固を阻止するアンチトロンビン(第X因子)と特異的に結合し, 血液凝固阻止作用を増強して血液が固まるのを抑える

主な適応, 用法・用量 透析時等の血液凝固防止 → 6〜20単位/kg

配合変化 抗ヒスタミン薬と混注回避

ロペミン

細粒 カプセル

ロペラミド塩酸塩

運転2

腸疾患治療薬 **止瀉薬(運動抑制作用)**

副交感神経を抑制して腸管の蠕動運動を抑え腸管からの水分吸収を促進して下痢症状を改善する

主な適応, 用法・用量 下痢症 → 1日1〜2mg, 分1〜2

観察項目 肝機能 **注意すべき副作用** 脱水症状→電解質補給, 便秘→投与中止

ロペラミド ▶▶ ロペミン(腸疾患治療薬, p.481)

ロペラミド塩酸塩 ▶▶ ロペミン(腸疾患治療薬, p.481)

ラ

ロミプレート

皮下注

ロミプロスチム

造血薬 **トロンボポエチン受容体作動薬**

トロンボポエチン受容体に作用して巨核球および骨髄前駆細胞の増殖・分化を促進して血小板を増加させる

主な適応, 用法・用量 血小板減少性紫斑病 → 1回1〜10μg/kg

配合変化 希釈は注射用水のみ

ロメフロン

点眼

塩酸ロメフロキサシン

眼科用薬・耳鼻咽喉科用薬 **抗菌薬(ニューキノロン系)**

細菌のDNA合成を阻害して増殖を抑える

主な適応, 用法・用量 眼：眼瞼炎・麦粒腫・結膜・角膜炎等. 鼻：外耳炎, 中耳炎 ➡ 眼：1回1滴, 1日3回. 鼻：1回6～10滴, 1日2回

ロラゼパム ▸▸ ワイパックス(抗不安薬, p.484)

ロラタジン ▸▸ クラリチン(抗アレルギー薬, p.129)

ロラピタ

ロラゼパム

抗てんかん薬 ベンゾジアゼピン系(GABA受容体)

大脳のベンゾジアゼピン受容体に作用して抑制神経伝達物質(GABA)の作用を強めててんかん発作等を抑える

主な適応, 用法・用量 てんかん重積状態 ➡ 1回4mg

ロラメット

ロルメタゼパム

睡眠薬 ベンゾジアゼピン系睡眠薬(短時間作用型)

脳内のベンゾジアゼピン受容体を介し抑制神経伝達物質(GABA)の作用を強めることにより余剰刺激が遮断され睡眠に導く

主な適応, 用法・用量 不眠症 ➡ 1回1～2mg, 眠前

ロルカム

ロルノキシカム

解熱・鎮痛薬 抗炎症薬 酸性(オキシカム系)

発痛物質(ブラジキニン)を増強するプロスタグランジンの合成を阻害して鎮痛消炎作用を示す

主な適応, 用法・用量 各種消炎・鎮痛等 ➡ 内：1回4mg, 1日3回. 頓：1回8mg

観察項目 血圧, 肝機能(AST・ALT・γ-GTP), 腎機能(BUN・Cr), 血算, 電解質, 尿検査 注意すべき副作用 過敏症, 消化管障害, 眠気, めまい, 喘息

ロルノキシカム ▸▸ ロルカム(解熱・鎮痛薬 抗炎症薬, p.482)

ロルファン

注

レバロルファン酒石酸塩

解毒薬・中和薬 麻薬拮抗薬

麻薬の鎮痛効果にほとんど影響せず，麻薬使用による呼吸中枢の炭酸ガスの閾値を下げて呼吸抑制を改善する

主な適応，用法・用量 麻薬使用による呼吸抑制に拮抗→添付文書参照

ロレアス ▸▸ コンプラビン（抗血栓薬，p.153）

ロレルコ
プロブコール

〔錠〕
〔妊婦〕

脂質異常症治療薬

肝臓でのコレステロール合成の抑制とコレステロールの胆汁中への排泄を促進して血清コレステロールを下げる

主な適応，用法・用量 高脂血症→1日500mg，分2

観察項目 動悸，腎機能，筋肉痛，CK　**注意すべき副作用** 不整脈，消化器症状，横紋筋融解症

ロンゲス
リシノプリル水和物

〔錠〕
〔妊婦〕〔運転3〕

降圧薬 **アンジオテンシン変換酵素（ACE）阻害薬**

血管を収縮して血圧を上げるアンジオテンシンIIを生成させる酵素（アンジオテンシン変換酵素）の働きを阻害し血圧を下げる

主な適応，用法・用量 高血圧，心不全→1日1回5〜20mg

ロンサーフ
トリフルリジン・チピラシル塩酸塩

〔錠T〕
〔妊婦〕

抗悪性腫瘍薬 **代謝拮抗薬（ピリミジン代謝拮抗薬）**

癌細胞のDNAに取り込まれ腫瘍増殖を抑える成分（トリフルリジン）と，その成分が分解されるのを抑える成分（チピラシル）により増殖を抑制する

主な適応，用法・用量 結腸・直腸癌→1回35mg/m²，1日2回

ロンミール ▸▸ ウルグート（酸関連疾患治療薬，p.64）

YM ▸▸ KM（健胃消化薬・胃腸機能改善薬，p.139）

ワイスタール ▸▸ スルペラゾン（抗菌薬，p.198）

ラ

ワ

ワイテンス

グアナベンズ酢酸塩

降圧薬 中枢性交感神経抑制薬

血管の収縮に関係している中枢の交感神経を抑制することにより血管平滑筋の緊張を低下させ血圧を下げる

主な適応, 用法・用量 高血圧 → 1回2mg，1日2回

注意すべき副作用 眠気

ワイドシリン ▸▸ サワシリン（抗菌薬, p.165）

ワイパックス

ロラゼパム

錠

抗不安薬 ベンゾジアゼピン系抗不安薬（中間作用型）

脳内のベンゾジアゼピン受容体を介して抑制神経伝達物質（GABA）の作用を強めることにより不安や緊張等を和らげる

主な適応, 用法・用量 不安・緊張・抑うつ等 → 1日1～3mg，分2～3

ワゴスチグミン

ネオスチグミン

散 注

自律神経作用薬・神経免疫疾患治療薬 抗コリンエステラーゼ薬

自律神経の神経・筋接合部の神経伝達物質（アセチルコリン）の分解を抑え伝達量を増やして筋肉や膀胱等の収縮力を増す

主な適応, 用法・用量 重症筋無力症，腸管麻痺等 → 内：1回5～30mg，1日1～3回。注：1回0.25～2mg

看護のPoint 肺胞内のハロタン濃度が高い間は投与しない

ワコビタール

フェノバルビタールナトリウム

坐剤

抗てんかん薬 バルビツール酸系（GABA受容体）

脳内のバルビツール結合部位に結合し抑制神経伝達物質（GABA）を増強して過剰な興奮を鎮めてんかん発作等を抑える

主な適応, 用法・用量 催眠，鎮静，てんかん・熱性痙攣等 → 1日4～7mg/kg

看護のPoint 直腸内投与のみ

ワソラン
ベラパミル塩酸塩

`錠` `静注`

妊婦(禁忌)

不整脈治療薬 **Caチャネル遮断薬(IV群)**

心筋や血管平滑筋へのCaイオンの流入を阻止して血管を広げ血圧や心拍数を減少させて心臓の負担を軽減する

`主な適応, 用法・用量` 頻脈性不整脈, 狭心症等 → 内：1回1～2錠, 1日3回. 注：1回5mg

`観察項目` 心電図, 脈拍, 血圧, 動悸　`注意すべき副作用` 頭痛, 動悸, ほてり

ワーファリン
ワルファリンカリウム

`錠` `顆粒`

妊婦

抗血栓薬 **抗凝固薬(経口)**

肝臓において血液凝固に必要なビタミンKの働きを抑えて血液を固まりにくくする. 指標：PT-INR値2～3

`主な適応, 用法・用量` 血栓塞栓の治療と予防等 → 1日1回1～5mg

`観察項目` INR, 出血不足　`注意すべき副作用` 出血症状(鼻血, 皮下出血, 血尿)　`看護のPoint` 納豆・クロレラ・青汁は摂取しない

ワルファリンK ▸▸ ワーファリン(抗血栓薬, p.485)

ワンアルファ ▸▸ アルファロール(骨・Ca代謝薬, p.38)

ワンクリノン
プロゲステロン

`膣用ゲル`

女性ホルモン剤 **黄体ホルモン(プロゲストーゲン)**

黄体ホルモンを補充して子宮内膜を増殖期から分泌期に移行させ胚受容能を高めて妊娠を維持するように作用する

`主な適応, 用法・用量` 生殖補助医療における黄体補充 → 1日1回90mg

ワンタキソテール ▸▸ タキソテール(抗悪性腫瘍薬, p.224)

ワンデュロ
フェンタニル

`パッチ`

オピオイド **合成オピオイド**

経皮より吸収し中枢神経の痛覚中枢(オピオイド受容体)に作用して痛みを強力に抑える

`主な適応, 用法・用量` 各種癌・慢性疼痛の鎮痛等 → 1日1回0.84～5mg貼付

ワ

🔲 注意すべき副作用　呼吸抑制，悪心，嘔吐，傾眠

ワントラム

トラマドール塩酸塩

徐放錠

運転2

オピオイド　**合成オピオイド（非麻薬性）**

中枢神経系の痛覚中枢（オピオイド受容体）に作用したり，神経節で痛みの伝わり（セロトニン・ノルアドレナリン）を抑えて痛みを抑える

主な適応, 用法・用量　各種癌・慢性疼痛の鎮痛等 → 1日1回100〜300mg（徐放性）

📷 観察項目　呼吸回数　🔲 注意すべき副作用　悪心，嘔吐，傾眠

巻末付録

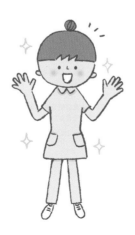

●主な全身麻酔薬一覧

安全な手術を行うには痛みを取り除き意識を消失させ骨格筋を弛緩する必要があるが，1種類ですべてを補う麻酔薬はなく，複数の麻酔薬に筋弛緩薬や麻薬性鎮痛薬を併用するバランス麻酔が行われている。麻酔薬の作用機序は十分解明されていないが，細胞膜のイオンチャネル等を変化させて細胞膜の興奮を抑えることによると考えられている。

分類	製品名	成分名	特徴	使用目的
吸入麻酔薬	アネスタ	亜酸化窒素	鎮痛作用は強いが，単独で全身麻酔をするのは困難で他の薬と併用する 眼手術後の患者はには眼圧上昇による失明の恐れがあるので本剤は使用しない	全身麻酔，鎮痛
	液化亜酸化窒素			
	小池笑気			
	イソフルラン	イソフルラン	特異な臭いがあり，軽度の気道刺激性あり。単独導入は難しく酸素・亜酸化窒素等と導入する。肝・腎機能低下患者に使用できない	全身麻酔
	スープレン	デスフルラン	刺激性が強いので全身麻酔の維持のみに使用する	全身麻酔の維持
	セボフルラン	セボフルラン	臭いが少ないので緩徐な麻酔導入に向く 麻酔の導入と覚醒が速やか	全身麻酔
	セボフレン			
静脈麻酔薬	イソゾール	チアミラールナトリウム	重症気管支喘息患者には使用できない 鎮痛作用がなく他の鎮痛剤を併用する必要がある	全身麻酔，全身麻酔の導入・維持，局所麻酔・吸入麻酔と併用
	チトゾール			
	ケタラール	ケタミン塩酸塩	2007年に麻薬に指定された	全身麻酔・吸入麻酔の導入
	ディプリバン	プロポフォール	麻酔の導入・維持に用いられる。鎮痛効果が無く麻薬のフェンタニールと併用することが多い 希釈後は6時間以内に使用する	全身麻酔の導入・維持，人工呼吸中の鎮静
	プロポフォール			
	ラボナール	チオペンタールナトリウム	重症気管支喘息患者には使用できない	全身麻酔，全身麻酔の導入，局所麻酔・吸入麻酔と併用

●主なインスリン製剤一覧

インスリン療法は不足しているインスリンを注射で補い血糖値の変動を正常範囲に保つことで糖尿病による合併症（網膜症・腎症・神経症）を予防する。

分類	製品名	成分	用法	効果発現時間	最大作用時間	作用持続時間	使用量	特徴
超速効型	アピドラ	インスリングルリジン	食直前	15分未満	0.5〜1.5時間	3〜5時間	1日4〜100単位	インスリンの追加分泌を補充する
	インスリンアスパルトBS	インスリンアスパルト		10〜20分	1〜3時間	3〜5時間		
	インスリンリスプロ	インスリンリスプロ		15分未満	0.5〜1.5時間	3〜5時間		
	ノボラピッド	インスリンアスパルト		10〜20分	1〜3時間	3〜5時間		
	ヒューマログ	インスリンリスプロ		15分未満	0.5〜1.5時間	3〜5時間		
	フィアスプ	インスリンアスパルト	食事開始時	10〜20分	1〜3時間	3〜5時間		
	ルムジェブ	インスリンリスプロ		15分未満	0.5〜1.5時間	3〜5時間		
速効型	ノボリンR	ヒトインスリン	食前	30分	1〜3時間	8時間	1日4〜100単位	インスリンの追加分泌を補充する
	ヒューマリンR	ヒトインスリン		30分〜1時間	1〜3時間	5〜7時間		
混合型	イノレット30R	ヒトインスリン（速効型3：中間型7）	食前	30分以内	2〜8時間	24時間	1日4〜80単位	インスリンの基礎分泌と追加分泌を補充する
	ノボラピッド30ミックス	インスリンアスパルト（超速効型3：中間型7）	食直前	10〜20分	1〜4時間	24時間		
	ノボラピッド50ミックス	インスリンアスパルト（超速効型5：中間型5）	食直前	10〜20分	1〜4時間	24時間		
	ノボリン30R	ヒトインスリン（速効型3：中間型7）		30分以内	2〜8時間	24時間		
中間型	ノボリンN	ヒトインスリン（中間型のみ）	食前	1.5時間	4〜12時間	24時間		インスリンの基礎分泌を補充する
	ヒューマリンN	ヒトインスリン（中間型のみ）		1〜3時間	8〜10時間	18〜24時間		

混合型	ヒューマリン 3/7	ヒトインスリン（速効型 3：中間型 7）	食直前	30分〜1時間	2〜12時間	18〜24時間	1日4〜80単位	インスリンの基礎分泌と追加分泌を補充する
	ヒューマログミックス 25	インスリンリスプロ（超速効型 25：中間型 75）		30分〜1時間	2〜6時間	18〜24時間		
	ヒューマログミックス 50	インスリンリスプロ（超速効型 50：中間型 50）		15分以内	0.5〜4時間	18〜24時間		
	ライゾデグ	ヒトインスリン（超速効型 3：持効型 7）		10〜20分	1〜3時間	42時間		
持効型	インスリングラルギン BS	インスリングラルギン	一定時刻	1〜2時間	明らかなピークなし	1日を通して一定の効果	1日4〜80単位	インスリンの基礎分泌を補充する
	ソリクア	インスリングラルギン（リキシセナチドとの配合剤）						
	トレシーバ	インスリンデグルデク						
	ランタス	インスリングラルギン						
	ランタス XR	インスリングラルギン						
	レベミル	インスリンデテミル						

●透析について

腎臓が正常に機能しなくなり，体内に溜まった老廃物や毒素・余分な水分をろ過する治療法である。透析に移行すると尿量が減るため，水分を制限する必要がある。透析には透析機械の中のダイアライザー（浄化装置）を使って血液をきれいにする「血液透析」と，胃や腸等の内臓を覆っている薄い腹（腹膜）を利用する「腹膜透析」がある。

分類	代表的な透析液	電解質の移動	透析の性質
ろ過型・透析ろ過型人工腎臓用補充液	サブラッド血液ろ過用補充液	① 血液中のK・Mg・Pは，「血液→透析液」に移動し除去される。 ②透析液中のCaは，「透析液→血液」に移動し補給される。 ③透析液中の重炭酸は，「透析液→血液」に移動し補給されアシドーシス（酸性）を是正する。	①動脈と静脈をつなぐシャントを作る。 ②血液の老廃物や余分な水分・電解質（カリウム・リン等）等を透析液に移す。ろ過装置（ダイアライザー）を使って取り除く。またカルシウムや重炭酸イオン等が透析液より補される。 ③1回の血液透析にかかる時間は4～5時間。週3回行う。
	サブパック血液ろ過用補充液		
透析ろ過型人工腎臓用透析液	パイフィル透析剤		
透析型人工腎臓灌流液	カーボスター透析剤		
	キンダリー透析剤		
	AK-ソリタ透析剤		
	キドライム透析剤T		
	Dドライ透析剤		
	リンパック透析剤		
腹膜透析液	ダイアニールPD-2腹膜透析液		①透析液を出し入れする細いチューブ（カテーテル）をお腹の中に埋め込む。 ②腹膜の表面にある毛細血管を利用して透析に利用する。透析液を6～8時間入れたままにしておく。透析液と血液の濃度の違いにより浸透圧が発生し不要な老廃物や電解質等が透析液に移動してくる。この透析液を新しい透析液に変えることにより血液が浄化される。 ③1回6～8時間かかり1日4回透析液を交換する。 ④腹膜は時間とともに劣化するので使える期間は5～6年程度である。
	ダイアニールPD-4腹膜透析液		
	ダイアニールNPD-2腹膜透析液		
	ダイアニールNPD-4腹膜透析液		
	ステイセーフバランス腹膜透析液		
	ミッドペリック腹膜透析液		
	ミッドペリックL腹膜透析液		
	ペリセート腹膜透析液		
	エクストラニール腹膜透析液		
	ニコペリック腹膜透析液		
	レギュニール腹膜透析液		

●主なビタミン剤一覧

ビタミンは体内の代謝には不可欠な微量有機物で，ほとんど体外から取り入れる必要がある。普通の食事ができていればビタミンの不足は考えられないが，高齢者・妊婦・授乳婦・摂食障害者等はビタミン不足を起こす可能性がある。

分類	製品名	主な成分	性質	主な適応
ビタミンA	チョコラA	レチノイド	脂溶性	夜盲症，角膜乾燥症，角化性皮膚疾患末梢神経障害
ビタミンB₁誘導体	ジセタミン	セトチアミン（ジセチアミン）塩酸塩水和物	水溶性	ウェルニッケ脳症，脚気衝心，神経痛，筋肉痛，胃腸運動機能障害等
	チアミン	チアミン塩化物塩酸塩		ウェルニッケ脳症，脚気衝心，神経痛，筋肉痛等
	ビタミンB₁			
	メタボリン			
	チアミンジスルフィド	チアミンジスルフィド		ウェルニッケ脳症，脚気衝心，神経痛，筋肉痛，胃腸運動機能障害等
	バイオゲン			
	ベストン	ビスベンチアミン		
	アリナミンF	フルスルチアミン		
	フルスルチアミン			
	アリナミン	プロスルチアミン		
	ベンフォチアミン	ベンフォチアミン		
ビタミンB₁₂	ハイコバール	コバマミド	水溶性	巨赤芽球性貧血，悪性貧血に伴う神経障害等
	シアノコバラミン	シアノコバラミン		
	フレスミンS	ヒドロキソコバラミン酢酸塩		
	マスブロン			
	メコバラミン	メコバラミン		末梢神経障害，ビタミンB₁₂欠乏による巨赤芽球性貧血，末梢神経障害
	メチコバール			
ビタミンB₂	FAD	フラビンアデニンジヌクレオチド	水溶性	口角炎・口唇炎・舌炎・口内炎，脂漏性湿疹，ざ瘡，結膜炎等
	フラビタン			
	ハイボン	リボフラビン酪酸エステル		口角炎・口唇炎・舌炎，脂漏性湿疹，結膜炎等
	ビスラーゼ	リボフラビンリン酸エステルナトリウム		口角炎・口唇炎・舌炎，脂漏性湿疹，ざ瘡，結膜炎等
	ビタミンB₂			
	ホスフラン			
	リボフラビン			

分類	製品名	主な成分	性質	主な適応
ビタミン B₆	ピドキサール	ピリドキサールリン酸エステル水和物	水溶性	口角炎，脂漏性湿疹，末梢神経炎等
	ピリドキサール			
	ビーシックス	ピリドキシン塩酸塩		
	ビタミン B₆			
	ピリドキシン			
ビタミン B	フォリアミン	葉酸	水溶性	再生不良性貧血，顆粒球減少症等，悪性貧血はビタミン B₁₂ と併用する
ニコチン酸	ニコチン酸アミド	ニコチン酸アミド	水溶性	ニコチン酸の欠乏症の予防及び治療等
パントテン酸	デルパント	パンコール・ビタミン B₂・B₆・ニコチン酸アミド配合剤	水溶性	湿疹・皮膚炎群
	パンテチン	パンテチン		ストレプトマイシン・カナマイシン使用による副作用予防及び治療，弛緩性便秘，術後の腸管麻痺等
	パントシン			
	パンテノール	パンテノール		ストレプトマイシン・カナマイシン使用による副作用予防及び治療，皮膚炎，術後の腸管麻痺等
	パントール			
複合ビタミン B 群	アリチア	ビタミン B₁・B₆・B₁₂	水溶性	本剤に含まれる各種ビタミン類の欠乏・代謝障害等
	ジアイナ			
	シグマビタン			
	ダイビタミックス			
	ダイメジンスリービー			
	ナイロジン			
	ネオラミン・スリービー			
	ノイロビタン			
	ノルニチカミン			
	ビタダン			
	ビタノイリン			
	ビタメジン			
	リメファー 3B			

分類	製品名	主な成分	性質	主な適応
複合ビタミンB群	ビフロキシン	リボフラビン・ピリドキシン塩酸塩	水溶性	本剤に含まれる各種ビタミン類の欠乏・代謝障害等
ビタミンB配合剤	サブビタン	チアミン・アスコルビン酸	水溶性	本剤に含まれる各種ビタミン類の補給
	プレビタS			
	シーパラ	チアミン・ニコチン酸アミド		
ビタミンC	アスコルビン酸	アスコルビン酸	水溶性	壊血病, 毛細管出血, 骨折時の骨基質形成・骨癒合促進, 炎症後の色素沈着, 光線過敏性皮膚炎等
	ハイシー			
	ビタC			
	ビタシミン			
	ビタミンC			
ビタミンC配合剤	シナール	アスコルビン酸・パントテン酸カルシウム	水溶性	本剤に含まれるビタミン類の補給, 炎症後の色素沈着
	シービー			
	デラキシー			
	クリストファン	アスコルビン酸・L-システイン		本剤に含まれるビタミン類の補給
ビタミンE	トコフェロール酢酸エステル	トコフェロール酢酸エステル	脂溶性	末梢循環障害, 過酸化脂質の増加防止等
	ユベラ			
ビタミンH	ビオチン	ビオチン	水溶性	急性・慢性湿疹, 接触皮膚炎, 脂漏性湿疹, 痤瘡等
ビタミンK$_1$	カチーフN	フィトナジオン（ビタミンK$_1$）	脂溶性	薬剤性低プロトロンビン血症, 新生児の低プロトロンビン血症, ビタミンK欠乏による出血等
	ケーワン			
	ビタミンK$_1$			
ビタミンK$_2$	ケイツー	メナテトレノン（ビタミンK$_2$）	脂溶性	ビタミンK欠乏による分娩時出血, 薬剤性プロトロンビン血症, 新生児ビタミンK欠乏性出血等
	ケイツーN			
総合ビタミン	パンビタン	レチノール・カルシフェロール	脂溶性	本剤に含まれる各種ビタミンの補給
高カロリー輸液用総合ビタミン	オーツカMV	添付文書参照		ビタミン補給, 高カロリー輸液投与によるアシドーシス予防
	ダイメジン・マルチ			
	ビタジェクト			
	マルタミン			

●主な電解質輸液一覧

分類	代表的な輸液	輸液の性質
開始液（1号液）	YDソリタ-T1号輸液，ソリタ-T1号輸液，ソルデム1輸液，リプラス1号輸液	「Na・Cl」が生食の1/2程度で「K」をまったく含まない。病態不明の脱水時に使用する
細胞内修復液（2号液）	KN2号輸液，ソリタ-T2号輸液，ソルデム2輸液	・KN2号輸液は1号液に「K・Mg・P」を加えたもの。必ず利尿を確認して用いる ・ソリタ-T2：輸液にはMg・Pなし，顆粒にはMgあり。 ・ソルデム2輸液にはMg・Pなし
維持輸液（3号液）	10％EL-3号液，EL-3号輸液，KN3号輸液，KNMG3号輸液，YDソリタ-T3号G輸液，YDソリタ-T3号輸液，アクチット輸液，アクマルト輸液，アステマリン3号MG輸液，アセテート維持3G，アセトキープ3G注，アルトフェッド注射液，ヴィーン3G輸液，エスロンB注，クリニザルツ輸液，グルアセト35輸液，ソリタ-T3号G輸液，ソリタ-T3号輸液，ソリタックス-H輸液，ソルデム3AG輸液，ソルデム3A輸液，ソルデム3PG輸液，ソルデム3輸液，ソルマルト輸液，トリフリード輸液，ハルトマン-G3号液，ヒシナルク3号輸液，フィジオ35号輸液，フィジオゾール3号輸液，フルクトラクト注，ペンライブ注，ユエキンキープ3号輸液，リプラス3号輸液	経口摂取が不能または制限のある患者の平均的な1日（2L）の水分・電解質を維持する
術後回復液（4号液）	KN4号輸液，ソリタ-T4号輸液，ソルデム6輸液	K貯留の可能性のある場合の水分・電解質の補給
細胞外液補充液	アクメインD輸液，ヴィーンD輸液，ヴィーンF輸液，生理食塩液，ソリューゲンF注，ソリューゲンG注，ソルアセトD輸液，ソルアセトF輸液，ソルラクトD輸液，ソルラクトS輸液，ソルラクトTMR輸液，ソルラクト輸液，ニソリ・S注，ニソリM注，ニソリ輸液，ハルトマンD液，ハルトマン液，ハルトマン輸液，ハルトマン輸液PH8，ビカーボン輸液，ビカネイト輸液，フィジオ140輸液，ペロール注，ポタコールR輸液，ラクテックD輸液，ラクテックG輸液，ラクテック注，ラクトリンゲルM注，ラクトリンゲルS注，ラクトリンゲル液，リナセートD輸液，リナセートF輸液，リンゲル液	細胞外液の補給・補正（細胞内へは移動せず細胞外に分布して血管内や組織間に水分や電解質を補給する）

●主な医療用漢方製剤と効能・効果一覧

製剤番号は製薬会社によって異なるものがある。添付文書に記載されている,
効能・効果における条件等は一部省略している。
実際の使用にあたっては添付文書等を参照のこと。

番号	製剤名（50音順）	主な効能・効果
5	アンチュウサン 安中散	神経性胃炎，慢性胃炎，胃アトニー
115	イレイトウ 胃苓湯	食あたり，暑気あたり，冷え腹，急性胃腸炎，腹痛
135	インチンコウトウ 茵蔯蒿湯	黄疸，肝硬変症，ネフローゼ，蕁麻疹，口内炎
117	インチンゴレイサン 茵蔯五苓散	嘔吐，蕁麻疹，二日酔のむかつき，むくみ
106	ウンケイトウ 温経湯	月経不順，月経困難，こしけ，更年期障害，不眠，神経症，湿疹，足腰の冷え，しもやけ
57	ウンセイイン 温清飲	月経不順，月経困難，血の道症，更年期障害，神経症
28	エッピカジュツトウ 越婢加朮湯	腎炎，ネフローゼ，脚気，関節リウマチ，夜尿症，湿疹
98	オウギケンチュウトウ 黄耆建中湯	虚弱体質，病後の衰弱，寝汗
120	オウレントウ 黄連湯	急性胃炎，二日酔，口内炎
15	オウレンゲドクトウ 黄連解毒湯	鼻出血，高血圧，不眠症，ノイローゼ，胃炎，二日酔，血の道症，めまい，動悸，湿疹・皮膚炎，皮膚瘙痒症
3	オツジトウ 乙字湯	切れ痔，イボ痔
1	カッコントウ 葛根湯	感冒，鼻風邪，熱性疾患の初期，炎症性疾患，肩こり，上半身の神経痛，蕁麻疹
2	カッコントウカセンキュウシンイ 葛根湯加川芎辛夷	鼻づまり，蓄膿症，慢性鼻炎
137	カミキヒトウ 加味帰脾湯	貧血，不眠症，精神不安，神経症
24	カミショウヨウサン 加味逍遙散	冷え症，虚弱体質，月経不順，月経困難，更年期障害，血の道症
72	カンバクタイソウトウ 甘麦大棗湯	夜泣き，ひきつけ
138	キキョウトウ 桔梗湯	扁桃炎，扁桃周囲炎
65	キヒトウ 帰脾湯	貧血，不眠症
77	キュウキキョウガイトウ 芎帰膠艾湯	痔出血
50	ケイガイレンギョウトウ 荊芥連翹湯	蓄膿症，慢性鼻炎，慢性扁桃炎，にきび
45	ケイシトウ 桂枝湯	体力が衰えた時の風邪の初期
60	ケイシカシャクヤクトウ 桂枝加芍薬湯	しぶり腹，腹痛
134	ケイシカシャクヤクダイオウトウ 桂枝加芍薬大黄湯	急性腸炎，大腸カタル，常習便秘，宿便，しぶり腹

番号	製剤名（50音順）	主な効能・効果
18	ケイシカジュツブトウ 桂枝加朮附湯	関節痛，神経痛
26	ケイシカリュウコツボレイトウ 桂枝加竜骨牡蛎湯	小児夜尿症，神経衰弱，性的神経衰弱，遺精，陰萎
82	ケイシニンジントウ 桂枝人参湯	頭痛，動悸，慢性胃腸炎，胃アトニー
25	ケイシブクリョウガン 桂枝茯苓丸	子宮並びにその付属器の炎症，子宮内膜炎，月経不順，月経困難，帯下，更年期障害，冷え症，腹膜炎，打撲症，痔疾患，睾丸炎
125	ケイシブクリョウガンカヨクイニン 桂枝茯苓丸加薏苡仁	月経不順，血の道症，にきび，しみ，手足のあれ
128	ケイヒトウ 啓脾湯	胃腸虚弱，慢性胃腸炎，消化不良，下痢
70	コウソサン 香蘇散	風邪の初期
95	ゴコトウ 五虎湯	咳，気管支喘息
63	ゴシャクサン 五積散	胃腸炎，腰痛，神経痛，関節痛，月経痛，頭痛，冷え症，更年期障害，感冒
107	ゴシャジンキガン 牛車腎気丸	下肢痛，腰痛，しびれ，老人のかすみ目，かゆみ，排尿困難，頻尿，むくみ
31	ゴシュユトウ 呉茱萸湯	習慣性片頭痛，習慣性頭痛，嘔吐，脚気，衝心
56	ゴリンサン 五淋散	頻尿，排尿痛，残尿感
17	ゴレイサン 五苓散	浮腫，ネフローゼ，二日酔，急性胃腸カタル，下痢，悪心，嘔吐，めまい，胃内停水，頭痛，尿毒症，暑気あたり，糖尿病
73	サイカントウ 柴陥湯	咳，咳による胸痛
12	サイコカリュウコツボレイトウ 柴胡加竜骨牡蛎湯	高血圧症，動脈硬化症，慢性腎臓病，神経衰弱症，神経性心悸亢進症，てんかん，ヒステリー，小児夜泣き症，陰萎
10	サイコケイシトウ 柴胡桂枝湯	感冒・流感・肺炎・肺結核等の熱性疾患，胃潰瘍・十二指腸潰瘍，胆嚢炎・胆石・肝機能障害・膵臓炎等の心下部緊張疼痛
11	サイコケイシカンキョウトウ 柴胡桂枝乾姜湯	更年期障害，血の道症，不眠症，神経症
80	サイコセイカントウ 柴胡清肝湯	神経症，慢性扁桃腺炎，湿疹
96	サイボクトウ 柴朴湯	小児喘息，気管支喘息，気管支炎，咳，不安神経症
114	サイレイトウ 柴苓湯	水瀉性下痢，急性胃腸炎，暑気あたり，むくみ
113	サンオウシャシントウ 三黄瀉心湯	高血圧の随伴症状，鼻血，痔出血，便秘，更年期障害，血の道症
103	サンソウニントウ 酸棗仁湯	心身が疲れ，弱って眠れないもの
121	サンモツオウゴントウ 三物黄芩湯	手足のほてり

番号	製剤名（50音順）	主な効能・効果
93	滋陰降火湯 ジインコウカトウ	喉にうるおいがなく痰が出なくて咳き込むもの
92	滋陰至宝湯 ジインシホウトウ	慢性の咳・痰
501	柴雲膏 シウンコウ	火傷，痔核による疼痛，肛門裂傷
35	四逆散 シギャクサン	胆嚢炎，胆石症，胃炎，胃酸過多，胃潰瘍，鼻カタル，気管支炎，神経質，ヒステリー
75	四君子湯 シクンシトウ	胃腸虚弱，慢性胃炎，胃のもたれ，嘔吐，下痢
46	七物降下湯 シチモツコウカトウ	高血圧に伴う随伴症状
71	四物湯 シモツトウ	産後あるいは流産後の疲労回復，月経不順，冷え症，しもやけ，しみ，血の道症
64	炙甘草湯 シャカンゾウトウ	動悸，息切れ
68	芍薬甘草湯 シャクヤクカンゾウトウ	急激に起こる筋肉の痙攣を伴う疼痛，筋肉・関節痛，胃痛，腹痛
48	十全大補湯 ジュウゼンタイホトウ	病後の体力低下，疲労倦怠，食欲不振，寝汗，手足の冷え，貧血
6	十味敗毒湯 ジュウミハイドクトウ	化膿性皮膚疾患・急性皮膚疾患の初期，蕁麻疹，急性湿疹，水虫
51	潤腸湯 ジュンチョウトウ	便秘
99	小建中湯 ショウケンチュウトウ	小児虚弱体質，疲労倦怠，神経質，慢性胃腸炎，小児夜尿症，夜泣き
9	小柴胡湯 ショウサイコトウ	諸種の急性熱性病，肺炎，気管支炎，気管支喘息，感冒，リンパ節炎，慢性胃腸障害，産後回復不全，慢性肝炎における肝機能障害の改善
109	小柴胡湯加桔梗石膏 ショウサイコトウカキキョウセッコウ	扁桃炎，扁桃周囲炎
19	小青竜湯 ショウセイリュウトウ	気管支炎，気管支喘息，鼻炎，アレルギー性鼻炎，アレルギー性結膜炎，感冒における水様の痰，水様鼻汁，鼻閉，くしゃみ，喘鳴，咳嗽，流涙
21	小半夏加茯苓湯 ショウハンゲカブクリョウトウ	妊娠嘔吐，その他の諸病の嘔吐
22	消風散 ショウフウサン	分泌物が多く，かゆみの強い慢性の皮膚病
101	升麻葛根湯 ショウマカッコントウ	感冒の初期，皮膚炎
104	辛夷清肺湯 シンイセイハイトウ	鼻づまり，蓄膿症，慢性鼻炎
66	参蘇飲 ジンソイン	感冒，咳
85	神秘湯 シンピトウ	小児喘息，気管支喘息，気管支炎

番号	製剤名（50音順）	主な効能・効果
30	シンブトウ 真武湯	胃腸疾患，胃腸虚弱症，慢性腸炎，消化不良，胃アトニー症，胃下垂症，ネフローゼ，腹膜炎，脳溢血，脊髄疾患による運動並びに知覚麻痺，神経衰弱，高血圧症，心臓弁膜症，心不全で心悸亢進，半身不随，リウマチ，老人性瘙痒症
58	セイジョウボウフウトウ 清上防風湯	にきび
136	セイショエッキトウ 清暑益気湯	暑気あたり，暑さによる食欲不振・下痢・全身倦怠，夏やせ
111	セイシンレンシイン 清心蓮子飲	残尿感，頻尿，排尿痛
90	セイハイトウ 清肺湯	痰の多く出る咳
124	センキュウチャチョウサン 川芎茶調散	風邪，血の道症，頭痛
53	ソケイカッケツトウ 疎経活血湯	関節痛，神経痛，腰痛，筋肉痛
84	ダイオウカンゾウトウ 大黄甘草湯	便秘症
33	ダイオウボタンピトウ 大黄牡丹皮湯	月経不順，月経困難，便秘，痔疾
100	ダイケンチュウトウ 大建中湯	腹が冷えて痛み，腹部膨満感のあるもの
8	ダイサイコトウ 大柴胡湯	胆石症，胆嚢炎，黄疸，肝機能障害，高血圧症，脳溢血，蕁麻疹，胃酸過多症，急性胃腸カタル，悪心，嘔吐，食欲不振，痔疾，糖尿病，ノイローゼ，不眠症
133	ダイジョウキトウ 大承気湯	常習便秘，急性便秘，高血圧，神経症，食あたり
97	ダイボウフウトウ 大防風湯	下肢の関節リウマチ，慢性関節炎，痛風
91	チクジョウンタントウ 竹筎温胆湯	インフルエンザ，風邪，肺炎等の回復期に熱が長びいたり，又，平熱になっても気分がさっぱりせず，咳や痰が多くて安眠ができないもの
89	ヂダボクイッポウ 治打撲一方	打撲によるはれ及び痛み
59	ヂズウソウイッポウ 治頭瘡一方	湿疹，くさ，乳幼児の湿疹
74	チョウイジョウキトウ 調胃承気湯	便秘
47	チョウトウサン 釣藤散	慢性に続く頭痛で中年以降，又は高血圧の傾向のあるもの
40	チョレイトウ 猪苓湯	尿道炎，腎臓炎，腎石症，淋炎，排尿痛，血尿，腰以下の浮腫，残尿感，下痢
112	チョレイトウゴウシモツトウ 猪苓湯合四物湯	排尿困難，排尿痛，残尿感，頻尿
105	ツウドウサン 通導散	月経不順，月経痛，更年期障害，腰痛，便秘，打ち身，高血圧の随伴症状
61	トウカクジョウキトウ 桃核承気湯	月経不順，月経困難症，月経時や産後の精神不安，腰痛，便秘，高血圧の随伴症状

番号	製剤名（50音順）	主な効能・効果
102	当帰湯 トウキトウ	背中に寒冷を覚え，腹部膨満感や腹痛のあるもの
86	当帰飲子 トウキインシ	分泌物の少ない慢性湿疹，かゆみ
123	当帰建中湯 トウキケンチュウトウ	月経痛，下腹部痛，痔，脱肛の痛み
38	当帰四逆加呉茱萸生姜湯 トウキシギャクカゴシュショウショウキョウトウ	しもやけ，頭痛，下腹部痛，腰痛
23	当帰芍薬散 トウキシャクヤクサン	貧血，倦怠感，更年期障害，月経不順，月経困難，不妊症，動悸，慢性腎炎，妊娠中の諸病，脚気，半身不随，心臓弁膜症
88	二朮湯 ニジュツトウ	五十肩
81	二陳湯 ニチントウ	悪心，嘔吐
67	女神散 ニョシンサン	産前産後の神経症，月経不順，血の道症
32	人参湯 ニンジントウ	急性・慢性胃腸カタル，胃アトニー症，胃拡張，悪阻，萎縮腎
108	人参養栄湯 ニンジンヨウエイトウ	病後の体力低下，疲労倦怠，食欲不振，寝汗，手足の冷え，貧血
122	排膿散及湯 ハイノウサンキュウトウ	患部が発赤，腫脹して疼痛を伴った化膿症，瘍，癤，面疔，その他癤腫症
29	麦門冬湯 バクモンドウトウ	痰の切れにくい咳，気管支炎，気管支喘息
7	八味地黄丸 ハチミジオウガン	腎炎，糖尿病，陰萎，坐骨神経痛，腰痛，脚気，膀胱カタル，前立腺肥大，高血圧
16	半夏厚朴湯 ハンゲコウボクトウ	不安神経症，神経性胃炎，つわり，咳，しわがれ声，神経性食道狭窄症，不眠症
14	半夏瀉心湯 ハンゲシャシントウ	急・慢性胃腸カタル，発酵性下痢，消化不良，胃下垂，神経性胃炎，胃弱，二日酔，げっぷ，胸やけ，口内炎，神経症
37	半夏白朮天麻湯 ハンゲビャクジュツテンマトウ	胃腸虚弱で下肢が冷え，めまい，頭痛等があるもの
34	白虎加人参湯 ビャッコカニンジントウ	喉の渇きとほてりのあるもの
69	茯苓飲 ブクリョウイン	胃炎，胃アトニー，溜飲
116	茯苓飲合半夏厚朴湯 ブクリョウインゴウハンゲコウボクトウ	不安神経症，神経性胃炎，つわり，溜飲，胃炎
79	平胃散 ヘイイサン	急・慢性胃カタル，胃アトニー，消化不良，食欲不振
20	防已黄耆湯 ボウイオウギトウ	腎炎，ネフローゼ，妊娠腎，陰嚢水腫，肥満症，関節炎，癰，癤，筋炎，浮腫，皮膚病，多汗症，月経不順
62	防風通聖散 ボウフウツウショウサン	高血圧の随伴症状，肥満症，むくみ，便秘

番号	製剤名（50音順）	主な効能・効果
41	ホチュウエッキトウ 補中益気湯	夏やせ, 病後の体力増強, 結核症, 食欲不振, 胃下垂, 感冒, 痔, 脱肛, 子宮下垂, 陰萎, 半身不随, 多汗症
27	マオウトウ 麻黄湯	感冒, インフルエンザ, 関節リウマチ, 喘息, 乳児の鼻閉塞, 哺乳困難
127	マオウブシサイシントウ 麻黄附子細辛湯	感冒, 気管支炎
55	マキョウカンセキトウ 麻杏甘石湯	小児喘息, 気管支喘息
78	マキョウヨクカントウ 麻杏薏甘湯	関節痛, 神経痛, 筋肉痛
126	マシニンガン 麻子仁丸	便秘
36	モクボウイトウ 木防已湯	心臓, あるいは腎臓に基づく疾患, 浮腫, 心臓性喘息
52	ヨクイニントウ 薏苡仁湯	関節痛, 筋肉痛
54	ヨクカンサン 抑肝散	神経症, 不眠症, 小児夜泣き, 小児疳症
83	ヨクカンサンカチンピハンゲ 抑肝散加陳皮半夏	神経症, 不眠症, 小児夜泣き, 小児疳症
43	リックンシトウ 六君子湯	胃炎, 胃アトニー, 胃下垂, 消化不良, 食欲不振, 胃痛, 嘔吐
110	リッコウサン 立効散	抜歯後の疼痛, 歯痛
76	リュウタンシャカントウ 竜胆瀉肝湯	排尿痛, 残尿感, 尿の濁り, こしけ
119	リョウカンキョウミシンゲニントウ 苓甘姜味辛夏仁湯	気管支炎, 気管支喘息, 心臓衰弱, 腎臓病
118	リョウキョウジュツカントウ 苓姜朮甘湯	腰痛, 腰の冷え, 夜尿症
39	リョウケイジュツカントウ 苓桂朮甘湯	神経質, ノイローゼ, めまい, 動悸, 息切れ, 頭痛
87	ロクミガン 六味丸	排尿困難, 頻尿, むくみ, かゆみ

著者略歴

池田 忠雄
新潟大手薬局 管理薬剤師

1981 年に新潟薬科大学卒業後，新潟市民病院薬剤部に就職。一般的な調剤業務に加え，治験や DI 業務に従事する。また病棟薬剤師として各診療科の服薬指導にも携わる。その後，新潟医療生活共同組合木戸病院の薬剤部長を経て，2019 年より現職。2017 年から看護専門学校，2019 年から看護大学の非常勤講師として薬理学を教授し，現在に至る。

池田 かよ子
新潟青陵大学大学院看護学研究科 教授〔看護師・助産師, 博士（医学）〕

1978 年，東京大学医学部附属助産婦学校卒業後，新潟大学医学部附属病院（現 新潟大学医歯学総合病院）に就職。その後，新潟医療生活共同組合木戸病院等に勤務。2001 年，新潟青陵大学看護福祉心理学部看護学科に入職。その間，2014 年に新潟大学大学院医歯学総合研究科地域疾病制御医学専攻（環境予防医学）博士課程修了。2018 年度より現職。

ナースの「知りたい」をぎゅぎゅっと！
くすりのポケットブック

定価　本体2,200円（税別）

2023年1月25日　発行

編　著　　池田 忠雄　池田 かよ子
いけだ　ただお　いけだ　かよこ

発行人　　武田 信

発行所　　株式会社じほう

101-8421　東京都千代田区神田猿楽町1-5-15（猿楽町SSビル）
振替　00190-0-900481
＜大阪支局＞
541-0044　大阪市中央区伏見町2-1-1（三井住友銀行高麗橋ビル）
お問い合わせ　https://www.jiho.co.jp/contact/

©2023　イラスト 中小路ムツヨ　装丁 （株）ホッズデザイン　組版 （株）明昌堂　印刷 シナノ印刷（株）
Printed in Japan

ISBN 978-4-8407-5480-4